浙派中医系列丛书

专 科 卷

主编单位 浙江省中医药学会 浙江中医药大学

外科卷

赵 虹 主编

总 主 编 范永升

副总主编 张光霁

全国百佳图书出版单位

中国中医药出版社

· 北京 ·

图书在版编目（CIP）数据

浙派中医系列丛书 . 外科卷 / 赵虹主编 . -- 北京：
中国中医药出版社 , 2024. 12.

ISBN 978-7-5132-9257-3

Ⅰ . R242

中国国家版本馆 CIP 数据核字第 2024Q4P525 号

中国中医药出版社出版

北京经济技术开发区科创十三街 31 号院二区 8 号楼

邮政编码　100176

传真　010-64405721

北京盛通印刷股份有限公司印刷

各地新华书店经销

开本 787×1092　1/16　印张 24　字数 430 千字

2024 年 12 月第 1 版　2024 年 12 月第 1 次印刷

书号　ISBN 978 – 7 – 5132 – 9257 – 3

定价　108.00 元

网址　www.cptcm.com

服 务 热 线　010-64405510

购 书 热 线　010-89535836

维 权 打 假　010-64405753

微信服务号　**zgzyycbs**

微商城网址　**https://kdt.im/LIdUGr**

官 方 微 博　**http://e.weibo.com/cptcm**

天猫旗舰店网址　**https://zgzyycbs.tmall.com**

如有印装质量问题请与本社出版部联系（010-64405510）

浙派中医系列丛书·专科卷

编撰指导委员会

编委会

《外科卷》编委会

主　审　楼丽华

顾　问　崔　云　李　钢　赵　炎

主　编　赵　虹

副主编　陈海平　陶茂灿　孙　洁　沃立科

编　委　（按姓氏拼音排序）

　　　　鲍云生　陈宁刚　冯　刚　何金奎　黄小松

　　　　金善恩　娄海波　仇　洪　沈淑蓉　施胜钰

　　　　王　琦　叶关毅　游雄斌　周海军

于 序

中医药学是中华民族的伟大创造，是中国古代科学的瑰宝，也是打开中华文明宝库的钥匙。它蕴含着中华民族几千年的健康养生理念及实践经验，凝聚着中国人民和中华民族的博大智慧，为中华民族的繁衍生息做出了巨大贡献。党和政府历来高度重视中医药工作，特别是党的十八大以来，以习近平同志为核心的党中央把中医药工作摆在突出的位置。2019年全国中医药大会召开期间，习近平总书记对中医药工作做出了重要指示，要求遵循中医药发展规律，传承精华、守正创新，充分发挥中医药防病治病的独特优势和作用。为中医药发展指明了前进方向，提供了根本遵循。

浙江作为中医药发祥地之一，历史悠久，源远流长，名医辈出，流派纷呈，在我国中医药学发展史上具有重要地位和作用。2017年，以首届全国名中医、浙江省中医药学会会长范永升领衔的专家团队率先提出"浙派中医"作为浙江中医学术流派的统一称呼，很快得到了浙江乃至全国中医药界的认可。近年来，浙江省中医药学会更是在传承发展"浙派中医"方面做了大量卓有成效的工作，如启动"浙派中医"宣传巡讲活动；连年开设"浙籍医家"朱丹溪、张景岳、王孟英等专题研讨会；在世界中医药大会上设立"浙派中医"专场，开展国际交流活动；在全国率先发布"中西医学协同发展杭州共识"，开设"浙里新医学·中西医对话"品牌学术论坛等。这些工作不仅促进了浙江中医药学术的发展与进步，也在全国中医药行业中发挥引领和示范作用。

近日，喜闻浙江省中医药学会编撰的"浙派中医系列丛书"即将面世，这是浙江省中医药学会积极响应国家关于促进中医药传承创新发展的号召，深入挖掘和整理"浙派中医"学术思想精华的又一重要成果。这套丛书包括"地方卷"12册、"专科卷"9册。丛书全方位、多角度展示了浙江中医药的历史脉络、地域特色、医人医著、学术思想、临证经验、发展现状等内容。两套丛书内容丰富、研究系统、实用性强，对了解浙江中医药的发展历程具有重要的临床价值和文献价值。希望浙江中医界的朋友们再接再厉，不断深入挖掘"浙派中医"的学术内涵与临床经验，出版更多的精品力作，为弘扬中医药文化，促进"健康中国"建设做出更大的贡献。是为序！

于文明

写于甲辰寒露

注：于文明，国家中医药管理局原局长，中华中医药学会会长

葛　序

浙江位居我国东南沿海，地灵人杰，人文荟萃，文化底蕴十分深厚，素有"文化之邦"的美誉。就拿中医中药来说，在其发展的历史长河中，历代名家辈出，著述琳琅满目，取得了极其辉煌的成就。

由于浙江省内地域不同，中医传承脉络有异，从而形成了一批各具特色的医学流派，使中医学术呈现出百花齐放、百家争鸣的繁荣景象。其中丹溪学派、温补学派、钱塘医派、永嘉医派、绍派伤寒等最负盛名，影响遍及海内外。临床各科更是异彩纷呈，涌现出诸多颇具名望的专科流派，如宁波宋氏妇科和董氏儿科、湖州凌氏针灸、武康姚氏世医、桐乡陈木扇女科、萧山竹林寺女科、绍兴三六九伤科等，至今仍为当地百姓的健康保驾护航，厥功甚伟。

值得一提的是，古往今来，浙江省中医药界还出现了为数众多的知名品牌，如著名道地药材"浙八味"，名老药店"胡庆余堂"等，更是名驰遐迩，誉享全国。由是观之，这些宝贵的学术流派和中医药财富，很值得传承与弘扬。

有鉴于此，浙江省中医药学会为发扬光大浙江省中医药学术流派精华，凝练浙江中医药学术流派的区域特点和学术内涵，由范永升教授亲自领衔，组织相关人员，凝心聚力，集思广益，最终打出了"浙派中医"这面能代表浙江省中医药特色、优势和成就的大旗。此举，得到了浙江省委省政府、浙江省卫生健康委员会和浙江省中医药管理局的热情鼓励和大力支持。《中共浙江省委 浙江省人民政府 关于促进中医药传承创新发展的实施意见》中提出要"打造'浙派中医'文化品牌，实施'浙派中医'传承创新工程，深入开展中医药文化推进行动计划。加强中医药传统文献研究，编撰'浙派中医'系列丛书"。浙江省中医药学会先后在省内各地多次举办有关"浙派中医"的巡讲和培训等学术活动，气氛热烈，形势喜人。

为深入挖掘和传承"浙派中医"的学术内涵、发展规律、临床经验，浙江省中医药学会于 2022 年 7 月 1 日联合浙江中医药大学启动了"浙派中医系列丛书"地方卷和专科卷的编写工作。"地方卷"包括省中医药发展史 1 册和各地市中医药发展史 11 册，展现各地中医药发展的历史积淀、特色与优势。"专科卷"共 9 册，分别论述了内科、妇科、儿科、针灸、推拿等专科发展脉络、名人医著、发展状况等。本套丛书经过大家的辛勤努力，历经两年余，现已完成，即将付梓。我为此感到非常欣慰。这套丛书对传承浙江中医药而言，具有基础性的作用，十分重要。相信丛书的出版将为深入研究"浙派中医"提供有力支撑，以及借鉴和帮助。

我生在江苏，长在浙江，在浙江从事中医药事业已经六十余年，虽然年逾九秩，但是继承发扬中医药的初心不改。我十分感谢为"浙派中医系列丛书"地方卷和专科卷编写出版付出辛勤劳作的同志们。这套丛书的出版，必将为我省医学史的研究增添浓重一笔，必将会对我省乃至全国中医药学术流派的传承和创新起到促进作用。我更期望我省中医人努力奋斗，砥砺前行，将"浙派中医"的整理研究工作做得更好，把这张"金名片"擦得更亮，为建设浙江中医药强省做出更大的贡献。

写于甲辰寒露

注：葛琳仪，国医大师，原浙江中医学院院长

前　言

　　浙江地处东海之滨，物华天宝，人杰地灵，文脉悠久，名医辈出，在中医发展史上具有重要地位和作用。千余年来，浙江的医家们不断传承发展，守正创新，形成了众多独具特色的医学流派，使浙江中医学术呈现出百花齐放的繁荣景象。2009 年在浙江中医药大学本科办学 50 周年之际，我牵头编写了《浙江中医学术流派》，提出了浙江中医药的十大学术流派。随着社会的不断发展，许多省都有了各具自身特色的流派名称，如黑龙江的龙江医派、广东的岭南医学、云南的滇南医学、安徽的新安医学等。我省如能提炼一个既能代表浙江中医药学术流派，又能涵盖浙江全域的综合称谓，则有利于浙江中医药对外交流与合作，也有利于促进浙江中医药的传承与创新。

　　2015 年我向时任浙江省中医药学会会长肖鲁伟教授汇报了这一想法，得到肖会长的肯定与支持。此后，由我牵头，组织相关人员，梳理了浙江中医药有关文献，调研了全国各地的基本状况，提出了综合称谓的初步方案，邀请了严世芸等全国著名专家进行论证，最后经浙江省中医药学会第六届理事会第五次会议表决通过，一致同意把"浙派中医"作为浙江中医药及其学术流派的综合称谓。2017 年 7 月 1 日正式向社会发布了这一决定，在推出"浙派中医"历史十大流派的同时，又凝练了"浙派中医"的八大特色，分别是源远流长、学派纷呈、守正出新、时病诊治、学堂论医、本草增辉、善文载道、厚德仁术。

　　"浙派中医"发布后，社会反响热烈。浙江省中医药学会在全省范围内广泛开展"浙派中医"宣传巡讲;《中国中医药报》开设专栏并长篇报道了"浙派中医"有关内容;在意大利等地召开的世界中医药大会上设立"浙派中医"专场,得到了国内外中医药界的广泛认可。《中共浙江省委 浙江省人民政府 关于促进中医药传承创新发展的实施意见》提出要"打造'浙派中医'品牌,实施'浙派中医'传承创新工程,深入开展中医药文化推荐行动计划"。《浙江省中医药发展"十四五"规划》也提出要"加强中医药文化保护研究,梳理浙江中医药发展源流与脉络,整理医学文献古籍,编撰'浙派中医系列丛书'"。浙江省中医药研究院中医文献信息研究所江凌圳主任牵头编撰出版了"浙派中医原著系列丛书"。

整理"浙派中医"地方、专科发展史,挖掘其中的内涵、特色及其规律,是一项研究"浙派中医"的基础性工作,极为重要。为此,在我的提议下,浙江省中医药学会于2022年7月1日启动"浙派中医系列丛书"地方卷和专科卷的编撰工作。该套丛书由浙江省中医药学会、浙江中医药大学牵头编写。地方卷共计12册,包括浙江省中医药发展史1册和11个地市中医药发展史各1册,系统介绍浙江省内11个地市中医药文化的独特魅力和历史积淀,展现不同地域"浙派中医"的特色和优势,这不仅是对地方中医药资源的梳理和整理,更是对"浙派中医"整体文化的一次全面展示。同时,为完整反映浙江省全域中医药整体发展脉络,我们又编撰了《浙派中医史》,使"浙派中医"各地特色与整体发展相互印证。专科卷第一辑共9册,分别针对内科、外科、妇科、儿科、针灸、推拿等专科领域进行深入整理,每一册都汇集了历代浙江医家在各自领域内的学术建树和临床经验,全面展示了"浙派中医"临床各科的历史发展过程、医家医著、学术思想、发展现状等内容。

本套丛书的出版,全景式、立体式展示了"浙派中医"地域与专科的独特魅力,为医学工作者和研究者提供了宝贵的参考和借鉴,同时为大众了解和学习浙江中医药提供了一套有益的读物。丛书的出版必将为提升浙江中医药的整体水平,促进健康浙江建设发挥积极作用。

丛书编撰出版过程中,得到了浙江省中医药管理局领导的关心与指导；编写人员克服了时间紧、任务重等诸多困难，忘我投入；编写专家组细致严谨，倾注了大量心血；中国中医药出版社的领导及王秋华编辑也给予了大力支持；国家中医药管理局原局长、中华中医药学会会长于文明，第三届国医大师葛琳仪教授百忙中拨冗作序，体现了对"浙派中医"的关怀与厚爱。在此一并表示衷心感谢！

"路漫漫其修远兮，吾将上下而求索。"这套丛书的完成只是整理研究"浙派中医"基础性工作的一部分，今后的整理研究依然任重而道远，希望我省中医药界的同道们，牢记使命，薪火相传，为"浙派中医"的发扬光大而不懈努力！

范永升

2024 年 10 月 8 日

注：范永升，浙江省中医药学会会长，浙江中医药大学原校长，首届全国名中医

编写说明

中医药是璀璨中华文化的智慧结晶，其以独特的理论和实践体系守护着中华民族数千年来百姓的生命健康。浙派中医是中医药发展过程中非常重要的一部分，如丹溪学派、新安医学等都是漫漫中医长河中的耀眼明珠。两浙先民早在8000年前就开始使用中药治疗疾病，明清以降，更有"江南出名医"的美誉，可见浙派中医之源远流长，积淀深厚。

中医外科作为浙派中医的重要学科之一，历代名医辈出，世家流派延绵不绝。据初步统计，在数千部浙江中医古籍之中，外科专著有50余部。其他非外科专著中，亦有大量的中医外科内容。浙派中医外科学自秦汉时期开始萌芽，到隋唐时期初具雏形，两宋时期兴起，明清时期走向繁荣，近代虽遭遇种种挫折，却在逆境中发展，别开一番生面。可谓经风霜而反催枝叶繁茂，重传承更能推陈出新，和而不同，别而不争。各流派、医家间交流切磋，兼容并蓄，融会贯通，追求卓越，形成了独具特色的中医外科理论和实践体系。因此，继承、发展好浙派中医外科是每一位热爱浙江的中医外科人的使命和责任，也是本书的缘起所在。

本书主要着笔浙派中医外科的发展历程，按浙派中医外科源流、浙派中医外科流派及其传承、浙派中医外科学术特色、浙派中医外科名医荟萃、浙派中医外科名著精要、浙派中医外科特色医技的顺序进行较为系统的梳理。在撰写过程中，力求搜集全面，以免有遗珠之憾，概括简洁而无篇幅之繁，尽最大努力提炼、传承浙派中医外科学术思想及经验，让更多人士了解浙派中医外科的发展历程与传承现状，亦为古今名老中医学术思想和临床经验的传承与挖掘提供较为完整的文献资料。

习近平总书记指出："希望广大中医药工作者增强民族自信，勇攀医学高峰，深入发掘中医药宝库中的精华，充分发挥中医药的独特优势，推进中医药现代化，推动中医药走向世界，切实把中医药这一祖先留给我们的宝贵财富继承好、发展好、利用好。"总书记的重托，是时代赋予我们的使命。本书编写人员均为浙江省各地区中医外科流派负责人与骨干人才，在编写过程中亦广为探寻传承脉络，多方查阅文献资料，反复沟通，数易其稿。是书之作，工作艰巨，谨向所有参与本书编撰工作的专家和学者们致以敬意和谢忱，书中引用众多学者学术资料，在此一并致谢。此外，编写人员尚有学识未及之处，资料收集不全在所难免，或有错漏之处，望请读者、同道能不吝赐教，为之拾遗订坠。

《浙派中医·外科卷》编委会
2024 年 12 月 2 日

目　录

第一章　浙派中医外科源流

第一节　先秦至秦汉时期浙派中医外科萌芽……………… 004
第二节　三国魏晋南北朝至隋唐五代十国时期
　　　　浙派中医外科起源……………………………… 005
第三节　两宋至金元时期浙派中医外科发展…………… 013
第四节　明清时期浙派中医外科繁荣发展……………… 022
第五节　民国时期浙派中医外科曲折发展……………… 034
第六节　中华人民共和国成立后浙派中医外科蓬勃发展… 039

第二章　浙派中医外科流派及其传承

第一节　余氏外科流派…………………………………… 049
第二节　楼氏乳科流派…………………………………… 053
第三节　邬氏皮科流派…………………………………… 059
第四节　胡氏外科流派…………………………………… 067
第五节　金氏外科流派…………………………………… 070
第六节　严氏外科流派…………………………………… 074
第七节　潘氏外科流派…………………………………… 080
第八节　杨氏外科流派…………………………………… 087
第九节　杭氏外科流派…………………………………… 091
第十节　郭氏痔科流派…………………………………… 094

第三章　浙派中医外科学术特色

第一节　尊经重典，薪火师传……………………… 102

第二节　外证内治，内外一统……………………… 109

第三节　特色辨证，动态综合……………………… 117

第四章　浙派中医外科名医荟萃

第一节　古代外科名医（古代至 1840）…………… 125

第二节　近代外科名医（1840—1949）…………… 131

第三节　获得"浙江省名中医"称号的外科名医………… 192

第五章　浙派中医外科名著精要

第一节　《霉疮秘录》……………………………… 271

第二节　《疡科选粹》……………………………… 276

第三节　《痈疽神秘验方》………………………… 280

第四节　《外科大成》……………………………… 284

第五节　《洞天奥旨》……………………………… 288

第六节　《理瀹骈文》……………………………… 292

第七节　《疡科纲要》……………………………… 296

第八节　《中西外科大全》………………………… 301

第九节　散佚名著………………………………… 307

第六章　浙派中医外科特色医技

第一节　外科技术………………………………… 315

第二节　内治药物………………………………… 334

第三节　外治药物………………………………… 339

参考文献…………………………………………… 358

第一章

浙派中医外科源流

浙江地处东海之滨，钟灵毓秀，物华天宝，历史悠久，人杰地灵，自古以来就孕育着诸多名人贤士。浙江中医更是衣钵相传，世家林立，名医辈出。浙江位于长江以南，地形自西南向东北呈阶梯状倾斜，西南高东北低，以山地丘陵地貌为主，素有"七山一水二分田"之说。其地形多样，包含浙北地区的长江中下游冲积平原、浙东地区的绵延丘陵、浙南地区的茂密山区，以及沿海地区典型的海岛地貌，可谓山河湖海，无一不有。从气候上说，浙江属于亚热带季风气候，四季分明，雨水丰沛，气温适中。而宜人的气候条件，自然也适合各类动植物的生长繁衍，造就了浙江生物繁茂、物产丰富的特点，也促进了文化的产生和发展。在史前时期的新石器时代，浙江各地陆续出现了原始氏族公社文化，如上山文化、跨湖桥文化、河姆渡文化、马家浜文化和良渚文化等。这些文化的产生，使得浙江具有了与中原地区相媲美的辉煌灿烂的史前文明，并且在此基础上，形成了浙江地区独有的文化格局。在文化起源后几千年的时间里，浙江虽经历了环境、战乱、人口迁徙、政治变革等种种变迁，浙江仍然在经济、政治、文化、教育、医疗卫生等各方面不断地进行着融合、发展与变通。

浙派中医外科学作为我国地方医学流派的重要学科之一，源远流长，自秦汉时期开始萌芽，到隋唐时期初具雏形，两宋时期兴起，明清时期走向繁荣，近代虽遭遇种种挫折，但依然在逆境中倔强求存。

第一节　先秦至秦汉时期浙派中医外科萌芽

早在 100 万年前，浙江就有了人类活动，浙江地区的先民在几千年前就懂得如何讲究卫生、养生保健、祛除疾病。2004—2006 年，浙江省长兴县泗安镇白莲村七里亭的旧石器时代古人类遗址出土了 100 万年前的 700 多件刮削器、砍砸器、手镐等打制石器，正是这些略显粗糙的石器开启了浙江历史的长河。距今 1 万多年的浦江县黄宅镇境内的上山遗址，是长江下游地区最早的新石器时代遗址。8000 年前跨湖桥遗址出土"煎药罐"，7000 年前河姆渡、四五千年前良渚文化遗址发现药食两用的酸枣、芡实、灵芝，5000 年前桐庐桐君采药传说等，初步勾画出了浙派中医的起源。这既是先民们为了改善生存条件与疾病和大自然长期搏斗的结果，也是浙江地区讲究卫生文明的标志。

浙江中医外科学起源于新石器时代。河姆渡遗址是宁绍地区首次发现的新石器时代遗址，其兴起时间稍晚于跨湖桥文化，距今约有 7000 年的悠久历史，它的发现是长江流域乃至整个南方地区新石器时代考古的重大突破，为重建中国南方地区新石器时代的历史打开了一扇清晰的窗口，证明长江流域与黄河流域一样是中华远古文化的重要发祥地，是具有里程碑意义的空前发现。作为蜚声中外的新石器时代遗址，河姆渡遗址因其广泛深远的学术意义和社会文化遗产价值而备受关注。史料记载，中国早在新石器时代就已发明"砭针"等外科医疗工具，在河姆渡遗址中发现的无眼孔的管状针（用于刺砭）、骨簪（分锭、锋两个部分，锋甚易刺入皮肉，用于刺砭）、骨锥（一种尖端打磨极其精细，作刺砭用；另一种为凹形带沟，主要用于穿刺引流）等，与史料记载的我国早在新石器时代至奴隶社会时期即已发明"砭针"等外科医疗工具的论述是相一致的。这一发现证明浙江地区在新石器时代就已有外科学。早在六七千年前，生活在那里的人们就掌握了简单外科工具的制造技术，并学会用它们来穿刺引流，以治疗简单的外科疾病。河姆渡遗址中骨锥等外科工具的发现正式揭开了浙江中医外科学的发展序幕。

第二节 三国魏晋南北朝至隋唐五代十国时期 浙派中医外科起源

一、三国魏晋南北朝时期

（一）浙派中医外科产生的社会条件

1. 政治、经济和文化

三国魏晋南北朝时期，饱受战乱蹂躏的北方人民纷纷南迁，部分蛰居浙江一隅，增加了浙江地区的劳动力，也带来了北方先进的生产技术和文化知识，为当地进一步开发提供了良机，促进了当地的社会、经济、文化等诸多方面的发展。科技文化的腾飞一度可与北方发达地区相媲美，浙江进入了一个承前启后、继往开来的跃进阶段。此时期，浙江境内的3个郡被划分为18个县，地处江左的钱唐县[初于秦始皇二十五年（前222）在吴、越旧地设立]发展更快，成为钱塘江下游的重要县城。南朝时期改临江郡为钱唐郡（唐代为避国号讳，改"钱唐"为"钱塘"）。钱塘一带在手工业和造船业方面取得了傲人的成绩。南朝刘宋文帝说："天下五绝而皆出钱唐。"五绝即杜道鞠弹棋、范悦诗、褚欣远模书、褚胤围棋、徐道度疗疾。医药卫生的嬗递亦是如此，浙江籍医药学人才辈出，医药事业成绩斐然，民间医药卫生习俗初步形成。在此时期，浙江籍医药学家在正史中所占的比例居全国前列，出现了在全国都极有影响力的姚氏、徐氏等医学世家，开创了医学世家传授医术的先河，对后世影响深远。同时，重要的医药学著作也多出自浙江籍或寓居浙江的医药学家手中，而且传统的医药学与文学、金石书画等开始结缘，出现了诸如嵇康、王羲之、谢灵运等兼涉文学书画与中医药养生的大家，极大地丰富了浙江文化的内涵。

2. 医药卫生行政管理机构

魏晋南北朝时期，为医药卫生行政管理机构的草创时期。据现有资料考证，西汉以前杭州无完整意义上的医政机构，医药管理尚受民间习俗的制约，随意性很大。三国魏晋南北朝时期，朝代更替频繁，大部分医疗制度仍基本沿袭秦汉，均由太医令来统一管理，其下根据职责设有药典御、尚药监等。这一时期，浙江医药学发展别开生面、人才辈出。西晋时期，我国最早、最高医药卫生行政机构，兼医疗的综合管理机构"太医署"问世。北魏时，地方医院才诞生于国土，其影响扩大到了杭州，但浙江在医政机构上的建树仍旧不大。如491年，湖州水灾泛滥，肖子良开仓救济贫病交加之辈，他在湖州府第北面建成了我国第一家私立慈善医院，对贫病者布施医药，或可称养济院的肇端；504年，衢州建立药师寺。除此之外我们未再觅到有关史料，此阶段在整个浙江中医药发展历程上仍处于草创时期。

3. 对外的医药交流

魏晋南北朝时期，由于长期战乱以及饥荒、疾疫危害着人民的生命，促使全国性的中医发展到达了高潮，加之吸收了少数民族的医药学，如《杂戎狄方》（宋武帝刘裕所作）、《西域名医所集要方》等，从而把中医中药学推进到了一个新的发展阶段。同时，有的中医书如《针灸甲乙经》《脉经》传到朝鲜、日本，在国际医学交流中起到了重要作用，由于整个中医学日渐发达，医学发展十分显著，分科也逐渐细化，中医外科医术已成为当时医学园地中的一朵奇葩。这一时期保留下来的少数医书及亡佚的医书，如葛洪的《金匮药方》100卷、《肘后备急方》8卷、姚僧垣的《集验方》12卷等中医名著，在浙江外科中医史上具有特殊地位。

4. 宗教与中医药学

佛、道两教为浙江的医药学发展做出了重大贡献。如第一宗派的创始人智颤借医弘佛，在浙江天台山创立的天台宗被认作中国首家派系，普陀山（观音菩萨道场）也成为全国四大佛教圣地之一。又如炼丹道家魏伯阳著《周易参同契》，药学家葛洪、陶弘景在浙江许多地方炼制丹药。寺院医药和炼丹术在浙江吐蕊结果，香飘大江南北。本时期也是中国道教发展的兴盛时期，浙江受北方文化重心南移的影响，成为道教活动传播的重要地区之一。这一时期的浙江医学发展有着极其重要的特点——道医结合，其主要代表人物包括晋代的葛洪、白云先生，南北朝时期的陶弘景、齐国人胡圣等。浙江医家辈出，既有医学世家，又有达官贵胄，既有文豪及艺术大师，又有宗教领袖人物，共同推动浙江医药学向前迈进。

因此，我们可以肯定地说，这一时期浙江医药卫生的发展在那个时代居于举足轻重地位，对祖国医药卫生的迈进做出了重大贡献。

（二）浙派中医外科的发展

三国魏晋南北朝时期虽然历时不长，但浙江地区的医学活动已然蓬勃发展，有欣欣向荣之势，浙江医学在中国医学史上的影响开始扩大。

浙江最早有史记载的外科医生当推上虞人孙溪叟。孙溪叟，又一作溪奴，南北朝时上虞人。初为人家奴，及长，多谙方术。南朝宋文帝元嘉初年（424）逃入建安，为治中（州刺史的佐史），后行医民间，擅疗宿疾，治头风如神。光绪《上虞县志校续·方伎》曰其："治人头风，流血滂沱，嘘之便断，疮又即敛。虎伤蛇噬，烦毒垂死，禁护皆差。"孙氏对外科疮疡，有特异疗法，凡疮疡流血不止者，应手即止，疮疡也敛口而愈。其治疾兼授养生、延寿之法。宋文帝元嘉十二年（435），值孙氏游长山（今浙江省金华市），为家主人所获。旋又叛逃，出游外地。孙氏被认为是浙江有关外科医疗活动的先期人物，是浙江最早的外科医生之一。

三国魏晋南北朝姚僧垣汇编浙江最早的外科专著。姚僧垣（499—583），南北朝时期北周医家，字法卫，吴兴武康（今德清县武康镇）人。姚氏精通医理，诊病无数，经验丰富，蜚声于世，父姚菩提，为梁高平令，通医理，受梁武帝所重用。魏晋南北朝时期，国家长期分裂对峙，政权更替频繁，战乱不息，社会动荡不安。在这样的特定社会历史背景下，出现了一位对隋唐中医发展影响很大的医学家——姚僧垣。姚僧垣出身于仕宦之家，又是以医术获封爵位的人，一生经历了齐、梁、北周、隋4个朝代，9位皇帝，在梁、北周、隋三朝先后担任22个官职。他62岁被授小畿伯下大夫，71岁授遂伯中大夫，82岁封长寿县公，84岁进爵北绛郡公。除了两度封伯、封公爵外，他还有许多显赫的头衔：戎昭将军、车骑将军、骠骑将军、仪同三司、华州刺史等，死后还追赠荆、湖二州刺史，其中的湖州就是他的故乡吴兴，而实际上他从未到任过，这些头衔都是靠其精湛的医术获得。其一生治验不可胜记，声誉远闻，达诸蕃外域。姚氏总结当时外科证治经验，著有《集验方》12卷，亦称《姚大夫集验方》或《姚公集验》，这是浙江最早的一部外科专著，惜已亡佚，部分佚文尚存于《外台秘要》《医心方》等书。《集验方》记载了当时对痈疽的独特治疗方法，如指出对痈的治疗要切开排脓，切口应在痈疽的下方，并要注意引流；对石痈（骨肉瘤）与瘰疬、痈和瘤的鉴别诊断也颇有独到见解，认为"发痏坚如石，走皮中无根，瘰疬也……发痏至坚而有根者，名为石痏"，"发肿以渐知，长引日月，亦不大热，时时牵痛，瘤也，非痏……发肿都软，血瘤也"。《北周书》称誉姚氏说："僧垣医术精妙，为当时所推，前后效验，不可胜记。声誉极盛，远闻边服。至于诸番外域，咸请记之。"可见姚氏当时名声之广播，影响之深远。

东晋大医家葛洪，创制多种外科急症的外治法，著有《肘后备急方》，专治刀斧等铁器所伤，其对中医外科的贡献很大。葛洪的《肘后备急方》创制了多种外科急症的外治法，以收录大量外用膏药为特点，如续断膏、丹参膏、雄黄膏、五毒神膏等，其具体制用方法叙述较为翔实。在急救医术方面，葛洪对虫兽伤和创伤止血等亦有许多行之有效的方法，对开放性创伤口的早期处理及止血方法，防止伤口感染等已积累了一定的经验。此外，葛洪还创造了肠吻合术和兔唇修复术，亦有其关于灌肠、针刺减腹水等急救医疗技术的记载。在《肘后备急方》中，还总结了许多有科学价值的治疗外科的经验，如用海藻治瘿疾、用大蒜雄黄治毒虫咬伤、用狂犬脑髓敷治狂犬咬伤处，这是古代免疫思想的萌芽。此外，《肘后备急方》中记载了大量关于患者护理方面的知识，如注重饮食护理及情志护理对患者恢复的帮助，唐代《外台秘要》卷二十九"金疮禁忌序"中引葛洪《肘后备急方》，在治疗创伤大出血的护理时指出，"凡金疮去血，其人若渴，然每忍之，常勿干食并肥脂之物以止渴，慎勿咸食。若多饮粥辈，则血溢出，杀人，不可救也"，并指出这时的患者"又忌嗔怒大言笑，思想阴阳，行动作劳。勿多食酸咸，饮食酒、热羹腥荤，皆使疮痛肿发，甚者即死"。他认为外伤大出血者，应禁食酒及刺激性食物，避免活动和情绪波动。可见葛洪已注意到了患者的饮食禁忌及喜、怒、哀、乐等情绪对病情恢复的影响，这种饮食及精神疗法至今仍在沿用。此外葛洪又指出"凡金疮，伤天囟、眉角、脑户、臂里跳脉（肱动脉）、髀内阴股（股动脉）、两乳上下、心、鸠尾、小肠及五脏之腑输，此皆是死处，不可疗也"。这类重伤对西医学来说也是严重的战伤，治疗难度极大。《肘后备急方》等外科病症的外治内容充分反映了魏晋南北朝时期外科治疗的突出贡献。

东阳太守范汪，善医术，常恩恤百姓，撰写《范汪方》170余卷，在外科方面很有专长，对患者不问贵贱，一律治疗。如治疗乳痈，《范汪方》用大黄敷贴法，大黄，和生鸡子，敷肿上；治疗阴痒等下部疾病，《范汪方》采用阴道塞药疗法，补充前人之缺，迄今临床仍有应用；《范汪方》治大孔中痒方，取女萎治下筛，棉絮裹著大道中，痒绝乃出药；《范汪方》治妇人阴疮，用地榆、甘草，洗之；《范汪方》还记载了灌肠术，如"单用豉清、酱清、羊酪、土瓜根汁，并单灌之，立出"，治疗猝大便闭塞不通，用"猪胆一枚，内下部中"。《范汪方》用仓公散，"药用特生矾石、皂荚、雄黄、藜芦，上四味等分，主疗猝鬼击、鬼排、鬼刺心腹痛，下血便死，不知人，及卧魇，啮脚踵不觉者。诸恶毒气病，取前散如大豆许，以管吹入鼻中，得嚏则气通，便活；若未嚏，复更吹之，得嚏为度"（《外台秘要》卷二十八引《肘后备急方》），这是在急救过程中配合运用了外治法，直至今日，仍对临床实践有一定的指导作用。

此外，零星记载中也有外科医案，如南朝齐代东阳人徐嗣医术高明，有一位老妇全身疼痛难熬，患钉疽，徐嗣请她服下汤药，老妇疼痛更加厉害，不一会"黯处皆拔出，长寸许"，徐氏用药膏涂在疮口上，三日后康复。同一时期，浙江还出现了在中国医药学发展史上占有重要地位的两位医学世家，即武康姚氏和东海徐氏，其均在外科领域有所建树。

（三）浙派中医外科产生对后世的影响

魏晋南北朝是中国历史上最纷乱的时期之一，由于战乱，阶级矛盾、民族矛盾以及统治阶级内部矛盾都十分尖锐，生产力的发展相对缓慢，在医学成就上，由于魏晋南北朝时国家长时间处于战乱和分裂状态，阻碍了区域间的医学交流，使得医家们在经验的积累和学术思想的总结上存在一定的局限性，而统治阶级忙于争权夺利，一般无暇顾及医药卫生事业的发展，所以这一时期出现的医著，大多是依靠个人力量完成的，也是带有一定区域局限性的个体经验总结。本时期为医药卫生行政管理机构的草创时期，浙江最早的外科医疗活动也出现于本时期，开创了外科医学的先河，因此，三国魏晋南北朝时期为医药卫生事业的发展奠定了基础。

二、隋唐五代十国时期

（一）浙派中医外科兴起的社会条件

隋唐五代自 6 世纪末至 10 世纪中，有着将近 400 年的历史。隋初，隋文帝重视社会安定，着力减轻劳动人民负担，其后隋炀帝开凿运河，对经济文化的发展有着较大的促进作用。隋朝虽然只有几十年的历史，但它结束了东汉末年以来 300 多年的混乱。唐初至安史之乱发生前的 130 多年间，政治较为清明，社会相对安定，经济文化达到了历史上的空前繁荣，是唐王朝的鼎盛时期。政治、经济的稳定繁荣与内外交通之发达，给医药学的发展提供了良好的基础和条件。

1. 政治、经济和文化

隋于 589 年统一全国后，浙江政区划分始以州县制取代郡县制，隋唐是浙江古代政区史上"州"的大发展时期，而浙江境内"府"的设置始于五代吴越国。隋开皇九年（589）平陈后，隋代废除钱唐郡，设置杭州，钱唐成了杭州的属县。591 年，州县移治柳浦西（今杭州城东南的贴沙河），杭州摆脱其山中小县的地位而跃居为大都市。隋大业六年（610），大运河贯穿南北，江南运河则是大运河的最南段，杭州与全国各地更紧密地连在一起，极大地促进了我国南北的经济、文化交流。隋末战乱很少殃及浙江，加之隋朝统治者对当地豪强士族强有力的打击、京杭运河的贯通、海上贸易的发展、农田水利的兴建等社会红海，致使此时期浙江经济突飞猛进、人口迅速增长。杭州的繁华起始于唐朝，在晚唐时已成为"咽喉吴越，势雄江海"的东南名郡。五代十国时期，军阀割据，战火纷飞，统治浙江的吴越国采取了保境安民的政策，使农业、手工业、商业、环境治理、城市建设、科教文化诸方面有了长足的进步，逐渐超过了北方。从此，浙江的科技文化发展经久不衰，医药卫生的发展亦步亦趋。

2. 医药卫生行政管理机构

隋太医署首创了医学分科教育，分医师、按摩、禁咒、药学 4 科，唐代则将药学分出，进行独立教育，新增"针科"，分医师、按摩、禁咒、针科。临床医学专科化发展日趋成熟。隋朝建立了中国历史上最早的医学教育"太医署"，这也是世界文明史上最早见于记载的规模宏大的官办医学教育机构。唐朝浙江医官、医学生的设置，开启了设官建制管理浙江医药行业的先河。唐贞观三年（629），各府州县设置医药博士。同年，衢州置州医学，设博士、助教各 1 人，管理医药及教学。唐开元元年（713）改医药博士为医学博士，主要负责用百药医治民疾，并需执刀除病；医学助教执掌本草验方的收集、撰写；医学生从事偏远贫困地区的巡诊医疗。当时越州属中都督府，故设医药（学）博士 1 人、医学助教 1 人、医学生 12 人。随后，浙江部分府州县设立医学机构，如台州、浦江、龙游等地。唐朝浙江医官、医生的设置，对浙江医学的发展意义重大。这一时期，浙江地区出现了一些著名的医家，也出现了专科学术流派的萌芽。

3. 对外的医药交流

中医学是东亚古代医学的主要来源之一。隋唐时期，我国医药学的发展较为迅速，因而处于世界的中心地位，中国医书、医术传到日本、朝鲜等国，对各国医药文化影响颇深，各国的医药著作中，无不渗透着中医药学的精髓。

三国魏晋南北朝，是我国与外国医药交流的正式开始阶段。隋唐时期就有了每次随同日本使节来华的、定期在华学习的"留学僧"和短期访问的"请学僧"，他们中的许多人在浙江宁波、天台等地修禅，是为后来日本天台宗渊薮。高丽（朝鲜半岛古代国家之一）也向杭州输入人参等药材。五代十国时期，日本源顺著《和名类聚抄》、丹波康赖著《医心方》时均引用了宁波陈藏器的《本草拾遗》一书中的资料，大大丰富了日本的汉方医学。同时，我国也对外来的医药学知识兼收并蓄，将其渗透融合到我国固有的医学体系中，这对发展和丰富中国医药学，保障人民健康，有着十分明显的积极作用。

4. 佛道教的发展

唐代在州一级设置官医，县级不设，某些寺院的僧人熟谙医药，这些寺院就成为周边民众求诊之处。有人为了便于医疗，索性迁居寺院旁。同时，巡游的僧人更能为官医鲜有涉足的偏远地区提供医疗救助。而岭南、四川、云贵及江南部分地区盛行巫医，这给僧人提供了在巫医之外医疗的机会，客观上极大地推动了佛教医药学的发展。浙江古代中医药学人才辈出，不乏兼精佛理者，僧侣行医济贫者亦群星璀璨。

牧牛和尚，唐代武义人，邑之西普宁寺僧，严戒行，通经律，尤善医术，富者授以方，贫者济以药，不望报答。在中国传统文化与中医学的关系中，道教与中医学的关系较为密切，特别是道教与中医理论和养生学、道教炼丹术与中药学内容之间的关系最为显著，文献记载内容每多交融，学者论述众多。隋唐时期，道教最盛，浙江道教庙观林立，道家兼精医理者大有人在。在用炉鼎烧炼铅、汞等矿石或掺和草木药以制"长生不老"丹药的同时，源于行气、导引、胎息等养生术的道教内丹术也开始在唐代兴起。

（二）浙派中医外科的发展

四明陈藏器《本草拾遗》被李时珍赞誉为"博极群书，精核物类，订绳谬误，搜罗幽隐，自《本草》以来，一人而已"。该书非常重视外治，首载鸭跖草、温泉水、轻粉等药物，并指出鸭跖草主"疔肿""小儿丹毒……蛇犬咬，痈疽等毒"，硫黄"主诸疮病，水亦宜然，水有硫黄臭，故应愈诸风冷为上"，轻粉有"杀疮疥癣虫及鼻上酒渣，风疮瘙痒"的效用。他还发现"草蒿烧为灰，淋取汁，和石灰，去息肉"，将无机碱用于息肉治疗。唐代内外交流频繁，外来药物通过各种渠道大量涌入中土，充实了外科选药。陈藏器十分关注这些奇方异药的特性，进行了较为详细的记录，如陈藏器记载从印度吐火罗国等传来的异药"质汗"含有柽、木蜜、松脂、甘草、地黄和"热血"等成分，据陈藏器介绍，质汗药调入酒中，主治"金疮伤折，瘀血内损，补筋肉，消恶血，下血气，妇人产后诸血结，腹痛内冷不下食。并以酒消服之，亦敷病处"。

隋唐五代十国时期，出现了丰富的外科内服、外用药，对浙派中医外科方药的蓬勃发展具有重要的启迪价值，其中，当属日华子对于外科用药性味论述极详。日华子，姓大名明，宁波人，是隋唐五代十国时期著名的药物学家，精通医学，洞察药性，辨极其微，收集诸家本草、近世应用药物，撰成《大明本草》，或称《日华子诸家本草》20卷，该书早佚，其内容散见于《证类本草》等书之中。《日华子诸家本草》汇聚了诸多外科用药，如苦楝皮"治游风热毒，风疹恶疮疥癞"，黄芩"疗疮，排脓，治乳痈，发背"，丹参"排脓止痛，生肌长肉"、疗"恶疮疥癣，瘿赘肿毒，丹毒"，羊蹄根"治癣，杀一切虫，肿毒，醋摩贴"，蛇床子"去阴汗、湿癣、齿痛、赤白带下……煎汤浴大风身痒"等。

隋唐五代十国时期，浙江中医药学兼精佛理者人才辈出，僧侣行医济贫者亦群星璀璨。湖州道场山僧以集珍膏治恶疮颇有名气，后有皈云僧、山僧精通医学，尤精外科，医技远近闻名，求治者日无暇暑。

此外，零星有外科医事记载，如北周，"越州（今绍兴）兵曹柳崇，忽疡生于头，呻吟不可忍，于是召术士夜观之，云：'有一妇女绿裙，问之不应，在君窗下，急除之。'崇访窗下，止见一瓷妓女，极端正，绿瓷为饰。遂于钱臼捣碎而焚之，疮遂愈"。

（三）浙派中医外科兴起对后世的影响

隋唐时期，是中国封建社会的盛世，尤其是唐代，政治稳定，经济繁荣，科学文化、医药卫生先进，国内外海陆交通发达，对周边甚至远在欧洲的许多国家与民族产生了巨大的吸引力。浙江医药发展平缓，但总体来说，中古时期的外科技术是处于下滑阶段的。隋唐时期，医事机构十分庞大，开创了设官建制管理浙江医药行业的先河，唐代出现的丰富的外科内服、外用药，对浙派中医外科方药的蓬勃发展具有重要的启迪价值。

第三节　两宋至金元时期浙派中医外科发展

一、两宋时期

（一）浙派中医外科发展的社会条件

1. 政治、经济和文化

北宋时期，浙江的经济、文化、科技、教育、学术和文艺等各方面都名列前茅，达到高度昌盛时期，成为全国发达地区，浙江水利开发取得了举世瞩目的成就，农业生产已开始向商品化、专业化的方向发展，手工业亦居全国前列。北宋时期的杭州已经成为东南沿海的大城市。

南宋时期是中医发展的一个重要时期，特别是南宋浙派中医外科的发展，为中医外科学的繁荣做出了重要贡献。1138 年，南宋基于军事政治因素，以及当地的政治、经济、文化、自然条件，正式定都临安。由于北方地区长期战乱，政治重心南移，许多北方居民也南迁，临安成为南宋都城后，本城及周边城镇有大量北方人流寓于此。南宋时期，浙江地区经济繁荣，政治稳定，教育文化兴盛，成为中医发展的重要条件。另外，浙江地区气候宜人，也为中医发展提供了有利条件。在这种背景下，南宋浙派中医外科的医学思想、诊疗技术和药物应用都得到了长足的发展。

2. 惠民福利的中医政策

北宋政府颁布许多医学诏令，内容从征集、校正、编撰医学书籍，修订或颁布本草专书，改革与普及中医教育，到提高医学与医生社会地位，改良旧习俗和禁巫医，开办卖药所，重用道士医生和草泽医生等法令，包罗万象。同时北宋政府建立中医药管理与教育机构，如建立统一管理中医药行业的机构翰林医官院，成立中医教育机构——太医局，发展中医教育，并开展实验教学，改变了传统的师徒相授及自学为主的中医教育模式；建立国家制药厂及药店，生产中成药，保证用药安全，直接为广大民众服务。此乃北宋政府的一大创举，对后世影响很大。并成立校正医书局，集中全国著名学者与医学家整理出版中医古籍，纠正谬误，并由国子监刻版印刷发行。

3. 对外的医药交流

得益于浙江交通的发达，明州、越州和温州等地的商品经济也越发繁荣，海外贸易十分繁荣，中外医药交流日渐频繁，为中外医药交流的发展提供了条件。从南宋时期浙江与国外的医药学交流来看，传出远远超过传入的规模。而且，从蛰居临安的南宋朝廷到浙江地区政要均直接插手这项工作，客观上推动了双边贸易。浙江中药材的外销是当时海上丝绸之路的重要组成部分，药材进出口生意红火、品种繁多、数量庞大，对促进浙江地区与海外物质文化交流和海外各国医药事业发展起到了极大的推动作用。南宋时浙江具备了上述社会经济基础，有力地推动了中医药的发展，进而也促进了浙派中医外科的发展。

（二）浙派中医外科的发展

1. 重视医学，儒医人才辈出的北宋时期

北宋时期，统治者非常重视医学，建立了较为完善的医疗卫生机构，组织编纂本草及方书，大量校勘医籍，发展医学教育，提高医生的地位，造就了许多儒医，因而中医理论及临床各科都有长足的发展与进步，形成了不同的医学流派。

儒医的出现是北宋时期的最大特点。宋代历朝皇帝对医学之重视，是史无前例的，文人知医、尚医成为一时风尚。文人竞相集方著书，其盛行之风为历朝最甚。浙江文人荟萃，尤以北宋著名文化巨匠苏轼和北宋著名科学家沈括最为名扬。后人将沈氏的《良方》与苏轼的《苏学士方》（又名《医药杂学》）合编，易名为《苏沈良方》，是书为医学随笔体裁，谈及不少内科、外科、眼科、妇科、小儿科等各科简易疗法，附以验案。《苏沈良方》记载的川楝散，治小肠气（疝气）、臁疮，今世外科亦用之，得下立瘥，每奏奇功。沈括《梦溪笔谈》中载有秦皮在外科皮肤疮疡中的使用："予家祖茔，在钱塘（今杭州）西溪，尝有一田家，忽病癞，通身溃烂，号呼欲绝。西溪寺僧识之曰：'此天蛇毒耳，非癞也。'取木皮煮汁，饮一斗许，令其恣饮，初日疾减半，两三日顿愈，验其木，乃今之秦皮也，就不知天蛇何物。"以儒通医者，在当时的文人中有很多，虽然其人不完全以医为职业，但他们在整理医学著作及传播医药文化方面所起的作用不可忽视。

除此之外，有史可溯的北宋医家还有宁波潘殿直，其在外科治疗方面很有经验，平时经常施疮药，还被史源请去为其母医治背疮，"施疮药每效"；此外，宋金以降，宗教活动与中医药学也关系甚密。

2. 政治南迁，医事发展空前的南宋时期

南宋朝廷对医药事业给予的关注是空前绝后的。南宋期间，战乱频繁，劳役严重，患疡、疮、痈、疽等外科疾病者众，因此外科医家在医学界中的地位进一步提高，此时的浙江作为宋室南渡后的全国政治中心、文化正朔所在，医药学家辈出，位列全国前茅，南方医学舞台上的外科亦是百家争鸣。

南宋永嘉郡（今浙江温州地区）出现了以陈无择为代表的浙江早期医学流派——永嘉医派，其学术成就可与河间、易水鼎足而三，共同开创了宋金元时期医学学派争鸣、学术繁荣的局面。

陈言，字无择，号鹤西道人，宋绍兴人，至淳熙年间（1131—1189）曾任四明（今宁波）医学提举。陈氏聪敏好学、善于方脉、治病立效、长于医理，善执简驭繁，其著《三因极一病证方论》（简称《三因方》）为永嘉医派奠定了坚实的学术基础，是书18卷，180门，内容涉及内、外、妇、儿、五官各科，载方1500多首。本书在继承医圣张仲景病因三因说的基础上，重点论述致病的内因、外因和不内外因的"三因"学说，强调明确区分3种不同的致病因素，以求得治病求本为特点所在。其中，卷十五、十六分别论述阴疽、附骨疽、肠痈、五痔、肠风、疮疡、癣、斑疮、丹毒、瘾疹、胡（狐）臭等外科常见疾病，内容丰富充实，分析病理细致详尽，主张从患者的脉象、临床表现入手，根据发病原因来诊断疾病，方药简明而精要，后人多有称赞。

宋朝政府在古医籍的整理与医学知识的普及方面贡献突出，南宋时期的外科专著呈现出一派丰富多彩的景象。南宋时期浙江比较著名的外科医家还有浙东的史源，史氏字建安，精于治疗背疮证，著有《治背疽方》一卷（已失传），在理论上发展了痈疽的针灸疗法，阐述了背疮的病因及临床常用治法，系其多年临证经验的总结。史氏于该书自序云："听庸医用寻常赤肿敷贴冷药以消散之，此借寇兵也。源痛自咎，为人子不晓医药，致亲疾危甚。"可见其对当时某些庸医的治法深有不满，故而编写此书以济世。另有南宋鄞县（今浙江鄞州区）李世英，字省颖，号雪岩，曾任太医，李氏世业外科，治痈疽多有神效，李氏参考古来诸名家之论及前辈诸先生之教，于宋淳祐二年（1242）编《痈疽辨疑论》2卷；金华谢天锡，南宋淳熙十一年（1184）进士，著《疮疹证治》1卷，在当时较为闻名，然而后世佚失未见，殊足叹惜；史弥宁，鄞县（今浙江鄞州区）人，曾任邵阳知事，寻知泰州，兼任淮安提举，史氏平生奋力著书，写成了《友林乙稿》，诗笔清癯，出尘萧然，他精通医术，著有《治背疮方》1卷。宋嘉定丙子年，温大明辑《助道方服药须知》，后改名《温隐居海上仙方》，分述77种病证，涉及金创出血、口疮、小儿疮疹、痔疮等许多外科病，因机症药切实，如运用硫、矾外治酒渣鼻；鄞县（今浙江鄞州区）魏岘在《魏氏家藏方》首提枯痔法治疗痔疮，将砒、矾、朱砂、斑蝥、巴豆置于痔核表面，借药物腐蚀、收敛之性，促进局部坏死、干枯脱落，首开枯痔法先河。

南宋时期，外科医事快速发展，众多外科医事、病案记载诸见史料。南宋时期陆游在《老学庵笔记》中记载了一个短指畸形家族："曾子宣丞相家男女手指皆少指端一节，外甥亦或然。或云襄阳魏道辅家世指少一节，道辅之姊嫁子宣，故子孙肖其外氏。"陆游对这一短指畸形的临床症状的描述是少端一节，这种遗传方式是常染色体显性遗传，这一临床病例报告距今780年，是世界上最早的短指畸形的病例报道；另有秀州（今浙江嘉兴）张小娘子辨治背疽一案："吴人章县丞祖母，章子厚侍妾也，年七十，疽发于背，邀治之。张先溃其疮，而以盏贮所泄浓秽澄浮而视之，其凝处红如丹砂。出谓丞曰：'此服丹药毒发所致，势难疗也。'丞怒曰：'老人平生尚不吃一服暖药，况于丹乎？何妄言如是！'母在房闻之呕呼曰：'其说是已。我少在汝家时，每相公饵伏大丹，必使我伴服一粒，积以数多。故储蓄毒根，今不可悔矣！'张谢去，章母旋以此终。"此外，南宋临安（今杭州）人曹五，曾用取痔千金方为南宋高宗治愈痔疾，被提拔为观察使，这说明南宋时期浙江已出现了治疗痔疾的专科及医家。

宋代虽然外治法已逐渐衰退，内治法日渐起用，但由外科手术发展而兴起的麻醉技术没有停滞，本时期出现了世界医学上最早的全身麻醉药方。南宋山阴人窦材，撰有《扁鹊心书》，其中载有山茄花和火麻花配制用作全身麻醉的药方——"睡圣散"，这是现今已知世界医学上最早的全身麻醉药方。山茄花，亦谓之曼陀罗花，《本草纲目》有云："七月采火麻子花，八月采山茄子花，阴干后等分为末，热酒调服三钱。"窦氏经过亲自实践"饮须半酣""昏昏如醉，割疮、灸火不觉苦痛"，证实疗效可靠。当时外科所用麻药即此散，服之于人无害。

（三）浙派中医外科发展对后世的影响

宋以前杭州医药学家镶嵌史册的人数寥若晨星，闻名全国者更少。随着宋室定都临安，浙江便成为当时政治文化中心，医药机构相当完备，这导致浙江医药学家辈出，浙派中医外科学也在医药理论与实践上多有发展与创新。而大批儒士涌入医门，亦为医学的发展提供了知识广博的优秀人才，他们的道德修养、知识结构、思维方式等都有别于大多数墨守成规的家传者，这无疑为医学的发展提供了良好的人才条件，也对金元及明清时期中医学的发展兴盛起到了积极的促进作用。这一时期众多的医药学家不仅享誉两宋医药界，而且余音波及当今医药领域，堪称大国医，如永嘉陈言（字无择）等人，陈言著《三因方》一书，由于医学分科精细，在外科方面取得了较大成就，如对痈疽、疮疡、五痔、肠风等疾病病因病机的认识更为深刻，使临证施治益趋进步，方剂中药有所更新，治疗手段愈加充盈。窦材著书记载的"睡圣散"，作为当时外科所用麻药名方，对后世中医外科手术的开展提供良好的条件。这一时期医药学家阐发中医药理论，酷似千峦竞秀、百舸争流。所有这些表明南宋时期浙江籍中医药学家群星璀璨，携手推动了浙江乃至全国的中医药学嬗进。

二、金元时期

（一）浙派外科医学发展的社会条件

1. 政治、经济和文化

1276 年，元军分三路攻占临安（今杭州），不久南宋灭亡。元代降临安（今杭州）府为杭州路，作为江浙行省省会所在地。为了加强对全国各地的控制，元代统治者强令各州县拆毁城墙，杭州城墙亦在此时被毁。此后多年，政治上杭州退为东南第一州，经济上仍雄居全国乃至世界第一大都市。浙江地区相对来说战火兵燹较少，在南宋基础上经济有所复苏与发展。元代时期江浙行省是全国农业生产最发达的地区，平均亩产量维持在南宋水平上，浙江的丝织业、造船业、陶瓷业、印刷业、制盐业、冶炼业等在全国占有举足轻重的地位。商业也极其繁荣，海外贸易从贸易口岸和贸易品种来看超过了宋代。元代在全国设立 7 个市舶司，浙江独占 4 个。资本主义萌芽已在这里滋生，近代民主与科学思想的幼芽也在此萌发。浙江的书院达 67 所，位居全国第一，学术、文学艺术达到了繁盛，医药界人才济济，成果颇丰。

2. 医药卫生行政管理机构

元代是我国古代医政机构最为庞大的一个朝代，设有太医院、官医提举司、广济提举司、广惠司、回回药物院、御药局、行御药局、御香局、惠民药局、御药院、尚药局、典药局、修合司、药政司 14 个医药机构，有各级医官数百人。这一时期浙江的医政机构渐趋完备。至元初（约 1264），杭州改施药局为医学提举司，掌考校诸路医生、课艺、试验太医教官、校勘名医撰述、辨验药材。至元二十五年（1288），江浙行中书省置官医学提举司。1341 年倪居敬被荐补杭州路医学正、旋升江浙官医副提举。元代宁波、温州、富阳、临安等多县亦相继设惠民药局，择良医主之。如至元二十三年（1286）浙江有些路设置了惠民药局，内设医学提领一员，掌管医政。政府设置机构管理医药，致使浙江医疗事业颇有起色。据马可·波罗记载，杭州城内有戍兵巡逻，发现有残废或患了某些疾病留宿街头的人，即将他们送入医院，城里每个地区有公立、私立医院，痊愈后要求他们从事某种职业。此外，埃及富商在杭城内开办阿拉伯医院，直接把阿拉伯国家、埃及的医药学传入杭州等地，推动了杭州与国外的医药学交流。

3. 对外的医药交流

元代浙江与国外的医药学交流颇为频繁，从元代浙江与国外的医药学交流传出和传入两方面来看，传出远超过传入的规模，朝廷到浙江政府直接插手这项工作。同时，邻国的官医、学问僧、医药学家来浙江研习中医药学后携宝回国的大有人在，浙江籍医药学家漂洋过海传经送宝的人数十分可观，药材进出口生意红火、品种繁多、数量庞大。元代，中国向外输出的药物主要有大黄、干良姜、川芎、白芷、樟脑等，这些多从浙江的几个大港输出。据《高丽史》载，元惠宗年间，浙江、江苏一带的地方官张士诚、张国珍、王晟等人经常向高丽赠送沉香等南国药物，烧酒蒸馏法也于元代传到朝鲜。元末，西域人丁鹤年、盛熙明在四明山及浙东采药、制药、卖药，并将回回医学传入宁波。元代时期，浙江仍设有杭州、澉浦（今海盐）、庆元（今宁波）、温州4个市舶口岸，直接从国外进口药材阿魏、血竭、白豆蔻、五味子、没药、茯苓、茯神、黄芷、泽泻、桔梗、红花、杏仁、胡椒、高良姜、桂皮、檀香、龙涎香、螺纹香、沉香等。同时，也有医疗技术舶来，陶宗仪《辍耕录》卷九记载广惠司卿聂只儿治疗驸马刚哈剌咱庆王因坠马得的奇症，诸医束手，唯聂只儿先施以外科手术，次涂以药而愈。又《辍耕录》卷二十二"西域奇术"条记载：任子昭在大都亲见邻家儿头痛不可忍，有回族医官用刀割开额上，施以外科手术，头痛即止。上述史实足以说明在元代有掌握阿拉伯外科医术的阿拉伯医生或西方医生在官府或民间进行手术治疗，这对中国外科的发展产生了影响。

4. 景教医学

据《马可·波罗游记》《至顺镇江志》记载，元时有一个从撒马尔罕来的名叫马·薛里吉思的基督徒教士，官至镇江副达鲁花赤，他利用职权于1279—1282年间在镇江城内外兴建了6所景教寺院，甚至将金山寺也改为也里可温（元朝人对基督教徒和教士的通称）寺，又在杭州荐桥门建大普兴寺。据载，这些寺院都曾为平民医治疾病。马·薛里吉思生活在一个世医家庭，其外祖父撒必为太医，曾为太祖皇帝的儿子也可那治病。其家族精造舍里八法，舍里八是葡萄、木瓜、香橙等和水调蜜煎成的一种药剂，马·薛里吉思曾得到专司其职的金牌。至元十二年（1275），马·薛里吉思到了闽浙配制出舍里八，可见糖浆制法于元代已传入我国，这是元代时期浙江中医与外来教派医药交流、相互影响的体现。

（二）医学名家涌现

金元时期，新说肇兴，百家争鸣，开创了学术史上的新局面，元代医生的社会地位和政治待遇较历朝为优。

元代继承两宋时期的儒医文化。所谓"儒医"是指具有较高文学素养的医家，包括先儒后医、先官后医、以儒通医及部分兼通医学者。元代浙江地区知名的儒医有朱丹溪，丹溪其家世习儒，少为举子业，仕途不遂，且其师许谦卧病，乃弃科举，致力于医。朱氏遍寻名师，师从刘完素再传弟子罗知悌，本于《素问》《难经》，兼修仲景、东垣之学，集众家之所长，提出了"相火论"，善用滋阴降火，后世称其为"滋阴派"的倡导者。丹溪一生行医著文，影响深远，不仅熟谙内伤疾病的治疗，而且对疮疡、痈疽等外科疾病亦有研究，素有"杂病宗丹溪"之誉。其理论完备，实践丰富，对宋代陈自明所编撰的《外科精要》进行了评述，畅发外科义理，发挥治疡心得，著有《外科精要发挥》一书，惜已失传，幸有《格致余论》遗留外科治疗心法之一斑，后学所撰《丹溪纂要》亦有诸多外科治疗的内容。丹溪之于外科疾病的论述颇精，对后世有较大的影响，今世外科用之，亦得下立瘥，每奏奇功：①对"痈疽"论述，丹溪从临床实际出发，体会到疮疡痈疽，虽多生于体表某一部位，但实则与内脏功能失调有关，治疗时应注意整体、内外兼治、注重胃气、当辨经络，如治疗内疽当采用内服汤药，针刺并用。②对"乳岩"论述，丹溪曰："忧怒郁闷，昕夕积累，脾气消阻，肝气横逆，遂成隐核。"（《丹溪心法》），指出乳岩虽是表现在乳部的隐核，但在病因方面主要是情志所伤，进而累及肝脾两脏，因此治疗当从肝脾着手。③对"结核""瘰疬""骨疽""乳痈""肠痈"和"疝气"论述，丹溪首次提出此类疾病与痰邪有关，多与饮食厚味、饮食积滞或饮酒过度密切相关，后世医家受朱丹溪认识的影响，多从痰论治本病。丹溪提出了多种疾病从痰论治的理论，初步建立了中医外科痰证诊治的理论体系，丹溪对于外科痰证诊治的认识不仅开创了中医外科痰证诊治的新纪元，而且为后世医家发展从痰论治外科疾病奠定了坚实的基础，其中医外科痰证诊治理论至今仍有效地指导着临床实践。

元代，浙派中医外科在继承总结前人经验的基础上，结合临床实践，新说肇兴，本时期的外科医家滑寿最早发现麻疹早期黏膜内疹。滑寿（1304—1386），字伯仁，晚号樱宁生，襄城（今河南襄城县）人，后迁仪真（今江苏仪征县），又迁余姚（今浙江余姚县），著有《痔瘘篇》，已佚，此外擅长麻疹的治疗，著有《麻疹全书》，书中前二卷论病候及证治，后二卷为治疗方剂。书中对麻疹的发病及不同发展阶段的证候特点与变证均有论述和具体治法。他首先发现了麻疹前期以口腔黏膜内疹为特点，定名为"滑氏斑"，这是世界上关于麻疹的最早记载，对麻疹的早期诊断具有重要意义。西医学对麻疹早期黏膜内疹的论述是1833年丹麦Flinat医生提出的，而滑寿对此作出的阐述比他早了5年。

浙江世医产生于北周之际，兴旺于唐宋时期，延及元代以后，浙江世医向其他的专科发展，浙江的外科世医始于元代，当时医术高超、名盛一时的有钱塘人倪垕、倪居敬父子。倪居敬（1303—1371），字行简，杭州人，父倪垕，疡医巨擘，居敬承家学，精岐黄术。于元至正（1341）荐补为杭州路医学正，后一路升至医学提举。元明之际，兵燹四起，疫病大作，令居敬主事治疗，其主事期间，尽萃于医疗，救活者甚众，有口皆碑，成绩卓著，又升为医学提举，朱元璋率兵初起，士卒多病，遣使邀请居敬，疗疾多愈。明初辞归，优游湖山以老。

金元时期，浙江外科医家开始采用当时国内比较先进的治疗方法，如四明（今宁波）李生，采用挂线疗法医治痔疮；李氏外科医术神奇，《鄞县志》记载："余姚应某，目旁生赘疣，渐长，大如核桃，李氏立平之。生为人治病既多奇效而不矜功，不责极，人以是尤重之。"李生在治疗痔瘘时采用的挂线疗法，在当时实属创新。

（三）浙派中医外科发展对后世的影响

元朝当局重视医生的社会地位，其政治待遇优于历朝，元朝浙江出现了诸多著名医家，医家们医技精湛，深受人民爱戴，纷纷冠以誉称。较多元代浙江医药学家阐发中医药理论，为浙派中医外科的发展做出了卓越的贡献。如朱丹溪对《外科精要》一书行评述发挥，撰成《外科精要发挥》一书，系统论述外科的理、法、方、药，对于外科疾病中乳痈的病因与防治方法，朱氏指出病因是"窍不通而乳汁不得出"，在防治措施上强调"初起应忍痛揉，今稍软吮令汁透，自可消散。失此不治，必成痈"，此类理论和防治方法符合现代科学原则。丹溪强调外科疾病治疗要与内科辨证相结合，治疗痈疽疮疡应明辨经络，用药重扶养胃气。书中精湛论述将外科学术推进了一步，对后世外科医家产生了很大影响。

第四节　明清时期浙派中医外科繁荣发展

一、明代

（一）浙派中医外科繁荣发展的社会条件

1. 政治、经济和文化

1366年，朱元璋派大将常遇春进攻杭州，激战3个月才从东青门而入，因此后人把此门改称庆春门。明代改杭州路为杭州府，杭州仍为浙江省省会，此后700年一直未变。明代，浙江社会发展迅猛异常，区域性的社会性经济结构出现了一些显著的变化。诸如由蚕桑棉麻的革新所引起的农业经营方式的改变、农村阶级的分化、市镇经济的繁荣、资本主义萌芽的出现等。明末清初有十多位传教士来浙江传教，也带来了西方的科技、文化。在传教士身边聚集了一大批文人墨客，中西方文化在这里初步交融，近代民主与科学的思想花蕊徐徐绽开，传统的中医药学在宋金元时期深厚的基础上有了质的飞跃。

2. 医药卫生行政管理机构

明代浙江的医政机构已渐趋完善，设置的普遍性高于宋元两代，达到了中国封建社会时期医政管理的最高水平，各府州县基本上建立了医政机构，设立了医政官员。明洪武初年（1368），原分水县设立"医药局"。洪武三年（1370）朝廷命令全国州县建立惠民药局，诊疗贫病军民疾患，每局设官医提领，在医户内选拔。浙江省各级官员积极响应，杭州置惠民药局8所，后并为1所，万历年间，改惠民局为医药署，掌管考试医生、审查编辑医药书籍、考查辨验药材，直至清朝。浙江一些大中城市的惠民药局均创设于明代初期，机构均蛰居县城，其主要职能是为民服务，治疗贫穷患者，这反映了浙江各地政府官员比较重视医疗卫生事业，关心民瘼。同时，绝大多数府州县设置了医学署和官员，管理医药行政事务及医学教育。这一时期的医药学家学问渊博，文化素养很高，名医荟萃，世医众多。由于这时期浙江疫情猖獗，对各种传染病、流行病的研究和防治，直接促进了临床各种医学的发展，正是在防治疾病的临床实践中，培养和锻炼了一大批技艺精湛的医界高手，浙江籍人士供职朝廷御医的有20多人，太医院院判吏目30多人，在全国享有很高的声誉。

3. 对外的医药交流

明代，浙江与海外诸国交流频繁，是我国中医药学传播的高峰期。对外贸易口岸局限于宁波一隅，葡萄牙等国从这里运往欧洲的商品中有大黄、土茯苓、桂皮等中药。浙江的商人也把药材等物贩卖到广东，然后运往国外，加强了中外药学交流。国外的医药学也纷纷传入浙江，给浙江的医药学增添了新鲜血液。明代时期，日本的鹿茸、茯苓、硫黄等药材源源不断输入宁波等地。1622年，瑞士人邓玉函来杭州，把瑞士教授包因著的《解剖学论》口译出来，由在场华人笔录，遂成《泰西人身说概》2卷，惜未出版，这是西方解剖学说最早传入杭州的史实。明末，西医开始传入我国，杭州人赵学敏采取了正确的态度，对中、西医内容取长补短，他根据《泰西石氏本草》一书（墨西哥人石振铎的《本草补》），首先使用碘酒、奎宁等西药，为后来西药在我国的广泛传播作出了贡献。

4. 佛道教医药

明代浙江一带寺院僧侣兼医者，颇不乏人。僧希遁，嘉兴僧，精通养生术，有所疗治择用日辰，不必药饵。普陀寺内建有药师殿，明代万历年间僧海仲居此，普陀寺僧精医者世代有传人。湖州道场山碧琅湖僧，以集珍膏治恶疮颇有名气。后有钣云僧，其精通医学，尤精外科，医技远近闻名，求治者颇多。其多年不辞辛苦，弥留时将修炼升、降、膏、丹方药的经验秘藏抄本，传给当地费姓子弟，该抄本就是著名的《方外奇方》。中外精通佛教的医药学家们不仅为本国人民的医疗保健事业鞠躬尽瘁，还漂洋过海交流医技。陈元赟，字义都，杭州人，生于明万历十五年（1587），在医药、针灸、气功、武术、饮食诸方面多有建树，后以擅长伤骨科闻名。1619年东渡日本，他在日本期间与当地医药界人士交往酬答，对日本的医药学发展做出了贡献。明代时期，浙江医、道兼精的人物仍很多。明代万历时嘉兴人周履靖，别号梅巅道人，精通养生学，所辑《夷门广牍》丛书，以养生、导引、气功、食疗为主，共录有《胎息经》《赤风髓》《益龄草》等14种。道号通一子的绍兴人张介宾和道号医巫闾子的宁波人赵献可均在医药发展史上占有极其重要的地位。

（二）浙派中医外科的发展情况

明代中医外科的发展达到了历史鼎盛时期。不仅外病内治方药丰富，中小手术技法巧妙，而且著作涌现、名医辈出。

明代出现中国第一部系统论述梅毒病的专文书籍。陈司成，明崇祯年间在世（1621—1644），海宁人，陈家世以业医，尤以疡医闻名，迄至陈司成，已逾八代。陈司成少时攻科举，后继家业。博涉诸科证治，善治老人、妇女、婴儿疾病，尤精于外科。约在15世纪时梅毒（初名"广疮"）从国外传入广东一带，陈氏悉心体察此病，研究治疗方药，1632年撰成《霉疮秘录》，其为我国第一部系统而资料翔实的梅毒病专著，全书2卷，该书分总例、或问、治验、方法及宜忌5个部分，叙述了梅毒的性交传染、非性交传染、遗传、在体内的传播、预防、治疗等内容。该书论述了梅毒的传染途径，对一、二期梅毒的硬下疳、扁平湿疣、梅毒性斑疹、环形丘疹、白斑、鳞屑损害，晚期树胶肿损害、骨关节和神经系统受累症状、胎传梅毒的特殊表现，都有相当准确的描述。同时，陈司成提出必须彻底治疗等原则，重视预防和防止复发，反对内服汞剂和滥用剧毒药品，防止因此发生他症，治疗需辨证施治。书中列病案29则，载方55首，并述配制及运用方法，在《宜忌》中列举误治病例6个，分析了药物与饮食宜忌的具体要求。此外，书中还首创了用丹砂、雄黄等含砷药品治疗梅毒的方法，这是世界医学史上最早应用砷剂治疗梅毒的记载。陈司成是我国第一位梅毒学专家，其书传到日本等国，对世界医学做出了很大的贡献。

在中医药发展史中，绍兴温补学派于明代已成一统，对后世的医学流派影响深远，其中浙派中医张景岳等人起到了承前启后的作用。张介宾（1563—1640），明代山阴（绍兴）人。张氏早期崇丹溪"阳有余阴不足"的理论，中期受《内经》以及张元素、王冰等人影响，提出了"阳非有余，真阴不足"的观点，成为"温补学说"的重要代表人物。张氏著有《类经》《类经附翼》《景岳全书》等。在《景岳全书·外科钤》中博采众长，抒发己见：辨证首分内外、别阴阳、识深浅；论治重元气，又不偏废他法；候脉定治则，测预后。张氏虽以"温补"见长，但临证并不偏执己见，治外科疾病多用清热解毒之法，书中指出"疮疡之治，有宜泻者，有宜补者，有宜发散者……因症用药，各有所主"。

此期外科疾病诊治发展迅猛，世家医派百舸争流，成果迭出。明初余杭陶华，生活于明洪武时期（1369—1463），字尚文，别号节庵、节庵道人，我国明代杰出医家。陶氏精通内外科，认为内科"古有方书专著，传与后世，然疮科或有所遗"，遂集历代医家所传及自身数年临证经验，著成《痈疽神秘验方》。他据痈疽的若干兼证制定了内服和外用方70多个，如内疏黄连汤、托里荣卫汤、加味解毒汤等，后收录于《薛氏医案》，为后世治疗痈疽提供了丰富的经验。陶氏后为太医院院判。

另有，秀水（今属浙江嘉兴）陈文治撰《疡科选粹》。陈氏，明代神宗万历时人，号岳溪，自幼饱读诗书，少年时学武，继而习医，陈文治精通骨伤科及外科疮疡疾病的诊疗。彭宗孟《疡科选粹·序》略曰："吾郡岳溪陈君，工轩岐业，所著《疡科秘旨》，兼总百家，抉微聚要，与王太史《外科证治准绳》足相羽翼，而精简过之。"陈氏著有《疡科选粹》8卷，本书辑录外科各家学说参以作者经验编成，共分111篇，包括乳腺科、皮肤科、肛肠科、五官科及伤科的各类病症，选方精要，切于实用。而后，仁和（今属杭州）卢万钟著有《医说佛乘》。卢氏，号觉迟子，明代人，年少时因母亲的缘故，立志学医，穷究《素问》等古典医著，兼习近时名方，达40年之久，于痈疽、梅毒、咽喉急症有异方，治之有奇效。是书已佚，甚为可惜。

此外，陆承宣、丁凤梧、邹观、姚应凤、徐待征等，皆为明代浙江外科名医。陆承宣，字凤山，嘉兴人，曾居武职，后隐于吴，精刀圭术，著有《济人说》，子拱台，字明三，承其业。丁凤梧，字敬山，嘉善人，精于外科，擅治无名肿毒、咽喉诸疾等疑难杂症，曾任太医院吏目，72岁卒，子孙传其术。邹观，临安人，精于医术，尤善治疗毒，曾有凤亭贫民患疗毒，观疗之即愈，其人以一牛为谢，辞勿受，越二年，道经凤亭，夜遇虎，人马皆惊，忽有牛自灌莽中逸出抵虎，遂得免难，后牧者寻牛至，询之即前患者所馈之牛也。姚应凤，字继元，钱塘人，以治疗疮毒溃疡出名，《钱塘县志》称其"割皮刺骨，一见洞然知表里……人皆以为神"，治疗外科奇疾，妙手回春，人称"华佗"；明崇祯年间，巡抚喻思恂住在温州，背上长毒疮，疼痛难熬，召姚应诊，姚将其腐肉割下两大碗，致以丹药，不几天病愈，名声大振，后官至太医院判，崇祀乡贤，享年77岁。徐待征，字邃云，嘉兴人，幼遇名医，授以青囊秘术，遂精外科，曾任太医院吏目。明朝卓越医家，如此种种，不胜枚举。

（三）浙派中医外科繁荣发展对后世的影响

在外科学方面，明代是浙江外科医学甚为兴旺的时期，人才济济，群星璀璨。明代外科医学继承了宋元时代的学术思想和经验，在疾病认识、医疗技术改进及手术等方面均有提高，出现了革新趋势，形成了一些独特的医学理论和医疗技术，促进了外科学的发展。陈司成所著的《霉疮秘录》是中国乃至世界上第一部关于梅毒的专著，该书不仅详细描述了梅毒的传播途径、症状、遗传特性，还提出了"解毒、清热、杀虫"的治疗方案，尤其是在毒性矿物药物（砷剂）的运用上积累了丰富的经验，为后来治疗白血病、肝癌等恶性疾病新药的研制提供了借鉴。在《痈疽神秘验方》一书中，陶华汇集了历代医家所传及自身经验，收载了根据痈疽的若干兼证制定的内服和外用方，书中强调了饮食调养在痈疽治疗中的重要性，提倡患者应根据病情选择适宜的食物以助药物发挥更好的疗效，为后世治疗痈疽等外科疾病提供了宝贵的经验。陈文治所著的《疡科选粹》是一部集历代外科各家学说并结合作者临床经验编纂而成的外科学著作；《疡科选粹》因其实用性和系统性，在后世被广泛流传和引用，被《医藏书目》等近20种各类书目著录，显示了其在医学领域的重要地位，此外，清代著名医家徐大椿对《疡科选粹》进行了批点，进一步增强了其学术价值和影响力。祁坤作为"正宗派"著名代表人物之一，在《外科正宗》的基础上结合家学经验，潜心考究历代外科名著撰成《外科大成》，书中倡导脓肿切开引流和针灸治疗，为后世医家带来启发。此外，明代医家不仅外病内治方药丰富，在外科手术技法上也有所创新，十分巧妙，为后世医学开展外科手术治疗带来了积极的影响。如钱塘人王茵用杭州丰富的桑树皮制成外科手术缝合线，就地取材，独具一格。

二、清代

（一）浙派中医外科繁荣发展的社会条件

1. 政治、经济和文化

清代早期，由于生产力的进一步发展，浙江传统经济自然日渐枯萎，商品经济却十分活跃。随着小农经济发展、资本主义萌芽等诸多因素深刻地影响到这一区域的意识形态和生活习俗，在这一时期，浙江地区的史学、经学、医学，以及教育事业盛况空前。在这样的背景影响下，中医外科学术思想也在活跃发展，至清代中期，最具代表性的外科三大学术流派均已成形，浙派中医外科在这一时期飞速发展，渐趋成熟。而至清朝后期，政治腐败，国力衰竭，欧美资本主义在清王朝日趋没落之际通过鸦片战争，签订《南京条约》《烟台条约》和《马关条约》之后，把魔爪伸向东南沿海各省。浙江社会经济开始半殖民地化，浙江的阶级结构和阶级关系也随之变化，社会矛盾和阶级斗争激化。在这样的历史背景下，近代中国科学技术明显落伍，浙江乃至全国中医药未能随着时代发展的步伐迈向现代科学行列。

2. 医药卫生行政管理机构

浙派外科的卫生行政管理机构发展有着独特的特点。清代前期，受战乱动荡、满汉交融的社会影响，浙江各府州县惠民药局锐减，医学署的设置也寥若晨星，但清代前期全省各府州县的医学官员设置较为完备，职掌分明，医学训科这一职官的设置遍及各地。同时，清代统治阶级为禁锢知识分子思想，大力倡导尊经复古，以至于在医学教育上，明清政府都偏于经典医著考试，不再重视医疗技术的考核。医学科目的设置从明初的 11 科竟减至清末的 5 科，与医疗实际大相径庭，严重阻碍中医药的进一步发展。而清末浙江的西医药教育模式则经历了教会医院收授学徒、青年学子留洋学医、创办多种形式的培训机构、建立完整的西医药院校诸多途径，培养新兴的西医药人才，颇具完整意义的现代医疗卫生管理机构及中、西医医院也随之开始建立。各色思想在学堂和医院里碰撞、融合，进一步促进了浙派中医外科的发展。

3. 中医药学术团体及刊物

浙江最早的中医学术团体当推光绪年间成立的杭州医学公会，会中善于外科者就有袁春泉、泮子久、许祖香、陈绍裘、陈子琴、王鹤庭、沈吉人、陈子修、王朗庭、傅品元、徐万清、沈荫甫、姜延龄、陈少卿、陈寿田等众人，真正做到了博采众长。1909 年前，绍兴医药学研究社也已成立，该学术团体注重中西医结合治病，将西医融汇入浙派中医体系之中。清末中医药学术团体和刊物也纷纷创办，社会各阶层的加入使浙江的中医药学术团体在规模、数量、波及的地域等方面堪称于世。浙江的中医药学术刊物起步早，其数量和质量名列全国前茅。1897 年，温州府前大街创办《利济学堂报》半月刊也在此时出现，同年即于杭州、宁波、兰溪、衢州分设报馆，其刊物发行全国各地及港、澳等地，其中医学论著文章约占 2/3，都是学堂教习、医院医师与学生撰写的文章，还辟有"文录""院录""书录"3 个栏目，这曾对推动浙派中医外科学术研究，鼓励医生总结与撰写临床经验，丰富医学宝库，起过很大的作用。

（二）浙派中医外科的发展情况

1. 尊经复古，外科技术发展放缓的清代早期

清代早期，浙派外科医学技术发展放缓。这一时期，浙江外科名家受时代环境影响，对外科医疗技术和学科理论有着不同的学术见解，不少外科医家放弃外科的操作手法及外治特色，片面强调以内服方药为主，使外科病内服药治疗取得了很大进步。受这股思潮的影响，阻碍了外科水平的进一步提高，对浙江的外科医学的整体发展带来了不利的影响。尽管如此，在这一时期的浙派中医外科在继承前代医学的基础上仍医学人才辈出，著述繁多，他们在学术思想上较为成熟，具有独特的理论体系和诊疗观点。

从山阴（今绍兴）陈士铎的外科专著中，亦可了解到清朝早期浙派中医外科医家所处环境、接触病种、个人经验体会及思想方法、师承授受等多种因素。陈士铎，明末清初人，字敬云，号远公，绍兴人，出身于医学世家，治病奇效迭出，在医学方面造诣颇深，精于内、妇、儿、外等科的治疗。他治学严谨，著作均系临床验案的总结，其著作之丰，当为浙中之佼佼者，堪称著述等身。在外科方面，陈士铎著有《洞天奥旨》16卷（又名《外科秘录》），立论精辟而创新，别具一格，多发前人所未发之论。他临证病机重视火毒，治疗擅用内消，方药平稳量重，其虽有"疮疡贵内外兼治"之论，但对外治法有着不同的见解，认为"塌浴、熏灸、照点、追蚀、蒸、吸、烙，尽非良法"，用之得宜，皆可奏功，用之失宜，皆能败绩，并非万全之法，故一概弃而不用，提出"争先之法，莫妙用内治为良"（《洞天奥旨》），显然这种意见具有消极和主观的一面，但他并不废弃刀针，且善用刀针。至于敷药之法，他强调辨证与实效而对其他外治法，则选其确效、万全者，方予应用，在《洞天奥旨》疮疡敷药论中曾说"疮疡之缓急不同，火毒之冷热亦异，必须敷得其宜，而后效验始速"。

清初外科学家由于受到社会思潮的影响和制约，一般在学术思想上都比较保守，外科学的发展受到了阻碍。清代浙江正宗派的代表是祁坤，其在前人基础上作了新的探索，以精良的外科学修养和技术，独树一帜。祁坤（1610—1690），山阴人，字广生，号槐庵，于康熙初任职清太医院，后升为太医院院判，1665年撰有《外科大成》4卷一书，在外科领域有过许多精辟的理论论断。例如他在论述脓肿切开引流的原则和方法时，指出"针锋宜随经络之横竖，不则难于收口，部位宜下取，便于出脓。肿高而软者在肌肉，针（切开）四五分。肿下而坚者在筋脉，针六七分。肿平肉色不变者，附于骨也，针寸许。毒生背、腹、肋、胁等处，切开刀宜斜入，以防透膜之害"。以上情况，以现代科学的标准检验，也是完全符合人体解剖、生理要求的。同时还必须指出，其对浅部、深部脓肿，胸部、背部脓肿切开的术式要求，现代的外科医生也并非人人都可以掌握得很好。又如其对脓肿，特别是深部脓肿手术切开后的引流问题，也创造性强调"随以绵纸捻蘸玄珠膏度之，使脓会齐，三二时取出捻，则脓水速干矣"。使得外科脓肿之切开引流的理论和医疗技术达到清以前的最高水平，这种设计和所用引流条、油膏等，在理论和方法原理上与现代基本相同。绵纸捻即现代的纱条，玄珠膏与现代的凡士林以及合了消炎药物的凡士林药膏也没有原则的区别。除此之外，《外科大成》曾指出失荣、舌疳、乳岩、肾岩翻花乃疡科中四绝症，是对此类外科病的最新阐释。乾隆年间，国家编纂《医宗金鉴》，其中《外科心法要诀》即是以《外科大成》为蓝本，故正宗派在清代影响极大，可谓中医外科的正宗。然而，《医宗金鉴》的外科部分虽源于祁氏的《外科大成》，但在主张外科手术的治疗思想上则不如祁氏明显。

2. 走出低谷，外科名家繁星璀璨的清朝中期

清中叶，浙江的外科医学开始走出低谷。康乾盛世时期，朝廷取消明朝的医户制度，推行医家经考试合格后方准行医的制度，职业行医者甚多，浙江各地稍有名望的医家多自立门户行医，而一般职医则多依附于中小药店应诊。本时期的浙江外科医学逐渐走出涸辙，不仅出现了一批外科名医，而且产生了许多外科专著，外科医疗技术也有一定的发展。

清朝中期，浙江籍医药学家辈出。上虞许凤麟长于望诊在外科中的应用，《余姚县志》收录有他望面色而断肺痈的一则验案；萧山陈锡灿所撰的《青囊准绳》《痈疽虚实寒热辨》记载了许多颇有价值的外科医疗经验。比较闻名的外科医家还有桐乡胡吉士、张千里等人。胡吉士，字祥甫，以疡医名于时，有华佗复生之誉，徐明曾经患背疮，形如覆盂，胡吉士取刀纵横划疮行，嵌药线，燃以火，调治一月而瘳。嘉兴的张千里，字广文，号梦庐，擅长诗文书法，医学造诣精深，所遗医案丰富多彩，著有《珠村草堂集》《菱湖棹歌百首》《闽游草》《四时感证制治》《外科方案》等；他推崇《内经》理论，治四时感证多吸取吴又可、叶天士及喻昌的方法，调理杂病则师承张仲景，推崇张景岳，选方配药经、时方并重，能根据南方气候特征重视湿、热二因，辨证论治，其平生与浙江名士唱和，与孔广富、僧越林等人共称"乌镇派"，和僧越林、吴芹一起被称为"西吴三杰"，在浙江一带医名显赫。此外，归安（今湖州）高振扬，《归安县志·艺术》曰："高精疡医，临诊但持人脉，即能道其病原，无毫发爽，故所治辄效，惜无嗣，其术不传。"乌程钮芳鼎、钮福保，钮氏父子精外科术，乐善好施，贫者求治不取钱，制药不惜重值，拯治危症甚多，为乡里所敬服；另有，长兴杨道芳，德清柴鲁儒，钱塘（今杭州）张灏、余以庠；松阳刘士俊；宁波汪少东、张金铉；海宁许楣等医家，均上探典籍之奥，博采诸家之长，著书立说，誉满杏林，为清初、中期浙派中医外科的代表人物。

外科专著左右图史，数量颇丰。如孙震元的《疡科会粹》，孙氏鉴于王肯堂《外科准绳》采辑虽富，然于医籍所载犹有遗漏，乃集王肯堂之后诸家论述及《外科准绳》未收之方，依类补入，间附有孙氏个人临证心得。其书内容繁杂，除外科以外，尚有经络、藏象、解剖、运气等内容，书中记载有各种形制的金属针具，并绘制了烙铁图像，形象完备，收罗资料详备，是继《外科准绳》之后，反映清代乾嘉以前外科学成就的专著。叶氏的《七十四种疗疮图说》，本书有论有图，专门介绍外科疗疮肿毒的诊断与治疗。庐真人的《疗疮紧要秘方》，道士庐真人以擅治疗疮而负有盛名，其治疗之法以穴位挑治为主，根据所患疗疮之部位不同挑治相应穴位，多用泻法清热解毒，泻其恶血，收效颇速，再配合内服汤药，外敷草药，疗效益佳。另有沈志裕的《疡科遗篇》、王绍征的《外科图说》、袁峻的《外科验方》、曹光熙的《外科要览》等。

外科病的临床外科手术实践也在不断施行发展中，清代外科手术虽仅有一些零星的记载，但仍可列举若干以窥其全貌。清代王孟英根据祖父的资料记述了一个在18世纪中期进行的脾切除手术：浙江吴兴汤荣光，从树上坠地，腹着枯桩而破，伤口长二寸余，已透膜内，只见红肉（可能是脾脏），不见肠。复饮以药酒，使不知痛处，随用刀割伤口使宽，以铁钩钩膜内红肉出，则见其大如掌，乃宿患之疟母也（由于久患疟疾引起脾肿大，中医称之为疟母），始如法敷治疮口而愈，宿疾顿除。另有《清稗类钞》记述18世纪有关张朝魁的若干外科手术事迹："乾隆时（1736—1795），辰貉（今湖南辰溪县）有毛矮子者，本姓张，名朝魁，年二十余，遇远来之丐，张待之厚，丐授以异术，治痈疽疮疡及跌打损伤危急之证，能以刀割皮肉，去瘀血，又能续筋正骨。时有刘某患腹痛、骤扑地、濒死，张往视曰：'病在大、小肠，遂开其腹二寸许，伸指入腹理之，数日愈。'"历代中医论述肠痈（急性阑尾炎），均述其在大、小肠间，因此这段文字概是论述一例阑尾切除手术。此外，阑尾周围脓肿切开引流，在清代外科著作中并不罕见。1822年，钱思元记载一名浙江口音的佚名外科医学家，在17世纪时为一位患者做过阑尾切除术的事迹："予家赁春人，夜患腹痛，论曰：'非药石所能疗。'使卧榻上，投入麻药，僭然若睡，切开胸肉，随割镶鸡血滴入，有蜈蚣昂头出，急将刀钳去之，以药线缝其口，病若失。"

3. 方兴未艾，名家世医人才辈出的清朝末期

清末至民初，浙派中医外科出现了历史上从未有过的繁荣景象，学术水平达到了较高的层次，不少方面在国内居领先地位。

清代末期，外治法有了进一步发展。外治法专著之最，莫过于吴尚先撰的

《理瀹骈文》，本书是我国第一部理疗性外科专著。吴尚先，字师机，钱塘人，1834年中举人，后随父迁居江苏扬州，以诗文自娱，工书法，兼精医药学。时值太平天国战争之际，药物供应十分困难，为了不使患者因缺药而误治，他潜心研究外治之法，其言："治得其道，而所包者广，术取其显，而所失者轻。"为此，吴氏设"存济堂"药店，专门研制膏药等外治法用药。吴氏不但擅长用外治法治疗疮疡等体表疾病，对内科、小儿科等疾病也采用外治法治疗，从而获得了丰富的医疗经验，取得了良好的效果，求治者络绎不绝。晚年吴氏集二十年之经验，系统总结了清光绪以前历代外科医家及民间流传的外治方法，编撰成《外治医说》一书，由于正文用"骈文"形式撰写，故改名为《理瀹骈文》。吴氏强调"外治之理，即内治之理，外治之药，亦即内治之药。所异者，法耳""外治必先治内，先求其本，本者何？明阴阳，识脏腑也"。吴氏在此思想指导下，总结出敷、熨、熏、浸、洗、浴、器、照、擦、漏、坐、嚏、冻、刮痧、火罐、推拿、按摩、灌导、割治等20余种外治法，其中许多方法属于现代物理疗法的早期成就。该书流传甚广，对中医外科理、法、方、药的完善和外治法的广泛流传及普及应用做出了杰出的贡献，于今仍有着重要的现实意义。

继《理瀹骈文》之后，对外治法做出新贡献者，是邹存淦的《外治寿世方初编》，邹氏师承吴尚先，仿《理瀹骈文》体例，辑录了历代有关外治法的论述、方药，包括内、外、妇、儿科的内容，共分68门，载方2200余首，其收录内容虽鲜有超出《理瀹骈文》者，然选方有其不同之处，且较简明扼要。邹氏认为外治法不仅可作救急之用，且对某些内科和妇儿科疾病也有着比较好的治疗效果。汪祝尧乃名医吴师机之妹丈，其亦精医术，曾与吴师机擅以"薄贴法"治病，著《外科易知》，此书将外科疾病分为痈毒、疔疮、疮毒、大麻风、丹毒、风疹、瘤、阴疽、杂证9类，简要论述诸病证治，并附方药。

清朝在医药传承过程中，还涌现了一批著名专科世家。浙江的家传世医始于元代，延至清末，浙江外科世医已遍布全省，专科发展遍及内、外、妇、儿及骨伤等专科。这些外科世家在医术上各有千秋，他们或以刀法独特著称，或以辨证精确闻名，或以方药灵验享誉。他们的学术思想与医疗经验一直延续至今，为当代浙江中医外科学的不断发展奠定了坚实的基础。其中医名较盛、影响较大的有湖州"潘氏外科"，德清"俞氏下高桥外科"和"吕氏外科"，桐乡"张氏外科"，宁波"张懋炽外科"等。略作描述如下。

（1）潘氏外科，源于德清曲溪湾，清乾隆间，由潘鼎创基立业，尤为重视外用药品的炮制，经长期积累而自成一套方法。至清道光间，潘氏迁居吴兴（今湖州市），之后有潘旭，字东阳，尤精其业，以薄贴和散剂应用见长，且钻研内科，亦擅治热病，故内、外科兼之。其后裔吉甫、申甫、澜江、春林均秉承家学，并有入室弟子数百人，如魏伯琴、潘韵泉、俞步卿等，皆出于该流派。潘氏外科的学术观点宗《医宗金鉴·外科心法要诀》兼取温病学说，经过100多年的流传和6代发展，曲溪湾潘氏杏林茂盛，医著甚丰，形成了浙江省中医外科学中的"曲溪湾潘氏外科"流派，学徒遍及湖州、德清、吴兴、长兴、安吉、孝丰，乃至安徽、浙江、上海等外省市，为江南外科大派之一。

（2）俞氏下高桥外科，始于明崇祯年间，世居德清下高桥。相传俞氏乐善好施，曾得一道长传授炼丹之术，七传至燧田。俞燧田，生于1855年，卒于1931年，享年76岁，持祖业而更精，擅用消、散、箍、托治"痈疽"，探病源长以察舌，内治重视脾胃，故主张忌口适应病情，不可偏执，否则反伤胃气。声名远播湖州、杭州、安徽等地，里人恒呼为"下高桥外科"。后又传子俞海门，亦善于"炼丹"，迄今尚有海门之子、女继业。其与潘氏、张氏并称"浙北外科三大流派"。

（3）张氏外科，世居桐乡晏城，系"疡医世家"，始于清乾隆年间，家传六代至张辉。张辉，字卓然，生于1877年，卒于1950年，享年73岁。张辉父早亡，从母习业，以善治"疔疮""瘰疬"而闻名，后徙秀水（今嘉兴市），其子文冲承其业。

（4）吕氏外科，吕梦飞，生于1872年，卒于1940年，德清人。精外科，负盛誉于余杭、德清、桐乡、吴兴（今浙江湖州）一带，受业者达数十人。梦飞弱冠从师，临床每多创新。如分析痈疽特点，对脓腔大者，则扩大创口，不断改进小升制剂的吊毒方法等。德清吕氏外科临证强调内外并治，消托相配，擅长以小升制剂的吊毒治法治疗痈疽。常与同乡俞海门交往切磋，改进制升术，使之更为切合临床实用。吕氏家传治湿性溃疡的三黄麻油膏、治干性皮炎的三品散等，择药精良，在新市、塘栖一带为妇孺皆知的妙药。

（5）张懋炽外科，张懋炽，号纯粹，镇海城关涨鑑碶村人，生于清咸丰六年（1856），卒于1921年，张氏外科传至张懋炽已三代。幼年殁父，从祖父张立魁习内、儿科。后随同乡郑门学医，改入外科，兼参以西学新说，以外科闻名于时，尤擅长治疗喉症、痈疽疮疡。其治痈疽重内托与刀治结合，排脓疡，提倡大切口，与历来主张相殊，而收效甚佳，医业鼎盛，叩者如市，收入甚丰。而自奉节俭，对公益事业从不吝啬，与里人共创"公善堂"，首创镇海义诊。先后授徒 20 多人，其中多负有盛名。长子张子平继承父业，行医 50 余年，亦以外科、喉科名于世。其门生汤福荪，再传弟子包杏畊，都在医坛将医术发扬光大。

（三）浙派中医外科繁荣发展对后世的影响

特殊的时代背景催生了独特的历史人物，清代浙江中医外科在学术思想、方药和外治应用方面都有着不同于之前的突出贡献，这些经验不仅在当时得到了广泛应用，也凝练成了一部部外科专著，为后世研究提供了宝贵的经验。如《洞天奥旨》一书虽所述为外科，但重视辨证论治，尤其重视辨明经络、阴阳，强调辨标本审阴阳，治以补法为要，内外兼治，注重调护，在辨识疮疡吉凶顺逆及治疗疥癣、痈疽、疮疡、梅毒等外科疑难重症方面，具有独到的见解和经验，对外科疮疡，辨证、处方多验，内容丰富，体现著者治病必求其本的学术思想，用药颇有独到之处。再如《外科大成》分述人体各部位小疵治法，以脉为首务辨痈疽，以八纲辨证为佐，并重经络辨证，提倡刀针外治，为外科疾患的外治法提供了很好的思路。清代同样是浙派中医外科流派飞速发展的时期，学术流派众多，并形成了以家传数代为特点，遍布全省的外科世家。他们的学术思想与医疗经验一直延续至今，为当代浙派中医外科学的不断发展奠定了坚实的基础。

第五节　民国时期浙派中医外科曲折发展

一、浙派中医外科发展艰难的社会原因

（一）民国时期总体时代背景

民国这一时期的浙江外科医药的发展史，是一段充满困难却又不断改进、革新的历史。民国时期，随着封建专制制度的结束以及民国的建立，中国的政治制度发生了前所未有的巨变。在西学东渐和日本明治维新废除汉医成功的影响下，民国政府限制中医发展，甚至听任废止中医，致使中医教育被摒弃于官方学制之外。为此，中医药界进行了长达 30 余年的抗争，中医药承受着来自政府方面的压力和外来医学的冲击，内忧外患，前所未有。

近代西方科学文化传入后，我国原有学科开始脱离传统模式，向西方科学融汇，大多数传统学科或被外来科学所取代，或被肢解成新式学科中的构件。只有中医药学，虽然遭受前所未有的冲击、打压，甚至险遭取缔，但总体上仍然保持着传统学术风貌，可谓一枝独秀，这得益于民国时期中医药界的抗争图存和自强发展。

由于遇到了西方医学的碰撞与挑战，清末民初的中医改革又增添了一个新的参照系，中西医融合的新方法应运而生，一些西方传教士利用西医药学在浙江定居办医办学，打破了传统中医药学一统天下的格局，西医医院、学校、报刊等相继出现，出国学习西医的国人明显增多，早期以外国医学传教士为主体的西医医护队伍，后来中国人比重逐渐增加，队伍不断壮大，并成立了学术团体和职业团体，在客观上形成了中、西医学并存的局面。

（二）专科教育奠定浙派外科医药发展基石

辛亥革命先驱者，余杭章太炎于 1936 年任苏州国医学校名誉校长时，在

《三三医报》《中医杂志》等刊物上发表百余篇倡导国医改革、兴办中医教育的论文。平阳徐润之，向民国教育司建议"为今之计，务须各省创办中西学专科学校，或附设为中学，添聘中西教员，将国内医生统加考核……"由于国内知名人士的呼吁，民国时期浙江各地先后建立了10多所中医学校，形成了近现代浙江中医教育的高潮。此时期中医院校普遍编有外科教材，例如浙江中医专门学校杨则民编《外科学讲义》、傅崇黻编《外科要旨讲义》等。

虽然浙江的西医药教育事业起步较晚，但进入民国时期后发展迅速，大有与中医药教育事业抗衡的势头，对中国中医学教育方式、观念造成了前所未有的冲击。可喜的是，中、西医学教育在浙江这块学术氛围浓重的地域出现了汇通的苗头，一些中医药界的名流俊彦主动吸收西医药学的科学蕴义，从而使许多学子能运用中西医结合的方法治疗患者的顽症，提高了当地的整体医学水平，在中国医学教育史上留下了不可磨灭的足迹。

（三）医疗机构成为浙派外科医药发展载体

自20世纪20年代起，尤其是在余云岫等人的倡议下，西方医学渐为当地人民所接受，1929年国民政府卫生部试图废止中医，使中医医院和诊所呈现出萎缩趋势，西医医疗机构随即如雨后春笋般地在全省各地出现，其规模、数量大有逾越中医之趋势。尽管如此，在民国这一时期，浙江依然存在规模可观的中医医疗机构，它们主要云集在杭州，为近代浙江人民的医疗卫生保健事业做出了贡献。以杭州地区为例，杭州市内中医院及诊所有保庆医局等100多家，这些医院的相继建立，突破了浙江中医历朝以来坐堂门诊的简单模式并注意吸纳西医药技术，有的还添置了西医的设备，不少医院在科室设置与管理制度上已有相当水平。但可惜的是，中医院和诊所多以内科为多，外科科室设立不及同一时期西医医院及诊所完善。

1940年6月，根据浙江省55个县上报的材料，卫生部做了官方统计，这些县公私立医院达177家，诊所达199个，产院所达11个，病床数达3799张，每月诊病平均人数95306人，每月住院人数19713人。

虽然近代浙江医疗事业的发展充满了坎坷，但是进入民国时期，浙江省比较完整意义上的卫生行政管理机构初具规模，省政府对这一领域的工作颇为重视，机构建置比较周全，医疗卫生防疫制度逐步完善，近代浙江中、西医院和诊所的规模、质量和数量均处于全国比较领先的地位。

（四）学术团体及期刊涌现彰显成就

民国时期，浙江中医药学术团体的规模、数量及辐射范围皆堪称于世。这些团体弘扬中医学、悉心培养传人、全力拯治民疾、奋力捍卫中医药业、精心创办学术期刊，在近代中医药族谱上写下了绚烂的一章。

随着中医药学术团体的创立，浙江中医界人士克服种种困难，协同创办了一批优质的中医药期刊。尽管受当时政治、经济、文化的影响，大多数期刊存续时间不长，然而其在维护中医药的合法地位、实行刊学相辅、推动中医理论实践、普及中医药知识等方面都发挥了重要作用。民国时期出版的中医药期刊真实见证了我国中医药事业在"西学东进""扬西废中"的背景下，创新发展的历程，逐渐成为医史文献研究的一个热点。这一时期，浙江省创办中医药期刊数量众多，许多中医外科名家如曹炳章、张山雷等积极创办期刊，具有鲜明的时代特征。1906年裘吉生与何廉臣等绍兴医界同仁组织成立了绍兴医药学研究社，1908年以研究社的名义组织创办了《绍兴医药学报》，此刊自1908年发行创刊至1911年因"光复事起，国事蜩螗"暂行停版，再至1914年裘吉生返回绍兴的再次发行，成为近代具有深远影响的中医药期刊。1927年时任浙江兰溪中医专门学校教务主任张山雷成立"中医求是学社"，并创办《中医求是月刊》。此外，民国时期的中医药期刊中发表有一些外科论著，其中一些重要的外科著作常以连载的形式刊载，如《中国医药研究月报》刊载的主编汤士彦辑录的《外科实用良方》是关于方药整理的专著，每期一方，把功用、药品、治法、用法一一列出，共27期，主编在导言指出中医外科"尤称奇绝乎"，希望能"引起读者对中医外科之兴趣"；另如《光华医药杂志》"医学研究"栏目第1卷第3～5期连载叶劲秋的《中医灌肠法考》等外科史的考证文章等，而"临证各科医案"栏目以内科居多，其次是流行疫病，外科、妇科等也有涉及。

二、浙派中医外科的发展情况

民国时期，浙江风云变幻，政局动荡，受此时期历史条件局限的影响，浙江医药学发展虽然较为缓慢，但也涌现众多至今仍具影响力的中医大家。

浙北名医四大家之一的杨詠仙。杨詠仙早年受业于吴兴后坛名医李梦莲门下，19岁便独自设诊所于湖州圣堂湾。杨詠仙重视中医事业的继承和发展，从事中医外科50多年，先后培养100多名学生，分布江、浙、皖三地，成为当地中医外科的骨干力量。杨詠仙经过几十年临床学术经验的积累，形成了自己的独特风格，创立了杨氏外科流派。其精通内外方脉，专长外科，刀法娴熟，自制外用药，价低效高颇有特色。同时，他为后世留存了众多手稿、医案，晚年由其子杨泰生及其门人将其珍藏多年的40多册医疗记录和外用药配制秘方总结整理成《杨詠仙外科医案》出版。

广栽桃李、称誉浙东的严海葆。严海葆早年偶游浙东天童寺，遇一医僧。此僧见其资质聪颖朴实，遂将他收为门徒，将医学知识，尽传于严，尤其是生平疡科精技。3年后严海葆学成而归，悬壶甬上。严氏行医40年，积有丰富之外科经验，凡遇险重之症，每内服、外敷并用。广栽桃李，称誉浙东，创严氏外科流派。

中国近代中医教育家、著作家、中药学家张山雷。张山雷学富五车，儒、医兼通，经其著述或改编的中医药著作或讲义达30多部，为浙、闽、苏、沪、赣、皖等省市培养中医药人才达556人，中华人民共和国成立后，当年的部分学生有的成为浙江省中医院校教授或讲师，有的成为各县市医院的中医医疗或教学骨干，有的成为全国名老中医。八婺地区后世的许多医家亦受其影响，形成了八婺汇通学派。

浙江省中医外科第一人余步卿。余步卿早年受业湖州外科名家费元春，尽得费氏真传，22岁悬壶小河，1943年迁至杭州，设诊所于皮市巷内，名噪一时，为杭州四大名医之一，有"浙江省中医外科第一人"之美誉。余氏在杭州从医50余年，乐善好施，免费为穷苦患者看病，医德崇高，深受百姓敬仰。

此时期，医学著作也具有时代特色。宁波陈颐寿撰《痈疽集方》，为当时陈氏收集历代医学以及民间各种痈疽经验单方、验方等，书中分汤剂、丸剂、散剂、酒剂等内服药；外用有洗法、艾灸法、捣汁外敷法、箍药、药膏外贴等诸治法，并附有痈疽常用之丸散膏丹制作方法及用途；1916年温州平阳徐润之在办学时著《华佗疡科拾遗》，将疮疡按部位分列，每部病症，先用三字经概述，再分症论治，简述病名、病因、病机、症状、治疗，随后分部位列方；鄞县（今浙江鄞州区）胡安邦著《中西外科大全》，成书于1942年，为外科专著，全书分为痈、疽、疮、发、风、毒、杂、方剂、手术等10部分，其诊断方法、疾病名称、辨证施治均为中医传统方法，除总论中西理论及各论病症外，另载有多种中西外治法，特别是手术方法；傅崇黻、郑祖合编《外科要旨讲义》，刊于1938年，是选编历代外科学名家的经典论述和治法，并结合临床经验体会写成的授课讲义，是《浙江中医专校讲义三十三种》之一，曾由浙江中医专门学校印行；曹炳章著《外科膏丹丸散验方》，约成书于1936年，收载膏贴名方66首，丹丸散名方160首，专治外科及五官科病症，另附杂方75首，通治各科疾病，共验方301首。

三、浙派中医外科在困境中发展对后世的影响

民国时期，随着西医传入中国，中西医汇通逐渐兴起，使得中医外科处于西医外科学的强烈冲击和中医外科学术传承发展的夹缝之间，步履维艰。但尽管西医技术在治疗外科疾病方面多有优势，具有突出学术价值的中医外科学术新作所见不多，但浙江各地一些外科医家的学术思想及其论著仍旧对浙江地带中医外科学的发展起到了一定的推动作用。值得一提的是，后世许多浙江中医外科流派均创始于这一时期，为后世的学术传承与发展奠定了基础。

第六节 中华人民共和国成立后
浙派中医外科蓬勃发展

一、浙派中医外科日渐昌盛的社会条件

（一）中华人民共和国成立后的中医药发展趋势

中华人民共和国成立 70 余年，我们见证了经济社会发展的波澜壮阔与硕果累累，人民生活发生了翻天覆地的变化，日新月异。同样，这 70 余年也是中医药事业快速发展的时期，显著增进了人民的健康福祉。新中国成立以来，党中央、国务院高度重视和大力支持中医药发展。中医药与西医药优势互补，相互促进，共同维护和增进民众健康，成为中国特色医药卫生与健康事业的重要特征和显著优势，在治未病、防治重大疾病和康复中的重要作用日益彰显，百姓的中医药服务获得感不断提升。

1982 年，我国首次将"发展现代医药和我国传统医药"写入《中华人民共和国宪法》，为中医药法治建设提供了根本性的依据。随后，《中华人民共和国中医药条例》《国务院关于扶持和促进中医药事业发展的若干意见》等政策法规的相继出台，标志着中医药法治化建设步入了新阶段。2015 年，国务院出台了《中药材保护和发展规划（2015—2020 年）》《中医药健康服务发展规划（2015—2020 年）》，为全面推动中医药事业发展确立了发展目标、任务和路径。2016 年，国务院印发《中医药发展战略规划纲要（2016—2030 年）》，进一步将中医药的发展上升为国家战略。2017 年，国家正式颁布实施《中华人民共和国中医药法》，这是我国第一部关于中医药领域的综合性、全局性和基础性法律。该部法律规范与扶持并举，不仅构建了中国传统医药发展的制度框架，更为中医药传承创新、振兴发展提供了法律依据。同时也是党和国家高度重视中

医药发展的具体体现，更是对中医药事业可持续发展的长远谋划。

2022年3月29日，国务院办公厅印发《"十四五"中医药发展规划》（简称《规划》），对"十四五"时期中医药工作进行全面部署。《规划》中指出："开展国家中医优势专科建设，以满足重大疑难疾病防治临床需求为导向，做优做强骨伤、肛肠、儿科、皮肤科、妇科、针灸、推拿及脾胃病、心脑血管病、肾病、肿瘤、周围血管病等中医优势专科专病，巩固扩大优势，带动特色发展。制定完善并推广实施一批中医优势病种诊疗方案和临床路径，逐步提高重大疑难疾病诊疗能力和疗效水平。"其中涉及中医外科范围内多项优势学科，为中医外科的发展奠定了学科基础。

（二）中医外科专科教育得到重视

1955年首先在北京成立了中国中医研究院，以后各省、市先后成立了中医药研究院（所）。为培养中医人才，1956年起各省、市相继成立了中医学院。浙江中医药大学始创于1953年6月，时名为浙江省中医进修学校；1959年6月成立浙江中医学院，2000年3月整体迁至杭州市滨江高教园区办学；2006年2月更名为浙江中医药大学。一批著名的中医外科专家到中医学院任教，对历史上外科医家的学术经验进行全面、系统的教授，从根本上改变了传统的师承家授的培养方法。目前，包括浙江中医药大学在内，全国范围内中医外科学专业已有多个硕士培养点、博士培养点和博士后流动站，为培养中医外科高层次人才奠定了基础。

几十年来，为适应教育需要，在总结历代医家外科专著的基础上，对中医外科学的理论体系及临床常见疾病的辨证论治规律进行归纳、总结，编写了中医外科学的系列教材，包括1960年《中医外科学简编》，1960年、1964年《中医外科学讲义》，1974年《中医外科学》，1980年《外科学》，1986年《中医外科学》（五版），1997年《中医外科学》（六版），均为全国中医药院校中医外科学的统编教材。2002年在教育部、卫生部、国家中医药管理局的指导下，全国中医院校外科专家编写出版了新世纪全国高等中医药院校本科规划教材《中医外科学》。部分浙派中医参编了普通高等教育"十五"国家级规划教材《中医外科学》（七年制）、普通高等教育"十一五"国家级规划教材《中医外科学》（新二版）和全国普通高等教育中医药类精编教材《中医外科学》，此外出版的全国高等中医院院校研究生教材《中医外科学临床研究》，以及全国中医药行业高等教育"十二五"规划教材《中医外科学》，在全国众多中医药院校中投入使用，并成为国家中医药类执业医师考试和职称考试的参考用书。统一教材的出版使学生能系统地学习和掌握中医外科学的理论知识，为培养中医外科人才打下了坚实的基础。同时，浙江地区还编著或重印了大量的中医外科学专著，不断交流全国各地中医外科学的学术经验与成就，使中医外科学的理论和经验得到更快的普及与提高。

（三）医疗机构进一步增设发展

近年来，许多中医药医疗机构和研究单位都设有中医外科，有些地方还成立了中医外科的专病医院和研究所，为中医外科的临床实践及科学研究提供了基地，因而在外科疾病的诊疗和临床研究上取得了又一批成果。根据浙江省卫生健康委员会发布的《2021年全省各地区卫生机构明细》及《浙江省中医药发展"十四五"规划》，浙江省共有卫生机构35120家，医院1485家，基层医疗卫生机构33021家，专业公共卫生机构406家，其他机构208家。全省共有公立中医医院（含中医综合医院、中医专科医院和中西医结合医院，下同）94家，包括省级4家、市级13家、县级77家，87%的公立中医医院达到二级以上水平，含三级医院34家，公立中医医院的服务总量位列全国前3。基层中医药服务可及性明显增强，全省有55个县级中医医院牵头成立了医共体，建成标准化中医馆1277家，建有中医馆的基层医疗卫生机构占比达92.07%，基层中医药服务量占全省基层总服务量的1/3左右。社会上办中医医疗机构的发展迅速，全省拥有民营中医医院109家、中医类门诊部389家、中医类诊所2339家。

最具代表性的浙江中医药大学附属第一医院（浙江省中医院、浙江省东方医院）是一家集医疗、教学、科研、保健、康复为一体，具有鲜明中医特色和中西医结合医疗优势的综合性、现代化三级甲等中医院。医院前身为浙江省立医院，创建于1931年，是浙江省首家省级公立医院。1956年，医院改组为浙江省中医院。1980年，医院成建制划入浙江中医学院，成为浙江中医学院附属医院。2006年，医院更名为浙江中医药大学附属第一医院、第一临床医学院，设立有乳腺外科、肛肠外科、皮肤整形美容科等具有鲜明中医及中西医结合诊疗特色的中医外科科室。同时浙江省中医院作为浙江中医药大学附属第一医院，是浙江省内最主要的中医规培基地，培育了一大批中医外科专业硕士学位研究生，为中医外科的新生力量积累了临床经验，同时也为部分浙江地区中医外科流派的传承输送了人才。

（四）学术团体——浙江省中医药学会

1979年11月经浙江省卫生厅、省科协批准，成立了中华全国中医学会浙江分会，1985年更名为浙江省中医学会，1999年再次更名为浙江省中医药学会。经过 40 余年的筚路蓝缕、砥砺前行，学会经历了组建、发展、壮大的历程，现已发展成为有 54 个专科分会和 3 个门诊部的大型学术团体。浙江省中医药学会设有中医外科分会，为广泛开展中医外科学术交流，促进中医外科学术的繁荣创造了条件。外科分会成立于 1980 年 6 月，2015 年又成立了外科分会青年委员会。

第一、二届浙江中医药学会外科分会主任委员裘钦豪，曾负责浙江中医学院中医外科教研室工作，编辑《中医学讲义》《中医外伤眼科学》等教材，负责修订《医宗金鉴·外科心法要诀白话解》，编写《潘春林医案》，校勘明代古籍《外科精义》《外科正宗》等书。

第三、四届委员会主任委员鲁贤昌，曾任浙江中医药大学中医外科教研室主任兼浙江省中医院中医外科主任，擅治类风湿关节炎、风湿性关节炎、退行性关节炎、痛风性关节炎、强直性脊柱炎等疾病，对男性病、胆道病、皮肤病、乳腺病等也有丰富的临床经验。

第五、六届委员会主任委员楼丽华，为第五批全国老中医药专家学术经验继承工作指导老师。浙江省中医院乳腺病中心创始人、国家中医药管理局重点乳腺病专科学科带头人、中华中医药学会乳腺病分会副主任委员。擅长各类乳腺疑难病的中西医结合治疗和各类乳腺良恶性肿瘤的手术及微创术治疗。

在历届主任委员的带领，以及历届常务委员、委员、青年委员等的共同努力下，外科分会在各地广泛开展学术交流活动，邀请国内外知名中医、中西医结合外科知名专家等就当前中医外科学研究的热点问题进行专题演讲，并与广大中青年学者一起交流探讨外科疾病的临床和基础研究进展，带头总结归纳各流派学术经验，大力推进了浙江中医外科的传承与发展。

（五）临床科研成果与国际交流

新中国成立以来，在国家政策的支持和中医药人士的不懈努力下，中医药临床科研成果显著。"十二五"期间，浙江地区立项资助中医药科技计划项目 2300 余项，争取到国家级、省部级以上项目 1000 余项，实现国家"973 计划"项目首席专家实现零的突破。中医药系统获国家级科技奖励 1 项、省部级科技奖励 63 项、厅局级科技奖励 365 项，其中获国家科学技术进步奖二等奖 1 项、浙江省科学技术奖一等奖 4 项。"十三五"期间，累计实施重大疑难疾病中西医临床协作攻关项目 3 项，获国家科学技术奖励一等奖 1 项，获浙江省科学技术奖励 59 项，其中一等奖 4 项，二等奖 16 项，三等奖 39 项；并主导制定了铁皮石斛、灵芝两种中药的国际标准。

2023 年，浙江省中医药工作联席会议办公室印发了《浙江省中医药发展报告（2021 年）》，报告显示 2021 年浙江省中医药发展指数比上年增长 3.05%，连续 3 年持续保持增长态势。中医药创新能力日益提升，人才支撑作用不断增强，全省稳步推进建设各类中医药创新平台。持续实施"杏林工程"，确定浙江省中医药"新苗"计划项目培养对象 75 名，新增浙江省国医名师传承工作室 14 个、浙江省名老中医专家传承工作室 29 个、全国基层名老中医药专家传承工作室 8 个。"浙派中医"国际影响力也在不断提升，与以色列、罗马尼亚、白俄罗斯共建的"一带一路"中医药中心，已列入国家中医药管理局中医药国际合作专项建设项目，并成为全国样板。此外还在葡萄牙科英布拉大学和南非西开普大学成功建立两家中医孔子学院、举办匈牙利"中医健康养生展"等。

中医外科在临床方面也取得了很大进展，主要体现在一些特色鲜明、优势明显的专科专病的建设上，例如中医药治疗体表化脓性疾病，包括疽毒内陷、疔疮走黄、烧伤等外科危重急症；中医药防治乳腺增生症、浆细胞性乳腺炎，乳腺癌手术后的中医药调治；中医药防治肛肠疾病也取得了显著成果，如切开挂线法治疗高位肛瘘，硬化注射法、套扎法治疗内痔等；中医诊治泌尿男性生殖系疾病，如 20 世纪 70 年代初采用中西医结合总攻疗法治疗尿石症，提高了排石率，缩短了疗程，在治疗性功能障碍和其他男性生殖系疾病方面，也取得了可喜成绩；20 世纪 50 年代开始从中医药治疗血栓闭塞性脉管炎，发展到治疗闭塞性动脉硬化症、糖尿病足等众多周围血管疾病，以上均显示出中医中药的综合优势；中医"湿润疗法"在治疗中小面积烧伤方面经验丰富，各地有许多不同组成、不同剂型的中草药制剂，临床疗效好、瘢痕少；中西医结合治疗毒蛇咬伤优势显著，既可以有效地改善局部症状，又能明显减轻全身中毒症状，有中医药干预的综合治疗能明显提高患者治愈率，缩短治愈时间，降低患者死亡率、肢体伤残率和危重症发生率；中西医结合治疗系统性红斑狼疮、硬皮病、毒蛇咬伤等，也取得了很大的成绩。

二、浙派中医外科名家流派涌现

新中国成立以来，原有的各大中医外科流派竞相发展，同时也涌现了更多新的浙派中医外科流派。浙江素称文化之邦，中医力量历来雄厚，中医外科亦是如此。近代，有浙北潘氏外科，杭州余氏外科及温州、宁波等各处的著名中外科流派，他们各有其代表和传人，各有其擅长和特点，在辨证、治疗、手术、制药等方面均积累了丰富的经验，略述如下。

（一）湖州潘氏外科流派

此流派起源于德清县钟管镇（戈亭乡）曲溪村，经过200多年的流传和12代人的发展，成为江南重要的外科学术流派之一。潘氏从长期课徒实践中，积累经验甚丰，为教学之需，编撰了《分经药性赋》《外科汤头》《疡科歌诀》《医学集成》等用以启蒙的入门读物。近代以潘斌璋（代表作《潘斌璋临床诊断医案精编》）、潘嘉矿等为代表人物，潘嘉矿整理、校注、增添家传课徒读本内容，定名为《潘氏外科秘本九种》，参（旁）校《外科方外奇方》《外科传薪集》3种书籍175千字，编入首部断代大丛书《近代中医珍本集·外科分册》。

（二）湖州杨氏外科流派

此流派以近代湖州杨詠仙为代表人物，其代表作有《杨詠仙医案》，杨氏外科以"内外并重"的诊疗技术，在痈疽疔疖等中医外科疾病治疗方面至今仍有优势，现桃李芬芳，花开四代，其中代表弟子有杨泰生（代表作《杨泰生临证经验集》）、程祖耀（浙江省级名中医）、王文达、程钊等。

（三）杭州余氏外科流派

此乃余步卿于1956年初始创立，在疮疡、皮肤科、胆道疾病、痹证及乳腺疾病的诊治上形成了鲜明的流派学术思想和诊疗特色。出版流派相关专著有《浙江省中医临床名家·鲁贤昌》《当代中医皮肤科临床家丛书：鲁贤昌》《医林荟萃》《浙江中医药名家之路》等。鲁贤昌为第一代传承人，主要代表传承人有曹毅、陶茂灿、周光武、陈英、罗宏宾、李园园、赵竞宜等。

（四）杭州楼氏乳科流派

此流派是以中医药治疗乳腺专科疾病为主要特色的中医外科学术流派，由楼丽华于1985年创建浙江省中医院乳腺病中心出发，传承创新，不断发展。作为中医乳腺病诊治的开拓者，楼丽华守正道而不拘泥，习古法以创新方，在中医外科乳腺疾病治疗领域提出了"四辨合一识乳病""三机并调消乳癖""温通散寒治乳痈""扶正固本抗乳癌"等一系列学术思想，建立了内容完整，逻辑严谨的中医乳腺病学术体系。流派现有的医学专著有《乳病珍本集腋》《楼丽华中医乳房病学》《楼氏乳痈辑要》《浙江中医临床名家楼丽华》等，主要代表人物有楼丽华、赵虹、沃立科、顾锡冬、胡袁媛等。

（五）杭州邬氏皮科流派

此流派始创于民国初年，创始人为邬春阳，其在杭州悬壶济世，求治者络绎不绝。第二代传承人为邬思皋、邬诗英，第三代传承人邬成霖，为省级名中医，开创独特的皮肤病中西结合疗法。

（六）嘉兴杭氏外科流派

此流派又称"禾城杭氏"，创立于民国时期，创其业者为杭芝轩老先生，其媳戴慕贞待诊，孙女杭克奇承业，入室弟子有俞在震、陈菁匡、黄孝明等。杭氏外科在不断挖掘、整理传统医药学术思想的基础上，结合临床实践经验，对具有使用价值的理法方药进行了系统性的收集、整理、完善和应用，形成了一系列独特的诊治方法。在疔疮、痈、疽、臁疮的治疗方面有完整的理论体系。现主要传承人有俞在震、范建国、王晨、项晶等。

（七）嘉兴郭氏痔科流派

此流派创立于20世纪60年代，创始人郭问农，郭氏痔科在痔疮、肛裂、肛瘘、直肠息肉、结肠炎等肛肠疾病的诊治上，积累了丰富的经验，其结合古籍与经方创立的"郭氏外洗方"沿用至今，效果显著。在痔疮手术技术方面，郭氏痔科创混合痔切除新方法、肛痈一期切开术和肛瘘切挂术，这些方法具有切口小、愈合迅速和根治彻底等优点。现主要传承人有陈会林、刘铫、尹和宅、王启、童蕾等，均先后任职于嘉兴市中医医院肛肠科。

（八）宁波严氏外科流派

此流派始于清代光绪年间的严海葆，早年得天童寺挂锡医僧师传，从事中医外科，其临床经验丰富，主治痈疽疮疡、乳腺疾患、肛肠等外科疾患，内服外敷并用，疗效显著。第2代刘中柱继承衣钵，悬壶甬江，先后在鼓楼联合诊所、孝闻卫生院、宁波市中医院工作，创设宁波市中医院中西医结合外科。现主要传承人有崔云、邹荣生、刘战胜、屠苗振、陈宁刚、董晓明、郑武、冯奕等。

（九）温州胡氏外科流派

此流派由胡钧纲始创于1911年，迄今已有100多年历史，历经4代传人。对创伤、蛇伤、烫伤、痈疮、皮肤病等外科疾病有着一套独特的诊疗方法，对一些疑难杂症，如疔疮、颈痈、臁疮、骨髓炎、褥疮、肛瘘等疾病的治疗得心应手。独有的外用药物有四神丹、四神散、生肌散、去疣散、黄虎散、新箍散、提脓丹等。其代表专著有《外科八纲》《胡氏中医外科临床心得》《中医外科内治手册》《中医胡益平验方汇编》。主要传承人有胡为民、仇洪等。

（十）温州金氏外科流派

此流派由晚清金云仙创立，金云仙为温州永嘉岩头一方名医，后移居乐清。其擅长于外科疾病的外治疗法，如用仙人球去皮捣烂加药后外敷治疗体表肿瘤，治愈者众多，获赠"德被江乡"的牌匾。金氏外科以追求中西医融合、提倡内外治并重、手术推崇微创理念等学术思想进行传承。主要著作有《肛肠病中西医治疗学》《痔病与肛瘘微创手术技巧图解》等。现主要传承人有金纯、金照、郑晨果等。

（十一）德清俞氏外科流派

此流派始于明代崇祯年间，世居德清下高桥。相传俞氏乐善好施，曾得一道长传授炼丹之术，七传至燧田。俞燧田（1855—1931）继承祖业，擅用消、散、箍、托治痈疽。对重症外疡有独到之处，用药精简独萃，自制自炼，自成流派。乡人俗称下高桥外科，俞燧田传子俞海门等，继承家业。

新中国成立以来，浙派中医外科名家辈出，多为流派创始人及其传承人。近代外科名医主要有潘春林（湖州，1900—1968）、杨詠仙（湖州，1897—1979）、余步卿（杭州，1913—1976）、吴国芬（温州，1902—1971）、叶侠生（温州，1910—1994）、潘午印（杭州，1896—1968）、邬诗英（杭州，1913—1987）、杭芝轩（嘉兴，1881—1971）、沈季良（嘉兴，1891—1966）、刘中柱（宁波，1919—2004、张文冲（桐乡，1919—1981）。获得"浙江省名中医"称号的外科名医有鲁贤昌（第一批，外科）、鲍严钟（第二批，男科）、楼丽华（第四批，乳科）、邬成霖（第四批，皮肤科）、金定国（第四批，肛肠科）、崔云（第五批，男科）、程祖耀（第六批，皮肤科）、曹毅（第七批，皮肤科）、陈志伟（第七批，皮肤科）、谢作钢（第七批，男科）、马丽俐（第八批，皮肤科）。

三、浙派外科医药不断发展

中华人民共和国成立后，由于贯彻执行党和国家发展中医的政策，积极开展中西医结合研究工作，中医外科学获得突飞猛进的发展，中医外科进入了一个历史发展新阶段，在教学、临床、科研等方面都取得了显著成就。治疗对象远远超出了传统中医外科疮疡、痔疾、皮肤病等一般范围。中西医结合外科研究取得了新的成果，创立了新的独特的临床治疗体系。虽然在政策的扶持下浙江省中医药的发展在稳步推进，但浙江中医外科的发展在专科规模、特色优势发挥、人才队伍、科研创新、中药产业和国际交流等各方面相较于中医内科仍存在一定的差距，仍需要新一代中医外科人为振兴浙派中医外科而承前启后，不懈努力。

第二章

浙派中医外科流派及其传承

第一节 余氏外科流派

一、流派起源

余氏外科流派，创始人余步卿（1913—1976），字炳森，浙江杭县人（今浙江余杭区）。他熟谙《黄帝内经》（简称《内经》）、《难经》，深研《医宗金鉴·外科心法要诀》，有"浙江省中医外科第一人"之美誉。余氏年方垂髫，父即去世，17岁从学于外科名医潘申甫之学生费元春，1943年移居杭州开始悬壶济世，门庭若市，医誉鹊起。1956年应召至浙江省中医院任职。

二、传承脉络

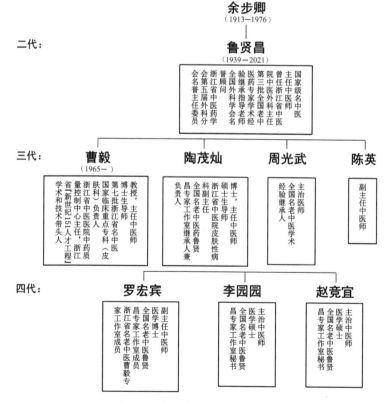

图 2-1 余氏外科流派传承脉络图

余氏外科流派以师授、学院教育模式为主。形成了以鲁贤昌、曹毅、陶茂灿为主要代表人物的余氏外科流派传承脉络。

（一）第二代传承人：鲁贤昌

鲁贤昌，国家级名中医，主任医师，曾任浙江省中医院中医外科主任，第三批全国老中医药专家学术经验继承指导老师，全国外科学会名誉顾问和浙江省中医药学会第五届外科分会名誉主任委员。鲁老长期从事医疗、教学、科研工作，主持多项研究课题，获国家中医药管理局优秀科技成果三等奖，省优秀科技成果二等奖。发表论文 40 余篇，参与编写多部论著。

（二）第三代传承人：曹毅、陶茂灿、周光武、陈英

曹毅，教授、主任中医师，博士生导师，第七批浙江省名中医，国家临床重点专科（皮肤科）负责人，浙江省中医医院中药质量控制中心主任，浙江省"新世纪 151 人才工程"学术和技术带头人。现任浙江中医药学会副会长，浙江省中西医结合学会常务理事，中华中医药学会皮肤美容分会主任委员、皮肤科分会常务理事等。从事皮肤科临床、科研、教学工作 30 余年。主持国家自然科学基金 2 项，其中面上项目 1 项；省部级课题 6 项，厅局级课题 5 项。负责和参与"中医外科学""皮肤性病学""中医外科学研究进展"等课程的教学工作。

陶茂灿，博士，主任中医师，硕士生导师，浙江省中医院皮肤性病科副主任，全国名老中医药鲁贤昌专家工作室继承人兼负责人，浙江省创新学科难治性皮肤性病学后备学科带头人，浙江省中西医结合学会皮肤性病学专业委员会委员，浙江省中西医结合学会医学美容专业委员会委员，国家中医药管理局国家中医药重点学科——中医皮肤科后备学科带头人，参与国家自然基金项目及省部级、厅局级等多个科研项目。获浙江省政府科技进步奖三等奖 1 项，浙江省中医药科技进步奖二等奖 1 项、三等奖 2 项，撰写著作 2 部。

周光武，主治医师，全国名老中医学术经验继承人，擅长用中医中药及中西医结合方法治疗各种风湿免疫病（类风湿关节炎、干燥综合征等）、周围血管病（脉管炎、深静脉血栓、静脉曲张等）、外科杂病。

陈英，副主任中医师，浙江省抗癌协会乳腺癌专业委员会委员，农工民主党浙江省妇女工作委员会委员。精通乳腺癌、乳腺纤维腺瘤、乳腺囊肿、乳腺导管内乳头状瘤及乳腺钙化灶等的手术，擅长规范化、个体化乳腺癌的化疗及内分泌方面的治疗。参与多项省部级、厅局级课题并发表学术论文数篇。

（三）第四代传承人：罗宏宾、李园园、赵竞宜等

罗宏宾，副主任中医师，医学博士，全国名老中医鲁贤昌专家工作室成员，浙江省级名老中医曹毅专家工作室成员，2010年至浙江省中医院工作至今，从事皮肤性病诊治及中医美容工作10余年。

李园园，主治中医师，医学硕士，全国名老中医鲁贤昌专家工作室秘书，从2013年于浙江省中医院工作至今，从事皮肤性病诊治及中医美容工作10年。

赵竞宜，主治中医师，医学硕士，全国名老中医鲁贤昌专家工作室秘书，从2014年于浙江省中医院工作至今，从事皮肤性病诊治及中医美容工作9年。

三、学术特色

余步卿医术精湛，从医30余载，既受恩师费元春教诲熏陶，兼之好学不倦，故能汇通各家之长。余氏熟谙《内经》《难经》，深究《医宗金鉴·外科心法要诀》，守正创新，古为今用，精于外科，在疮疡、皮肤科、胆道疾病、痹证及乳腺疾病的诊治上形成了鲜明的流派学术思想和诊疗特色。

（一）审时度势，融合三法

余老提出疮疡治疗注重消、托、补三法，认为前人的经验固然可师可法，但临床运用还是要随证变通。三者并不决然割裂，而是密切关联的，临床运用不能僵化，应审时度势，融通三法。疡证初起，以消为法，疮疡用消法，应当根据不同情况，采用不同的方法，使之消散于无形。疮疡初起乘邪势未猖獗之时，施用不同的治疗方法，或用疏透解表，或用活血散瘀，或用行气解郁，或用清热解毒。然先生虽以清解为首选，但强调不可一味使用寒凉药物，苦寒直折，难解其证。

（二）顾护脾胃，重视后天

余老临证非常重视脾胃在外科疾病转归中的作用，对东垣之脾胃论推崇备至，再三强调，脾胃为后天之本，气血生化之源。脾胃健旺则水谷之精微得以输布，五脏六腑、四肢百骸得以濡养，不易发生外疡。脾胃健行，则气血自充，疮疡未成者易散，已成者易溃，溃脓者易敛；脾胃衰则生化乏源，气血不足，初起不易消散，中期难以托化，后期难以收口，延宕病情。故治病，以不损伤脾胃为必备条件。

（三）外症内治，求本溯源

中医有"治病必求其本"之古训。疮疡之证，不仅注重局部外症，更多的是要纵观整体。疮疡外症同内科病，发病皆与阴阳失衡、脏腑失和相关。疮疡的病机和人体气血、脏腑、经络密切相关。疮疡发生和转归实为人体脏腑功能的局部表现，外科的理论依据，也是按照四诊八纲的原则建立起来的。治疗疮疡不能单靠外治，应求本溯源，同时还当注重内治。

（四）久痹必虚，从肝肾论治

鲁老认为痹证发病，本虚标实。"风寒湿三气杂至，合而为痹"，然痹证往往病程长久，久病必虚，肾主骨，肝主筋，故鲁老在大量的临证之后，提出"久痹必虚"的理论，形成了以补益肝肾为主的痹证1～4号方。方中用防风与防己药对以祛风湿、止痹痛，牛膝与木瓜药对以补肝肾、壮筋骨，加延胡索、赤芍以活血化瘀，蕲蛇以搜风通络，药达病所。再辨之肝肾之气、阴、阳不足，选用平补肝肾、滋补肝肾及温补肝肾之品。

（五）皮科疾病，从皮入手，内外兼治

内外兼治，这是中医的优势，余老和鲁老均强调切忌摈弃外治。皮肤病以皮损为主要临床表现，故皮损辨证当为首要。又有诸内必形于诸外，故应不忘整体观，内治外治并用，殊途同归。外治法在皮肤病的治疗中十分重要，也是最直接的治疗方法。皮科不同疾病、不同时期，证型不一，外治之法理当不同，均需辨证论治，治病求本，遣方用药，选择不同外用剂型、不同的治疗方法，以起到治疗作用。

第二节　楼氏乳科流派

一、流派起源

楼氏乳科流派，创始人楼丽华（1951—），浙江省国医名师，浙江省名中医，第五批、第六批、第七批全国名老中医药专家学术经验指导老师，博士生导师、主任医师，浙江省中医院乳腺病中心创始人，历任浙江省中医院中医外科主任、浙江省中医院乳腺病中心主任、浙江中医药大学中医外科教研室主任、国家中医药管理局乳腺病重点专科专病建设基地学科带头人、全国中医乳腺病专业委员会副主任委员、中华中医药学会外科专业委员会常务委员、浙江省中医外科专业委员会主任委员等职。楼丽华1976年毕业于黑龙江中医学院医疗系；1980—1981年于上海中医药大学附属龙华医院中医外科进修；1990—1991年作为访问学者赴奥地利格拉茨大学医学院临床医学研究所进修；1985年在扎根中医外科的基础上，结合自身实践经验和发展眼光，创建了浙江省内首个乳腺病专科——浙江省中医院乳腺病中心，将其带入省级、国家级"十五""十一五""十二五"重点专科，并任学科带头人。楼丽华撰写了国家中医药管理局首批发布的22个专业95个病种中医诊疗方案和22个专业95个病种中医临床路径中乳痈的诊疗方案和临床路径，以及浙江省单病种诊疗规范中的乳腺增生病、急性乳腺炎、乳腺多发性囊肿、乳腺多发性纤维腺瘤、乳腺癌和男性乳房异常发育症6个乳腺病病种的中医诊疗方案。

二、传承脉络

楼氏乳科流派以亲传、师授、学院教育模式为主。楼丽华弟子众多，随着弟子们在各自工作岗位上的活跃，楼氏乳科的授业者遍及浙江省各地及陕西、湖南、江西等省外地区，其中大部分治疗以楼氏乳科的所学，服务于广大病患。

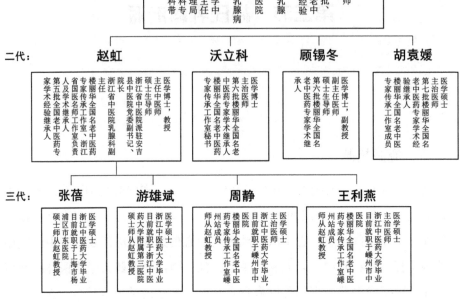

图 2-2 楼氏乳科流派传承脉络图

（一）第二代传承人：赵虹、沃立科、顾锡冬、胡袁媛

赵虹，医学博士，教授，主任医师，硕士生导师，浙江省中医院派驻安吉县中医院党委副书记、院长，浙江省中医院乳腺科副主任，楼丽华全国名老中医药专家传承工作室、浙江省国医名师工作室负责人及学术继承人，第五批全国老中医药专家学术经验继承人，担任中华中医药学会乳腺病专业委员会委员，中华中医药学会外科分会委员，浙江省中医药学会外科分会副主任委员，浙江省中医药学会名老中医经验与学术流派传承分会委员，浙江省中西医结合学会乳腺病专业委员会委员，浙江省海外高层次留学回国人才。擅长乳腺各类良恶性疾病的早期诊断、药物以及手术的精准治疗，熟练掌握麦默通微创术，开展了功能性及美容性结合的保乳术、重建术，乳头溢血、溢液的诊断，乳管镜操作及手术切除技术；对于中医药防治各类急慢性乳腺炎有较高的造诣，同时运用中西医结合治疗纤维腺瘤、囊肿以及男性乳房异常发育，膏方调治各类乳腺疾病，并且在乳腺癌术后中医药调护及心理康复结合治疗上有所创新。参与国家级、省部级等研究课题 10 余项，目前主持国家自然科学基金项目 1 项、

浙江省自然科学基金项目2项，出版著作4部，已在国内外学术期刊上发表论文20余篇，获中华中医药学会科学技术奖三等奖1项，浙江省中医药科学技术奖一等奖1项，浙江省科学技术奖二等奖1项，申请国家级专利4项。

沃立科，医学博士，主治医师，第六批楼丽华全国名老中医药专家学术继承人，楼丽华全国名老中医药专家传承工作室秘书，现任浙江省中医药学会外科分会秘书、浙江省中医药学会外科分会青年委员会副主任委员；全国乳腺病中华中医药学会分会青年委员。其长期跟随母亲楼丽华学习乳腺疾病的诊断和治疗，得楼丽华亲传，专攻乳腺癌、急性乳腺炎、浆细胞性乳腺炎、肉芽肿性乳腺炎、乳腺增生病、乳腺纤维瘤、男性乳房发育等各类乳腺常见病、多发病及乳腺疑难杂症的中医药治疗。在穴位埋线治疗乳腺病、中药配合穿刺抽脓治疗乳腺炎症性疾病、外敷治疗各类乳腺疾病及乳腺病患者的膏方调摄等方面均有比较丰富的临床经验。主持多项省部级、厅局级课题，获得浙江省科技进步二等奖1项、浙江省中医药科技进步奖一等奖1项，主编著作3部，发表论文10余篇。

顾锡冬，医学博士，副主任医师，副教授，硕士生导师。第六批楼丽华全国名老中医药专家学术继承人，现任中国抗癌协会中西医整合肿瘤专业委员会常务委员，中华中医药学会乳腺病分会委员，浙江省中医药学会乳腺病分会常务委员，浙江省中医药管理局"新苗"计划人才。其擅长乳腺疾病中医内治和外治法，专攻腔镜下乳腺癌、男性乳房发育等手术治疗，对急性乳腺炎、浆细胞性乳腺炎、肉芽肿性乳腺炎、乳腺增生病、乳腺纤维瘤等乳腺各类常见病、多发病等进行内外并治的综合治疗。主持省部级课题1项，厅局级课题4项，获得浙江省科技进步奖二等奖2项，主编著作3部，申请中医外治发明专利1项。

胡袁媛，医学硕士，主治医师，第七批楼丽华全国名老中医药专家学术经验继承人，楼丽华全国名老中医专家传承工作室成员，浙江省中医药学会乳腺病分会青年委员会副主任委员，浙江省中医药学会外科分会青年委员，浙江省医师协会乳腺肿瘤专业委员会青年委员。其擅长各类乳腺疾病的诊断及中西医结合综合治疗，以及各类乳腺良恶性肿瘤手术，包括乳腺癌改良根治术、保乳整形术、乳房重建术、前哨淋巴结活检术以及麦默通乳腺微创旋切术、良性肿瘤美容切口手术等。其可灵活运用中医药理论，对中西医结合防治乳腺癌及乳腺癌术前、术后、放化疗期间的中药调理，中医内外治法联合治疗哺乳期乳腺炎、乳汁不下、缺乳、慢性乳腺炎，中医药治疗乳腺增生症、男性乳房发育等均积累了较丰富的经验。主持浙江省自然科学基金1项、参与国家自然科学基金及厅局级课题等多项；参编著作 3 部，在国内外期刊发表论文数篇，其中 SCI 论文 3 篇。

（二）第三代传承人：张蓓、游雄斌、周静、王利燕

张蓓，医学硕士，浙江金华人，2022 年毕业于浙江中医药大学，目前就职于上海市杨浦区市东医院，硕士师从赵虹教授，参与国家自然科学基金、浙江省自然科学基金、浙江省医药卫生科技计划项目多项，在国内外杂志发表论文多篇。

游雄斌，医学硕士，福建福州人，2023 年毕业于浙江中医药大学，目前就职于浙江中医药大学附属第三医院，硕士师从赵虹教授。主持浙江中医药大学学生科研基金项目 1 项，参与浙江省医药卫生科技计划项目多项，发表国内外杂志发表论文多篇，获浙江中医药学会 2022 年度优秀论文二等奖。

周静，主治医师，医学硕士，浙江绍兴嵊州人，2011 年毕业于浙江中医药大学，目前就职于嵊州市中医院甲状腺乳腺外科，现为"楼丽华全国名老中医药专家传承工作室嵊州站"成员。曾在浙江省中医院乳腺外科进修，嵊州市中医院第一批"临床新秀"，担任绍兴市医学会外科青年委员，绍兴市中西医结合肿瘤青年委员，绍兴市中西医结合学会乳腺病专业委员会委员。2021 年师从浙江省中医院楼氏乳科赵虹教授，跟随抄方、手术。主持市级课题 1 项。

王利燕，主治医师，医学硕士，浙江绍兴柯桥人，2013 年毕业于浙江中医药大学，目前就职于嵊州市中医院甲状腺乳腺外科，现为"楼丽华全国名老中医药专家传承工作室嵊州站"成员。曾在浙江大学医学院附属第二医院乳腺外科进修，擅长各种甲状腺、乳腺疾病的诊治。2021 年师从浙江省中医院楼氏乳科赵虹教授，跟随抄方、手术，传承楼氏乳科的理论体系。

三、学术特色

楼丽华作为浙江省中医院中医乳腺病治疗的开拓者，专注于乳腺病临证诊治 40 余年，守正道而不拘泥，习古法以创新方，在乳腺病治疗领域建立了内容完整、逻辑严谨的中医乳腺病学术体系，充分发挥中医药的优势和特色，在临床治疗中疗效卓著，广受患者好评。

（一）四辨合一识乳病

楼丽华提出，辨证论治是中医的精华所在，同时乳腺疾病有其特有发病部位与疾病特性，因此中医乳房病的诊断也应当重视辨病论治，《金匮要略》中就曾提出"辨某病脉证并治"，相对于内科疾病，外科疾病辨病往往在辨证之

前，辨病论治是中医外科的特色。因此楼丽华在长期的临床实践中，逐渐形成了"四辨合一"的辨证方法，即辨病论治、辨证论治、辨体论治、辨因论治有机结合，并各有侧重。依据患者体质和致病原因，选择合适的治疗方案与手段，方药随证、随病化裁变换，形成了楼氏乳科开宗立法的诊断理论。

（二）三机并调消乳癖

历代医家在对乳癖的认识和治疗中，或认为肝气郁滞为病；或认为饮食不节，过度补益为病；或认为冲任失调，月事不规律为病。楼丽华在对古籍的消化整理和多年的临床实践中发现，乳癖患者，往往表现为肝气郁滞的情志所伤、饮食不节补益失当、冲任不调月经不规律三者同时兼具的症状，三种致病因素同时发生，治疗上也应当兼具齐备，创新地提出了三机并调治疗乳癖的临症思路，临床以此为法，遣方用药，对于治疗乳腺增生、控制乳腺结节进展、疏解乳房胀满疼痛具有显著疗效。

（三）温通散寒治乳痈

乳痈作为乳房病中最重要的疾病之一，自明清以降，历代外科大家均有论述。无论哺乳期乳痈，或是以浆细胞性乳腺炎、肉芽肿性乳腺炎为代表的非哺乳期乳痈，均给患者造成极大的痛苦，并缺乏有效的西医学治疗手段。楼丽华在诊治乳腺疾病40余年的基础上，从数量庞大的临床病例中，充分体会和比较了清通治痈和温通治痈的临床实效，提出乳痈其病"标阳本阴"的特质，并确立了温通治痈的核心思路，不但能迅速有效地治疗哺乳期急性乳腺炎，也为难治性的慢性乳痈提供了治疗手段，解决了慢性乳痈长期以来缺乏有效治疗手段的困境，避免了患者以往使用抗生素、大剂量激素，甚至切开乳房治疗的痛苦，保护了患者乳房的美观。楼丽华借由乳痈治疗领域的高深造诣，成为国家中医药管理局重点专科乳痈协作组组长，并执笔了由国家中医药管理局组织编写的乳痈辨证施治临床诊疗规范及乳痈的临床路径，成为中医对乳痈治疗的标准和规范。

（四）扶正固本抗乳癌

楼丽华认为乳腺癌是消耗性疾病，再加手术治疗，气随血脱，患者身体功能大量损耗，随后的放疗、化疗、靶向治疗和内分泌治疗均是对患者的消耗，因此对乳腺癌的病机而言，患者正气虚损，气血不足，在治疗中尤应重视扶助正气，补其不足。脾胃为后天之本，气血生化之源。气血津液，五脏六腑皆受脾胃的荣养。化疗后出现严重的胃肠反应是脾虚的表现，内分泌治疗后出现的骨痛腿酸是脾肾两虚的表现，脾胃气虚贯穿了整个乳腺癌的病程和疗程，因此在乳腺癌的治疗中应当以顾护脾胃、调节气机作为主要治则，贯穿始终。

而阴虚症状较为明显者，则以养阴为主，辅以健脾益气为治疗原则。楼丽华认为，乳腺癌患者历经手术、放化疗及内分泌治疗，正气俱损，伤阴耗液，往往出现类似更年期综合征的症状。究其本因，为气阴两虚，虚热内生，因此治疗上应以益气养阴清虚热为核心。

第三节　邬氏皮科流派

一、流派起源

邬氏皮科流派，发源于浙江绍兴东关镇（今为上虞东关），由邬春阳创立于 1895 年。邬春阳 1870 年出生，是杭州颇负医誉的名老中医，邬春阳在东关读完私塾后，即去天台国清寺习武学医。1895 年返回东关开设中医诊所，在当地执业行医，医技渐入佳境。遂于民国初年转至杭州悬壶济世，主诊外科疾患，邬春阳老先生治疗精于中药内服与中医外治相结合，其高尚医德和精湛医术，令世人称赞。邬氏第二代邬思阜、邬诗英先后子承父业，悬壶杭城，很快成为杭城又一面中医外科的旗帜。

二、传承脉络

邬氏中医皮肤科以家传、师授相结合模式为主，前三代以家传模式为主要传承方式，邬成霖在杭州市中医院执业后，以师授方式传医带徒。邬氏为杭州市中医院皮肤科人才培养和学科建设做出了巨大贡献，其中培养市级名中医 2 人，浙江省中西医临床骨干 1 人，杭州市医坛新秀 1 人，杭州市新苗青年中医骨干 1 人。杭州市中医院皮肤科也先后获批院级重点学科、市级重点学科、市级高峰建设学科。

（一）第二代传承人：邬诗英

邬诗英（1913—1987），浙江省杭州市人。邬氏中医皮肤科第二代传人，杭州市中医院外科副主任医师，为杭州市中医院中医外科及皮肤科创办人之一。邬诗英幼承庭训，小学毕业后就随父学医，同时就读于杭州陈鼎丞儒医私塾，悉心学习《内经》《伤寒论》《金匮要略》《医宗金鉴》及《温病学》等，历时 2 年余。1935 年毕业后，继续随父行医，至 1940 年悬壶杭州清泰街，

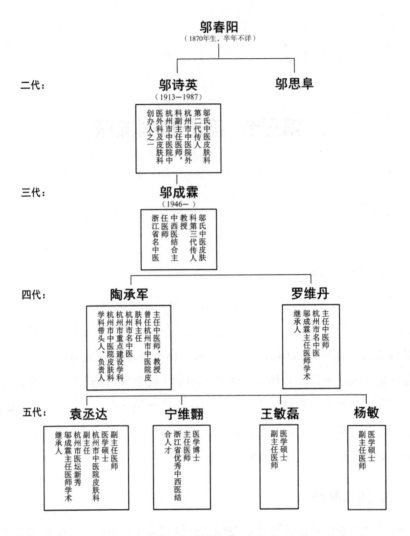

图 2-3 邬氏皮科流派传承脉络图

1956年加入杭州市中医院前身广兴联合诊所，成为该院中医外科创建人之一，并授徒带教，树人传技，为中医皮肤外科事业培养了不少人才。鉴于她的学术影响力，于1971年起受聘担任浙江省中医药学会外科分会顾问。邬诗英行医40余载，学验俱丰，兼治内、外、妇、儿科，尤擅中医皮肤外科，精于内外治，对痈、疽、疔毒及乳痈、乳癖、瘰疬、瘾疹、带状疱疹等治疗更有独到之处，曾多次在中医外科学会、中医学习班、西学中班作专题讲课，传授经验，先后在《中医杂志》《新中医》等期刊发表多篇论文，参与《中医临床手册》外科部分编著，在《浙江中医临床选辑》及《杭州市老中医经验选》参编医案医话。邬诗英在为患者服务的平凡岗位上，几十年如一日，诚实做人、踏实工作，深受患者爱戴，数度被评为院、局级先进工作者。

（二）第三代传承人：邬成霖

邬成霖（1946—），浙江省杭州市人，浙江省名中医，先后担任中国中西医结合学会皮肤科专业委员会委员兼毛发病学术组组长，浙江省中西医结合学会常委，浙江省中西医结合学会皮肤科专业委员会主任委员、顾问，中华医学会浙江分会皮肤科专业委员会常委，杭州市中西医结合学会专家委员会副主任委员等多项社会兼职。1970年毕业于上海第一医学院（今复旦大学上海医学院），毕业后分配至陕西省合阳县工作，后因学术继承需要，调入杭州市中医院，跟随姑妈邬诗英学习中医，系邬氏皮科第三代传人，深得其薪传，主诊中医皮肤科。1972年应召至杭州市中医院工作，创立杭州市中医院皮肤科，坚持彰显中医特色、中西并重的发展方针，邬成霖专家脚踏实地、刻苦钻研。70年代师从上海医科大学名医秦万章教授，经过系统学习皮肤常见诸疾的诊治，尤其是自身免疫相关皮肤类疾病的治疗，形成了中西结合的学科特色和人才优势。临床中勇于创新，研发出多种皮肤疾病协定方、获国家专利，将邬氏皮肤科推向高峰。邬氏皮肤科得到浙江省内甚至全国皮肤界的广泛认可。2001年，省政府评其为"浙江省名中医"，邬老从医从教50余载，孜孜不倦，兢兢业业，始终致力于传承发展邬氏外科流派，作为浙江省名中医工作室负责人，坚持带教收徒，目前已培养第五代传承人。其主持多项研究项目，获国家中医药管理局优秀科技成果三等奖，浙江省优秀科技成果二等奖。发表论文40余篇，参与编写多部论著。

（三）第四代传承人：陶承军、罗维丹等

陶承军，杭州市名中医，曾任杭州市中医院皮肤科主任，浙江省中医药学会蛇类医药分会主任委员、浙江省中医药学会皮肤病学分会常委、浙江省医学会皮肤病学分会常委、杭州市医学会皮肤病学分会副主任委员、浙江省中西医结合学会皮肤病学分会委员，杭州市重点建设学科杭州市中医院皮肤科学科带头人、负责人，先后主持省、市级科研课题多项。

罗维丹，杭州市名中医，省级名中医邬成霖主任医师学术继承人，邬成霖工作室负责人，浙江省中西医结合学会皮肤性病专业委员会青年委员会副主任委员，擅长纯中医和中西医结合的方法治疗痤疮、黄褐斑、脱发等损容性皮肤病，以及顽固性皮炎湿疹、荨麻疹类过敏性皮肤病。主编《邬成霖皮肤病临证菁华》一书。

（四）第五代传承人：袁丞达、宁维翔、王敏磊、杨敏等

袁丞达，杭州市中医院皮肤科副主任，杭州市医坛新秀，中国康复医学会

皮肤病分会委员，中国中医药学会专科专病发展合作平台常委，浙江省中医药学会蛇类医药分会常委、青年委员会副主任委员，浙江省中西医结合学会医学美容分会委员，浙江省医学会医学美学与美容学分院委员，浙江省中医药学会皮肤美容分会委员，杭州医学会皮肤病分院副主任委员。先后主持省、市课题4项，以第一完成人身份先后获浙江省中医药科技进步奖和杭州市医学创新奖各1项。

宁维翾，医学博士，主任医师，浙江省优秀中西医结合人才。其擅长针灸治疗皮肤病，以创新式针术攻克难治性玫瑰痤疮。任职中华中医药学会皮肤性病专业委员会委员，中国中西医结合学会皮肤病性病专业委员会青年委员，杭州市中西医结合学会皮肤性病专业委员会副主任委员。主持及参与科研课题10余项，获浙江省科技进步奖二等奖及浙江医药卫生科技创新奖一等奖各1次，共发表医学论文20余篇，其中以第一作者发表SCI论文6篇。

王敏磊，医学硕士，副主任医师，任浙江省中西医结合学会特应性皮炎分会委员，中国整形美容协会中医美容分会理事。主持和参与省、市级课题3项，作为副主编参与编写《邬成霖皮肤病临证菁华》。

杨敏，医学硕士，副主任医师，浙江省中医药学会皮肤科分会青年委员、银屑病学组成员，浙江省康复医学会皮肤病康复专业委员会委员，杭州市医学会皮肤性病学分会委员。先后主持和参与省、市科研课题多项。

曾武城，医学硕士，副主任医师，中国整形美容协会毛发医学分会委员，中国整形美容协会中医美容分会色素病专业委员会委员，中国中药协会皮肤病药物研究专业委员会委员，浙江省中医药学会皮肤科分会青年委员，杭州市中西医结合学会皮肤科分会委员，主持课题2项，发表论文10余篇。

任金平，医学硕士，主治医师，中国中医药信息学会皮肤科分会理事，浙江省中医药学会蛇类医药分会青年委员，杭州市"新苗"中医骨干人才，跟师省级名中医邬成霖教授、市级名中医陶承军教授；其擅长常见皮肤病、重症蛇虫咬伤及少见疑难皮肤病的中西医结合治疗；主持浙江省中医药管理局科研项目1项，参与厅局级科研项目4项，发表核心论文10余篇，推广开展新技术新项目2项。

余涛，医学硕士，主治医师，浙江省中医药学会中医美容分会青年委员；主持和参与浙江省教育厅、浙江省卫生健康委员会和中医药管理局科研课题多项。

应航宇，医学硕士，主治医师，中华中医药学会皮肤科分会青年委员，浙江省中西医结合学会皮肤科分会激光学组委员，浙江省整形美容行业协会委员，中国整形美容医师协会中医美容分会理事，杭州市医学会医学美容分会委员。其主持浙江省中医药管理局课题1项，获得国家发明专利1项。

沈安强，医学硕士，主治医师，浙江省中医院学会蛇类医药分会秘书，浙江省中医院学会蛇类医药分会青年委员，跟师浙江省名中医邬成霖教授、杭州市名中医陶承军教授及罗维丹教授，主持浙江省中医药科技计划项目1项，参与省市级课题4项。

戚敏敏，医学硕士，主治医师，于中文核心期刊发表论文多篇，参与市级课题1项。

邢凤玲，博士研究生，医师，师从省级名中医曹毅教授，参与《足部皮肤病修治疗法》编写，主持省级课题1项。

三、学术特色

邬氏皮科在毒蛇虫咬伤、脱发、银屑病、痤疮、湿疹等皮肤科顽疾的诊治及制备中医外用药制剂方面形成了鲜明的流派学术思想和诊疗特色。

（一）衷中参西，扬长避短

邬老主张中医的辨证论治要与西医的辨病相结合。中医的理论核心是整体观和辨证论治。古代中医强调天人合一、万物一体，提倡从宏观角度探索人体脏腑内在联系。"证"从某种方面反映患病个体某阶段的病理属性，体现个体脏腑功能和疾病性质的状况。西医学更注重患处局部微观病理改变，故"病"的确立，则有相对客观的病因病理学基础，反映了疾病的某些"共性"。在临床实践中，把握个体的宏观改变和患处的微观改变，找出其中相互关联的规律，特别是对脱发（雄激素性脱发、斑秃）、结缔组织疾病、大疱类皮肤病等的治疗有启发。如雄激素性脱发与脱发区域高活性二氢睾酮相关，故西医推荐男性服用非那雄胺片、女性服用螺内酯以治疗该类脱发。邬氏认为气血盈虚乃发之根本，毛发生长代谢源于脏腑，本于精血，荣于肌肤腠理，其病变部位在毛发，病位在脏腑，与脾肝肾肺有密切关系。其次，脱发患者受累于现代生活方式，如饮食不节，脾失健运，水湿内停，郁久化热，致使湿热内生，湿热黏滞而热性趋上，上蒸于颠顶则致头油发脱；熬夜、精神内耗，致使阴血亏损、虚热内生、血虚风燥则毛发失养而脱。邬老提出男女脱发有别，男性脱发多以肝脾湿热为主，病久肝肾不足，宜重视祛湿之法，祛湿健脾常选参苓白术散，祛湿清热常选四妙丸，祛湿泻火常选龙胆泻肝汤，且常选择黄连、苦参、蒲公英、白花蛇舌草等药物。女性脱发多以气血亏虚为主，病久气滞血瘀，宜重视月经调理，经前期温经通络，经期活血化瘀，经后补肾阴而清虚热。经过长期的临证经验总结，形成了邬氏脱发验方：何首乌、熟地黄、白芍、丹参、菟丝子、女贞子、黄芪、当归、炒白术、茯苓、甘草等。其中，黄芪和丹参是邬氏治疗脱发的必用之药，两者合用能营养毛囊生发之机，促进生发。此外，补骨脂、菟丝子、女贞子、红花、牛膝、葛根、夏枯草等具有雌激素样作用，可辨证用之。补益之余当理气、活血，以防"实实"之误，故邬氏在使用大剂量黄芪、党参时加用少量理气药物如陈皮、厚朴、枳壳等，以防气滞腹胀。

在治疗斑秃时，邬老认为血虚或气滞血瘀致毛发失养，或情志不畅、肝郁化火致阴伤发脱，故在治疗上多以"调肝理气、滋补肝肾、健脾益气、养血活血"为大法。对疾病稳定期的治疗有良效，但遇重症斑秃或普脱时，难挡"狂脱之势"，为血虚风盛所致"风性善行而数变"之势。糖皮质激素作为重要的免疫抑制剂，抗炎作用明确。邬老认为重症或难治性斑秃治疗需"早期使用，足量使用；见好就收，尽量少用"，且在皮损处局封也不失为一种好方法。然而在激素早期大剂量使用阶段，可出现"阴虚火旺"之症。邬老提出，补肾补精大法之下，益气养阴，以期"阴平阳秘"。大剂量使用时，可予知柏地黄丸方滋阴降火；小剂量维持阶段，可加淫羊藿、生黄芪、枸杞子等温阳益阴。同时，整体辨证，需要辨别患者是否伴有湿热蕴结、瘀血阻络、脾胃虚弱等证候，辨证施治，发挥中医药优势，减轻激素等西药不良反应，取得协同增效的效果。

（二）注重外科四诊合参，发挥外治特色

人体是一个整体，以五脏为中心，通过经络相联系。肌表、腠理、脉络受邪必渐趋于内，脏腑有病亦可形之于外。因此，皮肤疾病亦需以"望、闻、问、切"为手段，全面收集患者病史、症状、体征，进而运用八纲、三焦、脏腑等辨证方法分析，辨别病因、病位、病性及发展预后，以掌握疾病本质，从而指导诊断及治疗。邬老在临证中，首先关注患者的精神状态。皮肤科患者多有痛楚，若面部表情自然、目有光彩、语言清亮、肤色润泽，此为正气未伤，有足够的正气抵抗病邪。若形体消瘦、精神萎靡、面色晦暗、语言细弱，是正气已伤，不足以抵御病邪，应防恶化。若面色㿠赤、烦躁不安、双目充血，此为邪入营分，病势趋于发展。其次关注皮损局部表现。如一般疮疡，应注意皮肤是否红肿抑或暗红、黑腐，以此判断病证属阴属阳，正气是否充盈，病位表浅或深陷等，而皮肤疾患还得仔细观察皮肤病形，如红斑、风团、紫癜、甲错等以辨清热、毒、风、寒，作为内外治的重要依据。

一些难治性皮肤病如果在应用内治法的同时配合外治法则疗效更加满意。邬老强调根据皮损的部位、范围、性质和患者的耐受情况等合理选择有针对性的外治法。中医外治法丰富，如湿疹的中药渍渍、斑秃的梅花针叩刺、囊肿结节痤疮的火针、痤疮的刺络放血、荨麻疹的针刺、毒蛇咬伤的"八风、八邪"强邪法、甲周疣的刮疣疗法、玫瑰痤疮的鼻赘小针刀挑治切割疗法。内外合治使治疗尽量取得良效。

（三）久病必瘀，从肝论治顽固性皮肤病

皮肤病患者生活质量多受影响，尤其是损容性皮损、瘙痒性皮损，患者身心备受煎熬。邬老认为这些患者均存在心理压力过大、情志不畅等问题。邬老善从肝论治顽固性皮肤病，采用养肝、疏肝、平肝、镇肝之法，在上述皮肤病的治疗中均取得了较佳的疗效。如痤疮因肾虚肝郁、气郁化火、火性炎上而生，可治以平肝清火、滋肾养阴；扁平疣由脾虚肝郁、外感风邪、郁久化热、气血凝滞而生，可治以清肝解毒、活血软坚；神经性皮炎更由肝经风热、外犯肌肤而成，治宜平肝疏肝、活血解毒；老年瘙痒症由肝肾阴亏、血虚风盛而致，治宜滋肾养肝、平肝息风。邬老在治疗斑秃时，以制首乌、菟丝子、枸杞子等补肝生发；治疗神经性皮炎时，以珍珠母、磁石、五味子、酸枣仁等平肝潜阳、重镇养心、安神止痒；治疗黄褐斑时，以柴胡、白菊花、浙贝母、夏枯草、青葙子疏肝散结消斑，每每取得良好疗效。邬老在临床上重视情志疏导，身心共治，运用中医"七情致病"理论，以药物和心理疏导结合治疗的方式进行治疗，提高了临床疗效。邬老看病多与患者沟通，帮助他们放下思想包袱，减轻心理负担。

（四）重视经络和三焦辨证，善用引经药

邬老认为人体是一个小天地，三焦和经络如同地球的经纬线，相互交叉、运行和交流脏腑气血、津液。三焦将人体分为上、中、下3部分，分别发挥"上焦如雾、中焦如沤、下焦如渎"的功能。经络循行于分肉之间、体表之上，入内则联络脏腑。皮肤病有容易定位的优势，按经络理论辨证施治，有利于确定病位、预测疾病传变，分经用药。如痤疮的脏腑经络辨证，额头、口周及前胸皮损多从阳明治，调理脾胃，多选用枇杷清肺饮，加白芷、石膏、蒲公英等入阳明经药；下颌角及颏下皮损多从少阴治，女性调理冲任，男性滋阴降火，可予知柏地黄丸加减，加丹参、牡丹皮凉血消痈；两颧或太阳穴处皮损多从肝治，宜柴胡干姜汤加减，加山楂、生麦芽疏肝去油等；后背皮损，多从太阳经

治，可选麻杏薏甘汤加葛根。此外，皮肤病部位多明确，如从上焦督脉颠顶肝血不足方面治头顶脱发，加山茱萸、白芍、熟地黄等养肝血，吴茱萸、藁本、升麻等升提入肝经；从足太阳膀胱经风寒湿方面治点滴状银屑病，可予葛根汤合银翘散加减；从足阳明胃经热盛方面治痤疮，可予枇杷清肺饮；从中焦肝经气血凝滞方面治带状疱疹后遗神经痛，可选血府逐瘀汤、复元活血汤或大柴胡汤加减；从中焦厥阴肝经风热方面治玫瑰糠疹，宜丹栀逍遥散加减；从下焦厥阴经湿热方面治外阴瘙痒和阴囊湿疹，宜草薢渗湿汤、四妙散或猪苓汤加减。

第四节　胡氏外科流派

一、流派起源

胡氏外科流派始于 1911 年，迄今已有 100 多年历史，历经四代传人，创始人胡钧纲（1886—1966），自幼患骨疽，久治不愈，故学习医术，矢志岐黄，治愈了自己的痼疾。1911 年，胡钧纲在余姚市马渚镇梅山殿胡家行医，独创的"活骨散"造福众多患者，成了一方名医。

二、传承脉络

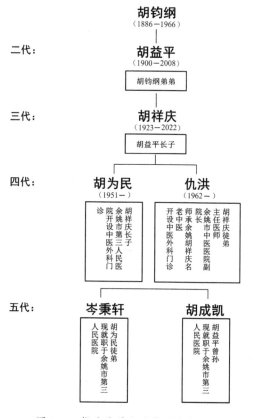

图 2–4　胡氏外科流派传承脉络图

胡氏外科流派以家传、师授相结合模式为主，形成了以胡钧纲、胡益平、胡祥庆、胡为民、仇洪、岑秉轩、胡成凯为主要代表人物的胡氏外科流派传承脉络。胡氏中医外科传承四代，均在宁波市余姚市范围内行医，患者以宁波地区居多，绍兴、舟山、温州等地患者也经常慕名而来。

（一）第二代传承人：胡益平

胡益平（1900—2008），胡钧纲弟弟。16岁起在马渚、陆埠地区悬壶行医，改名"益平"，取"有益于平民，心平气和"之意。他体恤百姓疾苦，诊金随患者给，从不标价，对贫困的患者还常送返家的车船费。90多岁时总结毕生行医经验，写成《外科八纲》，注重养生之道，活到109岁，是当时宁波地区长寿第一人。

（二）第三代传承人：胡祥庆

胡祥庆（1923—2022），胡益平长子。16岁随父在陆埠地区行医，74岁在第三人民医院工作至81岁退休。继承发扬前辈的学术思想，临床经验丰富，编写了《胡氏中医外科临床心得》《中医外科内治手册》，整理了一批外用药物如四神丹、生肌散等。

（三）第四代传承人：胡为民、仇洪

胡为民（1951—），胡祥庆长子。他在祖父和父亲的言传身教中传承家学，18岁起在马渚斗门任赤脚医生，后在余姚中医院工作，目前在余姚市第三人民医院开设中医外科门诊，参与编写了《胡氏中医外科临床心得》《中医胡益平验方汇编》《胡氏中医外科辨证施治及外用药应用》，带教了徒弟岑秉轩、侄儿胡成凯（胡益平曾孙）。

仇洪（1962—），胡祥庆徒弟。余姚市中医医院副院长，开设中医外科门诊，为宁波市名中医、中华中医药学会外科分会委员，从事中医外科30多年，传承前辈的验方及学术经验并发扬光大，擅治疮疡、脱疽、骨髓炎等疾病，带教了徒弟刘蓉蓉、李培君、蔡定军。曾参与宁波市级课题"便秘患者与断指再植血管危象发生率的研究"，主持余姚市级课题"微型骨锚捆绑复位法治疗手指末节指骨背侧基底撕脱性骨折"。

（四）第五代传承人：岑秉轩、胡成凯

岑秉轩：胡为民徒弟，现就职于余姚市第三人民医院。

胡成凯：胡益平曾孙，现就职于余姚市第三人民医院。

蔡定军：仇洪徒弟，现就职于余姚市中医医院。

三、学术特色

胡氏中医外科传承四代，总结出了一套以"三因、四诊、八纲、八法"为核心的中医外科辨证和诊疗方法，坚持内治与外治并重，对创伤、蛇伤、烫伤、痈疮、皮肤病等外科疾病的治疗有着一套独特的诊断用药方法，对一些疑难杂症的治疗也得心应手。

（一）辨证辨病

胡氏中医外科立足整体，重视局部，通过四诊合参审证求因。《素问·阴阳应象大论》曰："善诊者，察色按脉，先别阴阳。"乃医道之纲领。为了方便后人学习，胡氏中医外科根据多年临床经验，编写了外科八纲歌诀：

八纲诊断一部分，寒热虚实多兼并，望闻问切详细审，灵活运用勿固定，
错综复杂要分清，盛衰缓急定类型，辨证论治有宜忌，代表之方难印定，
阴结血枯下当禁，妄血疮家汗则痉，疗法千般有规定，聊举两例提警惕，
医书充栋条理明，日夜勤读学轩岐，提高疗效精益精，盼望万病早回春。

（二）内外兼治

胡氏中医外科认为"治外必本于内"，外科疾病一般分初起、成脓、溃后3个阶段，分别用"消""托""补"3个治疗总则。初起毒邪结聚用"消"，中期毒化成脓用"托"，后期脓出毒泄用"补"。根据病因病情分别施以解表、通里、清热、温通、祛痰、理湿、行气、和营、内托、补益、养胃等对症下药治疗。

（三）外治独特

《医学源流论·围药论》："外科之法，最重外治。"历经数十年的悬壶济世，胡氏中医外科独创了不少行之有效的散、膏、丹等外用药物，如四神丹、四神散、生肌散、去疣散、黄虎散、新箍散、提脓丹等，价格低廉、使用方便、疗效确切，深受广大患者的欢迎。同时胡氏中医外科在附骨疽、臁疮、粉刺性乳痈、脱疽、褥疮、湿疹、银屑病、类风湿关节炎等难治性外科疾病里有独特的经验和良好的疗效。

第五节　金氏外科流派

一、流派起源

温州金氏外科（温州金氏肛肠），创立于晚清温州永嘉岩头，肇始于金云仙，其为温州永嘉岩头一方名医，后移居乐清。其擅长于外科疾病的外治疗法，如用仙人球去皮捣烂加药后外敷治疗体表肿瘤，治愈者众多，获赠“德被江乡”的牌匾。

二、传承脉络

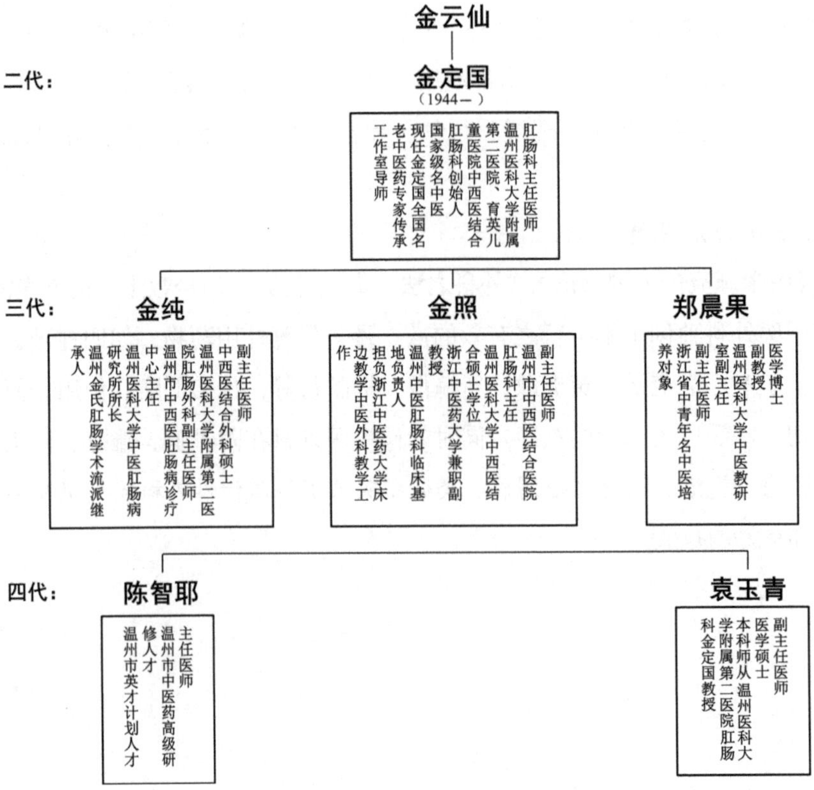

金云仙
二代：
金定国
（1944— ）
肛肠科主任医师
温州医科大学附属
第二医院、育英儿
童医院中西医结合
肛肠科创始人
国家级名中医
现任金定国全国名
老中医药专家传承
工作室导师
三代：
金纯
副主任医师
中西医结合外科硕士
温州医科大学附属第二医
院肛肠外科副主任医师
温州市中西医肛肠病诊疗
中心主任
温州医科大学中医肛肠病
研究所所长
温州金氏肛肠学术流派继
承人
金照
副主任医师
温州市中西医结合医院
肛肠科主任
温州医科大学中西医结
合硕士学位
浙江中医药大学兼职副
教授
温州中医肛肠科临床基
地负责人
担负浙江中医药大学床
边教学中医外科教学工
作
郑晨果
医学博士
副教授
温州医科大学中医教研
室副主任
副主任医师
浙江省中青年名中医培
养对象
四代：
陈智耶
主任医师
温州市中医药高级研
修人才
温州市英才计划人才
袁玉青
副主任医师
医学硕士
本科师从温州医科大
学附属第二医院肛肠
科金定国教授

图 2–5　金氏外科流派传承脉络图

金氏外科流派以家传、师授、新式教育相结合模式为主，形成了以金定国、金纯、金照、郑晨果为主要代表人物的金氏外科流派传承脉络。其培养了浙南、闽北医疗机构的肛肠医师，帮助基层医疗机构中医肛肠科的发展，提高基层医院医务人员中医临床诊治水平。

（一）第二代传承人：金定国

　　金定国，金氏外科主要代表人物，1944年10月出生于浙江乐清，温州医科大学附属第二医院主任医师、硕士生导师，第三批全国名老中医药专家学术经验继承工作指导老师，金定国全国名老中医药专家传承工作室导师，浙江省中医药重点学科（中西医结合肛肠病学科）首任学科带头人，浙江省名中医研究院研究员，温州医科大学中医肛肠病研究所创办人，浙派金氏外科"温州金氏肛肠"代表人物。金定国将中医外科传统的"系痔法"，与西医学理论相融合，在国际上率先提出"保留齿线法治疗混合痔"，该项科研成果是痔病微创手术的典范之一，曾获浙江省科技创新一等奖。其术式入编《中国肛肠病学》《痔病》，被称为"金定国术式"。新技术于2002年被21世纪中医学教材《中医外科学》所采纳。曾任《中西医结合结直肠病学》期刊编委；作为第一主编出版《肛肠病中西医治疗学》，其医、教、研方面的业绩入编于《2020中国中医药年鉴》。

（二）第三代传承人：金纯、金照、郑晨果

　　金纯，副主任医师，中西医结合外科硕士，温州医科大学附属第二医院肛肠外科副主任医师，担任"痔与瘘治疗亚专科"主任，温州医科大学中医肛肠病研究所所长。主要专业研究方向为肛瘘与痔病等肛管疾病的微创治疗。率先在省内开展肛瘘栓微创术，治愈成功率达70%，属国内领先水平。在临床工作中，采用保留肛门括约肌微创术治疗复杂肛瘘，致力于生物材料"肛瘘栓"的临床应用，使高位肛瘘的手术后遗症大大减少，对重度混合痔的治疗采用"适形PPH术""改良TST术""肛管整形术"等微创式，明显减少了手术并发症。承担各类课题6项，发表论文20余篇，拥有医学类专利8项，主编肛肠专著2部，参编肛肠专业医学专著6部。从事教学工作20余年，长期承担医科大学中医本科生的"中医外科学"课程及温州老年大学肛肠保健课的教学工作。

　　金照，副主任医师，温州市中西医结合医院肛肠科主任，温州医科大学中西医结合硕士，现为浙江中医药大学兼职副教授，温州中医肛肠科临床基地负责人，担负浙江中医药大学床边教学中医外科教学任务。其擅长通过中西医结合疗法治疗肛肠科常见疾病，主持浙江省中医药管理局课题 1 项，2008 年于温州市卫生局立项并获得资助课题 1 项，温州市科技局课题 1 项，参编《肛肠病中西医治疗学》《现代便秘病治疗学》，主编《痔病与肛瘘微创手术技巧图解》，作为副主编参编《痔瘘专科百问百答》，发表多篇医学 SCI、中文论文。

郑晨果，医学博士，温州医科大学中医教研室副主任，副主任医师，副教授，浙江省中青年名中医培养对象，临床工作中，擅长用中西医结合的方法治疗肛肠疾病。主持国家自然科学基金 1 项，参与浙江省自然基金项目 2 项，主持厅局级课题若干项，发表多篇医学 SCI、中文论文。曾获院"科研先进个人"称号以及"优秀教师"称号。

（三）第四代传承人：陈智耶、袁玉青

陈智耶，主任医师，温州市中医药高级研修人才，温州市英才计划人才，擅长通过中西医结合疗法治疗痔疮、肛裂、便秘等肛肠科常见疾病以及藏毛窦、复杂性肛瘘等疑难疾病，从事肛肠科临床和科研 17 年，曾获"优秀青年医师"称号。

袁玉青，副主任医师，医学硕士，本科师从温州医科大学附属第二医院肛肠科金定国教授，研究生毕业于温州医科大学附属第一医院胃肠外科沈贤教授。从事肛肠外科 15 年，擅长治疗肛肠常见疾病及肛管增强磁共振引导下复杂肛瘘手术治疗、盆底复杂性疾病如肛门盆底神经痛。曾获院"东风领航优秀人才"称号。

三、学术特色

（一）追求中西医融合

金定国认为中西医融合属于中西医结合的最高层次，并不是简单的西药加中药治疗，也不是西医命名中医治疗，而是中西医的有机结合进行治疗。他通过将西医的肛肠解剖生理学理论融合入中医的痔的结扎方法中，在国际上率先提出"保留齿线法治疗混合痔"的治疗方法。

（二）提倡内外治并重

凡病四诊之后，进行辨证论治，方药除处方汤剂内服（称内治）外，同时，重视外治，带领科研团队研制金氏痔疮膏、痔疮穴位贴、复方大黄膏、参花洗剂等，并应用于临床。

（三）手术推崇微创理念

微创是一种理念，是一种境界，在诊疗过程中，外科医生都要遵循，力

求最大限度地保护其功能，以最小的损伤达到治愈的目的。创新了"保留齿线术"，经临床观察，混合痔患者采用上述保留齿线新术式治疗后对疗效满意，无肛门狭窄、黏膜外翻及排便困难等后遗症的发生。因术中有重建括约肌间沟的重要步骤，使原来已被破坏的肛门支持结构得到恢复，所以远期疗效也颇满意。对于直肠黏膜内脱垂的治疗，创新了"间断缝扎加高位注射术"。

第六节 严氏外科流派

一、流派起源

严氏外科流派，肇始于清朝光绪年间的严海葆（1880—1944）。严海葆字源来，镇海县人。少时常游鄞县天童寺，遇寺内医僧大和尚，见之曰：此子有异质，聪慧过人，可教也。遂收为门徒，将生平之医学知识尤其疡科，尽传于严。逾三年，乃悬壶甬上。严氏勤奋好学，古今方药无不精研细读，与名医范文甫交往甚密，医术日精。至中年，医望甚高，求诊者门庭若市。生平慷慨好施，有口皆碑。行医四十年，积有丰富之外科经验，凡遇险重之症，每内服、外敷同时并用，即可履夷出险，转而为安。自创复方三黄膏、黄连液及蒲公英汤等验方，内服、外敷并用，颇有奇效，打造了甬派中医外科的金字招牌。严氏广栽桃李，称誉浙东，其弟子刘中柱、闻茂康、卢家祥等在宁波、上海及舟山行医。

二、传承脉络

严氏外科流派以师授、家传、新式教育相结合模式为主。严氏外科的影响力一直延续至今，培养了一代又一代的传人，形成了以刘中柱、崔云、陈宁刚为主要代表人物的严氏外科流派传承脉络。

（一）第二代传承人：刘中柱、严瑞卿、陈瑞刚、李学康、卢家祥

刘中柱（1919—2004），生于浙江乐清，1936年随父来甬，从师严海葆，继承其衣钵，1941年继承师道悬壶甬上，自设外科诊所，1953年起先后在鼓楼联合诊所、孝闻卫生院工作。1977年与钟一棠、张沛虬、宋世焱、罗仲丹等参与筹建宁波市中医院，开创了宁波市中医院外科。1983年被浙江省人民政府授予"省级名老中医"称号，1984年受卫生部委托参与编写了《中医外科病证

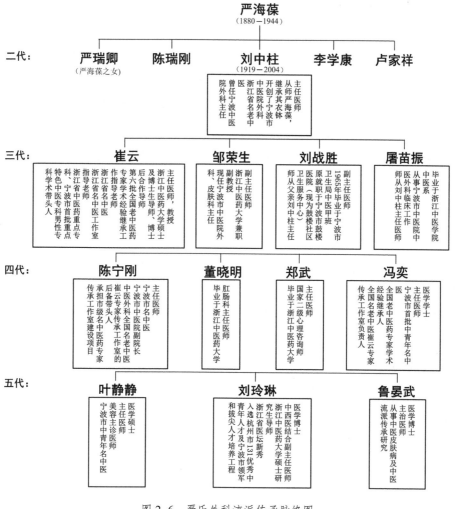

图 2-6　严氏外科流派传承脉络图

诊断疗效标准》，1986 年评为副主任医师，1992 年晋升为主任医师。曾任宁波中医院外科主任、浙江省中医外科学会副主任、宁波市中医学会理事、宁波市中医药人员高级职务评审委员会委员、宁波市政协委员等职。并潜心乳腺病、疔疮痈疽、肛肠等疾病的研究。

（二）第三代传承人：崔云、邹荣生、刘战胜、屠苗振

崔云，主任医师，教授，浙江中医药大学硕、博士生导师，博士后合作导师。第六批全国老中医药专家学术经验继承工作指导老师，浙江省名中医，浙江省名中医工作室指导老师，浙江省中医药重点专科、宁波市首批重点特色中医专科男性专科学术带头人，中华中医药学会男科分会副主任委员、中华中医药学会生殖分会常务委员、浙江省中医药学会男科分会主任委员、国际中医男

科学副主任委员、浙江省中西医结合学会泌尿男科专业委员会副主任委员、世界中医药联合会男科专业委员会副会长、宁波市中医药学会会长。长期从事中医、中西医结合外科、男科的临床、教学和科研工作，系 2021 年宁波市杰出人才，宁波市"4321 人才工程"第一层次人选，浙江省中医药重点专科、宁波市首批重点特色中医专科男性专科学术带头人，其擅长男科疾病诊治。主持完成的科研成果获浙江省医学科技进步奖 1 项，浙江省中医药科学技术创新奖二等奖 1 项，浙江自然科学学术奖 1 项，中华中医药学会科学技术奖 1 项，宁波市科技进步奖二等奖 1 项。主编、参编学术著作 8 部，发表学术论文、译文 160 余篇。患者影响已辐射至省内外其他地区，并接待了美国、英国、日本、澳大利亚、韩国、以色列、中国台湾、中国香港等国家和地区的患者。

刘战胜，副主任医师，1965 年毕业于宁波市卫生局中医甲班，原就职于宁波市鼓楼医院（现为鼓楼社区卫生服务中心），师从父亲刘中柱主任，潜心于乳腺病、疔疮痈疽、窦道瘘管、湿疹、带状疱疹等治疗的研究。坚持中西医结合理念、理论和临床并重的严谨治学态度，积累下丰富的临床经验，先后在国家级、省级、市级学术会议交流发表论文 10 余篇。协助刘中柱主任整理编写《中医外科病证诊断疗效标准》，受浙江省卫生厅和浙江科技出版社委托参与编写《医林荟萃——浙江名老中医学术经验选编》。

邹荣生，副主任医师。浙江中医药大学兼职副教授，现任宁波市中医院外科、皮肤科主任，中华中医药学会外科分会蛇伤专业委员会委员、浙江省中西医结合学会普通外科专业委员会委员等职。从事中医外科、皮肤科临床工作 26 年。曾师从浙东外科知名中医刘中柱，擅长运用中西医结合治疗乳腺病、窦道瘘管、皮肤病、毒蛇咬伤等外科、皮肤科常见病、多发病和疑难杂症。其主持市级科研课题"速可乳宁药物纹胸"。曾有多篇文章在省市及以上刊物上发表。

屠苗振，1976 年毕业于浙江中医学院中医系，于 1980 年调入宁波市中医院中医外科临床工作，随刘中柱主任医师学习诊治中医外科的常见多发病。1983 年 10 月在上海中医学院附属岳阳医院随上海著名痔科专家闻茂康教授进修学习痔瘘病的诊疗技术 1 年，返院后一直从事肛肠科的痔、瘘、裂等疾病的诊治工作。其先后又在北京、南京中医学院短期培训学习，对肛肠科疾患的治疗积累了一定的临床经验，并取得了很好的治疗效果。对混合痔的外切内扎术、复杂性肛瘘的切开挂线、小儿肛瘘切开术以及陈旧性肛裂的封闭扩肛治疗，以及中医中药辨证论治便秘、肠泄（结肠炎）的治疗取得了一定的临床经验。发表有《徐长卿注射液局封扩肛治疗肛裂 102 例》《蚕沙苦胆汤外洗治疗肛周湿疹》等多篇论文。

（三）第四代传承人：陈宁刚、董晓明、郑武、冯奕

陈宁刚，主任医师，宁波市名中医，宁波市中医院副院长，中医外科全国名老中医崔云专家传承工作室的后备带头人，并承担市级名中医药专家传承工作室建设项目。现任中华中医药学会皮肤分会全国委员，浙江省中医药学会皮肤科分会副主任委员，浙江省医学会皮肤分会委员，浙江省中西医结合皮肤分会委员，宁波市医学会皮肤分会副主任委员，宁波市中西医结合学会皮肤性病委员会副主任委员，宁波市中医药学会理事。其擅长皮肤病及皮肤美容诊治。承担浙江省中医药管理局课题 1 项，以第一作者或通讯作者发表中文核心期刊文章 8 篇，获得发明专利 2 项。

董晓明，从事肛肠科诊疗工作，主任医师。1984 年毕业于浙江中医学院，先后多年从事外科、肛肠科工作，擅长用中医、中西医结合的方法治疗各种肛肠科常见病及疑难病，对环状混合痔、复杂性肛瘘、陈旧性肛裂的治疗有较好的疗效。此外，研制了专用于肛裂治疗的肛裂注射液以及用于痔瘘术后疼痛防治的混合长效止痛液，这些创新疗法在临床上具有一定的特色和实用价值。近年来，开展的中医中药治疗各种便秘、结肠炎取得了较好的疗效，并开展了各种肛肠手术及结肠镜检查治疗。此外担任全国肛肠学会理事，浙江省肛肠学会委员，发表期刊及会议论文近 20 篇。

郑武，主任医师，国家二级心理咨询师，1993 年毕业于浙江中医学院，擅长运用中西医结合治疗血精、附睾炎、前列腺炎、男性不育、性功能障碍、精索静脉曲张等男科疾病及中医外科治疗方面的疑难病。

冯奕，医学学士，主任医师。宁波市首批中青年名中医，全国老中医药专家学术经验继承人，全国名老中医崔云专家传承工作室负责人，浙江省中医药学会名老中医经验与学术流派传承分会委员，宁波市医学会男科学分会委员。从事中医男科工作 20 余年，以"治病求本""治未病"为治医理念。擅长运用中医药方法治疗男性不育症、性功能障碍、前列腺精囊疾病以及慢性疲劳综合征的调理。发表期刊论文 10 余篇，参与编写著作 1 部。

（四）第五代传承人：叶静静、刘玲琳、鲁晏武等

叶静静，医学硕士，主任医师，美容主诊医师，宁波市中青年名中医。中华中医药学会中医美容分会常务委员，中华中医药学会皮肤科分会全国委员，浙江省中医药学会中医美容分会副主任委员，浙江省中医药学会皮肤科分会委员，宁波市医学会皮肤科分会委员、青年委员会主任委员，宁波市中西医皮肤

性病专委会特应性皮炎学组组长。其擅长皮肤疾病、面部损美性疾病中西医诊治。承担浙江省中医药管理局、宁波市级课题等多项。发表中文核心期刊论文多篇。

刘玲琳，医学博士，中西医结合副主任医师，浙江中医药大学硕士研究生导师，浙江省医坛新秀，先后入选杭州市"131"优秀中青年人才，宁波市领军和拔尖人才培养工程。世界中医药学会联合会乳腺病专业委员会理事，浙江省中医药学会乳腺病分会委员，浙江省中医药学会外科分会委员，浙江省中西医结合学会乳腺病分会青年委员，宁波市医学会乳腺疾病分会委员。其擅长中西医结合治疗乳腺及甲状腺疾病，曾获浙江省中医药科学技术奖三等奖。

鲁晏武，医学博士，主治医师，从事中医皮肤病及中医流派传承研究。深研严氏外科，临床上博采众家，始终坚持中医药理论，强调因时、因地、因人制宜，对于中西医结合治疗湿疹、银屑病等自身免疫及变态反应性皮肤病具有一定的经验。

三、学术特色

严氏外科集师传精华和自身实践经验，在临床上内外融通，中西并举，强调整体和分治观念，提倡症因证治的量化思维，重视先后天之本。能够与时俱进地汲取中医治病的精髓，发挥中医药的优势。

（一）内外合治

中医外科疾病，有别于内科疾病，严氏外科认为内治、外治殊途同归，二者有效配合，才能达到良好的临床疗效。故而临床诊治在常规中药汤剂内服基础上，应同样重视中医外治。而中医外科治疗疾病的外治技术纷繁复杂，严氏外科告诫门人需仔细辨别不同外用药和外治技术的优点，在疾病治疗的不同阶段合理选用，才能发挥最佳疗效。如治疗浆细胞性乳腺炎，由于其临床征象与乳癌相似，容易误诊误治，西药尚无特效药，一般采用乳腺局部切除甚至全切的方式进行治疗，术后有复发风险，严氏外科则采用挂线、垫棉、切开、提脓去腐药外敷等中医外治技术，结合清热之剂内服的方式，这样愈后瘢痕小，乳腺外形损伤轻，治疗后不易复发。祛邪扶正，针对这些乳腺疾病的发病及变化特色，结合乳腺疾病脏腑经络所属的共性，在外感六淫、内伤七情的情况下，致肝郁脾虚、冲任失调、气滞血瘀痰凝毒聚于乳络，形成乳中结块，日久郁而化火，热盛肉腐，则见肿块局部红肿，脓肿形成。此时扶正祛邪是治疗大法。严氏外科通过多年临证实践，将祛邪概括为疏肝理气、活血化瘀、化痰散结、清热解毒 4 法，而扶正则主要包括健脾化湿、补益脾胃、调摄冲任、补肾填精 4 法。

（二）整体观念

严氏外科认为，痈疽疾病多因气滞、血瘀、痰凝、毒聚等病理产物堆积于经络所致，与外感六淫、内伤七情、脏腑功能失调密切相关。因此严氏外科倡导外科疾病的临床表现虽以局部为主，但其治疗需有整体观念，从宏观上把握痈疽疾病的病因病机、发展趋势，认识疾病的表里、阴阳、寒热、虚实，才能进一步提高外科疾病治疗的有效率。严氏外科从整体出发，结合局部症状，将痈疽的发病过程归纳为 3 个阶段：初期（肿胀期）、中期（化脓期）、末期（溃后期）。严氏认为治疗该病的总原则不外乎疏肝清胃、活血化瘀、理气通乳、清热解毒之法。洞悉临床病情的发展，深思症状的鉴别变化，初期治疗应以发散表邪、清热利气为主；中期以托毒外出、消肿去腐为主；末期应以调气血、扶正兼祛余邪为主。

（三）细究局症

中医外科疾病的中医药治疗有别于内科疾病诊治，其特色在于中医外用药物和外治技术的运用。严氏外科告诫门人，中医外科疾病局部辨证和整体辨证具有相同的地位。但是临床诊疗中，严氏外科发现中医外用药物相较于中药内服药物，存在品类稀少、制剂工艺落后、患者使用不方便等缺点。严氏外科广采名验方，改良创制出三黄消肿膏、栀黄散、生肌玉红膏和小檗碱液等院内制剂，具有高效、价廉、便携、不良反应小的特点，畅销多年，至今仍是浙东地区患者口口相传的好药。

第七节 潘氏外科流派

一、流派起源

潘氏外科流派，发源于浙江省德清县 [钟管镇（戈亭乡）曲溪村]，创始人不详，起始时间不详，至道光年间（1821—1850）已传至六代，惜前四世佚缺史料，故从五世潘鼎（约 1796 年生人）记起。潘氏外科流派以家传、师授模式为主，主要代表人物有潘春林、潘斌璋、张明峰。为进一步传承中医文化，2017 年 5 月，德清县政府在潘氏祖居建立了"曲溪湾潘氏中医外科博物馆"。曲溪潘氏迁湖直支传人为湖州市中医院成立与发展做出重要贡献，其杰出代表人物有潘春林、潘澜江等。

二、传承脉络

潘氏外科历代传人甚多，遍及浙江省湖州德清县、杭州及嘉兴、上海、江苏、安徽等地，其中著名的有上海夏墨农、夏少农等，杭州余步卿、余步廉等，湖州徐振华、李慕如等。20 世纪 80 年代受浙江省卫生厅委托举办中医外科进修班，授业者遍及浙江省各地，其中优秀的已成为省级名中医。经过 200多年的流传和十二代的发展，形成了以潘春林、潘斌璋、张明峰为主要代表人物的潘氏外科流派传承脉络。

（一）第五代传承人：潘鼎

潘鼎，《德清县志》载："潘鼎以中医外科闻名，尤以善治疔疮为最。"

（二）第六代传承人：潘旭

潘旭，《中医人物词典》记载："潘鼎之子潘旭，字东阳（1821—1894），清外科名医，科举秀才。"其学验俱丰，贯通内外各科，辨证施治中每以疮疡疔疮所属经络而分析病因病机，且重视整体内外兼施。

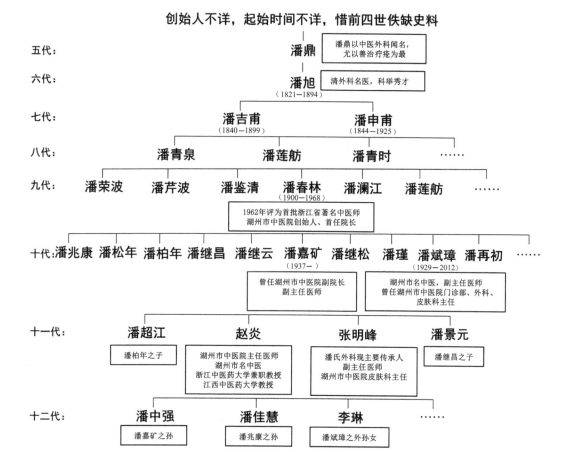

创始人不详，起始时间不详，惜前四世佚缺史料

图 2-7　潘氏外科流派传承脉络图

（三）第七代传承人：潘吉甫、潘申甫

潘吉甫（1840—1899），潘申甫（1844—1925），兄弟俩皆能克承家业，从学弟子均近百人。两人具有共性，秉承医案委曲详尽的独有风格，曾与弟子成立"曲溪国医研究会"（又称曲溪研究医学会），每逢3、6、9日欢聚一堂，阐述病例，征集心得，后经其后代将曲溪国医研究会收集的验案及医案计360余例，按家传《疡证歌诀》编排顺序，编成《曲溪湾疡症心得集》10册。两人还注重医著，潘吉甫编著《疡证歌诀》《外科汤头歌诀》《痈疽辨证歌诀》《内证方药治歌诀》《内科汤头歌诀》《分经用药性赋》《经脉歌诀》《察舌辨证歌诀》《外用方药》。潘申甫撰有《周身名位骨度》《内经十二官》《六淫问答》《七情论》《揣摩集》，编辑《运气要诀》《时用妙方》《游丹十症》等著作。至此，基本形成了曲溪湾潘氏外科传统读本和学术经验的书面资料，成为学术流派的基础。

（四）第八代传承人：潘青泉、潘莲舫、潘青时等

行至第八代，业务地域均有所扩大，以潘青泉、潘莲舫、潘青时为第八代主要传承人。潘青泉尤精内科。潘莲舫曾中举，连同直支于清光绪二十五年（1899）迁居湖州，被列入"湖州名医考"。潘青时（1879—1930）撰有《初学医法入门》《临症指引》。

（五）第九代传承人：潘荣波、潘芹波、潘鉴清、潘澜江、潘春林等

传承至第九代，是为潘氏外科鼎盛的一代，同辈8人行医，各自发展，各具特色。潘荣波于著有《疔疗一夕潭》，潘芹波（1894—1971）自制"导灵丹"疗效显著，潘鉴清（1905—1977）擅长刀法，潘澜江（1896—1963）善治肠痈而著称。

潘春林（1900—1968），湖州市中医院创始人，首任院长。历任浙江省政协委员、湖州市政协委员；各届湖州市人民代表大会代表、湖州市人民代表大会常务委员会委员。1954年代表浙江省出席华东中医代表会议。1957年起历任中国农工民主党湖州支部委员会委员、副主任委员。潘老统一了湖州三家外科外用药的处方和配制，保持和发展了中医外科用药的传统特色和配制方法，并冠名为"湖州市中医院外科外用药协定处方"。1978年6月人民出版社将《湖州潘氏外科临证经验》编入《老中医经验汇编·第一集》发行。潘老治疗疔疮、有头疽、流注、肠痈、无头疽等疗效卓绝，治愈疑难重症不计其数，并设"稻香书屋"，其中藏有传徒课本及医籍百余部，1962年列为"浙江省著名中医师"，著有《潘春林医案》《湖州潘氏外科临证经验》。弟子学生200余人，遍及江、浙、皖等省。

（六）第十代传承人：潘松年、潘柏年、潘继昌、潘继云、潘继松、潘云龙、潘瑾、潘曙云、潘斌璋、潘兆康、潘嘉矿、潘再初等

潘斌璋（1929—2012），湖州市名中医，副主任医师，曾任湖州市中医院门诊部、外科、皮肤科主任，浙江省中医药学会外科专业委员会委员。编纂《浙江省临床经验选辑·外科专辑》，牵头编写《中医外科病证诊断疗效标准》。此外运用创制灌洗疗法治疗深部溃疡久不愈合的骨髓炎；以中药治疗攻克少尿、肠结、多尿、体温不升及皮肤病等疑难杂症和顽固疾病。

潘嘉矿（1937—），曾任湖州市中医院副院长，副主任医师。整理、校注、增添家传课徒读本内容，定名为《潘氏外科秘本九种》，参（旁）校《外科方外奇方》《外科传薪集》书籍的175千字，编入首部断代大丛书《近代中医珍本集·外科分册》；参加整理出版《潘春林医案》《老中医经验汇编第一集·湖

州潘氏外科临证经验》《重订严氏济生方》等；主持整理总结该院名老中医学术经验等书籍9部；参评其父的经验方"疗疽软膏"，并获中国中医药文化博览会"神农杯"优秀奖，此外"肤苦净搽剂"的研制获院级科技成果奖，列入医院制剂。他将祖传的辛术布膏与十香散有机结合，外贴治疗乳癖、乳房发育异常症、肉瘤、瘰疬、流痰等良性肿块，疗效更为卓越。其擅长治疗褥疮、烫伤、渗液性湿疹、脱发、脉管炎、骨髓炎、窦道瘘管、疖肿、口腔溃疡等疾病。撰写论文20余篇。

（七）第十一代：潘超江、潘景元、赵炎、张明峰等

潘超江，潘柏年之子，继承家业，于2003年6月在德清县乾元镇挂牌开设潘超江中医诊所。

潘景元，潘继昌之子，继承家业，在乡村从事中医诊治工作。

赵炎，湖州市中医院主任医师，湖州市名中医，浙江中医药大学兼职教授，江西中医药大学教授，世界中医药联合会外科专业委员会常务委员，中华中医药学会外科专业委员会委员，浙江省中医药学会外科专业委员会副主任委员，浙江省中医药学会蛇伤专业委员会副主任委员，湖州市中医药学会理事，湖州市中医药学会外科专业委员会主任委员。国家中医药管理局"十二五""十三五"重点专科负责人、学术带头人，浙江省中医药管理局重点学科负责人、学术带头人。其主持、参与浙江省中医药管理局科技创新项目多项。

张明峰，潘氏外科现今主要传承人，副主任医师，硕士生导师，湖州市中医院皮肤科主任，中国民族医药学会理事、浙江省中医药学会中医美容分会委员、湖州市医学会皮肤科分会委员、湖州市中医药学会皮肤病专业委员会副主任委员、湖州市中西医结合学会变态反应学会主任委员、湖州市青年名中医。张明峰以潘氏外科的诊治理念为主，经方为辅翼，认为皮肤类疾病以湿热为标，体虚为本，治疗主张清养结合，以清为主。治疗上擅长运用龙胆泻肝汤、温清饮、柴归汤、柴苓汤、黄连解毒汤、当归饮子等方剂。在中医外治上创立了多种外洗方，如湿疹外洗方、癣净、胼胝浸方、泡脚方、足臭方、足癣方等，做成协定方在医院内使用，取得较好的疗效。

（八）第十二代：潘中强、潘佳慧、李琳等

潘中强，潘嘉矿之孙，大学本科，现就职于湖州市中医院针灸推拿科。

潘佳慧，潘兆康之孙，大学本科，现就职于湖州市妇幼保健院内科。

李琳，潘斌璋之外孙女，硕士研究生，现就职于上海市医疗机构皮肤科。

三、学术特色

潘氏外科在疮疡、皮肤科、五官科、口腔科、乳腺疾病、急腹症等的诊治及中医外用药制剂制备方面形成了鲜明的流派学术思想和诊疗特色。

（一）重视病因辨证

外证之起必有因。因病知原，从临床症状加以分析后，具体外证病因辨证如下。

1. 抓住局部，分辨外因

（1）火：火为热之甚，火和热仅是程度上的不同，是外疡中最主要的致病因素。火邪辨证，以红热、紫黯、肿硬和痛等为主要依据。疔疮或有头疽初肿势散漫而木硬，肿到哪里硬到哪里，为单纯毒火肆横所致；肿硬而皮色紫黯，则其内陷之毒邪越重；肿硬散漫，硬而不坚，皮肉红活，此为火毒较轻之症。

（2）风：头为诸阳之会，唯风可到，故风邪最易侵扰头面，亦可侵犯躯干上部。风邪辨证，以发病急、红晕扩散快、肿势宣浮、游走迅速、干痒为其特点。发于头面，除恶风、发热头痛、肢楚等全身症状外，疔疮可见水肿，扩展迅速，肿势严重而宣浮；有头疽则四周水肿处按之不硬，且有凹陷，毛孔疏如橘皮状。风邪盛时，肿势可延及面颊眼胞，或水肿向颠顶、耳边颈项蔓延，手指触之头发痛甚，并见头痛较重。外痈发于头面颈项及上肢的，多由风火、风热、风痰所致。风火症，局部灼热焮红刺痛，起发迅速，肿块浅而不硬，红晕散漫，扩散快；风热症，局部亦出现焮红，红晕逐渐出现而后变盛，灼热刺痛的感觉不甚严重，肿块比风火症深而木硬。若为风痰症，可见 2 种：其一，先有发热咳嗽、咽喉作痛等肺之症状，而后出现局部肿块；其二，局部见现肿块，皮色如常，按之木硬，推之活动，夹受风邪，即出现身热，臖核迅速增大，且显红晕。腿游风，夹感风，突发红晕，此为湿毒毒邪内蕴与风邪相搏，可十数枚合并成片，其势甚速。面部湿毒夹风，则面部水肿，红晕散漫，游走无定。湿疮瘰疹，临证中取决于风胜或湿胜，风胜多干痒，湿胜多湿痒。血热风胜者，症见局部仅起瘰，无水疱、脓疱、津水，甚至皮肤干燥落屑，亦不流滋水，搔抓血痕能很快愈合，此为血虚生风，风动火炽之候，治以养血祛风为主。

（3）湿：湿为阴邪，其性黏滞缠绵。症见肢体沉重，面黄不泽，小溲赤滞不畅，大便黏滞不爽，舌苔白滑黏腻。患处局部肿胀，浅则光亮，深则按之如烂絮状，溃破则稠水渗溢，甚至糜烂。湿邪常与其他病邪相合为病，如化热熏蒸，则皮肤瘙痒；滞留肌肤，则痒如虫行；夹风者遍体发瘰，瘙痒无度。湿火下注，多侵犯下部或下肢，始起即现红晕、肿亮，皮肤绷紧，焮红刺痛，起发较风火症缓慢，一般上午轻，下午较重。若为湿热症，局部亦现焮红，但无刺痛，红晕日渐出现而不甚，皮肤松软，无光亮。湿阻内脏，如肠痈，可由湿阻气滞瘀血凝滞而成，初起有腹胀或气攻作痛，后现腹部起块，重按略有肌肉板滞，肿块较为散漫而软，边缘不十分清楚。瘀凝夹湿，易于化热，病情发展快，局部热而不红，痛而拒按，容易酿脓，随证出现身热很快增高的情况，即使汗出，热仍不退，口苦欲饮而饮不多，苔黄腻，脉滑数等。

（4）暑：暑为夏日主气，暑邪致病，有明显的季节性，按节气为小暑至霜降的三个半月，而以大暑前后发病较多。暑为阳邪，其性炎热，暑必夹湿，故暑湿之邪蕴结肌肤，常发为暑疖，又称热疖。暑湿化毒壅滞血脉，或暑毒流于血脉，阻于肌肉之间，则发为暑湿流注。发作时常兼见身热、汗出，热势重于夜间，胸闷口渴，甚者透发白㾦等。需根据局部与全身症状综合分析，判断其属暑湿或暑热。以掌握治疗程序。

（5）痰：痰之为病，多由津液受热邪蒸灼而成，其特点为柔软如绵，不红不热，皮色如常，隐痛，脉滑。可与其他病邪合为风痰、热痰、湿痰、寒痰、痰凝气滞等。如肋疽，系感邪酿成痰热，阻滞经络，应从咳嗽、身热等早期症状，继而迅速出现肋部疼痛的体征来判断，倘属肝经积热，痰凝气滞，发病则较缓，隐痛不甚。热痰结肿，如喉痈、结喉痈、缠喉风、颈痈等初起，按之柔软、皮色不变，一旦化热、化火，局部速现焮红肿痛，由于痰火郁结，可同时出现寒热、便秘、咽痛、痰涎壅盛、吞咽困难等症。其因湿痰或寒凝而成硬结的，按之绵软，无焮红漫肿，无热感，痛感亦不明显。寒痰症发病缓慢；湿痰症稍快，病程均长。在辨证时须结合全身症状。属湿，则身重肢倦，胸闷，口淡，脉濡苔腻等；属寒，则咳嗽痰稀，厥冷，脉沉迟，或疼痛彻骨。此外，瘰疬、瘿、流注等在不同程度上都涉及痰的范围，治疗时必须先注意涤痰。

（6）气滞血瘀：气与血常互为影响。以气滞为主，如肝火犯胃，则局部皮色如常，按之外紧而内软，肌肉不板滞，无肿块，脘腹无形疼痛，呕吐泛恶；或肝失疏泄，脾胃失调，少腹有冲气，板滞作痛。触诊偶见有痞块，胸腹胀满，纳食更甚，嗳气或转矢气后得舒者皆属之，结聚之气消散，痞块和疼痛自解。血瘀经脉，不通则痛，多呈刺痛感而有定点，痛而拒按，皮肉肿胀，肿而木硬，但痛不热。如肠痈属瘀凝者，为有形腹痛，按之肌肉板滞，腹内可触及坚硬肿块，血瘀久则化热，除诸症增剧外，还可以出现发热等全身症状。若先气滞而后血瘀，必由痛而肿，腹部初为无形疼痛，继呈肌肉板滞或肿块；先血滞而后气滞，则由肿而痛。又对瘀血流注的辨证，认为是由劳伤筋络而成的，初成全身症状不显，局部症状比其他流注轻，化脓期始见寒热；由跌仆损伤引起的，初起症状轻，局部微痛，肌肉板滞，待身热痛剧，按肌肉深部木硬，灼热不甚，此症化脓快；由产后败瘀入络，阻滞肌肉形成的，先隐痛或疼痛而渐成肿块。产妇气血多亏，不可徒事表散。

2. 注重内因，因人制宜

疾病的发生和发展，与人体内在因素有密切的关系，故在审证求因中也应注意内因。凡喜、怒、忧、思、悲、惊七情过度，均可引起内脏功能紊乱而发生病变。在外科病证中尤以忧、思、郁、怒最为多见。如失荣、乳腺癌等症，皆由于郁怒伤肝、肝气郁结、忧思伤脾、脾气失运而成。因人制宜，还应注意患者的体质，这点从潘氏医案中可以得到反映。如卸肉疗案："禀体素虚，常患小疾，近来左大腿内侧始起毒瘰……此系正虚邪盛，热灼伤阴，毒邪内陷，有昏厥之变。"又如乳痈案："乳痈前溃二枚，脓水渐少，旁处一枚肿痛得减……新产气血两亏，肝胃经积热未清，乳汁壅络未通，治宜调和气血，佐入解毒通乳。"治皆兼顾内因。

（二）强调疮疡与脏腑经络关系

外科病证虽大多数发生在皮肉、筋骨，但与脏腑经络有密切的关系，因为疮疡皆由五脏不和、六腑壅滞、经脉不通而生。同时经络内源脏腑，外通肌肉筋骨，故脏腑经络内在病变可以反映于体表而发生疮疡，体表的疮疡病变也可影响脏腑经络而发生内症。如疗疽局部疮陷无脓，木硬散漫，皮色紫黯，憎寒壮热，烦躁不安，神昏谵语，舌质红绛，脉洪数，此为火毒炽盛所致，毒邪由经络传入脏腑，致成走黄内陷之证。

经络还因自身阻塞而发病。尝曰："最虚之处，便是容邪之地。"如《潘春林医案·缓疽》记载："右少腹结并，坚硬漫肿形巨，连及便腔髓骱，致痛皮色不变，身热夜甚，内将化脓……端由太阴足经气血不调，寒湿凝滞所致。"故以行气活血、清热渗湿、消肿托毒之法为治法。

第八节　杨氏外科流派

一、流派起源

杨氏外科流派为"浙北名医四大家"之一的杨詠仙先生所创立，杨詠仙先生（1897—1979），字天喜，湖州新兴港人，曾任湖州市中医院副院长。杨詠仙幼年丧父，家境贫寒，16岁就跟着吴兴后浜兜名医李梦莲习医，精通内外方脉，对外科独具专长，19岁便独自于湖州圣堂湾（后迁东街）设诊所。杨詠仙先生从事中医外科60余年，医风正派，誉满四乡，先后培养门人100多名，门生遍及浙北及苏、浙、皖周边地区，成为当地中医外科骨干力量，形成了在湖州有影响的"杨氏外科"。1952年响应政府号召，积极带头，首批筹建湖州东街联合诊所，后并入湖州中医院。生前遗有部分经验手稿和医案，后由湖州中医院整理成《杨詠仙外科医案》内部刊印。

二、传承脉络

杨氏外科至今有100余年历史，已传至第四代，在湖城及周边地区享有良好的声誉。杨氏外科流派以师承、家传模式为主，形成了以杨詠仙、杨泰生、程祖耀为主要代表人物的杨氏外科流派传承脉络。

（一）第二代传承人：杨泰生

杨泰生（1934—），湖州市名老中医，主任医师，湖州市名老中医，浙江省第二、三届中医外科学会委员，浙江中医药大学兼职教授。杨老传承家学，随父亲杨詠仙学习中医外科，此外，定期去李修来、朱承汉先生（吴兴中医教学家、名中医）处学习中医基础理论（共3年），打下了坚实的中医药学理论基础。1956年经湖州市卫生科批准取得中医师开业许可证，业医60多年，在中医外科、皮肤科疾病的诊疗方面积累了丰富的临床经验，具有独特的学术

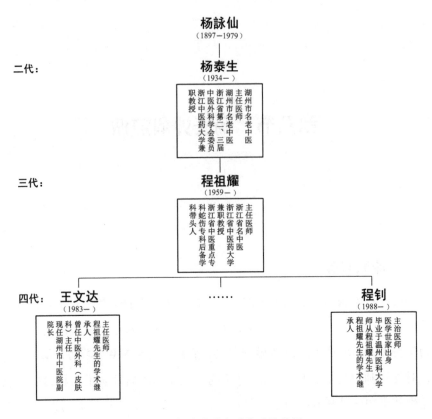

图 2-8　杨氏外科流派传承脉络图

见解。其能博采众长，改进创新了多种外敷药，如治疗烫伤的烫伤灵散剂、治疗痹证的蠲痹搽剂、治疗痤疮的脂益净洗剂等。临床上应用的外敷药涉及膏、散、酊、锭等各种剂型，达 60 余种。1989 年被评为湖州市名老中医，参加国家中医药管理局主编的《中医外科病证诊断疗效标准》的编写，整理《杨詠仙外科医案》，撰写学术论文 20 余篇。其传略被辑入《中国专家人名辞典》《浙江当代中医名人志》等典籍。

（二）第三代传承人：程祖耀

程祖耀（1959—），主任医师，浙江省名中医，浙江省中医药大学兼职教授，浙江省中医药学会诊断与方剂分会常委，浙江省制冷学会低温生物医学分会副主任委员，湖州市医学会皮肤病学组副主任委员，湖州市中医药学会理事。程氏生于中医之家，1983 年毕业于浙江中学院中医系，平素酷爱中医，1993 年成为湖州市名老中医杨泰生主任医师学术继承人，临证学习 2 年。2001—2003 年担任浙江省中医重点专科蛇伤专科后备学科带头人。其负责完成"杨氏青黄调治疗糜烂性湿疹的临床应用与研究"与"制定毒蛇咬伤诊疗规范"2 项市级科研课题，分别获得 2 项浙江省中医药创新奖三等奖。2006 年被评为湖州市名中医，2014 年被省卫生计生委评为第六批浙江省名中医。编写著作《气功疗法简编》《毒蛇咬伤诊疗规范》《杨泰生外科临证经验集》《湖州中医外科外用药验方集》《程祖耀外科临证经验集》5 部。

（三）第四代传承人：王文达、程钊等

王文达（1983—），主任中医师，为程祖耀先生的学术继承人，曾任中医外科（皮肤科）主任，现任湖州市中医院副院长。浙江省中医药学会皮肤科分会常务委员、浙江省中医药学会中医美容分会常务委员、湖州市中医药学会皮肤科专业委员会主任委员。其擅长运用中西医结合方法对各种皮肤病进行诊治，尤其对痤疮、带状疱疹、扁平疣、荨麻疹、尖锐湿疣等皮肤疾病的治疗具有良好的疗效。其曾在复旦大学附属华山医院皮肤科进修学习，为难治性皮肤病的治疗积累了丰富的临床诊治经验，主持和参与科研课题多项。

程钊（1988—），主治医师，医学世家出身，毕业于温州医科大学，师从程祖耀先生临证学习 10 年余，为程祖耀先生的学术继承人。从事临床工作 10 余年，曾赴复旦大学附属华山医院皮肤科进修半年，对皮肤科常见病多发病有一定诊疗心得及独特的治疗手段。2019 年申报"程祖耀医案整理与研究"课题获湖州市科学技术局立项，担任项目负责人。

三、学术特色

杨氏外科用药大多源自李氏所传，临床经验极其丰富，尤精刀圭，在先师所授的基础上，不断进取，吸收诸家所长，摒弃惊奇怪绝、贵重稀世的陋习，独创外科一路，改良药方，尽量亲民，深受业内病家赞赏。杨氏外科流派在疮疡、皮肤科、痹证、乳腺、甲状腺、毒蛇（虫）咬伤等疾病的诊疗中形成了流派学术思想和诊疗特色。

（一）循内治外，辨证精审

杨氏外科临证推崇汪机"外科必本于内，知乎内以求其外"之说，认为中医外科之理出自《内经》等经典。尝谓："疡症虽发于外，然致病成因，不外乎内伤七情之气，外感六淫之邪，因此必须重视内治，应用四诊八纲，辨明内伤七情之所在，外感六淫之偏胜。至于八纲之表里，寒热虚实易被假象所迷惑，更需仔细推敲明确认识，是诊断的正确之关键。"杨氏认为疮疡病症虽发于外，实与外感暑湿风寒之邪，内因情志、膏粱厚味等所伤有关，由于五脏六腑功能失调，皆能蒸化为痰浊、湿热、火毒之邪，凝聚于经络，入于肌肉皮毛之间，而导致疮疡病症。所以平时常循内治外，执内科之理以治疮疡，每能挽危疾沉疴，辨证施治有其独特见解。

（二）虚察疮疡，擅长温补

杨氏外科治外科阴证，用温补法颇能得心应手，除阴虚内热证外，如附骨疽、鹤膝风、寒湿流注、流痰、脱疽等，酸痛微肿，深着筋骨者概可应用。其对王洪绪之阳和汤尤为推崇，临床上常以阳和汤配二陈汤治上述虚寒性疮疡。对有头疽之干陷证，认为也有用温补法的机会，如老年人气血虚衰，患脑疽，疮形平塌，肿势散漫，疮色晦暗，脓薄少流，神疲纳懈，舌苔淡白，脉细数者，为正气不足，不能载毒外达之象，治宜温补气血，托毒透邪，常用透脓散合二陈汤，酌加辛热之肉桂，治以温营血，助气化，添柴如火，促其熟腐成脓。至于脾胃生化之机，杨氏外科也非常重视，认为"大凡溃疡脓水频流，营气必然受耗，需赖脾胃之运化水谷，借水谷之精微疏布，而气血得恢复，如果不然，则有诸病丛生之可能"。因此，对溃疡疮孔深邃，时流稀脓，神倦不思谷食，腹鸣便溏，肢末欠温之脾阳不振、中运失健者，治用理中汤温补脾阳，煨肉豆蔻、补骨脂、炒扁豆、缩砂仁之类温中清肠，炒当归身、炒白芍等养血和营，俾使脾阳得振，营气自复，溃疡也就不难收敛。综上所述，杨氏外科治疮疡虚寒证善用温补，并顾及脾胃之生机，既渊源于《内经》"寒者温之，虚者补之""得谷则昌，失谷则亡"，也是崇尚李东垣脾胃学说的具体反映。

（三）膏丹敷贴，力寻效宏

杨氏外科对业师李梦莲之医疗经验十分推崇，临床应用之外敷药，大多为李氏所传，并参合三代人数十年之临床心得，把方药之修合和临床应用，进一步做了改革，使外敷药具有组方简单、疗效确切、药价低廉、种类不多（常用约3种）、一品多用的特点。如白灵丹围膏外治结并木硬之肿疡，经无数次临床实践，证明其疗效确切；再如用抗生素肿块僵硬难消者，贴白灵丹围膏常见显效，而该药为白大吊、白降丹和生石膏所合成。二味牙疳散仅砒枣、冰片二味，砒枣治糜烂气秽出血之牙疳，医者皆知，杨詠仙将此药既用于牙疳，亦治色黯腐烂秽臭流血之臁疮，疗效确切，方书上未见记载。青黄调由大黄、青黛、石膏组成，治急性湿疹滋蔓瘙痒，稠水津津甚佳。青云散乃煅月石、青黛、冰片所配制，既治口疮、牙宣，亦治脓耳，屡用屡验，近年来敷治霉性阴道炎，疗效满意，已推广至浙江省内外。其他如治臁疮之白调药，提脓去腐之八仙丹、十面埋伏散等，均是简便廉验之外敷药品。

第九节　杭氏外科流派

一、流派起源

杭氏外科流派，创始人杭芝轩，生于 1881 年，卒于 1971 年，享年 90 岁。杭老行医 60 余载，是一位深受嘉兴广大民众信赖与尊重的名医。杭老医术精湛，特长中医外科，擅于运用中药内服、外敷治疗疔疮、痈、疽、臁疮、蛇串疮、皮肤湿疹及乳腺疾病等。杭老对药物研究有素，"二气膏""红云散""白龙丹""青露膏"诸方，均系杭老自制验方药。而对喉科的治疗，更有独特之处，在采取内服中草药的同时，常配用外喷散剂，同时给予中医针刺、放血等措施，对烂喉风、锁喉风等急性喉科疾病，疗效特别显著。所创之"喉科散""玄霜散""喉科珍珠散""开关散""喉科壬字散"等，选药简单，疗效明显，而其特点则在于精制，杭老毕生精力在研究，诊疗之余即在研磨散剂，即晚年亦无闲时，故其药屡用屡验。杭芝轩老先生德高望重，对待患者态度一贯和蔼可亲，不论贫富，一视同仁，对特别贫穷的患者，非但分文不取，并常赐药、食。

二、传承脉络

杭氏外科流派以家传、师承、现代教育相结合模式为主，形成了以杭克奇、俞在震、范建国为主要代表人物的杭氏外科流派传承脉络。杭氏外科，在嘉兴地区及江苏吴江地区都具有一定的影响力，均有慕名而来就诊的患者。

（一）第二代传承人：杭克奇、俞在震

杭克奇，生于 1945 年，嘉兴人，名老中医，嘉兴中医外科名医"禾城杭氏"杭芝轩传人，从事中医外科近 40 年，辨证运用中医内服、外治之法，擅长治疗皮肤病、痈疽（即蜂窝织炎、脓肿）、慢性溃疡、粉刺、缠腰火丹等外

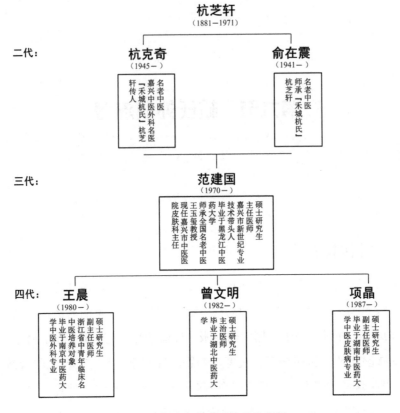

图 2-9　杭氏外科流派传承脉络图

科皮肤性疾病等。

俞在震，生于1941年，嘉兴人，名老中医，师承"禾城杭氏"杭芝轩。从事中医外科近40年，擅长运用中医药治疗疑难杂症，如风湿性关节炎，类风湿关节炎、腰椎间盘突出症的中医治疗等。

（二）第三代传承人：范建国

范建国，生于1970年，黑龙江佳木斯人，硕士研究生，主任医师，嘉兴市新世纪专业技术带头人，毕业于黑龙江中医药大学，师承全国名老中医王玉玺教授，现任嘉兴市中医医院皮肤科主任，浙江省中医药学会皮肤分会常务委员，嘉兴市医学会皮肤科分会副主任委员，嘉兴市中西医结合学会皮肤科分会副主任委员。

（三）第四代传承人：王晨、曾文明、项晶

王晨，生于1980年，江西德兴人，硕士研究生，副主任医师，浙江省中青年临床名中医培养对象，毕业于南京中医药大学中医外科专业，曾在上海华山医院皮肤科进修，现任浙江省中医药学会皮肤分会青年委员。

曾文明，生于1982年，湖北仙桃人，硕士研究生，主治医师，毕业于湖北中医药大学，曾在武汉市第一人民医院皮肤科进修。临床擅长痤疮、湿疹、白癜风、银屑病、神经性皮炎、过敏性皮炎等疾病的诊治。

项晶，生于1987年，浙江嘉善人，硕士研究生，副主任医师，毕业于湖南中医药大学中医皮肤病专业，现任浙江省医学会毛发学组委员。擅长中西医结合治疗脱发、痤疮、湿疹、银屑病、荨麻疹、带状疱疹等皮肤疾病及中医皮肤体质调理。

三、学术特色

嘉兴市，人杰地灵，人文荟萃，历史悠久，这里或成吴越之通衢，或为华亭之部分，或归属扬州，或为杭州所豁，因此这里医学学术交流幅度很大，中医文化内容丰富，有吴门学风、华亭医识、钱塘内涵，自然形成有独特风格的中医文化——"秀水医派"。浙派中医杭氏外科流派是"秀水医派"的一支，其独有的临证思想，既有"秀水医派"的文化内核，又有透发着博大精深的中医理论。

（一）选药简单，疗效明显

杭老自制验方，其对喉科的治疗颇有独特之处。在采取内服中草药的同时，常配用外喷散剂，同时给予中医针刺、放血等措施，无论烂喉风、锁喉风等急性喉科疾病（西医学所称的急性化脓性扁桃体炎、急性咽喉炎之类病患），疗效特别显著。

（二）内外结合，药物精制

杭老医术精湛，特长中医外科，擅于运用中药内服、外敷，治疗疔疮、痈、疽、臁疮（西医学所称的下肢皮肤慢性溃疡）、蛇串疮（西医学之带状疱疹）、皮肤湿疹及乳腺疾病等。

（三）外症内治，求本溯源

中医有"治病必求其本"之古训。外症同内科病，发病皆与阴阳失衡、脏腑失和相关。治疗炎症不能单靠外治，应求本溯源，同时还当注重内治。

第十节　郭氏痔科流派

一、流派起源

浙北"秀水医派"的郭氏痔科，发源于浙江嘉兴，创始人郭问农（1900—1982），享年82岁，禾城（嘉兴市）人，嘉兴中医痔科名中医。郭老约14岁习业于妇科陈仲南，4年后悬壶南埝（现东栅街道区域），后参加勤俭路联合诊所，1959年，嘉兴联合中医院成立，郭老随当时所在的勤俭路联合诊所一同并入中医，于该院从事外科兼痔科，诊疗60多年，在痔疮、肛裂、肛瘘、直肠息肉、结肠炎等肛肠疾病方面，积累了丰富的诊疗经验。其治疗疾病以内外同治、外治为主为主要准则，从用药、手术等方面共同治疗肛肠疾病。如内服凉血地黄汤治初期内痔出血，用补中益气汤治晚期痔疮脱出，用止痛如神汤治肛门痛，因人而异选用枯痔法、压缩法、挂线法、外治法、熏洗法等，每收良效，如用红升药线治疗内痔，明矾压缩治混合痔，中药内服、外敷治肛瘘，中药汤剂熏洗治肛门瘙痒等，在几十年的临床实践中，以显著的疗效赢得患者的信任。郭氏痔科结合古籍与经方创立的"郭氏外洗方"沿用至今，效果显著。在痔疮手术中创混合痔切除新方法，肛痈一期切开术、肛瘘切挂术，具有切口小、引流畅、愈合快、根治彻底等优势。本为家传之学，后则开门受业，先后及门弟子有陈会林、刘铫、尹和宅、王启、童蕾等，且均先后就职于嘉兴市中医医院肛肠科。

二、传承脉络

郭氏痔科流派以家传与现代教育相结合模式为主，形成了以郭亚华、陈会林、刘铫、尹和宅、王启、童蕾为主要代表的郭氏痔科流派传承脉络。在嘉兴地区及江苏吴江地区都具有一定的影响力，不乏慕名而来就诊的患者。

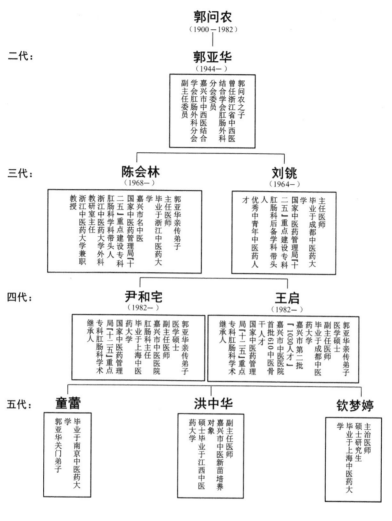

图 2-10　郭氏痔科流派传承脉络图

（一）第二代传承人：郭亚华

郭亚华，郭问农之子，生于 1944 年，浙江嘉兴人，曾任浙江省中西医结合学会肛肠外科分会委员，嘉兴市中西医结合学会肛肠外科分会副主任委员。郭老自年少时跟随其父左右，对中医文化耳濡目染，学习中医外科治疗技艺，后从事中医外科及肛肠科工作。郭老不拘泥于中医，多次外出参加全国性肛肠外科学习班、进修，把中、西医知识结合起来，大大地提高了治疗率。郭老认为肛门疾患虽以局部症候为主，但也与全身功能密切相关。"形诸外，必有诸内"，肛门疾患所表现的症状，也可能是脏腑病变通过经络的传导在局部的表现。若医家片面地强调手术治疗，会把自己局限在"开刀匠"的范畴内。医者不能见病治病，要从整体的观念进行综合辨证，审因论治；辨证论治，辨证施术。其坚持中西医结合方针，充分发挥各自优势，有机地使中医与西医进行互补，是其行医的特色和优势。郭老曾先后发表学术论文多篇，如《凉血地黄汤加减治疗混合痔》《同病异治肛裂》《治老年习惯性便秘八法》等。

（二）第三代传承人：陈会林、刘铫

陈会林，生于1968年，郭亚华亲传弟子，主任医师，浙江嘉兴人，毕业于浙江中医学院（现浙江中医药大学），嘉兴市名中医，国家中医药管理局"十二五"重点建设专科肛肠科学科带头人，浙江中医药大学外科教研室主任，浙江中医药大学兼职教授，嘉兴市中医药学会肛肠分会主任委员，中华中医药学会肛肠分会委员，浙江省中医药学会肛肠分会常务委员，浙江省医学会肛肠分会委员。从事中医外科临床工作30余年，曾在上海肿瘤医院、南京市中医院进修学习，擅长肛肠科及普外科疾病的诊治。

刘铫，生于1964年，主任医师，毕业于成都中医药大学，四川人，国家中医药管理局"十二五"重点建设专科肛肠科后备学科带头人。2007年被评为"优秀中青年中医药人才"，擅长肛肠疾病的治疗。

（三）第四代传承人：尹和宅、王启

尹和宅，生于1982年，郭亚华亲传弟子，医学硕士，副主任医师，嘉兴市中医医院肛肠科主任，浙江仙居人，毕业于上海中医药大学。国家中医药管理局"十二五"重点专科肛肠科学术继承人，浙江省医师协会肛肠医师分会委员，浙江省中西医结合学会围手术期医学专业委员会委员，浙江省中医药学会肛肠分会青年委员，嘉兴市医学会肛肠分会委员，嘉兴市中医药学会肛肠分会委员，入选嘉兴市第二批"1030人才"及2020年嘉兴市中青年名中医培养对象，曾在上海中医药大学附属龙华医院肛肠科进修学习。其主持及参与省市级课题多项，在中文期刊发表论文10余篇，获实用新型专利授权4项。2017年底，师从上海中医药大学附属曙光医院肛肠科主任杨巍教授，每月跟师抄方，学习其临证经验及手术技巧。

王启，生于1982年，郭亚华亲传弟子，医学硕士，副主任医师，四川新津人，毕业于成都中医药大学，入选嘉兴市第二批"1030人才"，嘉兴中医院首批610中医骨干人才，国家中医药管理局"十二五"重点专科肛肠科学术继承人，嘉兴市中医药学会肛肠分会秘书。其曾在浙江省肿瘤医院结直肠肿瘤外科、上海中医药大学附属曙光医院肛肠科进修学习，主持及参与省市级课题多

项，在国内期刊杂志发表论文 10 余篇，2017 年底，师从上海中医药大学附属曙光医院肛肠科主任杨巍教授，每月跟师抄方，学习其临证经验及手术技巧。

（四）第五代传承人：童蕾、洪中华、钦梦婷

童蕾，生于 1985 年，江苏盛泽人，毕业于南京中医药大学。2013 年 3 月 17 日拜师郭亚华，为其关门弟子。其跟师学习近 10 年，在郭老的指导下，中医理论及临床技能等方面均取得了很大的进步，对肛肠科常见疾病如混合痔、肛瘘、肛裂、肛周脓肿、肛乳头肥大、直肠炎等疾病的中医治疗、手术方式有了进一步的理解。

洪中华，副主任医师，嘉兴市中医新苗培养对象，2013 年硕士毕业于江西中医药大学，2018 年前往上海中医药大学曙光医院进修，擅长各类肛肠疾病的微创诊治，同时系统学习、整理郭氏名中医肛肠学术经验和思想，在原有的痔病、肛瘘、肛裂等优势种诊疗基础上，集中力量对常见肛肠疾病的诊治经验进行梳理，形成了具有"郭氏"中医特色的诊疗体系。

钦梦婷，主治医师，硕士研究生，毕业于上海中医药大学。其熟悉掌握肛肠科常见、多发疾病的诊治，如痔疮、肛瘘、肛周脓肿、肛裂、功能性便秘、炎症性肠病等，对中西医结合治疗相关疾病有一定临床经验。

三、学术特色

嘉兴郭氏痔科在不断挖掘、系统整理中医药学术思想及实践经验的基础上，对民间具有科学性和使用价值的理法方药进行了收集、整理、完善和应用，形成了一整套独特的诊治方法。

（一）内外同治，外治为主

郭老治疗疾病以综合治疗为主，侧重外治策略，从用药、手术等方面共同治疗肛肠疾病。治疗过程中，根据患者病情的具体情况，巧妙结合内服药物与外治疗法，以外部治疗手段为重心，实现内外兼修，以达到最佳治疗效果。因人而异，选用枯痔法、挂线法、熏洗法等各类外治疗法。

（二）辨证论治，辨证施术

郭老认为人体是一个有机的整体，局部病变往往是脏腑间阴阳失衡的表现，肛门疾患的症状可能为脏腑病变通过经络传导至局部的表现。因此，肛门疾患不能片面强调单一的手术治疗，而应结合内外因素，重视整体观念和辨证施治的原则，以达到标本兼治的效果。

（三）其流在湿，其本在脾

郭老认为在治疗原则上，当以健脾补中为主，佐以化湿清热解毒之品。以补脾益气入手，使脾阳振复，运化得行，湿浊乃化，经络通畅，气血调和，促使创口愈合。

第三章

浙派中医外科学术特色

浙派中医外科起源于新石器时代。余姚河姆渡新石器时代遗址中发现有骨锥、骨簇和管状针3种用于外科操作的骨器，可作刺砭之用。这一发现说明早在六七千年前，生活在那里的人们就掌握了简单外科工具的制造技术，用以治疗疾病。

南朝宋文帝时期的上虞人孙溪叟善治疮疡，是最早有记载的浙江外科医生。其后，武康人姚僧垣著《集验方》十三卷，是浙江最早的外科专著。

浙江外科之繁盛实起于北宋南迁。金元四大家更如群峰之巅，开医家门户。其中义乌朱丹溪对浙派中医外科之发展贡献尤大，他撰《外科精要发挥》一书，系统论述外科之理、法、方、药，强调外科疾病治疗要和内科辨证相结合。这种"外证内治"的思想对后世浙江外科临床影响很大，绵延至今。

明清以来，浙江区域内中医外科发展日盛，不但出现了外科世医，陈司成之《霉疮秘录》、陈士铎之《洞天奥旨》、祁坤之《外科大成》、吴师机之《理瀹骈文》等对中医外科学有着重大影响的经典著作亦纷纷问世。一时间，浙江中医外科名医辈出，流派纷呈。许多中医外科流派如杭州"余步聊外科"、宁波"严海葆外科"、湖州"潘氏外科"和"杨詠仙外科"等，至今仍活跃在临床一线，为浙派中医外科的形成和发展做出重要贡献。

近半个世纪以来，中医乘时势之风，更得长足发展。中医院校教育改变了几千年以来的中医传承方式，现代化的中医医院则改变了中医临床的实现方式。这些变化无疑对中医的学术发展产生了天翻地覆的影响。传统的家传师授不再成为主要的受业途径，现代化的病房管理和科研体系使得中医外科医生能更精细、深入地研究疾病诊治技巧。在此背景下的浙派中医外科必然能获得新的发展途径，具备新的学术特色。因此，本章所讨论的浙派中医外科学术特色将集中在这一时间段的浙派中医外科医师上，主要的研究对象包括各地区的中医外科流派现状以及获得省级名中医称号的中医外科名家思想。

学术特色之形成当然与名医／学者生活的地域有关，此盖刘咸炘所谓之"土风"使然。但特定历史时期之"时风"，必有"群史之感人心者"。肇始于7000年前的浙派中医外科，受此"土风""时风"熏之，当有别开生面之学术特色。

第一节 尊经重典，薪火师传

一、道法岐黄，理出《内经》

浙派中医素重经典，尤其在传承与发展《内经》学术方面做出了重大贡献，形成了浙派中医最有代表性的医学流派分支，即医经学派，其代表医家如滑寿、马莳、张介宾、张志聪等，都是医学史上重要的代表人物，也是《内经》学术发展史上集大成者和杰出代表。

浙派中医外科如湖州杨詠仙等认为中医外科之学尽出于《内经》，外科疾病的发生发展与内科疾病并无本质区别，因此推崇汪机"外科必本于内，知乎内以求其外"之说。这种思想可能正是浙派中医大家都提倡的"外证内治"理论基础之一。

《素问·生气通天论》曰："营气不从，逆于肉理，乃生痈肿。"此盖中医论痈肿形成之核心病机。既然营血闭郁是痈肿形成的核心病机，通行气血就是治疗痈肿疮疡的重要治法。因此浙派中医外科非常重视气血之通行，如楼氏外科治乳痈、乳岩等乳腺疾病，提倡温通阳气，使"阳和布气"，则气血散而阴阳和，其病可愈；宁波崔云教授调气治阳痿，精通治附睾炎、血精、男性不育；温州谢作钢排浊瘀治精浊；杭州曹毅教授活血治疗慢性湿疹；严氏外科祛瘀通络治复发转移性乳腺癌等，其理论渊薮，尽可归于此句条文。

浙江省中医院曹毅教授根据《素问·生气通天论》"汗出见湿，乃生痤痱……劳汗当风，寒薄为皶，郁乃痤"，将酒渣鼻病因归为寒、湿、热、郁4个字，分别治以宣肺散寒、清热祛湿、温阳开郁，与近现代大多医家一味清热解毒颇有不同。他还从《素问·四时刺逆从论》"少阴有余，病皮痹瘾疹"之说，宗陈氏《外科大成》"瘾疹属少阴君火"，提出少阴君火有余则火旺克金，克其所胜之肺金则发瘾疹。用三心导赤汤、麻黄连翘赤小豆汤治疗心火过亢之癫疹；交泰丸、二至丸等治疗心肾不交之瘾疹。

曹毅教授认为《素问·六节藏象论》所云之"心者，生之本，神之变也；其华在面，其充在血脉……肺者……其华在毛，其充在皮……肾者……其华在发，其充在骨……肝者……其华在爪，其充在筋……脾者……其华在唇四白，其充在肌"，充分揭示了皮、肉、毛、发与五脏的密切关系，因此应当从五脏调气血，以悦颜色，美姿容。

以上所举，只是浙派中医外科对《内经》条文的直接引用，实际上《内经》的学术思想已渗透到浙派中医外科临床的每一个环节中。例如"病机十九条"中"诸病水液，澄澈清冷，皆属于寒"，因此楼氏外科辨乳岩为阴疽，以温通之法治之；"诸痛痒疮，皆属于火"，潘氏外科因之认为疮疡初起，多为阳实之证，治以清热解毒，凉血消肿为主；以及谢作钢以"阳化气，阴成形"理论指导治疗男性不育症等，皆是如此。

二、术从长沙，方用仲景

张仲景之《伤寒杂病论》乃方书之祖，历代医者无不用心研习之。浙派对仲景学说的研究独具特色，以清末医家俞根初为代表的绍派伤寒更是以寒温一统理论，善用经方而闻名于世。浙派中医外科也非常重视经方在外科疾病诊治中的应用，其中谢作钢的观点较具代表性，他认为《伤寒论》的六经辨证不仅为外感病而设，同样可用于治疗各种杂病，男科疾病完全可从六经辨治，先辨六经，再辨方证，方证对应，诸病可愈。他基于医案和历代文献，总结了桂枝汤类方、柴胡汤类方以及五苓散治疗男科疾病的规律，为经方用于男科疾病的诊治提供了理论和文献基础。

谢作钢本人也以运用经方治疗男科疾病闻名于浙江地区。他以桂枝茯苓丸合补中益气汤治疗精索静脉曲张不育症，大柴胡汤合桂枝茯苓丸治疗前列腺增生症，大黄䗪虫丸合橘核丸治疗阴茎海绵体硬结症，柴胡桂枝干姜汤合当归芍药散治疗勃起功能障碍，四逆散合白头翁汤治疗慢性前列腺炎，小柴胡汤合当归芍药散治疗免疫性男性不育症等经验是对经方在中医外科领域应用的非常有益的拓展。其在总结多年使用经方治疗男科疾病的基础上，编写了《男科经方手册》，在全国同行中取得了很好的反响。

同样以善治男科闻名的崔云教授对仲景学说也颇有精研。他认为小柴胡汤善能疏肝健脾，调畅气机，是和解剂的代表方，与男科疾病宜"从肝论治"最是合拍，可用于治疗肝气郁结之阳痿、血精、前列腺增生症等疾病。在此基础上，崔云教授更将小柴胡汤扩展至柴胡类方，使用柴归汤、四逆散、半夏厚朴汤、大柴胡汤、柴胡加龙骨牡蛎汤等治疗男科疾病，形成了"审症－诊病－辨人（体质）－识证"的独特辨治思路。

除了柴胡类方，崔云教授常用的经方还包括当归芍药散、甘麦大枣汤、桂枝加龙骨牡蛎汤、当归贝母苦参丸等。与谢作钢教授提倡方证对应不同，崔云教授使用经方治疗男科病更强调整体辨证，古为今用。虽然思路不同，但都拓展了经方在中医外科临床上的应用。

金定国是中西医结合的大家，颇工西医手术，对中医经典也非常重视。他认为学习中医外科必须从经典入手，其中《伤寒论》尤其重要。金教授运用经方治疗痔科疾病，例如麻黄杏仁甘草石膏汤治疗内痔嵌顿，赤小豆当归散治疗内痔便血，大黄牡丹汤治疗热毒型肛痈，葛根芩连汤治疗肛窦炎，芍药甘草汤治疗肛门直肠神经痛，白头翁汤、理中汤、乌梅丸治疗结肠直肠炎，麻子仁丸治疗肛门疾病术后便秘以及猪胆汁方灌肠治便秘等，都可称独具心得。

曹毅教授认为使用经方，重在"经"，要注意吸收经方的思想，才能在临床上灵活使用。他用麻黄连翘赤小豆汤、桂枝汤治疗慢性荨麻疹（瘾疹），柴胡桂枝干姜汤治疗酒渣鼻。虽然方取仲景，但是用方的指导思想却是来自诸如"少阴有余，病皮痹瘾疹""春夏养阳""寒薄为皶，郁乃痤"等《内经》理论，并极好地将医经、经方两家融合起来。

三、师古不泥，医脉相传

除了《内径》《伤寒论》之外，历代医家的学术思想都对浙派中医外科的理论和实践有着不同程度的影响，其中尤以温病理论、《医宗金鉴》和丹溪学说3家最重。

卫气营血辨证本是温热病的辨证体系，但德清潘氏外科、浙江省中医院曹毅教授等均认为卫气营血可用于中医外科的辨证治疗。

潘氏认为凡风热、风火、风痰或风热疫毒客于上部者，用银翘散、桑菊饮、普济消毒饮等以疏散风热、宣肺化痰、清热解毒。疔疮热毒炽盛加神犀丹以清营解毒；疔毒走散，入于血分，用犀角地黄汤以清营凉血解毒；疔毒攻心，用琥珀蜡矾丸护心解毒，或用犀角（代），或牛黄、紫雪丹、至宝丹等以芳香开窍、凉血解毒。无独有偶，宁波崔云亦报道了使用凉血清热解毒之清营汤加减方治疗疔疮走黄的经验。这说明在浙派中医外科使用卫气营血辨证治疗火毒为主的外症疮疡中是较为普遍的。

外症疮疡多为火热之症，此说虽然由来已久，但大盛于天下，应该是在《医宗金鉴》刊行之后。《医宗金鉴》中的"痈疽总论歌"，开篇第一句即"痈疽原是火毒生"。《医宗金鉴》对浙派中医外科影响之深，于此也可见一斑。

《医宗金鉴》对浙派中医外科的影响，以德清潘氏外科最为明显。潘氏外科传人李慕期曾撰文指出："潘氏外科，从疮疡的病名、病因、病机，以及治疗法则，均未超越《医宗金鉴·外科心法要诀》旨意。潘氏自家编辑，作为传授学生的启蒙书《疡症歌诀》，病名排列相似……只是在《外科金鉴》歌诀的基础上，作了文字上的修正和更动。"

浙人朱丹溪是金元四大家之集大成者，他的学术思想在整个中医学史上都有着举足轻重的地位，对后世的浙派中医影响几乎无处不在。他所撰之《外科精要发挥》强调外科疾病治疗要和内科辨证相结合。在疮疡痈疽的辨证治疗中，认为其发病与脏腑功能失调密切相关，是整体病变的局部反应，所以治疗上要明辨经络，内调脏腑，尤其要扶养胃气。这些论述对浙派中医影响很大，进而形成了重视经络辨证，外证内治，顾护脾胃的传统，后文将逐一展开论述。

朱丹溪素以相火论闻名，《格致余论》有云："肝肾之阴，悉具相火。"陈志伟据此认为肾水不足，火热上行，袭扰面部，可发为痤疮，提出肝郁肾虚为痤疮发病之本的理论。

朱丹溪一改《内经》的五郁为六郁，将"郁"的病机发展归因为诸病发生的核心之一，提出"一有怫郁，诸病生焉"。崔云据此提出六郁贯穿于慢性前列腺炎的始终，以气郁为主，所以应当用"疏肝解郁，调畅气机"作为慢性前列腺炎的主要治法。

朱丹溪对痰证也深有研究，是最早提出要重视痰的医家之一。《丹溪心法》尝谓"东南之人，多是湿土生痰""痰之为物，随气升降，无处不到"。浙派中医外科对痰的重视当从丹溪起。

潘氏外科认为痰可与其他病邪合而为风痰、热痰、湿痰、寒痰、痰凝气滞等，导致各种外科疾病。瘰、痰、瘿、流注等与痰的关系尤其密切，治疗时必须先注意涤痰。杨氏外科认为"外受暑湿风寒之邪，内挟五脏六腑膏粱火毒，皆能蒸化为痰浊，凝取于经络，入于肌肉皮毛之间，而导致疮疡痰症"。在治疗颈痈、瘰、流注、附骨疽等疮疡时，必须注意"痰之为病，其因不一，必须审因论治，才能达到化痰、消肿、软坚的作用"。严氏外科提出乳腺癌肺转移的"癌毒从脏从痰而化"病机假说，认为治疗乳腺癌肺转移，要从痰、从毒论治，以化痰散结解毒为治疗大法。

浙派中医外科对痰的重视，既是对丹溪学说的传承，也在事实上证实了"东南之人，多是湿土生痰"的观点。浙派中医外科对丹溪学说的发展上将地域性经验传承的意义体现得淋漓尽致。

四、家传师承，薪火不绝

家传是中医传承的重要形式。《礼记·曲礼下》说"医不三世，不服其药"，这正是对周代医家以家传作为主要传承形式的客观记载。另一方面，几乎在中医药起源之始，师承就是中医传承的主要方式。现存最早的中医药经典文献《内经》的主要内容即岐伯与黄帝、黄帝与雷公等人之间的问答记录，勾勒出了以黄帝为中心的师承关系。《素问·金匮真言论》记载的"得其人乃传，非其人勿言"等条文则强调了师承的严肃性，以及严格选择医学徒弟的重要性。实际上，家传就是具备亲缘关系的师承教育。因此，数千年来，家传和师承一直是中医传承的主要方式，也是形成医学流派的主要组织形式。

浙派中医外科的传承也曾经以家传和师承为主要方式。例如以疡科闻名德清的潘氏外科，至今已经传承十二代。每代传承的中坚力量都有潘氏后人，亦有外姓从学者。再如杨氏外科，由杨詠仙传其子杨泰生，再传其婿程祖耀，既是家传，亦是师承。宁波严氏外科，由严海葆传其女严瑞卿，是为家传，同时，严氏的弟子刘中柱和卢家祥亦为第二代传人之中坚力量，展现了家传与师承相互辉映的传承格局。其他如邬成霖、胡为民、金定国、鲁贤昌等皆是幼承庭训，得家传之力，而成名医。

自 1956 年中医药院校教育出现之后，新式的院校教育已经成为中医教育的主体。与传统的家传、师承等教育方式相比，院校教育教学目标更明确，课程设置更加系统、全面，人才培养层次完善，管理也更加规范。但也存在一些几乎"与生俱来"的问题，其中最为中医界所诟病者，应当是院校毕业生中医药经典学习少，对中医药知识理解匮乏的情况。而注重经典，功底扎实正是传统师承教育的优势所在。因此，从 20 世纪 60 年代起，国家就一直在开展各种不同层次的师承教育，以为院校教育的补充，其中尤其以从 1990 年启动的全国老中医药专家学术经验继承工作和 2004 年启动的中医药临床优秀人才研修项目投入最多，收获最显。这两个项目对浙派中医外科传承也有巨大的影响，例如鲁贤昌、曹毅、楼丽华、崔云等都是全国老中医药专家学术经验继承工作指导老师，他们指导的学员多成为所在流派的主要继承人员。谢作纲则是第二批全国中医药临床优秀人才，在其文章、著述中，曾多次提及在人才培养期间的游学跟师经历使其获益良多。

除了这些由国家组织、官方认可的师承教育，对浙派中医外科传承影响更为广泛和深远的则是另一种"隐性"的师承方式，那就是在现代医院管理体系之下的同事传承。通过将传统的私塾和师承作类比，这种同事传承也分为两种情况。

第一种类于私塾。名老中医经验是中医的宝贵财富，也是各个医院的稀缺资源。因此医院管理方会定期或不定期地组织整理老中医的验方和诊疗经验。在实际操作中，这种整理表现非常多样化，包括但不限于院内制剂的研发、协定方的整理、医院自行制订的临床诊疗规范或临床路径，以及教学部门组织的院内讲座和各级继续教育。虽然这些活动的初衷多半不是师承教育，老师和学生不能进行面对面的交流，但它们间接起到了类似师承教育的作用，这种知识的传递却是事实上存在的。而且医学不同于其他学科，中医的知识接受者往往更倾向于在接受知识和经验的同时，有意或无意地循此来源，上溯根本，从而在事实上形成一种类似于私塾的传承。

以浙江省中医院为例。余氏外科创始人余步卿先生的验方"清凉膏"曾作为院内制剂收入该院编写的院内制剂手册。清凉膏因其疗效确切，数十年来在医院各个科室内得到广泛使用，尤其是中医外科相关科室的医师，无有不熟知者。许多医师以之为研究对象，探讨清凉膏治疗各种外科疾病的疗效、机制、组方特点等。这些医师并非尽为余氏外科传人，但通过对余氏之验方的持续研究，实际上对余氏外科有了更多的了解和认识，甚至有意地去学习余氏外科，在事实上扩展了该流派的传承范围。

第二种是基于三级医师管理制度为主的临床学术、经验传承。在现代医院制度下，完成院校教育的中医学生走上工作岗位后，必须跟随富有经验的高年资同事继续学习。这种学习是持续贯穿在他的职业生涯中的。而与该医师关系最密切者，就是他的上级医师们，包括同组的高年资医师和负责整个学科的学术带头人。在实力较强的综合性医院，青年医师还有可能获得跟随其他学科老师学习的机会，这种学习虽然没有师徒之名，但颇具师徒之实。一位有影响力的学科带头人可以引导很多青年医师跟随他的脚步前行，因而也在无形中完成了他所在流派的传承。

例如余氏外科第一代传承人鲁贤昌，第二代传承人曹毅、陶茂灿、周光武、陈英，第三代传承人罗宏宾、李园园、赵竞宜都是先与传承老师建立三级医师的同事关系（部分先有研究生师生关系），然后再成为传承者的。而医院其他中医外科医生也都或多或少地接受了余氏外科的学术传承，如楼丽华，既是余氏外科的传承者，又是楼氏外科的开创者，但楼氏对余氏外科的传承，也是源自同在一个科室，承其引领。

宁波严氏外科亦颇类似。其数代传承之主线，集中在宁波市中医院的相关临床科室中，多半是因现代化的三级医师管理制度而结缘，在高年资同事和学科带头人的引领下，授其传承。

这种存在于现代医院制度下的中医传承方式对浙派中医外科的作用是非常大的。经过数十年的浸淫，往往能形成一个科室，乃至形成一个地区的中医外科学术特点，成为浙派中医外科学术传承的重要组织形式。而中医学术之薪火，也借此在现代医院管理制度下绵延不绝，发展壮大。

第二节　外证内治，内外一统

外科所治之症，多为在外可见者，如痈疽疮疡、瘿瘤岩肿之类，因而古称外证。外治无疑是外科最重要的治疗手段和特色。但是宋代以后，明清时期，外证内治的地位逐渐突出。

外证内治思想源于《内经》。《素问·生气通天论》"营气不从，逆于肉理，乃生痈肿"和《灵枢·脉度》"六腑不合则留为痈"等条文都明确指出痈疽外证实由在内之脏腑气血异常而致。

浙人朱丹溪、陈士铎、祁坤等尤其重视外证内治。朱丹溪强调外科疾病治疗要和内科辨证相结合，要明辨经络，扶养胃气。陈士铎著《洞天奥旨》，遍论外科疾病之病候、治法、方药，却基本不涉及外科法。祁坤则在《外科大成》中指出："第疮疡虽曰外科，而其本必根于内……近之世，重内而轻外者，由近之医弃内而治外，是舍本而从末也。"在他们的影响下，外证内治，重视脏腑经络、气血阴阳对外科疾病发病和诊治的影响遂成浙派中医外科之一大特色。

与此同时，外治法也是浙派中医素所重者。各种外治验方、手法、刀圭法等都是浙派中医外科传承的重要部分。钱塘人吴师机一句"外治之理即内治之理，外治之药亦即内治之药，所异者法耳"（《理瀹骈文》），将外治和内治统一在医理之下，形成了"外证内治，内外一统"的独特学术思想。

一、外证内治，五脏为本

外证内治的理论基础是外证皆由脏腑气血异常而生。气血流行、灌注于脏腑经络，而五脏则是脏腑经络系统的核心，因此所有外证的发生，最终必然要落实到五脏功能异常上。不同外科疾病，所病五脏亦各不同。对于同一个疾病，医者的认识不同，对五脏的重视程度必然会有所偏重，从而形成医者经验特色的核心组成部分。

1. 重视脾胃

传统的外证内治思想素以脾胃为重。《外科正宗》强调"盖疮全赖脾土，调理必要端详。"《外科精要》薛己按："大凡疮疡之作，由胃气不从，疮疡之溃，由胃气腐化，疮疡之敛，由胃气营养。"加以越地多湿，地处东南，最易伤脾，故而浙派中医外科由脏腑治外证，尤其重视脾胃。几乎每个中医外科大家都是不同程度的"补土派"。

余步卿对《脾胃论》就非常重视。再三强调脾胃为"后天之本"，气血生化之源，治病务以不伤脾胃为必备条件。其传人鲁贤昌承其说，认为脾胃虚弱则气血生化乏源，水谷精微不能充机体，药力亦不能随气血通达四末，必难愈疾。所以顾护脾胃要贯穿外科疾病诊治的全过程。

余氏外科第三代传人曹毅、马丽俐均以治疗皮科见长，其认为脾胃功能失调与皮肤疾病息息相关。对于脾虚湿困、脾虚肝郁等证型的慢性荨麻疹，马丽俐常用健脾理气的方法来治疗。

余氏外科的一个支脉——楼氏外科也非常重视脾胃。其创始人楼丽华对于乳腺病的临证诊断提出需将辨病、辨证、辨体和辨位相结合的"四辨识病"学术思想。其中楼氏"辨位"遵从阴阳学说、经络学说等经典理论，认为产后妇人常饮食不节，过食膏粱厚味，化生痰湿，脾胃运化失调，痰浊内生，驳结气血，阻塞经络，是乳痈发病的重要病机，自拟乳腺四号方，此方在阳和汤基础上加益脾暖中之品，以助消散阴寒；对于乳腺癌的治疗，从胃着手，治拟参苓白术散为基础方化裁，以补土养阴、补益胃气为重点；对于常见病如乳腺增生症、乳腺炎等，始终秉承"脾胃为后天之本"的原则，处处顾护胃气，治疗中受益良多。

《灵枢·经筋》认为足阳明之筋和足太阴之筋皆"聚于阴器"。脾胃能化生气血津液，是充养先天、濡养"阴器"的基础。崔云因之认为脾胃功能异常是引发男科疾病的重要因素。在治疗前列腺电切术后尿失禁时，强调要健脾为主，补肾为辅；治疗男性更年期综合征则以养心健脾为法进行治疗。

浙北秀水医派杭氏外科创始人杭轩芝认为臁疮缠绵不愈，反复难愈，是因为肉腐经久，气血暗耗，瘀浊阻滞，精微难运所致。脾主肌肉，肉腐必耗脾气，脾虚湿浊下注，故成是疾。臁疮之本在脾，其流在湿，用补中益气汤合以清利湿热之品如黄柏、萆薢、薏苡仁作为主要的内治方。

2. 重视肝肾

肝藏血，肾藏精，肝肾同居下焦，精血同源，与男子精室关系密切。加之肝合筋，其经绕阴器；肾藏精，主生殖。肝肾二脏与男性生殖功能关系最为密切。鲍严钟、崔云、谢作钢等以男科闻名的浙派中医名家都非常重视肝肾在男科疾病诊治中的重要性。

例如鲍严钟治疗不育时擅用补肝益肾、疏肝补肾、清肝调肾等治法。崔云治男性不育、前列腺疾病、血精、男性更年期综合征、男性高催乳素血症、睾丸鞘膜积液、精索静脉曲张等疾病都从肝肾立论。谢作钢则提出"肝肾亏虚、中气下陷、下焦瘀毒"是精索静脉曲张的主要病机。

乳腺增生病的发生是由于肝失疏泄、冲任失调而致气血运行不畅、气滞血瘀、痰凝结聚所成。楼氏乳科及其传人尤其重视情志的疏导。娄海波认为在其发生和发展过程中，情志变化起着主导作用。针对异常情志的心理干预配合疏肝理气中药对乳腺增生症患者的临床症状和异常情志有明显的治疗疗效。

程祖耀认为肝合筋，肾合骨，中老年人肝肾亏虚，筋骨失养，故而易发肩周炎、退行性膝关节炎等疾病。采用补益肝肾的方法治疗此类疾病，不但可收久效，还可以明显增强患者体质。

肝主疏泄，恶抑郁而喜条达，为"阴中之少阳"，若情志失调，肝郁化火或肝火上炎，可耗伤肺阴，使肺气不降，气滞血瘀，瘀久化热，血热蕴蒸肌肤而发为痤疮。肾在五行主水，肾阴为诸阴之本，如肾水不足，不能滋养其他脏腑之阴，则容易造成各脏腑阳气偏盛，引起肺热、肝热、心火、胃火等，皆可造成火热上行而发为痤疮。故而，曹毅、陈志伟、邬成霖等浙派皮科名家都认为肝肾阴虚是火热上行而发痤疮的关键病机，以二至丸、四逆散、萆薢渗湿汤、疏肝消痤汤等治疗之。

3. 重视肺

肺合皮毛，故而皮毛之病常从肺论治。曹毅、马丽俐以肺为核心论治脂溢性脱发、荨麻疹等皮科疾病，颇获良效。马丽俐更基于荨麻疹发病时可累呼吸道黏膜，甚至发生喉头水肿这一常见临床现象，借助肺功能作为客观指标研究呼吸道反应性与荨麻疹的关系。结果发现经消风散治疗后，随着荨麻疹风团的消失，肺通气功能也趋于恢复。肺功能检测能较早且客观地反映呼吸道受累的情况，可以更早地帮助医生判断疾病的严重程度，指导临床用药。

崔云则基于肺主宣发，为水之上源，采用宣肺、补肺、温肺等方法提壶揭盖，温化上源，治疗精浊、癃闭、精闭等疾病，创造性地拓展了提壶揭盖这一经典治法的临床应用范围。

二、经络阻隔，重在通行

《素问·生气通天论》曰："营气不从，逆于肉理，乃生痈肿。"因此《医宗金鉴》将"经络阻隔气血凝滞"作为痈疽发病的主要病机。如前所述，《医宗金鉴》对浙派中医外科影响颇深。在这一背景下，浙派中医外科尤其重视经络通行的情况，认为无论气血津液精，凡离于本位，或阻于经络，都会引起外科疾病。因此，或通阳气，或畅气机，或行瘀血，或利水湿，务使经络畅达，此治疗思想乃成为浙派中医外科特色之一。

1. 通行气机

崔云认为心理性勃起功能障碍患者病多在气，应以调气为主要治法，结合脏腑辨证采用疏肝理气、健脾益气、温补肾气、宣肺降气等方法治疗之。而睾丸为肝经所过，所以慢性子痈与肝气失于疏达关系密切，崔云用仙方活命饮为基本方，加黄芪配乌药调达肝气以治其本。

2. 温通阳气

余步卿认为疮疡的发生首先是气血被邪毒阻滞塞遏，若施以寒凉则更促其局部气血凝滞，有碍于疮疡的消散、溃化及营卫气血的运行，阻碍气血对局部的贯注温养，延缓对脓毒的吸收与排泄。因此，必须护养阳气，避免寒凉之品戕伐损耗。

楼丽华承其说，在研究《外科证治全生集》经典学术思想的基础上，发现其"阳和化疽"学说与乳腺病诊治多有契合，因而创造性地将阴疽论治与乳腺病临床实践紧密结合，认为哺乳期乳痈、粉刺性乳痈、浆细胞性乳痈、肉芽肿性乳腺炎等多种乳腺疾病病因都以阴证为本，治疗上突破清解法治疗乳痈的惯性思维，将乳痈细辨为"标阳本阴证"，开创性地提出"温通治痈"的理论学说，推动了中医外科"温通派"的发展。

乳痈即乳腺炎，包括哺乳期乳腺炎、非哺乳期乳腺炎、乳腺脓肿等，虽名为痈，实非阳证。楼氏指出乳痈一证，外象在于"红、肿、热、痛"，但就疾病一般情况而言，急性期很短，会迅速转入慢性期或者化脓，病程绵长，脓质稀薄，全身体温不高，局部肤色黯，创口破溃不愈。《外科证治全生集·痈疽总论》云："世人但知一概清火而解毒，殊不知毒即是寒，解寒而毒自化，清火而毒愈凝。然毒之化必由脓，脓之来必由气血，气血之化，必由温也，岂可凉乎。"故而当以温通为治乳痈之基本大法，用阳和汤为基础方，加用通络之属，突破了传统中医"阴虚有热及破溃日久者，不可沾唇"的理论。

楼氏外科团队采用以温通立法的协定方"乳腺四号"结合穿刺治疗乳腺脓肿，结果发现不但明显缩短患者的住院时间，降低住院费用，还避免遗留"冷性僵块"和手术切开排脓造成的瘢痕。这种治疗方法既不影响患者的乳腺外观，也不会影响婴儿的哺乳，极大地提升了患者及其家人的生活质量和心理满意度。

楼氏外科以温通治乳病的立论还体现在乳腺癌的治疗中。乳腺癌初发之时，皮色不变，不红不肿，肿块散漫无边，非常符合寒邪凝滞的特点。因此楼丽华认为乳腺癌的发生发展，在于五脏六腑阳气虚弱，失于温煦而功能衰弱，津液精血无以推动而留滞不行，阳气不足复又感受寒邪，久而成癥，其本在于阴寒内盛。故当治以温通，在温阳补气的同时，调节阳气输布，使阳气通达全身，阴阳和平，以治癥瘕，是谓"阳和布气"之法。

3. 行瘀通络

《素问吴注》曰："营逆则血郁，血郁则热聚而脓，故为痈肿。"瘀血实乃"荣气不从"的主要后果，也是引起疮疡等外科疾病的重要病机。浙派中医外科以皮科、男科两家最为重视从瘀论治。

曹毅认为慢性湿疹病久而难治，湿热内蕴，病久入络，瘀血阻滞，肌肤失养是该病的病机关键所在。故而其采用加味桃红四物汤（加丹参一味）治疗慢性湿疹，颇有良效。无独有偶，邬成霖也认为慢性湿疹不能把眼光只局限在湿热病机上。湿疹久病者，必然多虚多瘀，血不养肤，因而生风化燥。其验方"除湿汤"在清热利湿解毒、益气养血基础上，加赤芍、牡丹皮活血凉血，以治湿疹久病。

崔云认为湿热、血瘀、正虚三者常互为因果，故使慢性前列腺炎患者病情反复，缠绵难愈。谢作钢也认为"通"是治疗慢性前列腺炎的关键，注重活血祛瘀、通精排浊的治法，自拟二丹二藤颗粒治疗慢性前列腺炎，方中牡丹皮、丹参、桃仁、赤芍、牛膝、丝瓜络皆为活血化瘀通络之品。谢氏此说盖出于鲍严钟，鲍严钟对慢性前列腺炎从瘀论治非常重视，尤其是结节型、肿胀型前列腺炎，由于经久难愈，腺管瘀阻，腺体肿大，不通则痛。如果只用清热解毒化湿，难去其本，必须使用活血祛瘀、散结通络之品，方能使前列腺腺管通畅。其常用活血祛瘀药物包括虎杖、当归、王不留行等。

除了慢性前列腺炎，崔云认为血瘀还是其他很多男科疾病的重要病机，要充分重视活血祛瘀在男科疾病治疗中的作用。例如前列腺增生多痰瘀互结，可治以桂枝茯苓丸加味；阳痿亦多因瘀血阻滞而致者，可治以益气活血通络，方用桃红四物汤加大剂量生黄芪、白蒺藜、生麦芽、制香附等；精索静脉曲张更是以气滞血瘀精虚为基本病机，活血祛瘀要贯穿治疗全程，方用自拟经验方通精灵。崔云强调选用化瘀之药，以入肝肾二经者为主，使药力直达病所，以增其力。同时，他还强调选药宜缓和，慎用峻猛药物，充分结合瘀之新久、轻重，体质之强弱来决定，不及则瘀不化，过之则伤正。

4. 化湿清热

《素问·异法方宜论》云："一病而治各不同，皆愈何也……地势使然也。"浙江为东南沿海，地处亚热带季风气候区，水资源丰富，最是易生湿热。湿热内停，阻滞经络，郁遏气机，水停生湿，湿久化热，缠绵难去。因此浙派中医外科多有擅治湿热者。例如潘氏外科传人张明峰治皮肤病时，强调湿热为标，体虚为本，擅用经方及自拟外治方治疗慢性湿疹等皮肤病。

陈志伟也认为湿热是引起湿疹的重要病机，但他更进一步指出该病实乃脾虚为本，湿热不过是脾虚湿困、郁积而成，故治疗应以清热利湿为主，佐以健脾。湿热既去，必须及时补脾，不可过用苦寒利湿之品。缓解期治宜补脾健脾扶正；发作期治以祛风润燥，清热利湿、驱邪为主，或合用健脾止痒的治法。

邬成霖认为湿热痰瘀互结是青春期痤疮的主要病机。青年人阳气偏旺，热邪易起。若饮食不节，过食肥甘，易生湿蕴热，则湿热循阳明经上蒸于面。湿热日久，炼液成痰；血热日久，凝结成瘀；痰瘀互结，而成顽疾。故而治以清热利湿、化痰散瘀之法，方用自拟败毒合剂。

除了皮肤病，浙派中医外科在治疗男科疾病时亦颇重视湿热病机，认为湿热是慢性前列腺炎的重要病机。在慢性前列腺炎发病过程中，湿热、血瘀更可以相互影响，胶结互生，损伤正气。因此在治疗时必须清利、祛瘀，双管齐下。谢作钢之验方二丹二藤颗粒即典型例证。

三、外治内服，理同法异

外治法是外科具有特色的治疗方法。几乎浙派中医外科的各个流派都有独到的外治法，有的是运用某种特殊的外治技术或手术治疗，然而更多的则是使用验之有效的外用药进行治疗。外治法能直接作用于病变部位，不但取效更捷，对全身气血的影响也比较小，与内治法相比，具有独特的优势。

1. 药物疗法

1957年，湖州市中医院成立中医外科，先后整理出版潘氏外科和杨氏外科两家医案集。根据当时的统计，两家常用外用特色药多达120余种，对乳腺病、水火烫伤、毒蛇咬伤、慢性皮肤感染等疾病都有独特疗效。其外用药品种之多，堪称诸家之最。

一个比较具有代表性的外科药物是根据浙江省中医院已故老中医潘午印家传验方制作的清凉膏。该药用于临床已有百余年历史。据潘老自己回忆，该方源于1890年其父潘子久助邻人救火，不慎烧伤后自行研制。用之颇有佳效，由此应用到其他创伤、皮肤病及疮毒肿痛，效果也都不错。

1955年4月，潘午印老中医响应国家号召，将此方献予杭州市卫生局，杭州市卫生局即于1955年4月26日召开学术座谈会讨论清凉膏的疗效问题，并当场指定毛咸、林能武两位医师进行临床实验验证其疗效。

1955年9月起，毛咸医师在杭州市第三医院开始清凉膏临床实验，历经1年，共观察了200例患有不同疾病的患者。结果发现清凉膏对烫伤（20例）平均治疗时间为5～8天，治愈率达90%；对下腿腐烂性溃疡（17例）有显著疗效；对湿烂性皮肤病（26例），包括湿性湿疹、糜烂性手足癣、急性皮肤炎等疗效显著。对于汗疱疮、毛囊炎、疖、寻常型脓疱疮亦有相对较好的疗效。虽然年代久远，当时的临床实验所用研究方法和采用的诊断标准都与现在大有不同，但仍然不难看出清凉膏疗效之确切。其后该方成为浙江省中医院院内制剂，在中医外科得到广泛使用，成为浙江省中医院名声最大的自制外用药物之一。

清凉膏组方为当归、紫草、生大黄、麻油、黄蜡。以麻油一斤浸入当归片一两，紫草三钱（春秋天四足天，夏季两足天，冬季七足天）后，取油倾入铜锅中，用炭火煎熬，视药品呈黄褐色（不可焦黑），油面发现烟云状，急离火将油滤净，弃去渣滓，再入锅内，加入黄蜡六两（冬季酌用四两半，因凝固性较强），慢火熬融，倾入缸钵中盛贮，使其凝固成膏（以平浅磁钵为最宜），夏季应放在阴暗所在。每两原膏再加生大黄粉一钱五分（必须研筛成细粉末）缓缓拌匀，即成为清凉膏（切勿在原膏未凝固时将药粉拌入）。药膏调好后，贮存候用，越陈越好。

除了上述潘氏外科和杨氏外科两家医药较具代表性之外，其他各家亦多有师传或自制的外用药，各具特色。如杭轩芝用喉科散治喉风，二气膏、红云散、青露散、神效散、口疳、水龙骨粉、蛇蜕粉等治疮痈；杨氏外科用青黄调治疗糜烂性皮肤病，白灵丹围膏治木硬肿疡，白调药治老臁疮，杨氏烫伤灵治烫伤，八仙丹提脓去腐；程祖耀更在传承前人基础上，自创鹅掌风洗方、寻常疣洗方、复方冻疮散等外用药方；邬成霖将古方苦参汤化裁为复方苦参洗液，制成院内制剂，用于治疗湿疹等皮肤病；楼丽华取紫草油治乳头溃疡，自制楼氏外敷方治疗各期乳腺炎；马丽俐自制银花散治寻常型银屑病。这些外用药物多数都已经由门人、弟子整理、研究后见诸专著、学术期刊，既是经验的推广，也是学术的传承和发扬。

2. 手术治疗

手术疗法是应用各种器械进行手法操作的一种治疗方法。中医外科有切开法、烙法、砭镰法、挑治法、挂线法、结扎法等独具特色的手术疗法。鲁贤昌强调，内外兼治是中医的优势，各种外治法如切、砭、挂、烙、熏、洗、烘、灸、淋、扎等都是中医外科治疗疾病的有力手段。治疗外科疾病，不可摒弃外治。

如杨氏外科杨詠仙治红丝疔善用在碎瓷碗片砭刺放血后，以菜油调芙蓉散外治之；陈志伟则综合使用采用放血、刮痧、闪罐、短波理疗仪等方法治疗激素依赖性皮炎；楼丽华采用穿刺抽吸结合中药内服方法治疗乳腺脓肿、乳腺囊肿等，以上都是浙派中医外科擅用外治的例证。

修治疗法，又称修脚疗法，是治疗脚病的一种独特方法。此法大约起源于清代，是我国劳动人民长期治疗脚病的一种经验总结，是中医学的组成部分。修治疗法具有见效快，能迅速缓解疼痛症状，操作层面清楚，不易产生局部瘢痕，操作器械简单，疗效肯定等优点。曹毅多次深入民间，挖掘、整理修治疗法。他结合修治和艾灸疗法，加用卡介菌多糖核酸治疗跖疣的方法，不但可以使治愈率明显提高，还能显著降低复发概率。

浙派中医外科对手术疗法的探索还表现在对现代外科术式的改进上。金定国采用保留肛门括约肌微创术治疗复杂肛瘘，尤其致力于生物材料"肛瘘栓"的临床应用上，使高位肛瘘的手术后遗症大大减少，对重度混合痔的治疗采用"适形 PPH 术""改良 TST 术""肛管整形术"等微创术式，明显减少了手术并发症。他还创新地提出了"间断缝扎加高位注射术"的方法治疗直肠黏膜内脱垂，"交叉排列结扎术"治疗环状混合痔等新的术式。

总之，浙派中医认为所有疾病必然都是脏腑气血失常的外在表现。内治法调和脏腑气血，以治其本；外治法直取病位，泄邪于外，以速其效。内治、外治只是具体治疗方法的不同，所秉承的医理无二致。吴师机"外治之理即内治之理，外治之药亦即内治之药，所异者法耳"之论，可谓一语道破天机。

第三节　特色辨证，动态综合

一、经络辨证，辨位识证

外科疾病最显著的特征就在于有局部病灶。相比起内科疾病，外科疾病往往或视之可见，或触之有形，病灶局限于身体某一部位，因此病灶所在之处也就成为辨识疾病的重要因素。

1. 分部辨证

《素问·通评虚实论》说："气有定舍，因处为名，上下中外，分为三员。"邪气所客之处，或在上，或在中，或在下，虚实病性，各有不同。因此有所谓"外科三焦辨证"，即按外科疾病发生的上、中、下部位进行辨证。《疡科心得集》："盖疡科之证，在上部者，俱属风温风热，风性上行故也；在下部者，俱属湿火湿热，水性下趋故也；在中部者，多属气郁火郁，以气火之俱发于中也。其间即有互变，十证中不过一二。"这种部位辨证的思想在浙派中医外科体现得非常明显。

例如潘春林认为疮疡发于颈项部以上，阳实之证，初起都夹有风邪，或风热、风火、风痰，常用连翘、牛蒡、薄荷、象贝母等以疏风散热、化痰解毒消肿，而不用荆芥、防风发散风寒之药。痈疽发于中部，虽都有气机为病，但胸部与腹部用药又有不同。发于胸部之痈疽，乃由肝脾郁积、气滞血壅，或肝胆火毒、郁怒而成，内治以清热解毒、化瘀消结，常用柴胡、郁金、香附以疏肝解郁。发于腹部的痈疽，乃由湿火痰瘀气滞而成，内治以清火解毒、活血化瘀，常用香附、木香、青皮、枳实等行气之品。下部生痈疽，多由湿热、湿火所致，以萆薢渗湿汤渗湿解毒，加减用之。

马丽俐认为寻常型银屑病之皮疹主要发于上肢、头面者，多由风邪、火邪上扰所致；发于躯干者，常见于脏腑功能失和，升降枢机不利；发于下肢者，多夹杂湿邪；发于指甲等肢体末端者，多伴有气血亏虚，经络受阻，或感受寒邪所致。

2. 经络辨证

《灵枢·海论》说："夫十二经脉者，内属于腑脏，外络于肢节。"人之周身脏腑，筋骨皮肉，四肢百骸，无不由经络联属辍结。因此人体的每个部位都由数条经络所主，《经络全书》称之为"经络分野"。经络分野并非只是穴位的定位问题，也不是简单的经脉循行区域划分。分野由经脉、经别、络脉、经筋、皮部等交错组合而成，是经络全方位立位交叉式结构在官窍肢体等局部的体现，也是经络辨证的基础。外科疾病的病灶局限特点决定了某个具体的病例必然可以经由其病灶所在而进行经络辨证。

潘春林认为熟悉经络气血多少，可知痈疽疮疡之始终难易，用药之治始当。如两颧部属少阳，为多气少血之经，生痈疽多痛。胸肋部生痈疽，由气血夹痰凝滞，阻于肝经所致。不管阻于肝经、胆经，柴胡均不可少用，既能疏泄少阳胆经之邪，又有疏肝解郁止痛之功。如牙宣，胃经实火上攻，阳明气血俱多，致齿龈出血，治以凉血清胃法。又如男子前阴、外肾为足厥阴肝经、足少阴肾经所主，因此崔云创造地提出气血经络肝肾同源论男性不育症的学术思想。

3. 部位辨证

外科辨证，强调局部与整体结合是基本特点。鲁贤昌辨治皮肤病，以皮损辨证为首要，同时不忘整体观，认为急性皮损多表现为红肿热痛，或伴明显渗出，多由"风、湿、热、毒、虫"等外邪所引起。治法上以清热化湿、凉血解毒为主。慢性皮肤病多表现为皮色较暗，皮肤粗糙，苔藓样变，伴鳞屑增多，大多由血虚风燥、肝肾不足或脾虚湿蕴所致，故治法上以养血润燥祛风为先。

马丽俐承其说，提出辨皮疹包括辨其类型、颜色、色泽、形态、部位、分布特点等，故而提出银屑病之疹色鲜红者多由邪热在里，外发肌肤所致；疹色暗红而肥厚多由瘀阻肌肤所致；疹色淡红，多责之血虚。银白色鳞屑较厚者，由热盛血燥，或外感风燥之邪所致；鳞屑较薄者多由病程迁延伤津耗液，导致肌肤失养所致。疹形呈点滴状者，辨证多在卫分、气分；疹形呈斑块状者，辨证多在营分、血分，且常夹杂脏腑功能的病变。皮疹主要发于上肢、头面者，多由风邪、火邪上扰所致；发于躯干者，常见于脏腑功能失和，升降枢机不利；发于下肢者，多夹杂湿邪；发于指甲等肢体末端者，多伴有气血亏虚，经络受阻，或感受寒邪所致。肺主皮毛，病程较短且皮肤干燥者，多肺阴亏虚。

病程日久则累及肝脾肾，甚乃导致虚实夹杂。

痤疮之偏于肺经风热者，皮疹色红较小，或有痒痛，或伴有口渴、便秘、尿赤等症，选方用枇杷清肺饮加减。偏于脾胃湿热者，皮疹红肿疼痛，或有脓包，皮肤油腻，并伴口苦口臭、便秘等症，常用茵陈蒿汤加减。胃肠湿热者结节囊肿较多，则选用二陈汤加减，以达清热祛湿、化痰软坚之功。而痤疮日久，皮疹暗红，以结节、囊肿为主，则考虑痰瘀阻滞的治法，选方用二陈汤合桃红四物汤加减。

二、见微知著，五诊合参

传统的中医诊断是以望、闻、问、切四诊所获取的临床信息作为依据来进行判断的。随着科技发展，中西医结合研究的逐渐深入，很多中医在四诊基础上，辅以"查"为依据，以更好地辨析病情。这种充分利用现代各种检查、检验技术进行临床辨治思想的被称为"五诊合参"，由江苏省名医干祖望首次提出，获广东省名医邓铁涛赞同、倡导。浙派中医外科亦多应用之者，如鲍严钟认为在辨治特发性少弱精子症时，要充分重视精液分析等检查，做到五诊合参，如精液分析精子密度低则是精血不足、肝肾阴亏导致；因肾阳是精子的源动力，精子活动力差以阳气虚弱为主要病因；畸形精子过多则认为是肝阴亏虚，邪毒入侵为主；精液不液化多是"湿、痰、瘀"凝集而成之证，常用滋阴降火和化痰活血祛瘀等法治之。

由于不育患者常有无症可辨的特点，因此"五诊合参"在男科领域应用尤多，如崔云、谢作钢都是此诊治方法有力的践行者。谢作钢认为治疗男性不育病，只有在中医宏观辨证基础上，结合西医学病理生理的研究成果，施行微观辨证，才能事半功倍。崔云则从精液量、气味、色质和精液检查等多个方面较为系统地建立了精液微观辨证体系。精液量过多则见于感染，过少则多伴输精道不全、梗阻，若同时伴有内分泌疾病，如糖尿病，多有湿热或阴虚热结、痰瘀阻络。少精症其治在脾肾，当脾肾双补。精液清稀，无异常臭味者属虚寒；精液黏稠，伴有特殊气味者，为湿热；精液黏稠，液化时间变长，含有杂质，多见于生殖道感染；精液粉红色或暗红色，多见炎症（脓精症）及血精症；免疫性不育多见于既往有病毒感染的情况，如风疹病毒感染、巨细胞病毒感染，或伴有慢性鼻窦炎、生殖道感染、精索静脉曲张；精液清稀而少多属于肾阴不足（精少）、肾阳虚（精冷），睾丸生精功能的衰退。

精液白细胞增多，碎片组织增多，多见于生殖道感染，性激素水平低下，自身免疫发生，精索静脉曲张；精浆生化表现为精液白细胞过氧化物酶、弹性蛋白酶升高，治以清热解毒法，可予生地榆、黄芩药对，运用连翘、升麻、贯众等药，取其清热解毒消浊之功效。弱、死精症多见于生殖器炎症，精液成分的改变、输精道排泄障碍和先天睾丸发育不良的情况，治疗需酌情选用补虚强壮药如石斛、灵芝、大枣、黄精、五加皮、枸杞子等改善精子活力。精子畸形率过高多见于生殖道感染或精血不足，存在氧化应激损伤的情况，用虎杖、片姜黄清热解毒活血，结合现代药理具有抗氧化应激、改善微循环作用的药物来进行治疗。

五诊合参的另一个重要意义是帮助西医辨病，以助病证结合，中西共参的诊疗过程。楼丽华认为中医外科疾病的诊断具有先辨病后辨证的特点。部分乳腺癌的症状和体征与乳腺增生症十分相似。如若误诊，必将延误病情，故明确诊断病证十分重要。诊断乳腺增生病时当结合触诊和影像学检查。大量的研究证实，乳腺钼靶 X 线检查是早期发现乳腺癌敏感而特异的方法，应当据证使用，以免误诊。谢作钢也明确提出只有在西医学精确诊断及西医辨病的基础上进行中医辨证施治，才能有的放矢，更好地为病患服务。

三、动态综合，不执一端

中医外科最重分期、分型，例如疮疡内治初起宜消，脓成宜托，溃后宜补，因之有消、托、补 3 法；外治初期宜箍毒消肿，中期宜提脓去腐，切开排脓，后期宜生肌敛口，因而有消、腐、敛 3 法。这些分期、分型是对外科疾病临床特点和病机的总结，能有效指导临床实践，但不免机械呆板。善为医者，必能据证进退，综合分析，而不执此一端。例如干祖望就认为外科消、托、补 3 法"一放到临床上，即成为废话"，提出治疮疡宜"把守四关"的新理论。

浙派中医一向以临床为本，在理论上较为务实，在总结临床论治规律时更倾向于动态综合分析，灵活而不机械。例如楼丽华根据乳腺增生症乳腺胀痛和（或）乳腺结块的主要临床表现，且临床表现多随月经周期或情志的改变而变化的情况，认为本病多由肝气不舒郁结而成，肝郁气滞又会导致气机不畅，津停为痰，血凝成瘀。而女子冲任二脉又是妇女病的根本所在，所以将乳腺增生病辨证分为肝郁气滞、痰瘀互结、冲任失调 3 型，分别与 3 种病机相对应。这是外科重分型特点的体现，但同时她也强调临床中往往不是单病机致病，而是 3 种病机合而为病，只是各有侧重。临床常用柴胡、郁金疏肝理气，白术、茯苓健脾燥湿化痰，三棱、莪术破血逐瘀，仙茅、淫羊藿温补肾阳以调和冲任，首次提出"三机并调"治疗乳腺增生的理论。

辨证论治是中医诊治疾病的基本原则，也是最大特色。但是在临床实践中，常有辨证之外的诊治思路。因此楼丽华提出"四辨治病"的基本准则。四辨，是指辨证、病、体、位。辨证即辨证论治；辨病是指辨西医学的疾病；辨体是辨体质；辨位即辨疾病所产生的特殊部位。"四辨治病"即秉承了中医辨证论治特色，又衷中参西，参考了西医辨病，还兼顾了中医体质学说和中医外科部位辨证的特色，虽然源于传统，但更加灵活，也更有针对性，尤其适于中医外科临床之用。

再如慢性前列腺炎的治疗，男科学界基本达成共识，分为湿热、血瘀、肾瘀3型。但崔云在此基础上进一步指出湿热内蕴、瘀血内阻及正气亏虚3者往往互为因果的理论，认为此3者使慢性前列腺炎病情反复缠绵，因此在治疗时要全面考虑，灵活使用相应疗法。

《史记·扁鹊仓公列传》曰："人之所病，疾病多；医之所病，病方少。"所以然者，医者不能灵活分析，方随证转是临床诊疗中一个重要问题。对疾病进行分期、分型是医学研究的基础工作，也是医学门径所在，但若拘于分期、分型，临证之时，难免死于句下。浙派中医外科以临床实际情况为本，虽重分期分型，又不拘于此，用动态综合的眼光看待疾病诊治，不执于一端，是善读书者，更是善为医者。

第四章

浙派中医外科名医荟萃

第一节　古代外科名医（古代至 1840）

朱丹溪（义乌，1281—1358）

（一）名医简介

朱丹溪，名震亨，字彦修，元代著名医学家，婺州义乌（今浙江义乌市）赤岸人，因其故居有条名丹溪的小溪，学者尊之为丹溪翁或丹溪先生。

朱丹溪先生著书的态度十分严谨，著有《格致余论》《局方发挥》《本草衍义补遗》《素问纠略》《伤寒论辨》《外科精要发挥》等，现仅存前两部书。

朱丹溪先生医术高明，倡导"阳常有余，阴常不足"学说，创"相火论"学说，善用滋阴降火的方药，为滋阴派（又称丹溪学派）的创始人，对杂病诊疗创"气、血、痰、郁"的辨证理论，其他节饮食、节情欲等养生方法，大都从养阴出发，均对后世影响深远。与刘完素、张从正、李东垣并列为金元四大家，在中国医学史上占有重要地位。

（二）学术渊源

1. 母病习医，研读经典

朱丹溪 30 岁时因母病习医，自学《素问》《本草纲目》《太平惠民和剂局方》等，终有心得，治好母病。朱丹溪对于经典是反复地研究并学以致用。《格致余论》曰："至四十岁复取而读之。顾以质钝，遂朝夕钻研，缺其所可疑，通其所可通。"学习经典的过程为以后的医学思想奠定了基础，也是朱丹溪学术思想的根基。《格致余论》序中曰："知医之为书，非《素问》无以立论，非《本草》无以立方。"所以朱丹溪的许多医学观点都源于《内经》并加以发挥。

2. 师从许谦，理学渊源

朱丹溪 36 岁师从许谦学习理学，为许谦的得意门生。许谦承朱熹四传之学，为当时的名儒大家之一。金元时期理学对中医学影响较大，其理学思想对朱丹溪医学思想的形成产生了重要影响，如《格致余论》之书名，亦取自理学家所言的"格物致知"；《格致余论》"相火论"云："太极，动而生阳，静而生阴。阳动而变，阴静而合，而生水、火、木、金、土，各一其性。"可见理学对朱丹溪医学思想形成的影响。

3. 拜师知悌，集金元诸家之长

朱丹溪 45 岁拜罗知悌为师，尽得其学。罗知悌精于医，得刘完素之学，为刘完素的二传弟子，旁参张从正、李东垣两家，曾以医侍宋理宗。罗知悌对朱丹溪既有理论的传授，又有实践的教诲。使朱丹溪的医术有了长足的进步。在《格致余论》中也可看出罗知悌曾"口授用某药治某病，以某药监某药，某药为引经"等教导。《格致余论》序中曰："见河间、戴人、东垣、海藏诸书，始悟湿热相火为病甚多……人之一身，阴不足而阳有余，虽谆谆然见于《素问》，而诸老犹未表章。"《格致余论》曰："攻击之法必其人充实，禀质本壮，乃可行也，否则邪去而正气伤。"可见"阴不足而阳有余""攻击宜详审，正气须保护"的理论均在刘、李、张基础上发展起来的。

综上所述，朱丹溪学术思想的主要来源是研读经典、近承河间，旁通子和、东垣两家，加上其理学背景而融会贯通，形成了独具特色的学术思想及临证诊疗经验，加上时、域影响，经师徒授受而形成丹溪学派。

朱丹溪弟子众多，其学风行全国，传至海外，至今不衰。

（三）学术思想

1. 阳有余阴不足论

朱丹溪生于元代，当时《局方发挥》之学非常盛行，目睹医家滥用燥热毒药害人不浅。《格致余论》序中曰："《局方》流行，自宋迄今，罔间南北，翕然而成俗，岂无其故哉！""因追念先子之内伤，伯考之瞀闷，叔考之鼻衄，幼弟之腿痛，室人之积痰，一皆殁于药之误也。"《局方发挥》曰："热伤脾，常服燥热，宁不伤脾乎？肾恶燥，多服燥药，宁不伤肾乎？热伤元气，久服燥热，宁不伤气乎？"

强烈的社会责任感促使朱丹溪发奋学习经典，朝夕钻研，并拜师罗知悌，学术大有长进，始悟："因见河间、戴人、东垣、海藏诸书，始悟湿热相火为病甚多。又知医之为书，非《素问》无以立论，非《本草》无以主方。""徐而思之，湿热相火，自王太仆注文已成湮没，至张、李诸老始有发明。人之一身，阴不足而阳有余，虽谆谆然见于《素问》。"所以，朱丹溪认为从理学讲，"人受天地之气以生，天之阳气为气，地之阴气为血。故气常有余，血常不足""阳者天气也，主外；阴者地气也，主内。故阳道实阴道虚"；从生理上，"夫以阴气之成，止供得三十年之视听言动，已先亏矣""阳有余阴不足"；从病理上，"人之情欲无涯……为物所感则易动，心动则相火亦动，动则精自走，相火翕然而起，虽不交会，亦暗流而疏泄矣"。朱丹溪最终总结出"阳有余阴不足"论，因之力倡滋阴降火治则，并在临床上得到了验证。

2. 相火论

朱丹溪先生对"相火"的认识离不开他的理学背景和古代哲学思想。朱丹溪根据"太极，动而生阳，静而生阴""曰君火，人火也；曰相火，天火也，天主生物，故恒于动，人有此生，亦恒于动，其所以恒于动，皆相火之为也"。认为生命在于运动，自然界万物生长，人体生命维持，都以动为常。并把相火的概念引入解释人体的功能上："具于人者，寄于肝肾二部，肝属木而肾属水也。天非此火不能生物，人非此火不能有生。肝肾之阴，悉具相火，人而同乎天也。"相火在正常情况下，能煦养人身之元气。人的养生要符合相火的正常生理，则无病："人心听命乎道心，而又能主之以静。彼五火之动皆中节，相火唯有裨补造化，以为生生不息之运用耳，何贼之有？"如果违背它，则相火为元气之贼："相火易起，五性厥阳之火相扇，则妄动矣。火起于妄，变化莫测，无时不有，煎熬真阴，阴虚则病，阴绝则死。君火之气，经以暑与热言之；相火之气，经以火言之，盖表其暴悍酷烈，有甚于君火者也，故曰相火元气之贼。"人们在食欲失常、色欲过度、五志过极时则伤害真阴，以致真阴亏虚，损伤元气，相火失藏而妄动，火动必伤真阴。外界的因素也能影响相火之变而致病："百病皆生于风、寒、暑、湿、燥、火之动而为变者。"

总之，相火论就是"相火之常、相火之变"。生理上相火是生命的动力，阴精是生命的物质基础。相火之动，必须动中有节，方能裨补造化，而有生生不息之运用。病理上如果相火动而失其常，或动而不静，即成妄动之邪火，疾病因此而生。

3. 创滋阴学说

朱丹溪以经典立论，根据"阳有余阴不足论""相火论"，创立滋阴学说，认为阴不足的原因多样，大致与过用温燥、厚味酒肉、情欲无节、夏与长夏、心动相火5个方面有关。

在治疗方面阐述了滋阴降火的治疗原则，创大补阴丸、济阴丸代表方，龙虎丸"补下焦"，补肾丸"治痿厥之重者"，虎潜丸"治痿"，补虚丸"补心肝脾肾"。除药物治疗外，朱丹溪还强调食疗的补阴作用。

4. 攻击宜详审，正气须保护

朱丹溪目睹医家滥用燥热毒药，害人不浅，又得罗知悌理论和实践的传授，提出"阴易乏，阳易亢，攻击宜详审，正气须保护"的指导思想。治疗上要"参之脉证，但见虚弱，便与滋补，血气无亏，可保终吉。若用寻常驱热拔毒纾气之药，虚虚之祸，如指诸掌"。特别是在痈疽的治疗上，非常重视正气的保护"肿疡内外皆壅，宜以托里表散为主。设欲行大黄者，宜审其虚实之原。疡溃内外皆虚，宜以补接为主，设欲行香散者，宜防其虚虚之失""痈疽因积毒在脏腑，当先助胃壮气，使根本坚固，次以行经活血药佐之，参以经络时令，使毒气外泄，施治之早，可以内消，此内托之意也"。非常重视气血的调补，常用四物汤。

5. 古方不能治今病论

朱丹溪看到当时《太平惠民和剂局方》之学非常盛行，目睹医家滥用燥热毒药害人不浅的情况，提出"医之视病，问证已得病之情矣"，因此在治疗应当秉承"病者一身血气有浅深，体段有上下，脏腑有内外，时月有久近，形志有苦乐，资禀有厚薄，能毒有可否，标本有先后，年有老弱，治有五方，令有四时，某药治某病，某经用某药，孰为正治反治，孰为君臣佐使，合是数者，计较分毫，设方治疗，贵乎适中，今观《局方》，别无病源议论，止于各方条述证候，继以药石之分两，修制药饵之法度，而又勉其多服、常服、久服，殊不知一方通治诸病"的思想来进行辨证论治。

（四）临证经验

朱丹溪对内科杂病创气、血、痰、郁的辨证及养生方面都有很深的造诣，对后世影响深远。尤其他在外科方面的造诣亦颇精深，惜其外科著作《外科精要发挥》亡佚，他在外科学方面的贡献一直不被后世重视。然而从朱丹溪先生已存的著作及其弟子和私淑著作中可以看出，朱丹溪及其门人、从学者对中医外科的贡献是不容忽视的。

从朱丹溪先生及其弟子和私淑的著作中，可以发现朱丹溪先生在外科学方面有许多精辟论述，在《格致余论》《局方发挥》《丹溪纂要》《外科理例》《医学纲目》《医学正传》中也可以得到佐证。其弟子和私淑中有多位著名外科学医家，并有著作传世，如程常《疮疡集验》、汪机《外科理例》等对后世影响都很大。

1. 痈疽

朱丹溪指出痈疽因阴阳相滞而生，认为辨证时应注意"六阳经、六阴经之分布周身，有多气少血者，有少气多血者，有多气多血者，不可一概论也"。治疗时要充分重视补、托的重要性："痈疽因积毒在脏腑，当先助胃壮气，使根本坚固，而以行经活血药为佐，参以经络时令，使毒气外发，施治之早，可以内消，此内托之意也。""肿疡内外皆壅，宜以托里表散为主。如欲用大黄者，宜戒猛浪之非。""溃疡内外皆虚，宜以补接为主。如欲用香散者，宜戒虚虚之失。"方药也独具特色，例如"痈疽始发，即以艾多灸之，可使轻浅，或以骑竹马灸法最妙""外施贴药，亦发表之意""外科用针烙得脓后，服神仙追毒丸""白蜡属金，禀收敛坚凝之气，外科之要药也""蓖麻子性善收，能追脓取毒，亦要药也"。

2. 乳腺疾病

朱丹溪指出乳痈的病因："乳子之母，不知调养，怒忿所逆，郁闷所遏，浓味所酿，以致厥阴之气不行，故窍不得通，而汁不得出。"病机："阳明之血沸腾，故热甚而化脓。亦有所乳之子，膈有滞痰，口气热，含乳而睡，热气所吹，遂生结核。"治则治法："于初起时，便须忍痛，揉令稍软，吮令汁透，自可消散。失此不治，必成痈疖。""疏厥阴之滞，以青皮；清阳明之热，细研石膏；行污浊之血，以生甘草之节；消肿导毒，以栝蒌子，或加没药、青橘叶、皂角刺、金银花、当归。或汤或散，或加减随意消息。然须以少酒佐之，若加以艾火两三壮于肿处，其效尤捷。彼庸工喜于自炫，便用针刀引惹拙痛，良可哀悯！"失治误治："若夫不得于夫，不得于舅姑，忧怒郁闷，昕夕累积，脾气消阻，肝气横逆，遂成隐核，如大棋子，不痛不痒，数十年后，方为疮陷，名曰奶岩。以其疮形嵌凹似岩穴也，不可治矣。若于始生之际，便能消释病根，使心清神安，然后施之以治法，亦有可安之理。"对乳痈的病因病机、临床表现、治法和预后记载得非常全面。

3. 疝气

朱丹溪提出疝气病因病机是"此证始于湿热在经，郁而至久，又得寒气外束，湿热之邪不得疏散，所以作痛"，与前人的因寒致病不同；治疗方药："愚见有用乌头、栀子等分作汤，用之其效亦敏。后因此方随证与形加减用之，无有不应。"

4. 男科疾病

朱丹溪创立提壶揭盖法治疗大小便不通。《九灵山房集·卷十》"朱丹溪翁传"中记载他曾经提出："积痰在肺，肺为上焦，而膀胱为下焦，上焦闭则下焦塞，譬如滴水之器，必上窍通而后下窍之水出焉。乃以吐法使其吐，吐已，病如失。"目前以提壶揭盖治法宣畅肺气能治疗诸多下焦疾病，例如癃闭、便秘、肝硬化腹水、肾炎水肿、男科病等，运用宣肺药物诸如麻黄、杏仁、桔梗、苏叶等。

自创倒仓法，并在治疗遗精方面获效。"又镇海万户萧伯善公，以便浊而精不禁，亲与试之有效"。

5. 肛门疾病

朱丹溪对痔疮专以凉血为主。其治痔疮之大法：用黄芩凉大肠；人参、黄连、生地黄、槐角凉血生血；川芎、当归和血，枳壳宽肠；升麻升举；外用五倍子、芒硝、桑寄生、莲蓬，煎汤熏洗；肿者，用木鳖子、五倍子为末敷。治漏疮先服大剂补药，以生气血，参、芪、归、术、芎为主，外以附子末，津和作饼，如钱厚，按患处灸之，只令微热，不可令痛，干则易之，再以干者研末，如前作饼灸之。困倦且止，次日再灸，直至肉平为效，仍用前补气血药煎膏药贴，或用附子片灸亦可。

第二节　近代外科名医（1840—1949）

一、潘春林（湖州，1900—1968）

（一）名医简介

潘春林，字宝华，幼名寿金，为潘氏外科第九世孙，潘莲舫的四子，享年68岁，堂名"潘本仁堂"，祖籍浙江省湖州市德清县钟管镇戈亭乡曲溪湾村。他以高超的医技、高尚的医德赢得声誉的同时，积极向外传播潘氏外科医术，为曲溪湾中医外科学派发展做出了重要贡献。中华人民共和国成立后，因热爱中医事业，1952年8月1日组建"湖州市杨家弄中医联合诊所"并任主任。1957年10月1日首筹四大诊所联合，经湖州市人民委员会批准，建成"湖州市联合中医院（后更名为湖州市中医院）"，并任院长12载。其间于1959年他统一了湖州3家医院外科外用药的处方和配制，保持和发展了中医外科用药传统特色和配制，冠名为"湖州市中医院外科外用药协定处方"。1949年起历任各届湖州市人民代表大会代表、湖州市人民代表大会常务委员会委员。1954年代表浙江省出席华东中医代表会议。1957年起历任浙江省政协委员、政协湖州市委员；同年起任中国农工民主党湖州支部委员会委员、副主任委员。1962年评为首批浙江省著名中医师。1963年初夏浙江省选派浙江中医学院（今浙江中医药大学）外科教研组负责人裘钦豪前来湖州对他的学术经验进行学术整理。医院派他的两个儿子参与共同组成了整理小组，为期两年余，进行修改整理定稿，书名为《潘春林医案》，于1973年5月在浙江省吴兴县医药卫生科技情报组内部发行。1979年1月由浙江人民出版社出版，后多次再版，1981年获浙江省科技进步奖一等奖。1978年6月，人民出版社将《湖州潘氏外科临证经验》编入人民卫生出版社出版的《老中医经验汇编·第一集》发行。1990年12月中华中医药学会浙江省湖州市分会、湖州市中医院和《湖州市中医志》编辑室分别发出举行"曲溪湾潘氏外科学术流派暨潘春林外科学术经验研讨会"的预备通知，后于同年12月27日至28日在湖州市中医院举行，出席会议有湖州市卫生局、湖州市医学科技情报站等部门领导及工作人员共计27人。

潘氏学术以《医宗金鉴》为主，兼取温病学说，临诊精内、外及喉科，以外科最为擅长。善于应用病因学说，结合四诊，审证求因，辨证精准，预测力强，对明确外疡切口部位、方向及扩创方面胆大心细，手术娴熟。其精于外科药的炮制，对炒、炙、煅、焙、制、煨、提、风、飞、烂、霜等27种炮制有一套独特方法，炮制选药、时间、火候程度等掌握的亦恰到好处，对外用药的配制亦十分讲究。对外科疾病重症、难症进行精细辨证，积累了丰富的临床经验，具有独特的见解和治疗法则，在浙北太湖流域负有盛名。传授学徒谆谆教诲，临诊大胆放手，视其操作、审阅方药、从严指导，并设"稻香传徒课本书屋"的书橱，存放潘氏教徒读本及中医药古今书籍供读。门人弟子及过堂学生各达百余人，遍及江、浙、皖，传其衣钵亦有声于时。患者出于爱戴之心，赠匾额20余块，以彰其高尚的医术医风。题字有"秦廷和缓""橘井泉高""华佗再世""杏林春暖""妙手回春""着手成春""国医手""大医精诚""仁心仁术"等。

（二）学术渊源

1899年其父迁居湖州红门馆前，次年潘春林出生。自幼读书识文，后随父习医，渊源有自，学习勤奋，焚膏继晷，大器早成。17岁（1917）独自应诊，涉迹医林；22岁（1922）每逢每月3、6、9日去南皋桥行医，群众称便，名声渐噪；1934年迁居北门牧童潭（又名马桶潭）开设门诊；1937年建宅北门杨家弄应诊，业与年进，求治者踵趾相接，夏季门诊日达300余号，外地（除湖州周边乡镇外苏南、上海、安徽等省市）患者赶车搭船，总延迟到下午二三点钟就膳，诊至半夜，习以为常。他是一位身教言教并重的当代著名医家。他没有其他爱好，唯一的爱好是为患者看病。他不为名、不为利，生活亦很俭朴，一生为患者，时至今日，人们还在传颂他的精湛医术和崇高的医德。

（三）学术思想

1. 重视病因辨证

外证之起必有因。因病知原，就是要从临床症状分析病因，具体外证病因辨证如下：①抓住局部，分辨外因；②注重内因，因人制宜。

2. 强调疮疡与脏腑经络关系

外科病证虽大多数发生在皮肉、筋骨，但与脏腑经络密切的关系。因为疮疡皆由五脏不和、六腑壅滞、经脉不通而生。同时经络内源脏腑，外通肌肉筋骨，故脏腑经络内在病变可以反映于体表而发生疮疡，体表的疮疡病变也可影响脏腑经络而发生内症。如疔疽局部疮陷无脓，木硬散漫，皮色紫黯，憎寒壮热，烦躁不安，神昏谵语，舌质红绛，脉洪数，此为火毒炽盛，毒邪由经络传入脏腑，致成走黄内陷之证。

（四）医案

案1　时毒

王某，男，14岁，湖州北门。

初诊（1962年4月5日）　两侧腮部肿大高耸已有4日，喉咽叠肿，吞咽不利，继而肿势延及颈胸，头痛呕恶，颈项常感抽痛，甚至痛引耳内，高热不退，渐致出现颈项强直、畏光、神烦、口渴。昨日起神昏嗜睡，今晨检肛温41℃，按脉弦数，苔黄糙舌边红绛，邪入心营。症情严重，还防昏厥。治拟清营解毒，平肝并进。

神犀丹1粒（研细分吞），鲜生地黄12g，金银花30g，带心连翘15g，黄连3g，炒淡芩6g，粉葛根5g，明天麻10g，茯神12g，钩藤12g，牡丹皮10g，黑栀子10g，滁菊花10g，桔梗3g。1剂。外治：贴消肿膏。

二诊　神志已清，嗜睡好转，呕恶得止，身热略退温至38.5℃，神烦胸闷尚有，腮部及颈胸肿势得定，吞咽利，治从原法出入。

前方去除神犀丹，加万氏牛黄丸2粒（研细分吞）。1剂。外治同上。

三诊　两侧腮部及颈项肿势渐退，吞咽得利，已不嗜睡畏光，神烦胸闷得解，尚有头痛，两颈项不和，有时仍有抽痛，精神软弱，检口温37.6℃，舌苔微黄，脉小弦微数。

前方去除万氏牛黄丸、鲜生地黄、桔梗、黄连、牡丹皮、明天麻，带心连翘改连翘10g，茯神改茯苓10g，金银花10g，加冬桑叶10g、石决明12g、夏枯草10g、白蒺藜10g。3剂。外治同上。

四诊　两腮肿势已去八九，频紧得利，检温正常，颈项抽痛已止，但筋络仍感不和，精神较差，饮食不香，乃余邪未净，原法出入。服5剂而愈。

案2　肝痈

倪某，男，45岁。

初诊（1962年12月14日）　肝痈溃毒经有月余，脓水绵绵不绝，两季肋高肿，右侧为甚，疼痛转侧不利，身热作潮，形容消瘦，精神软弱，饮食少纳，脉来细数，舌淡苔薄黄。体虚症重，犹恐难疗。治拟扶正解毒，疏化排脓。

生黄芪 10g，炒当归 10g，炒赤芍、炒白芍各 6g，木香 4.5g，炒青皮 4.5g，炒枳壳 6g，金银花 10g，连翘 10g，茯苓 10g，浙贝母 10g，桔梗 3g，炙甘草 3g。1 剂。外治：掺异功散，盖贴薄贴。

二诊 季肋高肿略平，转侧略利，脓水比前较少，疼痛略和，身热已退，精神好转，饮食增多，但体虚患此，治之纠缠，脉小弦，苔薄黄。

前方去除连翘、枳壳、芍药，加白芥子、冬瓜子各 10g，半夏 6g。10 剂。外治同上。

三诊 脓水渐少，疼痛渐和，精神日振，饮食如常，症情好转，但肝区尚有高肿，收敛尚属缓慢。治宜调补气血，托里排脓。

炒党参 10g，炙黄芪 10g，炒当归 10g，炒白芍 6g，茯苓 10g，炒白术 10g，浙贝母 10g，金银花 10g，冬瓜子 12g，桔梗 3g，炒青皮 5g，炙甘草 3g。15 剂。外治：改掺异功散合生春散（等份）。

四诊 肝痈脓水已少，新肌渐生，疮口凹陷吊拢，有收敛之象。精神、饮食已复正常，尚感肌肉不和，佐以活络。

前方去浙贝母、桔梗、冬瓜子、青皮，加丝瓜络 10g、天花粉 10g、炒陈皮 5g、炒谷芽 12g。10 剂。

后服八珍丸半个月而愈。

案 3　肠结

沈某，男，78 岁，湖州局前巷。

初诊（1964 年 6 月 4 日） 患者自 5 月 30 日起腹部持续胀痛，轻微呕恶，无大便、无矢气。6 月 3 日晚症状加剧而至湖州某医院急诊住院。胸片示：两肺纹理粗乱；全腹部肠腔充气，小肠呈横形排列，肠壁增厚，右下腹及中下腹可见较大数个肠腔液。诊断：肠梗阻。应用胃肠减压、补液、青霉素、链霉素抗感染治疗、高渗盐水灌肠及中药治疗无效，决定手术，因患者及家属不同意，于今日上午出院来我处就诊。症见腹部鼓隆板滞，叩之空空如鼓，全腹压痛，自觉腹内发热，不欲近衣，听诊未肠鸣，大便 3 日未行，无矢气，呃逆泛恶，口干不多饮，形容消瘦，精神疲惫，语言低怯，苔焦黄糙无津，舌边红，脉沉细数。此为气滞血瘀，瘀而化热，热结肠间，热盛欲厥，属肠结之证，虽年迈体衰，但邪不去则正益虚。治拟通腑行气，清热润燥。

制大黄 10g，玄明粉 10g（分冲），炒枳实 10g，大腹皮 10g，瓜蒌仁 12g，蜂蜜 120g（分冲），姜黄连 2g，木香 5g。1 剂。

二诊 药后矢气腹鸣，解出败酱状大便量约400g，尿量多，心下至少腹之胀满痛及发热感见减，按之较濡软，呃逆泛恶亦止，口干行饮，苔焦黄稍有津液，舌边红，阳明实邪已得出路，须养阴生津，清热调气，以肃余邪。石斛10g，玄参10g，天花粉10g，炒知母10g，大腹皮10g，沉香2g，炒枳壳6g，茯苓10g，炒陈皮5g，黄连2g，炒谷芽15g，炒黄芩5g。1剂。

三诊 昨起矢气频作，气甚臭秽，口干喜饮，精神稍振，语言较前响亮，苔焦黄厚，舌边尖红绛，腑气已通，肠内梗阻解除，胃阴耗伤未复。拟益胃养阴，清热润肠。

前方去除大腹皮、沉香、炒枳壳、陈皮、黄连、黄芩，加麦冬10g、黑栀子10g、鲜生地黄12g、火麻仁12g、制厚朴花5g、蜜橘白3g。2剂。

四诊 昨药后，解出焦黄色软便甚多臭秽，脘腹舒畅无压痛及热感，知饥索食，已进稀粥，前半厚苔已退，舌转淡红而嫩，邪热渐去，气阴两伤得复，拟益气、健脾、养阴之品。

前方去除石斛、黑栀子、火麻仁、制厚朴花，炒谷芽改12g，鲜生地黄改生地黄10g，加炒白术10g、炙甘草2.5g。2剂。

五诊 昨日解便成形，量多，苔转薄白，舌淡红而嫩，精神渐复，病已向愈，再宗原法出入。

前方去除知母、玄参，加太子参10g，生地黄改12g。2剂。

6月12日访视：大便通调成形，已起床散步，嘱饮食调养、自慎。

二、杨詠仙（湖州，1897—1979）

（一）名医简介

杨詠仙，稚名天喜，浙江湖州东门圣堂湾人，湖州中医院原副院长。1952年响应政府号召，积极带头，首批筹建湖州东街联合诊所后并入湖州中医院，杨詠仙被选为副院长，并历任吴兴县（市）人民代表、政协委员。为人耿直厚道，医风严谨，医嘱殷切细致，处处为患者着想，处方以简单有效、药价低廉为特点，深受患者欢迎，开业不久即名声大噪，四乡传闻。当时圣堂湾河浜内停满各地患者来求诊的船只。他对贫病者极富同情心，从不计报酬，往往免费送药。病重需要内服药的，他特与沈益大药店建立金折关系，类似现代信用卡，凭折可向该药店取药，药费则由药店每年向杨詠仙先生结算。杨詠仙处处为患者着想，诊室常备斗笠多个，以备突然下雨时，供患者借用，以免患者受雨淋加重病情。平素不管诊务如何繁忙，对每位患者，必亲自诊治过目，高尚的医德医道，坚持数十年不变，深得患者信赖。杨詠仙有根深坚实的群众基础，是湖州的一代名医。后由于杨詠仙年事已高，体弱多病，长期卧床，为了及时总结和抢救他的学术经验，医院成立了由杨詠仙儿子杨泰生和学生高和声、陆士庭组成的杨詠仙医案整理小组。杨詠仙将珍藏多年的40多册医疗记录和外用药配制秘方献出，供总结整理。每篇初稿，都经杨詠仙在病榻上校阅、补正。终于，在他生前整理完成了收集有100余例代表性医案的《杨詠仙外科医案》一书。湖州市中医院组织编辑的《外科方药集》中，收集了杨詠仙的外用药方和潘春林外用药方共100多张，经原浙江省卫生厅核定，最终作为全省中医院外用药配制规范。

（二）学术渊源

杨詠仙早年受业于吴兴后坛名医李梦莲门下，勤奋好学，未满3年业师病逝，19岁便独自设诊所于湖州圣堂湾，后迁湖州东街。精通内外方脉，对外科独具专长，医风正派，誉满四乡，先后培养100多名学生，分布江、浙、皖三地，成为当地中医外科骨干力量。他的学术思想立足于几十年临床经验的积累，具有自己独特的风格。他精通内外方脉，专长外科，刀法娴熟，还自制外用药，价低、效高，颇有特色。经他切排治疗复杂瘘管、重症脓疡者不计其数，患者和家属对他十分信赖。他临床特点常循内治外，执内科之理以治疮疡，每能挽危疾起沉疴，在辨证施治方面有独特的见解。他认为颈痛、瘰、流注、附骨疽等外症，与痰有关，其理论是："外受暑湿风寒之邪，内挟五脏六腑膏粱火毒，皆能蒸化为痰浊，凝取于经络，人于肌肉皮毛之间，而导致疮疡痰症。"杨詠仙的外用药膏丹敷贴的配方用药也非常实用，组方简单，药量较轻，价格低廉，一药能治多病。

（三）学术思想

杨詠仙一生诊务繁忙，少著述，但据其生前留下部分医案和其当年待诊时的回忆，将其临证特色总结如下。

1. 循内治外，辨证精审。

2. 虚察疮疡，擅长温补。

3. 膏丹敷贴，力寻效宏。

（四）临证经验

杨詠仙对部分疮疡的审证论治有其独特的见解，如颈痛、流注、附骨疽等，皆认为与痰有关，认为："痰之为病，其因不一，必须审因论治，才能达到化痰、消肿、软坚的作用。"故凡疮疡结肿成块，或痛或不痛，或有寒热，或皮色如常，或坚硬如石，或绵软如馒，破之无脓，但流清水，或如乳汁，或若败絮，凡此种种征象，主张不可妄动刀针，必须循求病因，分清寒热虚实，辨证施治。如颈痈、结喉痈等形如鸡卵，灼热交作，为风温风热，或肝胃积热夹痰阻络的病证，根据风与热之偏胜，结合肿块之变化，相应采用疏化风痰法，常以牛蒡解肌汤、银翘散加减出入。余毒流注、环跳疽等症见结块漫肿，壮热汗出不解，口渴恣饮，溲赤便结，系由邪毒流注经络间，热胜肉腐，酿痰成脓，治宜清化热痰，每用白虎汤、黄连解毒汤选配浙贝母、桔梗、瓜蒌等清化热痰药。若起病缓慢，酸多痛少，皮色不变，骨骱屈伸不利的附骨疽、鹤膝风等，乃先天不足，肾亏络空，风寒痰浊深凝着骨，治当温化寒痰，常以阳和汤合二陈汤治之。肋疽、乳癖等，结核坚硬，或棉轻如馒，色白不痛，或太息亦痛，皆属痰凝气滞，由于病因不同，病变部位、肿块软硬、全身症状均不同，其理气化痰法亦不雷同，大抵肋疽漫肿绵软，痰、气参半者居多，常用贝母瓜蒌散、千金苇茎汤、瓜蒌薤白半夏汤等，配合郁金、枳壳、桔梗、沙参、白芥子等理气化痰药同用。乳癖多由肝郁而致痰，治宜疏肝理气为主，佐以化痰软坚，逍遥散、越鞠丸之类酌加浙贝母、瓜蒌、昆布、海藻等。肉瘿结核坚实而不痛，由于七情郁结、肝脾不调，遂致气滞痰凝，法当软坚化痰开郁，海藻玉壶汤为主，体质壮实者，可加控涎丹剔除皮里膜外之痰，他如雪羹汤、海浮石、夏枯草等诸品均可运用。至于流注、肾俞发等病久营气耗伤，正不胜邪，痰浊更易滋生，以致疮形平塌，散漫不聚，虽已酿脓，难以外溃，已穿溃者，稀脓频流，肿硬不消，日久不敛，面色苍白，懒言少气，或者低热自汗，或见纳少便溏，治当补养气血以化痰浊，常用托里消毒散合二陈汤等，诸肿化痰法，应用得当，每收卓效。

1. 疔疮

疔疮是外科的常见病症，包括颜面疔、手足疔、烂疔、烂皮疔、红丝疔等，发病迅速，病情较重，如处理不当，颜面疔、烂疔、疫疔能导致"走黄"而危及生命，手足疔可腐筋蚀骨影响功能，若毒邪走散流窜经络，则成余毒流注。由于各类疔疮病因、部位、性质不同，故分叙之。

（1）*颜面部疔疮*：是一种发病急骤的火毒热病，由于头面为诸阳之首，百脉所朝，更因疔为阳毒，二阳相合其焰更甚，故发展快，变化多，如治疗或摄护不当，妄加挤压，不慎碰伤，皆能助火炽盛。若失去护场可致走黄，或余毒走窜肌肉经络发为流注，毒窜筋骨而成附骨疽。

面部各处皆可患疔，故有虎髭疔、唇疔、黄鼓疔、鼻疔、印堂疔、头疔等不同病名。其病因、症状、治法则基本相同。本病常由痱疹搔破或见昆虫刺螫等引起皮肤破损，以致外邪乘隙袭入，化火为毒；或恣食膏粱厚味，饮食不洁，五脏蕴热，邪毒结集而发。由于风邪凌上，颜面疗初起每多夹风邪，如局部痒痛麻木，红肿散漫而浮软者为"风火"，若疮顶紫黯无脓，根盘木硬且深，漫肿板滞者属"火毒"，其初起，疮形如粟，麻痒触痛，渐木硬有根，名为根盘，中央常出现米粒样脓头，疼痛漫肿渐甚。约1周，顶高根软溃脓，邪随脓出，则肿消痛止而向愈。若处理不当引起"走黄"，症见疮陷无脓，肿势散漫无涯，壮热烦躁，神昏谵语，瘀斑吐血等毒入营血，内攻脏腑的症状出现，如高热遍体疼痛，为毒流肌肉经络而成流注之先兆。

内治：凡疗疮皆因外感火毒，脏腑蕴热而发，因此必须注意整体治疗，内服汤药。治疗原则当以清热解毒为主，常以黄连解毒汤、五味消毒饮加减化裁。

外治：初起疮形似粟米，麻痒疼痛者，紫金锭研细末冷开水调涂；若根盘木硬，疮顶起白头，肿势散漫者，宜施香头型吊药，外盖薄贴；一昼夜后疗根渐束，疗根处薄掺八仙丹，盖薄贴；四畔漫肿者，用芙蓉散以生菜油调涂，每日一换，三四日后疗根脱落，改掺生肌散，盖薄贴，每日换药至愈。

（2）烂疗：湖州地区历来外科医家，把它分为烂皮疗和卸肉疗2类，虽皆属于"疗疮"，并能引起"走黄"，但病因、症状、治法均不同，故分别叙之。

①烂皮疗：烂皮疗多见于夏秋季节，好发于四肢，系由皮肤破损染毒，内蕴湿火，以致毒聚肌肤，气血凝滞，湿热火毒炽盛，热胜则肉腐。始起皮肤常因破伤、虫咬伤等引起小溃疡，疼痛微痒，不久溃疡腐烂，稠水津流，边沿黯黑，迅速延开，四畔漫肿，浮红光亮，按之陷而不起，胀痛难受。若逐渐好转，腐烂渐止，腐肉脱落，新肌充长，肿消痛止而向愈。其全身症状，初起即有寒热倏忽，烦渴恣饮，舌苔黄腻，脉象滑数等。若邪势炽盛，腐烂不止，持续壮热，出现神昏谵语，为合并"走黄"之征象。

本病属湿热火毒，其内治法当以清热解毒渗湿为主，方以黄连解毒汤、五味消毒饮、五神汤等加减出入。常选用黄连、黄芩、连翘、金银花、牡丹皮、赤芍、紫花地丁、重楼等清火解毒。如患在上肢，加野桑枝、野菊花等；在下肢可加川草薢、茯苓、炒泽泻等淡渗利湿，牛膝引经达下。若暑湿内蕴，胸闷头胀，渴不多饮，舌白边红，宜适当减去苦寒药，酌加藿香、佩兰、豆蔻、滑石等。出现神昏谵语，躁扰呕吐等"走黄"征象，治法同颜面部疗疮。

至于外治，在腐烂疮口之边沿，肿痛而皮色紫黯，按之有脓液挤出者，为糜烂未定之征兆，宜施水吊，用吊药研细末，清水调成糊状，薄涂于紫黯欲糜处，疮口掺八仙丹，玉红散油调盖贴，等2日腐定后改掺升生肌，每日1换；若施吊后糜腐继续延开，可如前法再加施水吊。

②卸肉疔：卸肉疔属外科重症，发病急骤，因患处肌肉成片坏死卸脱而得名。

本病因湿热火毒内蕴，外感风瘟邪毒而发。若风毒、湿毒、火毒侵入营血，可引起"走黄"。初起患处常见一个或数个紫水疱，逐渐漫肿焮红胀痛，水疱迅速扩大，肿胀疼痛剧增，皮色光亮，撕破水疱，显出淡黄色死肌，挤压疮口可有污脓溢出，并混有气泡，秽臭不堪。此后腐肉渐脱，脓流通畅，肿痛消退，新肌充长而收口。

内治法以清热凉血解毒为主，方如犀角地黄汤、黄连解毒汤配合加减。常用犀角（代）、鲜生地黄、赤芍、牡丹皮、黄连、黄芩、连翘、金银花等。由于该病多见于夏秋季节，暑湿当令，如兼见脘闷腹胀、头重苔腻等，宜选加芳香化湿药，如藿香、佩兰等。又暑为阳邪，最易伤阴，尤其老年人高热，口渴恣饮，舌红苔光者，应酌情加清暑益气、养阴生津的药物，如西洋参、石斛、青蒿、玄参等。至于病之后期，邪势已退，营气两耗，新肌难充，形瘦色悴，自汗短气，纳谷欠香，则益气养营，醒脾悦胃，如八珍汤、二陈汤等亦有应用之机会。

外治方面，对腐烂的疮面作广泛多处的纵深切开，深度达疮底好肌为准，目的是排脓通畅，使外敷药能更好地发挥疗效。切开时因肌肉已坏死，一般既不疼痛，也不致出血过多。如遇出血不止，可用棉花压迫止血片刻即可。外敷药以十面埋伏散合八仙丹10：1，干掺于疮面，盖玉红散油调，待腐肉尽脱后，改掺立生肌，新肌充长后，再掺生肌散，均用玉红散油调盖贴至收口，每日换药1次。

（3）红丝疔：多发于四肢的内侧，常由手足破伤、疖、癣等染毒，邪毒流窜经脉而成。上肢多夹"风"邪，下肢多兼"湿"邪。故《疮疡全书》说："夫红丝者，心肠积毒，气血相凝，灌于经络之间，发于肌肤之上，红丝贯穿，如一红线，或疼或痒，皆由风热相乘而生，如箭之速……"初起有红丝一条，病轻者色淡，较细，重者红粗，由手臂或小腿迅速向上蔓延，上肢可延及肘、腋，下肢延至委中腘骨骺。发病者，仅有条索状结块，但红形不明显。腋窝或腹股沟常有髎核肿痛，并伴有程度不同之形寒身热、乏力头痛等。严重者症见壮热烦渴，神昏谵语，为"走黄"征象。其内治法宜清热解毒，以五味消毒饮、黄连解毒汤加减。上肢责之"风热"，故除用野菊花疏风清热解毒外，又以钩藤清热息风，野桑枝祛风走肢臂以通络；下肢责之"湿火"，常用牛膝引经达下，茯苓、泽泻等淡渗利湿。初起寒热倏忽者，"汗之则疮已"，用苏叶、淡豆豉解表发汗。胸闷妨食者加川郁金、炒枳壳等。若出现壮热神昏等"走黄"征象，治法同颜面疔走黄。

外治用砭法泄毒，其方法是：沿红丝疔肤经消毒后，用碎瓷碗片（约五分钱币大之薄碎片，常浸在消毒液中备用）每隔寸许，轻轻砭刺出血，或稍加挤压以泄毒血，一次即可，然后用芙蓉散以菜油调涂，每日1换。

（4）疫疔：多由接触或屠杀、解剖疫死之牛、猪、羊家畜，染毒而发病，故名疫疔，俗称"羊疔"。本病来势凶猛，失治常因走黄而危及生命。好发于头面手足等易接触染毒的部位。初起患处出现小红斑，奇痒，渐成紫疱，继而干结黑痂，四周可见成群的小水疱，肿势浮软散漫而不痛，常伴有身热、头痛无力等。一旬左右，创面与正常肌肤逐渐分离而脱落，伴有少量脓液流出，肿势消退逐渐向愈。严重者初起即漫肿无涯，并迅速成片状陷黑坏死，眼白红胀，指甲青紫，壮热惊惕，神昏谵语，斜视呕吐等，此为毒深走黄之象。

本病历来认为是肝经火毒所致，其内治法宜清营凉血解毒，犀角地黄汤、黄连解毒汤之类，与颜面部疔疮治法相仿。杨詠仙在上述治法的基础上，尚有其独特用药：一是汤剂中用入肝经解疫毒之雄黄拌以清心热、散肝郁之郁金。二是水蛇头吞服。用法：每日2～4次，用豆腐衣或糯米纸包后生吞，不可煎服，连服三四日，以病势减退后为度。水蛇头寒凉无毒，对疫疔具有良好的解毒作用。水蛇头以新鲜小者为佳，因大者不易消化，影响排便，时嵌梗肛门。三是地浆水代水煎药，宜在茅草地掘土作坑，深三尺许，灌水搅浑成泥浆，使其沉淀片刻，取上层清水煎药，具有解毒作用。

外治法方面，疫疔陷里之疮面，用八仙丹药掺，盖薄贴，四周漫肿处用芙蓉散菜油调涂；待陷里之疮面与正常肌肤分离，有脓液流出时，改掺升生肌，盖薄贴，均每日1换。

（5）手指疔疮：是体力劳动者的常见病，每因竹、木、铁屑刺伤或皲裂等破损染毒，又因脏腑蕴热，两邪搏结，气血凝滞，阻于皮肉经络，酝酿成毒。由于手指皮薄肉少，为气血流注并荥输，感觉敏锐，故患之疼痛不堪，酿脓不易外溃，常向深处流窜，故能损伤筋骨，或毒邪走散而成流注等。手指疔疮，因病位和形态不同，而有蛇头疔、螺疔、蛀节疔、蛇眼疔、蛇肚疔、蛇背疔等多种病名，其治法则大致雷同。由于本病属火毒，内治当以清热解毒为主，以五味消毒饮、黄连解毒汤等加减应用。药如黄连、黄芩、紫花地丁、野菊花、连翘、金银花、牡丹皮、赤芍等清热解毒；桔梗化痰排脓。夏秋季节即暑湿内蕴，形寒头胀，脘闷口腻者，以藿香、佩兰、青蒿、半夏等芳香化湿。常配伍一味辛温之桂枝，既能引经走肢指，又可调和营卫。

其外治初起宜用芙蓉散菜油调涂敷。酿脓时疼痛剧增，患者往往要求过早挑刺溃脓，必须掌握火候。刀溃过早，反致胬肉外翻，肿痛更甚；刀溃太迟，则使毒邪深窜，而致损伤筋骨。故当根据患病之时日，是否已有一周；疼痛之容貌，是否坐立不安；再重点用两手指按压详辨。患处皮厚者，先用手术刀削薄，或用温开水浸软，综合分析，决定铍针与否，切不可粗略孟浪。一般切口宜选在手指的侧面，作纵行切开，切口不宜超过指节，以免愈后影响屈伸。脓腔深者，应作双侧切口，对口引流，然后用八仙丹药线作"V"形插入，以利排脓通畅，敷十面埋伏散，盖薄贴。若稀水频流，肿势日久不消者，为指骨已损伤之征象，仍继续用八仙丹药线，直至朽骨脱落；指骨未伤者，药线换至脓净肿消后除去，继续敷十面埋伏散，盖薄贴，直至愈合，均每日1换。

2. 流注

流注发无定处，随处可生，尤好发于腰、背、四肢，漫肿无头。皮色如常，按之绵软，酸多痛少，常多处发生，一处未愈，他处又起。正如《外科真诠》说："流发无定处，漫肿不红，连接三四处……积留于肌肉中。"《医宗金鉴》记载："流注原有证数般，温、痰、瘀、风、汗后寒。"本病一般分为暑湿流注、风痰流注、湿痰流注、余毒流注、瘀血流注等。

其内因机体正气不足，正不胜邪，即《内经》所谓"邪之所凑，其气必虚"。其外因如夏秋季节感受暑湿，继而寒凉外露，阻于肌肉经络之间，遂成暑湿流注；若四时风邪外感（手足腿膊肌肤，常有小块破损可寻），生热成痰，稽留于肌肉经络间，气血凝滞而成的，称风痰流注；发病缓慢者，为湿痰流注，因疔疖失治，误治余毒流窜走散，入于经络营血而成余毒流注。至于产后瘀露停滞或跌仆损伤致瘀血留滞，筋脉受损引起的，属瘀血流注。

流注的证型既多，发无定处之症状大致相同，但也各有其特征可寻，治法也不尽同。

暑湿流注，起病急骤，初起即有憎寒身热，汗出不解；暑必夹湿，常伴见脘痞窒闷、呕恶、渴不多饮、小溲赤少、舌苔黄腻、脉象濡数等暑湿症状。其治法以清化暑湿为主，佐以活血通络解毒。常用鸡苏散、青蒿、藿香、佩兰清化暑湿；当归、赤芍、郁金、苏桔梗理气活血通络；淡黄芩、忍冬藤、连翘清热解毒。

风痰流注，无明显季节性，起病较暑湿流注稍缓，也有乍寒乍热等全身症状，风胜向上，上半身较多见，可兼有咳嗽等症，苔薄脉滑。其治法以疏散消痰为主。常用当归、赤芍活血退肿；浙贝母、桔梗、苏子散结消痰；连翘、忍冬藤、淡黄芩、生甘草清热解毒；苏桔梗、枳壳理气，气行则痰自消。

湿痰流注，起发较慢，初起寒热等全身症状并不明显，肿块板滞、隐隐酸痛，因湿性下趋，以腰部、环跳等下半身较多见，舌苔白腻，脉象缓滑。其治法以化痰渗湿为主，佐入活血理气，方仿加味二陈汤，常用姜半夏、陈皮、茯苓、生甘草、生薏苡仁、浙贝母以渗化痰湿；当归、赤芍、穿山甲片（代）、桂枝活血消肿。兼有气滞，可选加大腹皮、苏桔梗、炒枳壳、台乌药等理气之品。

余毒流注，起病急暴，常发生于疔、疖将愈之际，突现寒战高热，口渴恣饮，舌苔黄腻，脉象滑数等火毒复燃症状，甚至出现神昏谵语，躁扰不安，衄血发斑等邪入营血征象。其法宜清热解毒，散结通络，方用黄连解毒汤、五味消毒饮等；若邪入心营，用犀角地黄汤加减化裁，常用黄连、黄芩、紫花地丁、蒲公英、野菊花、连翘、金银花等清热解毒，浙贝母、桔梗消痰；若壮热烦渴以鲜生地黄、大青叶清热凉血；神昏谵语，衄血发斑用犀角（代）、牡丹皮清心安神，凉血解毒；琥珀蜡矾丸解毒护心膜。

至于瘀血流注，除有外伤史或产褥史外，初起全身症状较轻，下半身症状居多，常迁延一二周，待渐化脓，才身热肿痛更甚。其治法当和营化瘀，佐以渗湿解毒。方以通经导滞汤、活血散瘀汤加减出入。常用怀牛膝、炒归尾、赤芍、炙穿山甲片（代）、桂枝、桃仁、牡丹皮等活血和营，忍冬藤、汉防己、茯苓、炒泽泻等渗湿舒络。

外治法：各类流注初起至溃脓前，用白灵丹回膏外贴，5日换1次。溃脓后疮孔用八仙丹药线，掺十面埋伏散，外盖薄贴。稠水已断，新肌充长后，改掺升生肌至收口，均每日换1次。

3. 痈

（1）肠痈：杨詠仙认为内肠痈，相当于西医的阑尾炎；外肠痈相当于西医的腹壁脓疡。

内肠痈一般多由食积气滞，或湿热壅滞，或气滞血瘀而成。外肠痈一般多由气滞血瘀，或夹寒湿，或夹湿热而成。

内肠痈起病急骤，开始满腹而痛或先痛在胃脘，兼有呕吐，继而疼痛移至右小腹固定深着，身热脉数，腹部拘痛，大便不爽或便秘。常用大承气汤、大黄牡丹汤、金铃子散、木香槟榔丸等加减化裁。

外肠痈起于小腹左旁或右旁，近于髂窝处，结并板滞，其始起发热与一般外疡初起相似，肿块按之疼痛明显。若伴有寒热交作，足难屈伸，按之有形深着髂窝，为缩脚肠痈，西医称髂窝脓肿。方药以桃红四物汤或四物元胡汤加减，重在活血化瘀，舒筋活络。外治法：外肠痈初起结并板滞者，常用白灵丹回膏外贴，隔5日换1次。溃脓后创口用八仙药线掺十面埋伏散，外盖薄贴；新肌充长后改掺升生肌至收口，均每日1换。

（2）颈痈：颈痈、痰痈、结喉痈、夹喉痈都生于颈项等处，西医称为耳下、颔下、颈部等急性淋巴结炎。中医按部位形态不同而命名。痰痈患于项间，在耳根者为耳根痰痈，在腮颔者为兜腮痰痈；颈痈发于颈部；结喉痈患于项前结喉处；夹喉痈则在结喉之旁侧。肿块初起多漫肿板滞或木硬，皮色不变。痰痈若患于近颊车处，可有不同程度的张口不利；颈痈则肿块较深较硬，每有颈项强痛；结喉痈、夹喉痈肿块根脚较散漫。此类外痈，起病多急骤，常伴有身热形寒等表热证候，或兼有咽喉肿痛，痰涎稠多碍于吞咽，如热毒壅甚，身热不退，每易酿脓外溃，若痰热留恋不解，可有内陷入营之交。

此类痈证其病因病机，大多由风温风热之邪灼津酿痰，或由肝胃肺经积热，及痧痘后余邪夹痰火上壅，阻于少阳，阳明之络，络道失宣，与气血互凝于肌腠所致。治疗上以内治为主，而治法大致类似。但必须辨别风、热、痰、火之偏胜，并按肿块之变化而施治。常用表散、清火、消痰、散结诸法，其基本方为金银花、甘菊花、连翘、牛蒡子、桑叶、玄参、浙贝母、夏枯草、苏子、赤芍等药。方中金银花、连翘、牛蒡子、薄荷、甘菊花、冬桑叶清热解毒并散风热之邪；浙贝母、苏子宣络消痰；玄参、夏枯草软坚，善消颈项肿块，以助清热消痰；赤芍泻热退肿；桔梗宣达并引诸药上行。如肿势盛者，每常用白僵蚕以增强消风散肿之效。如肿块质坚者，加用当归、穿山甲片（代）；夹痰火者，加用栀子、黄芩、黄连；但不宜早投寒凉药，以免邪热内伏，肿块僵硬不散。在应用苦寒药时，要照顾脾胃之生气，除病后或体质素虚者外，对已属酿脓而未头透者，一般无须加用补托药味，因多属阳证、实证，易溃易敛之故。溃后常以疏和之法清理余邪。其外用药，未溃前均贴白灵丹膏药。溃后插入八仙丹药线，撒十面埋伏散，外盖薄贴。

（3）臑痈：臑痈、藕节痈、臂痈、腕痈都是上肢的阳证外痈，西医属脓肿范畴，如上臂脓肿、肘窝脓肿、前臂脓肿，由于发病部位不同，故名称各异。

多由于臂部皮肤破伤或皲裂，外邪乘隙侵入，气血违和，经脉失宣，生风化热酿痰，以致红肿焮痛，寒热交作，甚至酿毒成脓。根据风、热、痰的偏胜，分为"风热"与"风痰"2型。始起寒热倏忽，局部红肿焮痛明显者为风热；若初起寒热较轻，局部结块硬者属风痰。如季节适值盛夏，恶寒身热汗出，胸脘窒满者，多夹暑湿。内治药：风热型初起恶寒发热者，宜在清热解毒药中配苏叶、豆豉、防风等疏风解表以透邪；热重者用黄连、黄芩、牡丹皮、蒲公英等苦寒解毒，稍佐陈皮、枳壳等宽中醒脾；身热口渴舌绛者，加金石斛、天花粉生津止渴、清化痰热；夹暑湿者常加藿香、佩兰、青蒿、鸡苏散等芳香化浊、清暑渗湿之品。风痰型结并板滞者，宜用当归、赤芍、穿山甲片（代）等活血消肿，桂枝、姜黄、桑枝走肢臂以通络；又因热能生痰，热胜则肉腐，常用连翘、金银花、浙贝母、桔梗等消热解毒、化痰排脓之品。溃脓以后，邪随脓化，选用当归、白芍、金银花、丝瓜络等和养解毒舒筋络，若溃久不敛，内空深大，羸瘦，面色少华者，属气血两耗，当以十全大补汤加减化裁，补养气血，稍佐谷芽、金银花等养胃解毒，使营气复而新肌渐充，每获显效。外治药：风热型未溃前，焮红漫肿者，以芙蓉散菜油调涂，每日换敷。板滞木硬之风痰型，贴白灵丹回膏，5日1换。溃脓后不论风热或风痰型，创口均用八仙丹药线，掺十面埋伏散，最后改掺生肌散收口。

4. 无头疽

股阳疽、股阴疽、伏兔疽均由湿热下注，营气不从而成，属阳热实证。

股阳疽生于大腿外侧肌肉之间，伏兔疽生于大腿前侧肌肉之同伏兔穴处，西医称为大腿脓肿。股阴疽生于大腿内上方腹股沟之间，西医称为股淋巴结炎。

杨詠仙说："湿性下趋，故下肢疮疡多湿，湿郁化热，湿热之邪各有偏胜，要根据症状、脉舌辨明是湿胜于热或热胜于湿。"如股阳疽案，是热胜于湿，热胜则肉腐，防其腐烂，主要矛盾在于热，故用芩、连苦寒之品为主，苦以燥湿，寒以清热，辅以天花粉、鲜石斛、赤芍、牡丹皮、金银花、连翘以凉血解毒；再入赤苓、生薏苡仁、泽泻以甘淡渗湿。二诊时毒邪已化为脓，溃后使毒随脓泄，后用八珍汤加减调理而愈。

伏兔疽属足阳明胃经。《医宗金鉴》云："伏兔穴处忌生疽，肿硬针灸不相宜，疼痛彻心寒热作，胃火毒滞溃难医。"这说明伏兔疽溃后最难收敛。以消为贵，治疗得当，可消散于无形。若初治不当，溃后引流不畅，脓出不多，肿痛不减，可复切排，使脓液畅流，邪有去路，再以八珍汤加减调理，即能获愈。

5. 乳腺疾病

（1）乳痈：乳痈一证，系由妇女哺乳期或妊娠期因失于调养，或因愤怒郁伤，或由厚味过极，致肝胃气滞不和，乳络塞而不通，乳汁不流，怫热郁而酿脓。一般分为外吹乳痈和内吹乳痈。

外吹乳痈，发生在产后哺乳期，由乳腺急性炎症所变。按经脉分布，乳房属胃，乳头属肝。乳汁为脾胃水谷之气所化，分泌由肝经疏泄所司。此病所生，常因吮乳感染及乳汁郁积，使肝胃气热交并，乳汁留恋不化而成。内治法以疏泄理气、解毒通乳为主，但须辨别热毒重或是气郁甚。热重者见乳房结肿，板滞焮红，甚寒热倏忽往来，头疼肢楚，脘闷欲呕等一系列全身症状，来势迅猛，但易溃也易消。偏于气郁甚者，乳房结块硬，皮色如常，乳汁壅滞不通，寒热较轻，化脓较缓。一般治法原则：热毒重，初起寒热倏忽，头疼肢楚，常用苏叶、淡豆豉等微辛药轻解，发散表邪；胸闷呕恶者，选用姜竹茹、川郁金、玉枢丹等行气解郁，和胃止呕；高热口渴者，加黄芩、天花粉清热消肿，生津止渴。蒲公英为乳痈要药，入肝胃两经，化乳痈热毒功效良好；连翘、金银花清热解毒，为必用之品。偏于气郁，甚而血凝，结块硬者，常以当归、赤芍、炙穿山甲片（代）消肿散积；乳汁郁滞者，酌选漏芦、王不留行、路路通、浙贝母、莲房等以通乳（莲房剂量宜用一两，因质轻、体积大，可先煎汤代水煎药）；气郁轻者亦可使乳汁壅滞，宜用瓜蒌、枳壳、青皮、柴胡等理气散郁；无论热重或气郁，产后恶露未净者，忌用赤芍、炙穿山甲片（代）等活血破血之品。一般而论，产后总宜温，黄芩、栀子等寒药当慎用。小腹隐痛者，可酌加益母草祛瘀；脓头透者，加皂角刺以托毒；若由断乳乳汁郁结而起者，除漏芦等通乳之品外，还可加生麦芽一两以化乳积。既溃之后，邪随脓泄，治宜和养解毒，如当归、白芍、丝瓜络、金银花等加减出入。由于乳痈系肝胃气热，故无论未溃已溃，原则上总宜宣畅气分，清热解毒，不宜用参、术、芪等壅塞补益之品。

内吹乳痈，多见于妊娠晚期。这时尚未生产而乳痈先发，故曰"内吹"。系由胎气旺盛，肝失疏泄，初乳郁结，邪热蕴蒸阳明乳络，以致结肿疼痛为痈。此症往往不易速散，溃脓之后常要到产后方可收敛，内治当清疏安胎，如苏梗、黄芩、桑寄生、青皮、瓜蒌、枳壳、当归、白芍、连翘、金银花、蒲公英等随证选用。

（2）乳癖：相当于西医的乳腺增生症，常见于中年妇女。以乳腺外上方为多，也可四侧皆生。肿块光滑质硬，皮色如常，时有疼痛，皮核不相亲，经年不溃破，故有"乳中结核""乳房结核"之称。往往因郁怒，以及行经前期疼痛症状表现增剧。该病系由肝气郁结或冲任失调所致。外科先哲余听鸿曾说："治乳从一'气'字着眼，无论虚实新久，温凉攻补各方之中，佐入理气疏络之品，使其乳络疏通。"确为经验之谈。《内经》有"木郁达之，火郁发之"之论，正是此理。总之，无论乳痈、乳癖，用药均宜着眼于"通"。宜疏肝散邪，软坚化痰。每以逍遥散、橘叶散、香贝养营汤加减化裁。

外治法：乳痈外吹、内吹治法基本相同。①初起焮红板滞者，以芙蓉散、菜油调涂，每日1换。②结块硬者，白灵丹四膏贴患处，5日1次换散。③如乳头破裂者，可涂蛋黄油，并应及时吸出乳汁，勿使郁积。若结并多日，疼痛不减，身热、肿块按之中软而"应指"（指弹性波动感），为脓成之象，当及时做放射状切排，创口插入八仙丹药线，掺十面埋伏散，盖薄贴，每日换药。④如乳痈过大过深，尤其患于乳晕部者（初产妇多见），溃后往往乳汁从创口流出，不易收敛，可在患处薄贴外垫，适当束紧，使乳汁不易从创口流出，促使愈合。

乳癖外治，贴硇砂膏药，取其咸能软坚散结之意，5日1换药。

（五）医案

案1　锁口疔

姚某，男，成人。

初诊（1934年5月17日）　锁口疔肿势鸱张未定，按之板滞，甚至腮色黯而腐，是属走黄也。治拟清营解毒。

犀角尖1.5g（另炖分冲，代），川黄连2.4g，梅花点舌丹6粒（分吞），琥珀蜡矾丸9g（分吞），鲜生地黄12g，野菊花6g，山慈菇6g，连翘9g，赤芍4.5g，牡丹皮6g，金银花12g，紫花地丁9g，重楼6g，蒲公英9g，全瓜蒌15g（杵）。

二诊　疔毒走黄漫肿板滞无涯，身热腰痛，口渴神烦，七恶已属迭露，调治颇为棘手。

前方去梅花点舌丹、全瓜蒌，加西黄（西牛黄）0.3g（分冲），淡黄芩4.5g。

三诊　疔毒走黄本属难疗，虽经数次用药，疔根脱而肿未消，按之板滞，甚至腮唇亦然，所谓满天星斗，棘手奚疑，幸得腰酸不剧，神志犹清，尚有一线生机，勉拟大剂清热解毒药。

续用前方并再梅花点舌丹6粒（分吞）。

四诊 锁口疔因走黄而肿势蔓延无休，连投清热解毒之剂以来，疔根已得渐次脱落，亦不神烦腰酸，所嫌者腮颔及唇部犹然板滞，究系毒邪郁遏未化使然，目下虽无及脏之现象，总须化脓为是。

前方加板蓝根9g。

五诊 疔毒走黄幸得脓多外泄，而不致攻脏神昏，现下唇部肿硬均平，唯腮颊板滞未消，亦有化脓之象，再以清解为恰。

前方除犀角尖（代）、琥珀蜡矾丸。

六诊 疔毒以后，余毒未清，面部肿势未尽消，有酿脓之象，能食便调，脏腑无恙，拟以和养托脓。

生绵黄芪6g，牡丹皮4.5g，山慈菇4.5g，赤芍4.5g，夏枯草4.5g，姜竹茹4.5g，甘菊花4.5g，川黄连1.2g，炒陈皮4.5g，金银花9g，桔梗1.8g，生甘草1.8g，浙贝母9g。

七诊 疔毒走黄，面肿酿脓，业经数次钹针矣，治以和养托毒。

前方除浙贝母、牡丹皮、川黄连，加赤苓、白芍。其后又调养二诊而愈。

案2 风痰流注

潘某，男，24岁。

初诊（1953年9月5日） 左腋前结肿绵软作痛为流注，迄来旬日，乍寒乍热，由风痰阻络所致。治拟宣络消痰。

炒当归6g，浙贝母9g，淡黄芩4.5g，赤芍6g，炒枳壳4.5g，炒陈皮4.5g，桔梗4g，连翘9g，苏子、苏梗各6g，淡豆豉12g，忍冬藤12g，鸡苏散12g（包煎）。

二诊 流注肿势较退，身热亦减，或可徐图消散，治再宣络消痰。

前方去淡豆豉、苏梗，加川郁金6g，后又加减治疗二诊，风痰流注渐次消退。

案3 内吹乳痈

章某，女，19岁。

初诊（1953年12月11日） 内吹乳痈漫肿作痛，由胎热旺盛阳明交阻所致，迄今旬余，按之已属酿脓，尚未溃透，邪未宣泄。治以安内攘外。

苏梗6g，桑寄生9g，淡黄芩4.5g，金银花9g，蒲公英9g，浙贝母9g，炒枳壳4.5g，瓜蒌皮6g，生甘草1.5g，炒白芍4.5g，炒当归6g。

二诊 内吹乳痈，业经钹针，内空甚巨，邪毒虽有宣化之机，善后犹非易也，只以和养安胎。

前方去除枳壳、蒲公英，加茯神 9g。

三、余步卿（杭州，1913—1976）

（一）名医简介

余步卿，字炳森，浙江余杭人。1913 年生，1976 年 6 月 2 日卒，享年 64 岁。于 1934 年学成后悬壶行医于余杭小河，1943 年移居杭州开业。1956 年应召至浙江省中医院工作。一提起中医外科，老杭州人第一个想到就是余步卿，这位名医已经和一个时代联系在一起，深深地印在杭州百姓的记忆中。

（二）学术渊源

余步卿父亲是早年杭州锦泰钱庄职员，13 岁丧父。余氏少年生活维艰，由叔伯供其读书学医，从学于湖州外科名医费元春，余步卿天资聪慧，乐思好学，深得费师喜爱，倾囊相授。余步卿熟谙《内经》《难经》，深究《医宗金鉴·外科心法要诀》。先后开业于杭城乌龙巷、皮市巷等地，门庭若市，医誉鹊起。1956 年应召至浙江省中医院，担任浙江省中医院外科负责人。

余步卿业医 30 余年，医德医风高尚，待人和蔼可亲，仁慈厚道，乐善好施。穷苦人上门看病，他常主动减免挂号费，有的甚至送药。余步卿早年在杭城收入丰盈，待他人总是慷慨解囊，对自己却是勤俭节约，他的夫人也极其简朴。余步卿待人柔和谦卑，谈吐斯文有礼，性子不急不躁，余步卿见了同行，总以某兄相称。其医术精湛，临诊经验丰富，从来不会贬低他人医术，并将行医治病作为自己终身事业。"文革"期间虽未能允许给人诊病，但仍心系患者。余步卿不倦教诲，对自己的爱徒知无不言，所培养的许多学生、后辈现在都是国内、省内中医外科界的权威、翘楚。

（三）学术思想

余步卿从医 30 余载，既受恩师费元春教诲熏陶，亦得各家汇通，古为今用，不断创新，精于中医外科，长期从事医疗工作，医德高尚，医术高明，形成了自己的一套独特的学术思想体系。

1. 外症内治，求本溯源

"治病求本"是中医自古以来就谨守的一个基本原则，充分体现了中医的治病特色。疮疡之证，不仅注重局部外症，更多的是要纵观整体。外症内治，同内科疾病，强调辨证施治，整体论治。明代汪机曰："外科必本于内，知乎内以求乎外，其如视诸掌乎，治外遗内，所谓不揣其本而齐其末。"《洞天奥旨》指出："外生疮疡，皆脏腑内毒蕴结于中而发于外也。"《外科正宗》又云："痈疽虽属外科，用药即同内伤。"余步卿认为，所谓疾病的"本"包括病原、机体的体质及对疾病的反应性等因素。实际上就是疾病的病因病机。从病因病机治疗，也就是治本。中医有"治病必求其本"之古训。疮疡外症同内科病，发病皆与阴阳失衡、脏腑失和相关。疮疡的病机和人体气血、脏腑、经络密切相关。疮疡发生和转归实为人体脏腑功能的局部表现，外科的理论依据，也是按照四诊八纲的原则建立起来的。治疗疮疡不能单靠外治，应求本溯源，同时还当注重内治。

2. 局部辨证，四诊合参

余步卿认为，外症内治，同内科疾病，应倡导四诊互参，综合分析，取得完整的辨证资料，处方用药方能奏效。外科与内科一样，同样以阴阳五行、四诊八纲等中医的基本理论为基础，指导实践。望、闻、问、切是临床诊断的重要手段。现今观察舌质、舌苔和舌的形态等的变化尚且为多数外科医师所看重，而以为切脉无足轻重的却不在少数。外科疾病的发生、发展、预后与全身脏腑、气血、经络有着密切的关系，外证虽有局部症状可进行辨证，且局部变化与疾病发展预后相关，但脉诊也是不可缺少的。如仲景所言："肠痈者，可腹肿痞……其脉迟紧者脓未成，可下之，当有血，脉洪数脓已成，不可下也。"说明脉诊对诊断及治疗均有指导意义。一般说来，疮疡在溃之前，正虚邪盛之时，多为有余之脉；已溃之后为邪去正衰之际，多为不足之脉。若未溃时见不足之脉，虚、弱、细、缓等则为气血虚弱，毒深邪盛；已溃之后见有余之脉，实、洪、弦、紧等则为邪盛毒滞未去。又如无论肿疡、溃疡而见散、促之脉，均为气血衰竭、脏腑亏损、病邪进展、预后不良之兆。

3. 审时度势，融通三法

疡证内治，源远流长，内涵丰富，消、托、补是治疗外疡的三大法则。关于三法的应用，古人有"以消为贵，以托为畏"之说。余步卿认为前人的经验固然可师可法，但临床运用还是要随证变通。三者并不决然割裂，而是密切关联的，临床运用不能僵化，应审时度势，融通三法。当辨证分型，有机结合，消、托、补各有专长，各有所适。而疾病的错综复杂是不能为陈式所划定的。万事万物的融通则明显增效，反之则增水亦会覆舟。

疡证初起，以消为法，疮疡用消法，当根据不同情况，采用不同的方法，使之消散于无形。疮疡初起乘邪势未猖獗之时，施用不同的治疗方法，或用疏透解表，或用活血散结，或用行气解郁，或用清热解毒。然余步卿又以清解为首选，不可一味寒凉，苦寒直折，克土折津，难解其证。比如用瓜蒌牛蒡汤治乳痈；蝎槟导滞汤治流火；疏解和营汤治骨疽等都是早期消散法的具体应用。

余步卿认为，如果消之不应，当托之外透，移深居浅，防止脓毒旁串内陷生变。不可一味内消，以免延误病情。他曾说："例如脑疽一症，十有八九不能消散，只有促其早日溃脓，收束根脚，方为良策。"并说："托法并非可畏，而是治疗外疡中的重要一法。"托法又分透托和补托，视其虚实而定，不可大寒重补。寒过则水凝不解，补甚则闭门留寇。若遇体弱年迈，中气虚馁，气血不足者，应在清解剂中佐入透托之品，使毒邪移深居浅，根束盘清，促其脓毒早泄，免致脓毒内陷恶变；邪盛正不虚者用透脓散；正虚毒盛者用托里消毒散，纯系阴疽的则用神功内托散。

至于补法，余步卿认为一般疾病不必用补，只有在肿消痛止，疮口巨大，新肌不生者方议进补。或见疮色不泽，腐肉难脱，伴有肢倦纳钝者亦可言补。余步卿说："邪势退舍，症势渐平，法当补养气血，助长新肌。"调气血，资化源为要。一般多用气血双补，促进血运；或补益脾胃，以资化源。但疮疡用补，适宜平补、清补、小补，一般不宜温补、大补、峻补。余步卿用补，大都以清补为主，温补为辅。或者进食血肉有情之品，增加营养，促使疮口早日敛合。并且余步卿认为，用补不一定是在疮疡溃后，早、中期均可运用。如疮疡初起气血羸弱，或年老体衰者用补以扶正祛邪；酿脓期而无力蒸化者用补以鼎助透托。所用补药常为四物参芪之品。

总之，对于消、托、补3法的运用，余步卿的见解是不可呆板，缺乏化机，而要因人因病而异。

4. 外症内治，切忌寒凉

余步卿认为，治疗疮疡应贯穿整体观念和辨证论治的精神。"诸痛疮疡"虽然离不开清热解毒的治疗方法，但绝非"清热解毒"4字可以概括的。余步卿认为："清解之法用之不当会产生许多流弊，甚至可以造成不良后果。"他常告诫青年医生，外疡内治切忌过用寒凉克伐。所谓"过用寒凉克伐"是指使用清热解毒剂时早用、滥用、过量。除热毒过重者外，寒凉之品不能过早或过量使用，否则闭门留寇，后患无穷。然而，疮疡初起，寒凉之剂并非一律不用。若红肿热痛之热毒阳证者，多在清解剂中适当配伍破结疏滞、活血散癖等品，如忍冬藤、连翘、穿山甲（代）、角刺、苏梗、贝母、当归、赤芍、陈皮等，集清解于消肿溃坚、活血之中，比之大剂寒凉药者疗效为佳。

又如龟背流痰、鹤膝风、附骨疽等阴疽初起，寒凉之剂不应沾唇，误用则气血冰凝，贻害不浅。被称为疮疡第一方的仙方活命饮是治疗外疡初起的常用方，亦由活血和营、消肿止痛、解毒溃坚等药配伍组成，并非一味寒凉。流痰、鹤膝风、附骨疽等气血冰凝之症，应该运用阳和汤之类，离照当空，阴霾自散，若投大剂寒凉则祸不旋踵。

疮疡化脓阶段也不可纯用寒凉，体弱年迈、中气虚弱、气血不足者更应注意。后期治疗，更要忌用寒凉克伐。此时邪势退舍，法当调理气血，助生新肌，促使疮口早日愈合，不可再施大剂寒凉。此期脓泄热退，毒邪渐清，但气血已耗损，不可再施大剂清解。

余步卿强调"切忌过用寒凉克伐"，是因这类药物味苦性寒，如过用、早用、滥用，则克伐阳气，伤害脾胃，耗损津液，阻滞气血。阳气是维持人体生命活动最基本的物质。得病后，阳气能驱散外邪，当外疡已不能消散时，阳气能促进疮痈蒸化酝脓，托毒外出。疮疡溃后，则靠阳气温运气血以生肌，长肉敛疮。因此必须护养阳气，顾护脾胃，避免寒凉之品造成损耗。

疮疡多是火毒为患，极易耗津伤液。余步卿说："治疗外疡不知壮水制火、保存阴液之理，而滥施苦寒，更使邪热化燥，加速患者的津液耗伤，可以招致严重的后果。"余步卿治疗毒火旺盛之外疡，常用黄连解毒汤合犀角地黄汤。他认为，黄连解毒汤直折邪火，苦寒有余，生津不足，因此配上滋阴熄火、凉血解毒之犀角地黄汤，以除黄连解毒汤之弊端。他创订石斛银花汤治疗热毒鸱张之外疡患者，亦可见其保存阴液之一斑。

疮疡的发生，首先是气血被邪毒阻滞塞遏，若施以寒凉，则更促其局部气血之凝滞，有碍于疮疡的消散、溃化及营卫气血运行，阻碍气血对局部的贯注温养，延缓对脓毒的吸收与排泄，所以不论疮疡的早期、中期和后期，投以大剂寒凉之品是不宜的。

5. 重视脾胃，保护津液

余步卿非常重视脾胃在外科疾病转归中的作用。他认为，根据脾胃的强弱可以判断疮疡的吉凶、顺逆。脾胃为后天之本，脾胃健旺则水谷之精微得以敷布，五脏六腑、四肢百骸得以濡养，不易发生外疡。因此脾胃健行，则气血自充，疮疡未成者易散，已成者易溃，溃脓者易敛；脾胃衰则生化乏源，气血不足，初期不易消散，中期难以托化，后期难以收口，延宕病情。

余步卿十分遵循《外科正宗》提出的"盖疮全赖脾土，调理必要端详"，反复强调，宁可罔效，不得伤脾。余步卿指出保护脾胃，不致加重其虚是外症治疗中一个十分重要的问题。重视脾胃，保护津液，是外科疡证治疗十分重要的一个方面。余步卿临证中，坚守"辨证立法不忘脾胃，遣药组方想着脾胃"两个原则。脾胃虚弱者，方中常佐入健脾和胃之品。后期肢倦纳呆，面色㿠白，疮口新肌生长缓慢，常用四君子汤加扁豆、山药、谷芽、麦芽等益气醒脾。在疾病治疗过程中，强调切忌寒凉克伐，以免损伤脾胃，不利于疾病的恢复。

6. 外治之法，法同内治

外治法在外科疾病的治疗中占有非常重要的地位，尤其对于疔疮早期的治疗、早期消散，外用药物更是必不可少。余步卿对于外治药物的应用，强调辨证论治，理法方药不可少。正如吴尚先所言内治外治"所不同者，法耳，医理药性无二"。

余步卿认为，外科疡证不同疾病，不同时期，证型不一，外治之法理当不同，均需辨证论治，治病求本，遣方用药，选择不同外用剂型，起到治疗作用。

痈的特点固然是红肿热痛为主，但痈的初起，其局部的体征和全身的反应并非一概如此，有的焮红、高肿、灼热疼痛；有的肿热散漫，红晕不甚；有的木硬微痛，红热不著。全身症状来说，有的发冷发热，有的恶寒不热，有的壮热不已，同是痈证临床表现不尽相同。

气血瘀滞，经络阻隔，脏腑功能失调是痈的总的发病机制，而引起病变的因素，或是外感六淫，或是外来伤害，或是饮食不节，或是七情失调，此外，不同部位、不同体质、不同年龄、不同季节等也是造成疮疡的不同原因，并非"千疮一面"。所以外用药物的选择，对于早期的痈来说，要想得到好的效果，应随证变更，不可拘泥"痈为阳证"而落入一概"清火解毒"之窠臼。

（四）临证经验

1. 脑疽

脑疽，俗称对口，由膀胱湿火蕴结，外感风热所致，是外症中比较凶险的证候。一般7日成形，14日化脓，21日脱腐（俗称三候）。余步卿认为"除热毒过重者外，初不宜重剂寒凉，免致邪毒郁闭"。脑疽的酿脓阶段，余步卿主张"在势成后则宜透托，促进早日化脓泄毒，外用膏丹呼拔，忌用专事寒凉药剂，谨防毒气内陷"。遇到年老阳虚或气血两亏者，局部疮形平塌散漫，色灰黯不泽，化脓迟缓，腐肉难脱者，为正不胜邪、邪毒内陷之势，则为逆证、虚证，此时更要温化补托。余步卿常在辨证施治的方药中加生黄芪、党参、当归、炮姜、肉桂等以助温化，使之化险为夷。

余步卿说："溃后肿痛已退大半，饮食起居如常者，只用外治，毒净自然收敛。偶见虚象者，须用补益。若火毒未清而见虚象者，当以清理为主，佐以补益之品。"因此促使新肌生长及疮口早日愈合。如纳减便溏者用四君酌加扁豆、山药、谷芽、麦芽等；精神倦怠，面色㿠白者加芪、归、芍扶正，配忍冬藤、甘草等消残火；日晡潮热，舌红脉细者用石斛、麦冬、生地黄等生津养液。其他如姜汁炒川连、竹茹、炒栀子、炒黄芩等，以缓和苦寒药性之偏，减其攻伐之力。总之，余步卿对于脑疽的三候施治，不囿于"疮疡原是火毒生"之说，"外症内治切忌过用寒凉克伐"的临床学术经验之意义也在于此。

2. 颜面疔疮

（1）病因上重视经络辨证：疔者，如丁钉之状，其形小，其根深，虽随处可生，但其对人体危害大者，又以颜面部疔疮为甚，一旦失治，即可造成走黄、流注等变证，历来为中医外科之大证。余步卿认为，疔之病因，除火毒过甚，过早挤压外，还因头面部乃诸阳之首，一旦护理不当极易发生"护而不护"，毒邪走散之严重后果。疮疡的病机和人体气血、脏腑、经络密切相关。颜面疔疮的发生和转归实为人体脏腑功能的局部表现，然患处部位所属经络与疔毒的发生、发展也有重要的联系。如鼻疔之病机为肺经有火，唇疔病机为脾热过甚，颧疔病机为阳明火毒，黑疔为肾经火毒，牙疔为肠胃湿热，这些在辨证治疗时都应予以足够的重视，并在遣方用药时加入相应的引经药。

（2）治疗疔疮的内治三原则

①早用凉血药。颜面疔疮为火毒夹脏腑蕴热而发，不同于一般的疔、痈，初起即热毒炽甚，故宜用清热解毒凉血之药直折其火，采用黄连解毒汤、五味消毒饮加草河车、半枝莲治疗，除此之外，还应早期采用凉血药。余步卿认为"血不宁则热不静"，故在凉血药的应用，不必拘泥于温病的辨证规律，初起即可加用生地黄、赤芍、牡丹皮等凉血药。另外，如有表证可加用连翘、牛蒡子；便秘加生大黄、玄明粉；根盘坚硬甚者，加山慈菇、败酱草；鼻疔加桑白皮、瓜蒌皮；唇疔加玄参、淡竹叶；四肢酸楚加桑寄生、丝瓜络；高热加用紫雪丹，神昏谵语可加用安宫牛黄丸。

②宜收不宜散。疔毒初起在夹有风邪时，宜用连翘、牛蒡子、冬桑叶等辛凉解表之剂，很少使用辛温或芳香的疏风药。当疔根收束，难以化腐成脓时，宜用皂角刺、白茅根、败酱草等透脓药，而不采用穿山甲片（代）等腥味药。疔的后期，疮面肿硬不消，此乃气血被余毒所遏，可佐以当归、赤芍、郁金、丹参等，不宜采用大队活血破瘀药，凡此种种，皆以避免火毒横逆走散为上。

③保护胃气。和治疗其他疮疡病一样，余步卿在治疗颜面疔疮时，十分重

视保护胃气，在大量清凉药中往往加用姜半夏、茯苓、木香等调和脾胃之药。他常说，脾胃之气一旦受损，所有内服药都将付诸东流。特别对素体胃虚之人，更需注意。过服寒凉，一方面要败胃伤气，另一方面会使疮形僵硬，日久不消，在临床上一些使用抗生素过度的患者，也有此种现象，此时，余步卿常应用"手订疗毒和胃汤"（组成：蒲公英、金银花、半夏、竹茹、石菖蒲、茯苓、砂仁、赤芍、木香、谷芽、麦芽、陈皮）结合治疗。

④外用药特色。由于疔疮根深坚硬，一般外用药很难显效。临床上余步卿除外敷"清凉膏"（由大黄、当归等组成）外，善用立马回疔丹插入创面以提脓去腐。立马回疔丹原方载于《医宗金鉴》，江南一带使用的为杭州胡庆余堂所秘制，适用于疔疮初起根坚肿硬、麻木痒痛、色紫无脓、肿势散漫、疮顶凹陷者，但此药加工复杂，又以陈年者为佳，使用时根据疔之部位、大小、深浅，选择适当粗细、长短之丹药插入创面，且要注意不可插入过深，以免腐蚀好肉，一旦疮根（脓栓）脱出，即改用生春散或逢春散外用。

3. 疔疮走黄

疔疮走黄是疔毒走散造成全身化脓性感染，所谓"黄者横也"。此症系由火毒炽盛，邪毒不能外泄而走散入里所致；或由于局部病灶因治疗延误；或受挤压、碰撞等造成疔毒扩散走窜进入营血，流注经络，内犯脏腑而成。尤其是颜面部的疔疮，起势凶猛，蓄毒深沉，治疗稍有疏忽，就可能逼毒内攻，造成走黄。

疮疡皆由火毒生，疔毒更是如此。因此，余步卿以火毒论治，清热解毒为治疗原则，以犀角地黄汤和黄连解毒汤为主方。在运用犀角地黄汤时，常以紫雪丹易犀角，重用鲜生地黄、牡丹皮。紫雪丹清热解毒、散结镇惊；鲜生地黄甘苦寒，清热凉血生津；牡丹皮苦寒，凉血散瘀。余步卿认为用此方药是根据"不清其热则血不宁，不滋其阴则火不熄"之意。凉血、生津、散瘀不足挫其鸱张之势，不用大苦、大寒之剂直折，恐鸱张之邪火难以熄灭。因而余步卿又用黄连解毒汤，以芩、连、柏、栀泻其亢盛之火，救其欲绝之水。这仅仅是对实火采取的措施，而疔疮走黄不光是一个"火"，而是"火毒"，所以除上述之药外，还重用解毒药物，如金银花、紫花地丁、草河车、大青叶、山慈菇等药清解毒热。这样，对于疔疮走黄的治疗，集清热、滋阴、解毒、凉血于一堂。

治疗疔疮走黄时，余步卿非常重视攻腑之法。以釜底抽薪之意，用大黄、枳实等荡涤实热，急下存阴，解毒散结。在病势危重时，惯用凉开之辈以佐治疗，药如紫雪丹、万氏牛黄清心丸、至宝丹、《局方》牛黄清心丸等。有五脏见证则随症施治，火毒入肺加清肺涤痰药，如竹茹、竹沥、川贝母、浙贝母；火毒入心重用安神清心通窍，如川黄连、犀角（代）、辰茯神等；火毒入脾在清解基础上选用鲜石斛、麦冬、陈皮、茯苓等；火毒入肝时往往用钩藤、龙齿、羚羊角等药镇惊息风平肝。总之，五脏见证，则视临床辨证化机，不可拘泥。

火毒之患，易见津伤液耗之象，因而在症势入险后必须引起重视。在恢复期，余步卿则常用芦根、竹叶、麦冬、天花粉、生甘草、丝瓜络、忍冬藤等清热生津、通经和络，以清润之方作收功善后之法，少用归、芪、参、芍之温剂，以免余火留恋，死灰复燃之虑。

至于外用药，余步卿用本科室自制药物随疮形而定，常用的如三黄膏（由大黄、黄芩、黄柏研末加凡士林调成）解毒消肿；或用绿灵丹、红灵膏（均由不同的升丹浓度制成的掺药）拔毒去腐。外用的原则，应尽量避免切开、挤压、碰撞。

4. 痰毒发背

（1）痰毒：乃风痰结毒，系少阳、阳明风热上壅夹痰凝结而成，属阳证实证，多发生于小儿喉结旁（人迎穴），或左或右，双发者罕见，相当于西医学所称之颌下急性淋巴结炎。本病的主要临床表现为喉结旁结块如核，皮里膜外，不易推动，初起外证不显，皮色不变，3～5日风热透达，外候才见。如初起寒热，焮红疼痛，颈项歪斜，转侧困难，继则憎寒壮热，咳呛痰黏，纳钝便干，脉来滑数带弦，苔白腻微黄，指纹紫或赤者，属风胜于痰，易散、易溃、易敛；若块坚核固，皮色始终不变（间或化脓时疮顶微红），乍寒乍热，腹胀不适，纳便正常（间或有脾虚便溏），形多瘦弱者，系痰胜于风，常难消难溃难敛。

余步卿治疗本病的原则是疏风清热、祛痰散结。经验方由炒牛蒡子、夏枯草、炒白僵蚕、浙贝母、姜半夏、化橘红、生甘草、白芍、光杏仁、金银花、皂角刺等组成，如风盛加杭黄菊、荆芥、薄荷；痰胜加炒竹茹、川贝母、全瓜蒌；热毒重者选加焦栀子、净连翘、牡丹皮、紫花地丁；肿硬不消加昆布、海藻、海浮石；透托加炙穿山甲片（代）；纳差加生白术。外用药物（均系浙江省中医院自制），一般初起皮色不变者用九香膏，局部红肿者用三黄膏，如化脓者用冲和膏。痰毒的临床治疗，需辨痰胜、风胜之异。

（2）发背：余步卿认为"外证内治切忌过用寒凉克伐"，过用寒凉，如"水能浮舟，也能覆舟"，所以在清热解毒剂中，常配合攻坚、疏滞、破结、散瘀、活血等品，如金银花、连翘、忍冬藤、穿山甲片（代）、皂角刺、白芷、防风、橘红、土贝母、当归、赤芍、乳香、没药等。余步卿认为过用寒凉则易克伐阳气，伤害脾胃、耗损津液。发背为患，余步卿认为"初不宜重剂寒凉，免致邪毒郁闭"，中期酿脓阶段"则宜透托，促进化脓泄毒，外用膏丹呼拔，忌用过于寒凉药剂，谨防毒气内陷""溃后，肿痛渐退，饮食起居如常者，只用外治，毒净自然收敛。倘见虚象者，须用补益。若火毒未清而见虚象者，当以清热为主，佐以补益之品"。

5. 疮疡

疮疡外用升丹提吊。疮疡治疗离不开外治，中医药在疮疡的外治上有着比较明显的优势。余步卿擅长应用升丹提吊等许多疮疡外用药的单方、验方及制备。对疮疡早期的清化、消散，中期的托毒、透脓，晚期的去腐、生肌用来均得心应手。目前仍有许多中药的外用药在浙江省中医院临床中被广泛地使用，如用于疮疡早期消散的有清凉膏、三黄膏、黄连膏、如意膏、九香散等。其中的清凉膏，由大黄、当归、紫草经调制而成，有清热凉血散结之功，外敷治疗一切体表早期的肿疡具有红肿热痛临床表现者，颇有神效，被浙江省中医院许多科室广泛应用。用于中期提脓去腐者有呼脓丹、白灵丹、红灵丹、正灵丹、大迎丹、红升线、白升线、香吊、水吊等。用于腐蚀平胬的有白降丹、五五丹、鸡眼膏等。此外，还有定痛止血的犀青散、冰青散、白及散、密陀僧散；燥湿敛口的甘脂散、甘脂膏、下肢溃疡膏等。

（五）医案

案 1　疔疮走黄

赵某，女，21岁。

初诊　患者唇部肿，疼痛发热，伴发热 5 日住院。胸透两肺上部肺炎，血培养分离出白葡萄球菌（败血症），一般抗生素均不敏感。局部肿而木硬，颜面颈颔俱肿，几及胸臆，咽喉疼痛，牙关不利，脘闷胸痛，咳呛气逆，遍体作痛，身难转侧，时有谵语，大便秘结，小便色赤，脉数，舌绛苔黄。疔毒已入心营。治拟凉血解毒，泄热清心。

净连翘、淡黄芩、半枝莲、牡丹皮、番泻叶、焦栀子各 9g，金银花、鲜生地黄各 30g，绿豆衣、生大黄（后下）各 12g，大青叶 24g，山慈菇 6g，黄连 6g，神犀丹（另化吞）。1 剂。

二诊　服药后更衣色黑，是为佳兆，前方去番泻叶，易《局方》牛黄清心丸（另吞）1 粒，加减内服 5 剂，症势由险入夷，唇部肿势已消大半，身热渐退。脘闷、有时呕恶，此为肺胃痰热未清。

金银花 12g，鲜生地黄 12g，炒竹茹 9g，姜半夏 6g，紫花地丁 9g，橘红6g，桑白皮 9g，牡丹皮 6g，川贝母、浙贝母各 6g，郁金 6g。

三诊 局部肿硬日消，仅微有燥感，体温正常，胸片示二肺可见少量片状肺炎病灶，脉缓，苔腻渐化。易清解之剂为清润之方，再清余邪以善其后。

金银花 9g，知母 6g，淡黄芩 6g，橘红 6g，淡竹叶 6g，天花粉 12g，川贝母 6g，麦冬 6g，玄参 9g，生地黄 12g，杏仁 9g，丝瓜络 9g。4 剂，出院时带回煎服。

案 2　乳痈

吴某，女，24 岁。

初诊 左乳肿痛伴发冷发热 4 日。检查：左乳上侧结块如鸡蛋大，皮色略红，压痛显著，无应指感。体温 38℃，白细胞计数 $14×10^9$/L。脉弦数，苔腻根黄，呕恶纳减。乳汁壅滞，肝胃积热不化。治拟疏肝理气，通乳散结。

全瓜蒌 12g，土贝母 12g，蒲公英 24g，连翘 9g，牛蒡子 9g，王不留行9g，漏芦 9g，通草 3g，当归 9g，姜半夏 6g，广郁金 6g。2 剂。

二诊 服药后寒热已解，呕恶亦安，左乳高肿渐平，疼痛大减，乳汁已畅。苔腻、脉弦，症有内消之兆，续以原意增损。

前方去土贝母、连翘、牛蒡子，加制香附 6g、小青皮 6g。

治后来信告知，服药后已痊愈。

案 3　臁疮

宋某，男，46 岁。

初诊 病起 1 年 4 个月，左小腿溃烂、疼痛、时流脓水。现左下肢内踝部上旁溃疡如掌大，破流脓水，疮旁皮色灰黯，步履不利，遇劳累更甚，入夜跗肿。诊为下肢溃疡（臁疮）。治拟生肌敛疮，去腐解毒。

外敷下肢溃疡膏，内服三妙丸 9g，每日早午各用开水送服 1 次。如此复诊3 次。均以下肢溃疡膏敷之。至 4 诊时，新肌已生，疼痛不现，疮口已缩小如鸭蛋大，再敷膏如前。

四、吴国芬（温州，1902—1971）

（一）名医简介

吴国芬，浙江温州人，永嘉城区（今温州城区）大沙巷（今县前头）人，祖籍永嘉后渠，世居华盖山麓。吴国芬先生少年随其父吴瑞明习医，勤奋好学，刻苦钻研，年 30 即名闻温州地区，诊病无暇，治验累累。医德亦为病者所称誉，贵贱不分，细察病情，悉究病因，处方严谨，得心应手，在外科上独具一格，深得同事们的爱戴，被誉为温州市联合医院（今温州市中西医结合医院）的"四大支柱"之一。吴国芬先生历任温州市第二届至第五届人大代表；1963 年，吴先生被评为温州市十大名中医之一。

吴国芬先生行医 50 余载，治验累累，因忙于诊务，故少有著述，今存留公开刊载的论文，仅 1964 年发表的《略谈附骨疽的治疗》，其遗作《脱疽》由其子吴正镛整理发表于《浙江中医药》期刊中。1984 年，由吴正镛编写的《吴国芬外科学术经验简介》文章，在浙江省名老中医学术经验选编第十辑《医林荟萃》中刊载。

（二）学术渊源

吴国芬生于清光绪二十八年（1902），少时好学，天资聪颖，受家风熏陶，随父习医，其父吴瑞明为永嘉瓯渠人，中医外科医师，亦擅南拳，约清末时移居城区华盖山麓大沙巷（今属县前头）二号，吴氏家族为崇文尚武之中医世家闻名于浙南，尤以外科及骨伤疗法为著。吴国芬先生 17 岁即随父侍诊，尽得所传。民国七年（1918），吴国芬先生始于温州城区华盖山麓大沙巷设诊所，悬壶应诊，至 20 世纪三四十年代，受聘为"永嘉募办普安施医施药局"（今温州市中医院前身）特约医师。其弟国芳、国栋也从事医学专业，特别是吴国栋中学毕业后，赴苏州国医专科学校深造；抗战期间受聘为永嘉中医诊疗所所长、永嘉县中医公会主席、永嘉普安施医施药局常驻医师、普安医药局医师兼副主任，1952 年，其二弟吴国栋先生奉上级部门之命，接收"永嘉普安施医施药局"，改慈善医疗机构为民办公助形式的"温州市普安医药局"，吴国芬先生在家坐诊的同时，也随之加入，成为普安医药局医师。1955 年，温州市个体医师先后组织成立联合诊所。吴国芬先生成立鼓楼联合诊所，并负责诊所事务；1958 年，吴国芬加入温州市联合医院（今温州市中西医结合医院），并悉心为患者诊治疾患，该院中医外科在浙南地区有着较高的声誉；1963 年吴国芬被评为温州市十大名中医。

吴老对《金鉴外科》《疡科心得集》《疡医大全》研求最精，深得堂奥，尤擅诊治痈疽、疔疮、烧烫伤、乳疾诸症，并以擅用芙蓉花叶入药而闻名。吴先生主张"业外科者，必精于内"，并曾谓："治病必求其本，本即八纲，能深究其本，用药庶几无误"，其用药严谨，"药简而力专"，外科用药，每有奇效。治疗疮、痈疽诸症喜用自制丹药，升降二丹炼制，尤为精妙。其二弟吴国栋先生亦为温州名中医，兄弟相互砥砺，医术日益精湛。吴国芬先生行医之初，即逢乱世，民众困苦，每遇贫困无力就医者，皆尽力为之治疗，甚至慷慨解囊，助患者疗疾，自己却节衣缩食，先生之医德，深受民众赞誉。加之医术精湛，声誉日隆，年30即名闻温州地区，城区及各县前来诊治者甚众，乃至丽水、温岭等县市的外科疑难杂症患者，亦不顾路途遥远，前来求医。

（三）学术思想

吴国芬虽秉承祖传医术，主攻外科，却遍读历代医典，力求融会贯通，尤难能可贵者，乃其治学，视野开阔，力避偏狭，攻外科，却颇重内科，故积累了深厚的医学功底，形成了治疗外科疾病完整的学术思想体系。

1. 痈疽首应辨阴阳，内外并治得相彰

痈者壅也，邪热壅聚，气血不宣为阳，六腑所属。疽者阻也，气血虚寒，阴邪阻逆为阴，五脏所属。一阴一阳，千余年来疡科之辨证论治皆以此为总则。吴国芬认为疮疡为患，乃脏腑失调，经脉阻塞致气血凝滞，逆于肉理，乃生痈肿。倘阴阳平调，经络畅和，内无热蕴，气血条达则痈疽何有而作哉？固"有其内必形诸外"。

2. 治病必求其本，本即八纲，能深究其本，用药庶几无误

中医有八纲、六经、经络、脏腑、卫气营血、三焦、气血痰食等诸多辨证方法。这7种辨证方法既有各自的特点，又有相互交叉，目前尚不能用其中一种取代其他的辨证方法，或者说新的辨证系统尚未形成。吴国芬认为八纲是辨证总纲，治病不能违背八纲，它是检验治疗的基本准则。尽管疾病的临床表现错综复杂，均可用八纲来加以归纳，因此找出疾病之关键，掌握要领，从而确立治疗原则，即可用药，庶几无误。

3. 业外科者，务熟习内科，外科必本于内

明代汪机在《外科理例》序中提出："外科者，以其痈疽疮疡皆见于外，故以外科名之，然外科必本于内，知乎内，以求乎外，其如视诸掌乎。""治外遗内，所谓不揣其本而齐其末。"外疡诸症虽发于表，而病根则在于内。所谓"疮疡虽发于外，而病根则在于里""外生疮疡，皆脏腑内毒蕴结于中而发越于外也"，外科病证大多发生在人体皮肉浅表，而发病的根源在里，病理变化在脏腑、经络、气血、阴阳的失调。因此，外科病证的辨治，求其本源应重在内里，而其标象多在外表。

（四）临证经验

1.痈

痈初起治则当"以消为贵"。消散于无形，不致有养痈成患之虞。实则泻之，疏利导滞，审证求因，火盛宜清，热壅宜下，风淫于上宜疏，湿受于下宜利，如颈痈用牛蒡解肌汤，下肢痈毒用萆薢渗湿汤。牛蒡、薄荷透风于热外，滑石、通草渗湿于热下，不与热相搏，其势必孤，肿疡亦随之而消。仙方活命饮为治阳证痈疡通用之方，消肿散结，活血化瘀，实热者可加大黄泻下导滞，未成脓者可冀消散，已成脓者能得以溃。

痈疽，阴证者，初起形如粟米，无红不热，或木硬不痛、根盘平坦，根脚散漫或疮根黯然无毒邪蕴结，无力托毒外出，难以腐脓，若能得溃，疮面紫光，畏寒发热或形寒而热不扬，此乃正气虚弱，血气不足，毒邪蕴结，无力托毒外出，难以腐脓，若能得溃，疮面紫黑，其脓必清或秽臭异常，经久不敛，七恶叠见，治多棘手。

2.发症

脑疽、对口、发背等病名，原则上是同一类型疾患，可统称为"发症"。然亦有虚实之异，实证者以青、中年人为多见，治以仙方活命饮或神授卫生汤，并参阅阳证治则，外敷芙蓉膏。芙蓉膏配制法，干芙蓉叶三两，生大黄三两，桐油三斤，浸渍一周，后以文火熬之，俟药枯焦去渣，后下黄丹、收膏。其功效清热消肿，拔毒去腐，推陈致新，痈疽阴证、阳证俱可施用。

虚证者本由情志内伤，气郁化火；或房事不节，劳伤精气，致肾水亏损，火邪炽盛；或恣食膏粱厚味，久之脾胃运化失常，湿热火毒内患。阴证者正虚为因，故治疗总则在于扶持正气，辨证最为重要。盖此证大多见于老年人，温养气血方能阴霾得散，毒得透发，归、芍、参、芪不可缺一，如托里消毒散。总之以脾胃、气血为枢要，甘温除热，盖此证与生化之源息息相关。痈疽溃后外治法，吴先生每以升丹配制，如五五散，此方组成：升丹五钱，熟石膏五钱，共研细末。升丹以陈久者良，燥烈之性皆已尽去。此散含汞成分颇高，有强力的去腐拔毒作用，但不可久用，中病即止，后改用八二丹（熟石膏八钱，升丹二钱；八二丹较五五丹在汞的成分含量上已大有减少，故药性较缓，但排毒提脓之功尚著，也可黏附于药线上插入疮口中使用）。脓腐去尽后施以桃花散生肌敛口，外盖玉红膏。桃花散组成：广丹一钱、熟石膏一两，研极细末。用此方之石膏最好以童便浸，日晒月露。3个月后取出，煅后存性备用。若痈疡面积较大，如发背腐肉难去，其色黯滞，麻而不痛者，在痈疡四周粘上面粉，腐肉上浇上桐油，以火烧之，则腐可速去，有利于病程的缩短。

3. 疔疮

疔疮本为火毒生，治疗法则同温病。吴先生云："疔者钉也，根深坚硬之谓，此乃疡科之险症，其治之法，当同温病。"盖温邪热变最速，逆传心包；疔疮重症，易成走黄。故古代有谓"朝发夕死""随发随死"之言，可见罹患本病的严重与危险性。治当先安未受邪之地，恐其疔毒陷入而成走黄。倘见头晕、恶心、烦躁、口渴，疔毒难透，每以护心散治之（生绿豆粉三两、乳香一两、朱砂三钱、生甘草三钱，共研细末，每服三钱，早晚各一次）。内治以清热解毒，清营凉血为总则。初起以清热解毒为主，盖疔疮本由火毒炽盛所致，治则当"盛者夺之""有余折之"。清法所用每以自制银花地丁汤，药物组成：金银花、紫花地丁草、夏枯草各五钱，菊花四钱，连翘、赤苓、玄参各三钱，川连一钱。脓毒不透加僵蚕三钱，皂角刺二钱，若见舌苔黄燥，脉象滑数加黄连解毒汤。治疔疮不用下法，虽实热而致便秘者，生大黄也不投，而用鲜首乌润肠通便解毒。火毒宜清，不宜用下法荡涤，以免引起疔毒下陷而致虚变，虚者尤忌，《本草从新》谓："大黄病在气分而用之是为诛伐无过。"如患者口渴舌燥，大便秘结热毒极盛常用芭蕉根捣汁，嘱患者频频饮之。《本草纲目》谓芭蕉根"治天行热狂，烦闷，消渴，患痈毒并金石发动，躁热口干，并绞汁服之"。热入营血用犀角地黄汤、紫雪丹清营凉血、镇痉通窍，以治走黄。外治以家传验方僵蚕、蝉蜕等量捣细筛过，同陈醋调敷疔头四周，其根自拔，名之"拔疔散"。僵蚕乃搜风要药，合蝉蜕共奏解散风热之效。风火乃六淫之邪，互为因果，《名医别录》亦谓僵蚕疗疔肿拔根极效，值得参考。或用白降丹，水调敷疔头，盖芙蓉膏，重症则非上述之品所能奏效，乃以硇砂散治之。硇砂一药本出西戎，形若牙硝，光净者良，而今市售之红硇砂则非疔疮走黄所宜也。

4. 乳腺疾病

乳痈、乳癖名各异，疏肝清胃治相同。乳头属足厥阴肝经，乳房属足阳明胃经，乃气血会集之所。乳房疾病，名目繁多，以乳痈、乳疽、乳癖、乳痰为常见。吴先生认为乳腺疾患与脏腑经络实有密切关联，治疗重在理气疏络，疏厥阴之滞，清阳明之热，俾气血调和，则诸证悉减。《素问·举痛论》谓："百病生于气也。"景岳亦云："气之在人，和则为正气，不和则为邪气，凡表里虚实，逆顺缓急，无不因气而至，气和志达，营卫通利，病何由生。"吴先生对乳癖、乳痰的治疗每以逍遥散为基础方加青皮、牡蛎、丹参、香附等味，或用自制疏肝散结汤，药物组成：延胡索三钱、川楝子三钱、青皮三钱、当归三钱、白芍三钱、香附三钱、牡丹皮三钱、炒栀子二钱、僵蚕四钱、海藻五钱、牡蛎六钱，用之每获良效。外治用自制松香膏，此方药物组成：松香一斤、乳香二两、没药二两、黄丹二两、葱四斤（取葱白根，捣汁滤过用），凡士林适量。先将乳香、没药捣细后，与松香、葱汁置铁勺中，用文火加热同煎，俟药熔化后，加入黄丹，搅匀，再加适量凡士林即成。趁其膏未冻结前，做成各块如饼状备用。同时视局部面积大小，取膏温热软化后，贴敷患处，盖上纱布，二三日换药一次。此方除用于乳癖、乳痰外也适应疡科诸阴证肿块及一切无名肿毒，有较好的消散效果。对乳痈、乳疽的内治其自制疏肝清胃汤，药为青皮三钱、浙贝母三钱、当归三钱、柴胡三钱、甘草二钱、蒲公英六钱、瓜蒌五钱、天花粉四钱、穿山甲（代）二钱、木通一钱、半夏三钱，随证增减施用。此方具有疏肝清胃、软坚散结之功。半夏、浙贝母、瓜蒌、天花粉清阳明之痰结，青皮、蒲公英、穿山甲（代）、木通疏厥阴之滞，当归、甘草和血扶正。凡乳痈初起服二三剂即起内消作用，如乳疽溃后脓水淋漓，久不收敛者，理气疏络，清化痰热，则疾自却。外治常用家传验方消肿散。消肿散处方组成：芙蓉叶、天花粉各三十两，白芷、赤芍各二十两，郁金十两，共研细末，绿茶水调敷，干则换新，其效不逊于如意金黄散，此方药本凉散，直折伏热势，凡痈疽初起红肿热痛能得迅速消失。松香膏属温煦消肿，在于疏通血脉，祛风散瘀，消除气滞血凝所致症结，而消肿散虽是从"热者寒之"而设，但其中佐以活血化瘀，消肿止痛等辅药以避免因过分寒凉而导致气血凝滞郁遏之弊。二方寒热各异而皆能达到气血流行而肿消之目的。可谓异途同归之妙。

5. 附骨疽

附骨疽因沉寒凝，宣达阳和在温经。附骨疽，又名贴骨疽，生于大腿外侧或内侧，因其毒气深沉附着于骨故而得名。《灵枢·痈疽》亦谓"发于股胫，名曰股胫疽，其状不甚变，而痈脓搏骨，不急治，三十日死"。说明本病在外科方面属难治之症。本病初起臀腿筋骨屈伸不利，转侧不能，然其皮色不变，不热不红，但根盘漫肿，按之坚硬。局部硬肿变软，内脓已成，宜切开引脓方愈，如迟延失治，必致全腿俱溃。此证多因元气素亏，卫气不固，风邪寒湿乘虚入里，络脉被阻失和，致气血凝滞，三阴不足，肝脾郁结，气血不得条达而发，用药不宜寒凉。《医宗金鉴》谓"本症皆由沉寒痼冷中来，外敷内服，不可用苦寒损脾泄气等物，犯之必致气血冰凝，内肉瘀腐，日久化为污水，不治之证也"。故古人有用附子、肉桂以温补肾气以行药力而散寒邪。吴先生在临床上亦宗此意，初起采用温通经络宣达阳和之法，促其外发；虚者佐以扶正祛邪，以归脾汤、滋肾保元汤（见《疡科心得集》）、十全大补汤之属随症加减，补而消之，外敷老酒，散温通经络而散之；后期已溃出脓，则须温养气血、滋补脾肾法，外用升药提脓化毒以达速愈。如由房事不节，色欲过度，肾水干涸；或妇人真阴不足，经枯血闭，发在腰间肾俞穴，肿硬色白，均为难治之证。

（五）医案

案1　发背

叶某，男，64岁。

初诊（1963年4月）　背部初起一瘰，麻痒不痛，畏寒发热，延医诊治，曾以青霉素与磺胺嘧啶银软膏治之，旬余其症益重。现局部面积约11cm×13cm，外围漫肿，色紫黯，疮中溃孔数个，平涸无脓，饮食少进，畏寒神疲，脉象沉细，舌淡苔薄，断为发背，患者年已高龄，正气虚衰，亟宜扶正托毒。

生黄芪八钱，川芎二钱，党参五钱，白药三钱，白术三钱，金银花六钱，茯苓三钱，白芷二钱，甘草二钱，陈皮一钱，当归三钱。外敷五五丹，盖芙蓉膏。

二诊　进药3剂，精神稍振，局部可见少量脓液，周围其色稍转红晕，药已对症，效不更方。

三诊　托毒之剂，续进3日，寒热已清，局部脓出较厚，并钳出部分腐肉，患处轻松之感，外围作痒，纳食增加。处方：生黄芪八钱，当归三钱，金银花六钱，甘草三钱，白术三钱，陈皮半钱，白芷三钱。外用八二丹、盖英蓉膏。

四诊　腐肉已脱，新肉渐生，内外治法同上。

五诊　疮口渐趋愈合，内服八珍汤加陈皮、生黄芪、金银花，外用桃花散，盖生肌玉红膏而愈。

案2　颈痈

汤某，女，26岁。

初诊（1964年4月）　右颈部红肿疼痛，寒热不解，迄今3天，体温38.5℃，肿块面积约5cm×6cm，按之热痛而硬，脉数，舌苔黄燥，口渴尿黄，断为颈痈。证系风火痰热为患，拟牛蒡解肌汤加味。

牛蒡三钱，荆芥三钱，薄荷二钱，炒桑枝三钱，玄参三钱，连翘三钱，牡丹皮三钱，鲜石斛五钱，夏枯草五钱，僵蚕三钱。外敷消肿散。

二诊　进药2剂后发热口渴均除，局部肿势收缩，疼痛亦减，原方以鲜石斛易川石斛，续服 3 剂，外敷消肿散而愈。

案 3 人中疔

金某，女，35 岁。

初诊（1963 年 7 月） 人中之旁患疔已 3 日，形若粟粒，麻木痒痛，根盘坚硬，面目悉肿，身热口渴，头晕心烦，胸闷泛恶，脉细数，舌绛苔黄。此火毒炽盛，邪热有入营血之势，拟清火泻热以透脓毒。

羚羊角五分，金银花五钱，紫花地丁草五钱，连翘三钱，赤苓三钱，夏枯草五钱，牡丹皮二钱，玄参三钱，川续连一钱，川黄柏二钱，黄芩二钱，炒栀子三钱，菊花四钱，僵蚕三钱，皂角刺二钱。另给护心散，早晚各服三钱。外治拔疔散，陈醋调敷疔头四周。

二诊 泛恶已除，身热口渴悉减，疔头已见脓腐，外治仍敷拔疔散，内治原方去僵蚕、皂角刺、羚羊角。

三诊 进药 2 剂，腐肉已脱，脓泄，面肿悉消，缓以清热解毒，佐益气阴，以清余邪，溃孔处用九一丹，后以生肌散收口。

五、叶侠生（温州，1910—1994）

（一）名医简介

叶侠生，男，1910 年出生于温州市郊横渎村，浙江省名中医，是南宋著名文学家"水心先生"叶适后人，鹿城"叶氏家族"——百年中医世家的第一代医者。叶侠生一生悬壶济世，学医八载，后在温州鹿城区大南门锦春坊门口开设侠生诊所。叶侠生以仁心仁术而闻名，以救死扶伤为己任，又常怀慈善之心，对穷苦百姓常伸出援手，救人于危难之际而不计报酬。因此，侠生诊所如杏林之春风，被当地的百姓所称颂，许多县城及乡野的病患都慕名前来就医。

叶侠生精于外科，医术高明，在当地享有极高的声誉，曾担任"永嘉普安施医施药局"特约医师。此后积极组织参加联合诊所，组建了温州市五马医院（今温州市第八医院）。叶侠生不仅精于医术，又乐于学习与分享，常组织参加当地医学界的"经验交流会"，获得了同道们的一致认可与推崇。而在中华人民共和国成立不久，因历史原因，于 1961 年被遣送至西溪大洋山农场，于医务室任职医师。风评突变，境遇一落千丈，而叶侠生却未就此一蹶不振。胸怀菩提心，行医深山里，白衣丹心不求名，何处不是行医路。一年以后叶侠生得以返岗，并继续参加临床工作。精湛的医术与崇高的品格，让他的门诊量日益激增，日门诊量可达百余人，成为温州市五马医院的"四大支柱"之一。

"医者"二字贯穿叶侠生的一生，他注重医道的钻研与总结，叶侠生一生著作颇多，编撰有"白喉论""疡科源流概要"等，遗憾却无一发表于世。

（二）学术渊源

叶侠生自幼体弱多病，其父务农，略通草药，因担忧叶侠生病弱，就在其15岁时拜入晚清浙南中医外科名家吴廷巽的弟子林杰夫门下。叶侠生天资聪颖，勤勉好学，深得老师喜爱，因此，叶侠生在老师身边整整待了8年，尽得所学。

叶侠生十分注重中医文化的传承发扬，平时喜欢搜集民间验方，编撰有未出版的"验方采风集"，在他心目中的中医更像书法，故有百家争鸣，擅吸百家之长，而不拘泥于一派。其子叶成舟先生所述，叶侠生喜欢探究中医历史，承前而启后，倡议内外并重，认为"治外必须通内"，因此叶侠生虽以外科闻名，却又精于内科杂病。正如叶侠生在自己书稿中所说："我们研究外科的历史，应该结合内科方面，外科中有许多与内科相同的地方，如诊断、预防方面等。我们今后运用科学的方法把旧书籍加以整理，一定更会起到巨大作用，并且可以发扬光大的。"

（三）学术思想

叶侠生从事中医临床和教学工作近50载，他治学严谨，造诣精深，精研经典，博采众长，结合古籍经典，缜密总结，大胆创新，形成了治疗外科疾病完整的学术思想体系。

1. 治疡重视基础

叶氏认为治外必须通内。外症虽发于体表，但与人体气血、经络、脏腑功能失调有密切的关系，切不可专以外敷刀针为能事。故先生授徒必先课以《内经》《伤寒杂病论》《金匮要略》及温病诸书，而后学习外科专著，如《外科正宗》《医宗金鉴·外科心法要诀》《外科证治全生集》《外证医案汇编》《疡科纲要》等，使学有源流，知常达变，方能提高业务水平。

2. 临床重视辨病

叶氏认为外科疾病有明确的部位可辨，有典型的症状可凭，有明显的效应可验，为辨病提供了丰富的依据。叶氏还提倡结合西医学以辨病。如颜面疔疮若发于危险三角区，由于解剖部位的特殊性，极易"走黄"，故强调保守疗法，不主张早动刀针。红丝疔，即急性淋巴管炎，只要处理好疮口，内服清热解毒凉血之剂，一二日即可消退，无须将红丝寸寸挑破出血，以防感染邪毒。再如能引起趾节坏死脱落的疾病统称脱疽，但应明辨为血栓闭塞性脉管炎抑或糖尿病性坏疽等。叶氏诊病会尽可能作出中西医两种诊断，认为这样有利于提高疗效，总结经验。

3. 辨证内外合参

叶氏重视内（全身症状）外（局部症状）合参，不赞同王洪绪仅以局部颜色红白分阴阳、定寒热，"不必谙脉，尽可救人"之说。红、肿、热、痛固为热象，但如偏脑疽，患于足太阳寒水之经，症见畏寒肢冷，舌淡脉沉，则多为阴证。附骨疽虽局部平塌色白，但午后潮热，盗汗，口干咽燥，便结，脉细数，则非寒证。故叶氏认为外科辨证首重阴阳，但阴阳所包者甚广，应内外合参，以内证为主，方无遁情。

4. 重视病因病机

叶氏认为外疡一病自有一病之来源，临症施治必症因合参，重视病因病机。阳证系火毒为患，最易伤阴，走黄内陷，病因病机与温病异流同源，当参温病卫气营血辨证。但初起恶寒却非表证，乃火毒欲发之象，切不可猛投辛温解表药，急宜清热解毒凉血，以制燎原于星火。阴证为阳虚邪阻，治宜温阳通络为主，合杂病风寒痰瘀论治。半阴半阳证本质上仍属阳证，但由于患者正气不足，致使热郁、气滞、血瘀，治宜清热解毒、调气祛瘀。

5. 注意敷药方法

叶氏认为外用药的敷药方法和剂型很重要。如急性阳证肿疡及溃后四周红肿未退者，宜外敷清凉箍围药，用茶水或蜜水调，搅拌数百次，加少量植物油或凡士林，保持津津常润，觉热即换，至少每日换二三次。慢性阴证肿疡宜用硬膏，3日取下，加温搅拌后再贴3日，以充分发挥药物作用。若有化脓外溃趋向，则宜换用箍围药。溃疡宜先撒掺药，外敷油膏最好做成纱条，若涂在纱布上应薄薄一层，切忌过厚。脓多时每日1换，薄贴亦同。

6. 外治重视操作

叶氏在外科临床中十分重视操作技巧。如哺乳期乳吹、乳痈，必先用手法挤通乳络以排出蓄脓，使乳络畅通，以利早期消散。反复发作的发际疮常配合背部挑治。溃疡初期腐肉未脱者包扎宜宽，脓净后则宜紧。慢性凹陷性溃疡或形成脓袋者常垫棉加压包扎。叶氏对于切排比较慎重，一般都在使用箍围药脓肿局限后再考虑，主张小切口，以排脓通畅为度。

（四）临证经验

1. 乳腺疾病

叶氏认为乳吹相当于西医学之乳腺炎，病变尚局限于乳络之内，治疗以畅通乳络为要。乳痈多由乳吹失治或误治而来，或由乳头破伤染毒引起，病变范围较广泛，似西医学之乳腺脓肿等，治疗以清热解毒、活血祛瘀为主。

（1）乳吹：乳吹有胎前、产后之别，而分为内吹、外吹2种。

内吹较少见，好发于妊娠6～8个月的孕妇。妊娠中后期，乳房日渐丰满，新乳初生，若情怀郁悒，肝郁失疏，易成此症。治宜疏肝调气、清热和营，逍遥散加橘核治之。外敷加味冲和膏。经产妇大多能消散，初孕妇大多转痈化脓。

外吹，为哺乳期常见病。大多由肝郁气滞，乳汁停蓄而引起。如乳儿口腔不洁或乳头破裂，热毒之邪侵入，易形成急性发作，失治会很快转化为乳痈。外吹的治疗，以及早畅通乳络、排除积乳为关键。叶氏常采用乳腺按摩法排乳，外敷消肿聚毒膏，内服通乳饮，疼痛较重者加蒲公英15g，忍冬藤30g。外感热毒，症情较重者，公英漏芦汤主之，出现寒战高热者，加生石膏30～60g，鲜生地黄30g，野菊花15g；便秘加生大黄（后下）、玄明粉（冲）各10g；胸闷气滞加郁金10g，香附6g；胃湿壅盛，苔白腻者，加半夏9g，焦神曲10g；肿硬日久，乳汁壅滞严重者加炮山甲（代）6g，王不留行、鹿角屑（先煎）各10g；初产恶露未净，加当归6g，益母草10g；断乳期，加生麦芽60～120g，焦山楂30g。

（2）乳痈：常发于哺乳期，妊娠期乳痈较少。每见于乳吹失治转化而成，症见局部焮热红肿，皮色光泽，乳汁不通，治宜清热解毒，通乳行滞。不可囿于前人"胎前如火，产后如冰""产后当大补气血，即有杂病，以末治之"之说而妄施温补或温散。辛温引经药及解表药少用或不用，用之反有助热成脓之弊。外用消肿解毒膏，或50%硫酸镁液倒在用开水烫过的口罩上湿敷，每2小时1换，并配合手法挤乳。直接感染而成乳痈的，一般和乳络无关，故对乳汁排泄影响不大，治宜清热解毒，化瘀散结，用加减仙方活命饮治疗，便闭加大黄10g、枳实6g，乳汁不通加鹿角屑、漏芦各10g，高热加生石膏30g、玄参12g。脓成后，宜及时切排。切口应选在波动较明显、位置较低处，沿乳络呈放射状切开。如有数个脓肿，不主张勉强在里面穿通，以免损伤过多组织。切口内放置八二丹棉栓引流，外敷黄连膏，脓水净后用玉红膏收口。如脓出余肿不消，可用和营解毒汤数剂；如脓出后仍疼痛、余热不清，可能为排脓不畅所致，宜以探针探通；如切口过大过深，或日久自溃，损伤乳络，乳汁从破溃处流出，成为乳漏，待脓净后可用棉垫加压包扎，大多可以愈合，严重者往往须断乳方能收功。

妊娠期乳痈，又名内吹乳痈，由肝郁气滞，胃热壅盛而致，治应疏肝清热解毒，方用加减橘叶瓜蒌散，忌用活血祛瘀攻窜药物。脓成治法与外吹乳痈相同。本病一般不易消散，化脓亦慢，外溃后往往须待产后才能痊愈。乳吹、乳痈的护理：患乳忌挤压。热证不宜用热敷，应以湿冷敷为主。用绷带托起，以减少振动。多饮开水，减低乳汁粘稠度。除非乳汁变黄化脓或体温超过 38℃，一般不宜停止哺乳。

2. 血栓闭塞性脉管炎

血栓闭塞性脉管炎属于中医学脱疽范畴。叶氏认为，清以前诸外科书所论的脱疽大多为糖尿病性坏疽，而血栓闭塞性脉管炎是一种慢性进行性血管病变。此二者虽皆可致趾节坏死脱落，但病因病机不同。糖尿病性坏疽为肾水枯竭而使火毒内生，后者为寒湿阻络，气血不通，而后寒化为热，其治法预后不同，应该鉴别。

本病与肾阳虚衰有密切关系，治疗原则为壮肾通阳，调补气血，活血祛瘀。自拟通脉饮适用于各期血栓闭塞性脉管炎不伴严重感染者。初期外寒征象较著者，加祛寒药如麻黄、细辛、防风等，中期血瘀证较著者，加活血祛瘀止痛药如制乳香、制没药、延胡索、桃仁、丹参等；患趾色紫黯，出现干性坏死，疼痛剧烈者，加玄参、金银花。若局部湿烂臭秽，全身出现明显热毒征象，为继发感染，即前人所谓久而寒化为热，其标为实，其本为虚，急则治标，可暂投四妙勇安汤加清热解毒凉血养阴药，如蒲公英、紫花地丁草、连翘、黄连、黄柏、牡丹皮、石斛、鲜生地黄等。

本病为慢性进行性血管病变，病程长，故治宜守法，不应随意更改。通脉饮性偏温热，由于各人禀赋不同，如药后出现头痛、口干、便结等不适症状，可在本方基础上加对症药，如平肝、养阴、清热、润下药数味以纠正之，不宜易法。本方经叶氏数十年临床应用，效果良好。对初中期病例，可以改善血液循环而治愈，对截肢或截趾后病例，亦可起到加快疮口愈合的作用。

3. 烂疔

烂疔为发于皮肉之间的溃疡，称为疔者，是因为发病急骤，蔓延迅速，肌肤成片坏死，易发生走黄而危及生命之故，相当于西医学之气性坏疽、气性肌炎、气性蜂窝织炎范畴。患者大部分为农民，多有外伤感染史，发病部位以小腿胫前、内外臁及足背、手背为多见。局部疮面凹陷如碟，腐肉紫黑，流晦暗血水，四周肌肤紧张饱满，色暗红，疼痛较剧，伴恶寒发热等全身症状。本病系外伤感染湿热邪毒所致，湿热合邪，最易腐肉。治宜清热祛湿、凉血解毒，黄连解毒汤加味。外治：以钝刀片在紫黯的肌肤外围划破表皮成一线状圈，不使出血，取新水晶膏适量，依线圈放置，宽厚度约 0.2cm。放药后初觉刺痛，10～15 分钟后疼痛消失，有黑色黏液渗出，去药可见一条黑色线全部圈住坏死组织。圈内掺八二丹，外盖黄连膏，四周外敷青黄膏，日夜换药 3 次。用上法 1 周即可阻止邪毒蔓延，烂疔亦可停止发展。此法屡用屡效，方法简便，疗效显著。

（五）医案

案 1　乳痈

庄某，女，22 岁。

产后半月，乳房结肿、排乳不畅 5 天。昨晚突发寒战，继而高热达 39.8℃，头痛恶心，口渴引饮，乳内抽痛拒按，舌红、苔黄，脉洪数。先行手法挤乳，排出黄绿脓液后，蓄乳喷射而出，患乳明显转软，疼痛减轻，嘱如法 4 小时挤 1 次。

内服公英漏芦汤加减：蒲公英 30g，生石膏 60g，牛蒡子、漏芦、天花粉各 10g，全瓜蒌（捣）15g，金银花、连翘、鹿角屑各 12g，青皮、陈皮各 5g。2 剂。外敷：50%硫酸镁溶液倒在开水烫过挤干水分的口罩上湿敷，2 小时换 1 次。

药后身热已退，仅余轻度压痛，原方去石膏、牛蒡子、瓜蒌、连翘、鹿角屑、陈皮、天花粉，加橘核 15g，浙贝母 10g，制香附 6g，外敷消肿聚毒膏，每日换 2 次而愈。

案 2　血栓闭塞性脉管炎

林某，男，37 岁。

初诊（1980 年 4 月 1 日）　患者 5 年前因足背部烫伤，当即浸入冷水中，烫伤愈后足趾出现麻木疼痛，小腿有不定之酸痛，行走时偶尔出现小腿部抽痛，休息后消失。1979 年下半年开始，见右足趾皮肤增白发凉。今春大趾甲角溃烂，很少渗液，趾端肤色紫红，疼痛加剧，旁及四趾，入夜尤甚。刻下大、二趾端色紫如煮熟红枣样，汗毛脱落，冲阳、太溪脉搏动消失，小腿肌肉轻度萎缩，疼痛剧烈，入夜更甚，舌淡，脉沉细。

治宜益气祛瘀、清热解毒，通脉饮加减：生黄芪、党参、大熟地黄、淫羊藿各 20g，全当归、金银花各 30g，黑玄参 60g，川牛膝、生甘草各 15g，制乳香、没药各 6g，红花 5g，桃仁 10g。15 剂。

二诊　服药后疼痛基本消失，睡眠安稳，太溪脉微细可及，精神转佳。前方去金银花、玄参、乳香、没药、桃仁，加赤芍 10g，川芎、秦艽各 6g，鸡血藤、紫丹参各 15g，又 15 剂。

服后跌阳、太溪脉已能触及，患处痂皮脱尽，组织转软，血流渐通，皮肤潮红，温暖，以温阴益气、通络和营法，以资巩固：仙茅、秦艽各 6g，淫羊藿、全当归、生黄芪、丹参、生地黄、熟地黄、鸡血藤、党参各 15g，桂枝尖 5g，川牛膝、生甘草各 10g。

服 20 剂后，冲阳、太溪脉搏动显著好转，除偶觉趾端麻木外余无殊。以上方为基础加减，继续用药至 7 月 15 日，共服中药 68 剂，痊愈，随访至今正常。

案 3 烂疔

陈某，男，45 岁。

初诊（1979 年 8 月 5 日） 患者 2 天前积肥时擦伤小腿胫前部，四周潮红，入夜疼痛加剧，恶寒发热，头重不适。用青霉素等西药无效。局部肿胀迅速扩大，肌肤发青，中央有一紫黑色凹陷溃疡，破流血水，面积约 1cm×1cm，周围 4cm×5cm 范围的肌肤紫黯，外周是暗红色，边缘不清，面积约 10cm×15cm。局部焮热，溃疡周围表皮如腐烂之桃子，轻轻揩之即脱，渗棕紫色血水，其下可见灰白色死肌，触之无弹性，剪之不觉痛。右腹股沟淋巴结肿大压痛。体温 38.5℃。头晕口渴，大便 3 日未解，小溲黄短。舌红、苔黄腻，脉数有力。

治宜清热凉血，解毒通下，施以中药：黄连、牡丹皮各 6g，黄柏、黄芩、生山栀、赤芍、生大黄（后下）、玄明粉（冲）各 10g，连翘、紫花地丁、细生地黄各 15g，金银花 20g。2 剂。外治如上法。

二诊 疼痛减轻，红肿范围缩小，坏死组织大部分液化脱落，形成 5cm×5cm 浅溃疡。内服：金银花、连翘、紫花地丁、车前草各 15g，白茯苓、川牛膝、赤芍各 10g，牡丹皮、生甘草各 6g，细生地黄 12g，2 剂。外用：溃疡处掺九一丹，盖黄连膏，外敷青黄膏如前。坏死组织逐渐脱落，红肿消退。外用生肌玉红膏外敷，内服清热解毒、健脾利湿为主，经治两旬，疮面愈合。

六、潘午印（杭州，1896—1968）

（一）名医简介

潘午印，杭州人。其父为杭州名中医外科医师潘之九。

（二）学术渊源

潘午印自幼随父亲学医开业。1954年参加杭州市中医门诊部工作，1956年进入浙江省中医院中医外科工作。潘老的外科理论水平较高，临床经验丰富，尤其是对皮肤病的诊治有其独特的见解和经验。

（三）学术思想

1. 重视审证求因

潘老把皮肤病的外因总括为风、湿、热、虫、毒5因，强调审证求因，治病求本。潘老临诊重视审证求因，以"细"和"准"为首要。潘老常说："治病必须求本，治疗皮肤病也一样。必须从四诊八纲、阴阳表里、寒热虚实中得出病因病机，不应祈求患者给你诊断。"

2. 强调内外兼治

潘午印常说："病有内外因，治有内外法。"所以潘老对皮肤病十分强调内外兼治。曾有一位多发性毛囊炎患者，湿热毒邪内蕴，全身皮肤有十多处纱布胶布粘贴着，此愈彼发已达两月余。潘老给以内外兼治，内治处方：金银花、白鲜皮、地肤子各12g，绿豆衣、紫花地丁、菊花、赤芍、重楼、茯苓皮各9g，通草6g。5剂。外治：嘱回家后把所有橡皮膏撕去，清洁皮肤，并用野菊花15g、枯矾12g、白鲜皮12g，5剂，每日1剂，外用清洗。5天后来复诊诉痒感均消，毛囊炎尚有2～3处脓腐未净，再以菊花水外洗多次而愈。本案系发际疮加膏药风，故潘老用内服清热利湿，外用解毒净肤二法而告愈，由此可见，皮肤病若用内外兼治则疗效较佳，确须十分重视。

3. 总结痒症五因

潘午印说："痒是皮肤病的主要症状，其证有五因。"分别伴有不同表现，用药亦有区别。风盛作痒：痒无定处，时作时休，发病快而消退疾。此类痒症，潘医师常用蝉蜕、桑叶、荆芥、薄荷、防风、浮萍、蒺藜等。湿痒：水疱，糜烂，滋水浸淫。常用药物是苍术、白术、川厚朴、车前子、泽泻、茵陈、茯苓等。热痒：皮肤潮红，灼热肿胀，痒痛相兼。潘老喜欢采用黄芩、黄连、黄柏、牡丹皮、山栀子、龙胆草、茅根等药。虫痒：痒感殊甚，部位多固定，遇热更甚。潘老用药如白鲜皮、地肤子、苦参、鹤虱、蛇床子等。血虚作痒：皮肤增厚、粗糙、干痒，常以养血调肤止痒。潘老惯用的药物如玉竹、生地黄、蝉蜕、胡麻子、当归、何首乌、全蝎、防风等。潘老又说："这些无非是一般常法，临床见到的并非都如此简单，有时可二三因并发，因此治疗皮肤病及痒症全在于多看、多实践。"

（四）临证经验及验案

对皮肤病的诊治，潘午印先生积累了丰富的经验，并将它归纳为7种大法，辨证施治，屡验屡效。

1. 益气养荣法治疗

曾有一位患者沈某，34岁。口腔与阴门溃烂多月，时好时坏。特别是阴门部的溃烂，长期换药无效。潘老方药用黄芪12g，防风6g，白术12g，薏苡仁、赤豆、红枣各30g。服药30余剂，口腔、阴门溃疡即告痊愈，面色亦由少华转为红润。

"狐惑"症（白塞综合征），指以口、眼、生殖器溃疡为主的三联综合征，生于女人又叫阴蚀。潘老治疗本病重视整体观念，善辨气血，常用益气养荣法治愈本病。潘老常说治疗这种病，医生和患者都必须有耐心。该患者全身无力，面色少华，关节酸痛，夜不安眠，有时虚热。这是其内气血亏损，以致其外卫气不固，外邪留恋而成。患者无力生肌长皮，故用玉屏风散固表充卫气；赤小豆、红枣、薏苡仁补血益脾，使之卫气固，气血和，皮肤柔润，肌肉丰满，汗孔致密，正复邪去。

2. 调和肠胃法治疗

潘午印重视脏腑对皮肤病的影响，如用肺合皮毛，肺与大肠相表里的理论来指导临床诊治皮肤病。其认为，胃肠有病或虫扰之症，内不得疏泄，外不得透达，郁于皮毛腠理之间而皮疹自生，瘙痒不已，其标在皮肤，而本在肠胃。常用的调理脾胃方：茯苓、白芍各12g，白术15g，黄芩6g，苦参、半夏各9g，薏苡仁、谷芽、使君子各30g（后者另炒吃）。主要用于荨麻疹、皮炎、慢性湿疹而伴有腹胀腹痛、恶心脘闷、纳差、大便秘结或溏薄者，疗效颇佳。用脏腑学说来治疗皮肤病是潘医师的独特经验，非见皮而治皮者可比。

3. 重镇软坚法治疗

一位29岁的男患者，满脸、满手都是针头至芝麻样扁平丘疹。潘老一看就说："你的病至少有3个月了。"患者连连称是。潘午印认为这种疹是风邪搏于肌肤而赘生；肝虚血燥，皮肤失养而成灰褐满布、融合；筋脉失养而有角质鳞屑。治须活血化瘀、软坚通络。药用：莪术、夏枯草各9g，红花6g，浙贝母、玄参各12g，生龙骨、生牡蛎、珍珠母各30g。连服10剂后停10天，每餐饭后热水洗脸、洗手。20天后复诊：皮疹颜色由灰褐转微褐，少有痒感，融合处略有平复之势，前方去玄参，加赤芍、白芍各9g，薏苡仁30g，10剂，隔日1剂。至三诊时皮疹基本消退，再加柴胡9g疏肝条达，总共治疗两月余，皮疹全部消散而愈。本例系青年扁平疣，经用活血化瘀，重镇软坚法而获效。

4. 活血化滞法治疗

潘午印认为，皮肤发红、结块，肤色变紫变黑，压之结节色红不退，这是气滞血瘀、湿热蕴结之故。如患者吴某，31岁，主诉每年春秋季节，发生双侧小腿蚕豆大结块多粒，色红疼痛。检查：双侧下肢伸侧有淡红色皮下结节各3～4粒，约2cm×2cm大小，压痛明显，根脚散漫，有关节痛病史。气血瘀滞色红，湿热蕴结漫肿，经脉失畅则痛，治拟活血通络、清热利湿，方药组成：当归15g，红花6g，牡丹皮、汉防己各12g，木瓜、茜草、赤芍、白芍各9g，生地黄、忍冬藤、白茅根各30g。10剂。头汁、二汁内服，三汁浸泡患部15分钟。药后结块渐退，色红疼痛渐减，前方加桑寄生9g、丝瓜络9g，再5剂，斑隐肿退痛消。症系结节性红斑（风湿结毒），临床所见症势颇为缠绵难愈，由于辨证明确，用药合理，故内服外洗共15剂而愈。

5. 凉血散瘀法治疗

牛皮癣，西医称为银屑病，中医名白疕，是一种最顽固的皮肤病，至今国内外尚未有根治之妙药，潘午印从血热论治，效如桴鼓，临证收效显著。有案记载，其门诊所见一位年轻女性，头皮、额部、身上散布大小不一之牛皮癣损害之处。潘老根据她发病短，皮损以细点为多，大片融合尚少，基底松，认为有治愈的希望。鉴于皮损发展迅速、皮肤潮红、基底易剥离而细软、瘙痒，并伴口干咽燥、心烦意乱、舌红等特点，诊为血分有热，耗损津液，外邪蕴结，以致肌肤失荣。药用：生葵花、赤芍、丹参、连翘各12g，牡丹皮、玄参、知母、天花粉各9g，紫草6g，白茅根、生地黄各30g，10剂。服药后红退痒减屑少，后再原法出入共3诊，各服10剂而愈。

6. 滑热利湿法治疗

王某，男性，31岁，1963年1月4日初诊。主诉脂溢性皮炎已两周，曾服西药无效。检查：头面部皮肤潮红，面目有轻度浮肿，额部、颜面及耳前后有皮损、糜烂、渗出，结黄厚痂皮。伴有口干、心烦、舌红、苔白腻，脉滑微数。潘先生认为：上述皮损性质及全身症状，是属湿热之症，而发展快、皮损红、面目肿、口干心烦舌红又为热重于湿。治法为清热利湿佐凉血：苍术、广陈皮、通草、紫草、杭菊花各6g，牡丹皮、六一散、苦参各9g，地肤子、白鲜皮、金银花各12g，5剂。药后诸症获瘥，再5剂而愈。

又如患者陈某，33岁，主诉：患脂溢性皮炎已数月，颜面及躯干有褐色斑，少痒。检查：颜面、额头、耳周及背部有片状褐红色斑，表面有灰白色鳞屑。患者形体略肥胖，四肢倦怠、大便溏薄，脉滑。潘先生根据皮损为片状褐红色斑，表面为灰褐色鳞屑，认为是湿热蕴于毛窍，皮脂溢出成斑而脱屑。便溏肢倦、脉滑苔腻为湿困脾阳所致。施治方法是健脾利湿佐以清热：杭菊花、陈皮、生甘草各6g，白蒺藜、粉牡丹皮、白术、豨莶草各9g，茯苓、白鲜皮各12g。7剂。后原法加减又10剂，诸症悉瘥。

7. 养血祛风法治疗

吴某，女性，30岁。病已两年，头皮白屑增多，伴脱发瘙痒，皮肤干燥，有糠秕状鳞屑。检查：头发干燥无光，躯干、背部、四肢伸侧皮肤均呈干涩状，有血痂，并有糠秕状鳞屑，色淡白，头部白屑脱而又生，有瘙痒。此为血虚风燥，肌肤失养而成。养血祛风是主要的治疗方法。潘先生处方：制何首乌、生地黄、赤芍、白芍、全当归、地肤子、白鲜皮各12g，牡丹皮、川芎、白蒺藜、白术、防风各9g，生甘草6g。10剂。头皮瘙痒，脱发落屑，此为白屑风之症，潘先生用养血祛风法治疗，常有良好效果。

七、邬诗英（杭州，1913—1987）

（一）名医简介

邬诗英，浙江省杭州市人，生于1913年，卒于1987年，享年74岁。邬氏中医皮肤科第二代传人，杭州市中医院外科副主任医师，为杭州市中医院中医外科及皮肤科创办人之一。邬老从20岁起即随父学医，亲聆教诲，至今已历50余年，在疔疮、乳房疾患、皮肤顽症等方面独具匠心。邬诗英学验俱丰，兼治内、外、妇、儿科，尤擅中医皮肤外科，精于内外治，对痈、疽、疔毒及乳痈、乳癖、瘰疬、瘾疹、带状疱疹等治疗更有独到之处，曾多次在中医外科学会、中医学习班等作专题讲课，传授经验，先后在《中医杂志》《新中医》等期刊发表多篇论文，参与《中医临床手册》外科部分编著，在《浙江中医临床选辑》及《杭州市老中医经验选》参编医案医话部分。邬诗英在为患者服务的平凡岗位上，几十年如一日，诚实做人、踏实工作，深受患者爱戴，数度被评为院、局级先进工作者。

（二）学术渊源

邬诗英出生于外科世家，其先父郭春阳先生是杭州颇负医誉的名中医。邬诗英幼承庭训，同时就读于杭州陈鼎丞儒医私塾，悉心学习《内经》《伤寒杂病论》《金匮要略》《医宗金鉴》及《温病学》等，历时两年余。1935年毕业后，继续随父行医，至1940年悬壶杭州清泰街，1956年加入杭州市中医院前身广兴联合诊所，成为该院中医外科创建人之一，并授徒带教，树人传技，为中医皮肤外科事业培养了不少人才。

（三）学术思想

1. 衷中参西，扬长避短

邬老主张中医的辨证论治要与西医的辨病相结合。中医的理论核心是整体观和辨证论治。古代中医强调天人合一、万物一体，提倡从宏观角度探索人体脏腑内在联系。"证"从某种方面反映患病个体某阶段的病理属性，体现个体脏腑功能和疾病性质的状况。西医学更注重患处局部微观病理改变，故"病"的确立，则有相对客观的病因病理学基础，反映了疾病的某些"共性"。在临床实践中，需把握个体的宏观改变和患处的微观改变，找出其中相互关联的规律，特别是对脱发（雄激素性脱发、斑秃）、结缔组织疾病、大疱类皮肤病等的治疗有启发。如雄激素性脱发是与脱发区域高活性二氢睾酮相关，故西医推荐男性服用非那雄胺片、女性服用螺内酯治疗该类脱发。邬氏认为气血盈虚乃发之根本，毛发生长代谢源于脏腑，本于精血，荣于肌肤腠理，其病变部位在毛发，病位在脏腑，与脾肝肾肺有密切关系。其次，脱发患者受累于现代生活方式，如饮食不节，脾失健运，水湿内停，郁久化热，则湿热内生，湿热黏滞而热性趋上，上蒸于颠顶则致头油发脱；熬夜、精神内耗，致使阴血亏损、虚热内生，血虚风燥则毛发失养而脱。邬老提出男女脱发有别，男性脱发多以肝脾湿热为主，病久肝肾不足，宜重视祛湿之法，祛湿健脾常选参苓白术散，祛湿清热常选四妙丸，祛湿泻火常选龙胆泻肝汤，中药常选择黄连、苦参、蒲公英、白花蛇舌草等药物。女性脱发多以气血亏虚为主，病久气滞血瘀，宜重视月经调理，经前期温经通络，经期活血化瘀，经后补肾阴而清虚热。经过长期的临证经验总结，形成了邬氏脱发验方，善用何首乌、熟地黄、白芍、丹参、菟丝子、女贞子、黄芪、当归、炒白术、茯苓、甘草等。其中，黄芪和丹参是邬氏治疗脱发的必用之药，两者合用能营养毛囊生发之机，促进生发。此外，补骨脂、菟丝子、女贞子、红花、牛膝、葛根、夏枯草等具有雌激素样作用，可辨证用之。补益之余当理气、活血，以防"实实"之误。故邬氏在使用大剂量黄芪、党参时加用少量理气药物，如陈皮、厚朴、枳壳等，以防气滞腹胀。

2. 注重外科四诊合参，发挥外治特色

人体是一个整体，以五脏为中心，通过经络相联系。肌表、腠理、脉络受邪必渐趋于内，脏腑有病亦可形诸于外。因此，皮肤疾病亦需以"望、闻、问、切"为手段，全面收集患者病史、症状、体征，进而运用八纲、三焦、脏

腑等辨证方法分析，辨别病因、病位、病性及发展预后，以掌握疾病本质，从而指导诊断及治疗。邬老在临证中，首先关注患者的精神。皮肤科患者多有痛楚，若面部表情自然、目有光彩、语言清亮、肤色润泽，此为正气未伤，有足够的正气抵抗病邪。若形体消瘦、精神萎靡、面色晦暗、语言细弱，是正气已伤，不足以抵御病邪，应防恶化。若面色㿠赤、烦躁不安、双目充血，此为邪入营分，病势趋于发展。其次，关注皮损局部表现，如一般疮疡，应注意皮肤是否红肿抑或暗红、黑腐，以此判断病证属阴属阳，正气是否充盈，病位表浅或深陷等，而皮肤疾患还得仔细观察皮疹形态，如红斑、风团、紫癜、甲错等，以辨清热、毒、风、寒，作为内外治的重要依据。

一些难治性皮肤病如果在应用内治法的同时配合外治法则疗效更加满意。邬老强调需根据皮损的部位、范围、性质和患者的耐受情况等合理选择有针对性的外治法。中医外治法丰富，如湿疹的中药溻渍、斑秃的梅花针叩刺、囊肿结节痤疮的火针、痤疮的刺络放血、荨麻疹的针刺、毒蛇咬伤的"八风、八邪"强泻法、甲周疣的刮疣疗法、玫瑰痤疮鼻赘小针刀挑治切割疗法。内外合治使治疗尽量取得良效。

3. 久病必瘀，从肝论治顽固性皮肤病

皮肤病患者生活质量评分多受影响，尤其是损容性皮损、瘙痒性皮损，患者身心备受煎熬。邬老认为这些患者均存在心理压力过大、情志不畅等问题。邬老善从肝论治顽固性皮肤病，采用养肝、疏肝、平肝、镇肝之法，在上述皮肤病的治疗中均取得了较佳的疗效。如痤疮因肾虚肝郁、气郁化火、火性炎上而生，可治以平肝清火、滋肾养阴；扁平疣由脾虚肝郁、外感风邪、郁久化热、气血凝滞而生，可治以清肝解毒、活血软坚；神经性皮炎更由肝经风热、外犯肌肤而成，治宜平肝疏肝、活血解毒；老年瘙痒症由肝肾阴亏、血虚风盛而致，治宜滋肾养肝、平肝息风。邬老在治疗斑秃时，以制首乌、菟丝子、枸杞子等补肝生发。治疗神经性皮炎时，以珍珠母、磁石、五味子、酸枣仁等平肝潜阳、重镇养心、安神止痒。治疗黄褐斑时，以柴胡、白菊花、浙贝母、夏枯草、青葙子疏肝散结消斑，每每取得良好疗效。邬老在临床上重视情志疏导，身心共治，运用中医"七情致病"理论，以药物和心理疏导来治疗患者，提高了临床疗效。邬老看病多与患者沟通，帮助他们放下思想包袱，减轻心理负担。

4. 重视经络和三焦辨证，善用引经药

邬老认为人体是一个小天地，三焦和经络如同地球的经纬线，相互交叉，

运行和交流脏腑气血、津液。三焦将人体分为上、中、下3部分，分别发挥"上焦如雾、中焦如沤、下焦如渎"的功能。经络循行于分肉之间、体表之上，入内则联络脏腑。皮肤病有容易定位的优势，按经络理论辨证施治，有利于确定病位，预测疾病传变，分经用药。如痤疮的脏腑经络辨证，额头、口周及前胸皮损多从阳明经治，调理脾胃，多选用枇杷清肺饮，加白芷、石膏、蒲公英等入阳明经药；下颌角及颏下皮损多从少阴治，女性调理冲任、男性滋阴降火，可予知柏地黄丸加减，加丹参、牡丹皮凉血消痈；两颧或太阳穴处皮损多从肝治，宜柴胡干姜汤加减，加山楂、生麦芽疏肝去油等；后背皮损，多从太阳经治，可选麻杏薏甘汤加葛根。此外，皮肤病部位多明确，如从上焦督脉颠顶肝血不足治头顶脱发，加山茱萸、白芍、熟地黄等养肝血，吴茱萸、藁本、升麻等升提入肝经；从足太阳膀胱经感风寒湿治点滴状银屑病，可予葛根汤合银翘散加减；从足阳明胃经热盛治痤疮，可予枇杷清肺饮；从中焦肝经气血凝滞治带状疱疹后神经痛，可选血府逐瘀汤、复元活血汤、大柴胡汤加减；从中焦厥阴肝经风热治玫瑰糠疹，宜丹栀逍遥散加减；从下焦厥阴肝经湿热治外阴瘙痒和阴囊湿疹，宜萆薢渗湿汤、四妙散、猪苓汤加减。

（四）临证经验

1. 瘾疹

"瘾疹"又名"风丹""风疹"，俗称"风疹块"，西医学定名为"荨麻疹"。中医学有关瘾疹的论述，散见于外科著作之中，《医宗金鉴》对瘾疹的病因与临床所见，则有更进一步的形象描述："由汗出受风，或卧露乘凉，风邪多中表虚之人，初起皮肤作痒，次发扁疙瘩，形如豆瓣，堆累成片。"由上可见，本病系受风而起，复与寒热之邪相并，郁于肌腠，内不得疏泄、外不得透达而发。风又有内风、外风之别，故为七情内伤，机体阴阳失调，营卫失和，外卫不固，复感风邪，便可诱发瘾疹，亦因过食膏粱厚味、荤腥动风之物，或肠道有寄生虫，导致脾胃湿热内生，再感风邪而发病。对经久不瘥的慢性顽固性荨麻疹，则以内风为主。其主要病因是血虚与血热，或因虫积，或因食滞便秘，均可招引外风而发疹，另有妇女月经前数天发疹，或经期加重，则是因冲任失调，风燥阻于肌肤，肤失所养而发皮疹。经40年临床验证，邬老以《医宗金鉴》消风散为基础，自拟"荆蝉天虫散"，临证化裁，疗效颇佳。荆蝉天虫散由荆芥、蝉蜕、僵蚕、薄荷、紫草、赤芍、牡丹皮、白鲜皮、金银花、地肤子、大蓟、小蓟组成。方中荆芥、薄荷，疏风解表，蝉蜕镇静止痒，僵蚕祛风散结，为治疗瘾疹主药，地肤子清热利温，白鲜皮清热燥湿，大蓟、小蓟凉营祛湿，紫草、赤芍、牡丹皮凉血活血，金银花清热解毒，合而用之，则风、湿、热3邪皆得消除，证见夹寒之证，以桂枝易薄荷，可收温经散寒之功。夹有胃脘不舒、泄泻等肠胃症状者，可加山楂、白术、大枣以理脾胃；夹有肠寄生虫者，可加鹤虱、槟榔杀虫止痒。证见冲任不调者，则宜调理冲任，佐以祛风止痒治法。瘾疹顽固不愈，多见血虚气伤之证，可用归、芍、芪、参，以益气养血固表。

2. 颜面部疔疮

颜面部疔疮是一种发病急骤的火毒热病，其特征是疮形如粟，形小而根深，坚硬如疔状，故名。此症毒势甚猛，疼痛剧烈，往往容易引起走黄，是外科险证之一。颜面部疔疮初起麻木或麻痒，待毒邪壅塞，则疼痛渐甚，此时切忌挤压、针挑，特别是长在被称为"危险区"的面部三角区的疔疮，如唇疔、锁口疔等，以免毒势扩散，酿成危候。邬老在临证中十分注重此项，在脏腑蕴热、火毒结聚之际，以五味消毒饮合黄连解毒汤加减，清热解毒；若浮肿坚硬，误食油腻之物，以生山楂解肉积，梅花点舌丹护心解毒，不使内陷。并贯以拔疔膏外治以拔疔定痛，确有良效。

3. 乳腺疾病

乳痈的成因很多，但以乳房结块，红肿变硬、压痛，乳出不畅为主。因乳头属足厥阴肝经，乳房属足阳明胃经，故治法以疏肝清胃为要。《疡科纲要》："治疡之要未成者必求于消，治之于早，虽有大症，而可消散于无形。"邬老在治疗此症时，抓住乳痈初起气血壅滞而尚未蕴热成脓这个病理特点，常在疏肝清胃药中加入消肿散结的姜半夏、浙贝母、天花粉。姜半夏，味辛性温，"辛能散能行""温者能通"，其辛温散结之力较苦寒药为著。据临证多次实践，治乳痈初起，于疏肝清胃药中加入辛温散结之药，确比一味投以苦寒清热药的效果高出一筹。如服药后，乳房肿块见消，乳汁较通畅，则内消有大半希望。若肿块依然，乳水仍不畅出，则有成脓之兆，若乳痈内脓已成，应撤去上述热药，加重清热解毒药，切排引流，不能一味追求消散，否则有养痈成患之弊。护理方面，乳痈不论已溃未溃，哺乳期患者宜将郁结乳汁尽行吸出，使乳水通畅，不积滞，对预防和治愈本病有很大作用。

4. 斑秃

在治疗斑秃时，邬老认为血虚或气滞血瘀致毛发失养，或情志不畅、肝郁化火致阴伤发脱，故在治疗上多以"调肝理气、滋补肝肾、健脾益气、养血活血"为大法。对疾病稳定期的治疗有良效，但遇重症斑秃或普通脱发时，难挡

"狂脱之势"，为血虚风盛所致"风性善行而数变"之势。糖皮质激素作为重要的免疫抑制剂，抗炎作用明确。邬老认为重症或难治性斑秃治疗需"早期使用，足量使用；见好就收，尽量少用"，皮损处局封也不失为一种好方法。然而在激素早期大剂量使用阶段，可出现"阴虚火旺"之症。邬老提出，补肾补精大法之下，益气养阴，以期"阴平阳秘"。大剂量使用时，可予知柏地黄丸方滋阴降火；小剂量维持阶段，可加淫羊藿、生黄芪、枸杞子等温阳益阴。同时，整体辨证，辨别患者是否伴有湿热蕴结、瘀血阻络、脾胃虚弱等证候，辨证施治，发挥中医药优势，减轻激素等西药不良作用，取得协同增效的目的。

（五）医案

案 1　乳癖

周某，女，39 岁，职员。

初诊（1977 年 6 月 22 日）右乳房结块已一年余，轻度胀痛，经前明显加重，近来左乳房亦有胀痛感。检查：右乳外上方可触及一个 2.5cm×3.5cm 大小的扁平肿块，质地中等，表面呈节状，边界清楚，推之活动。苔薄、舌红，脉细，证属肝郁气滞，血行不畅，痰凝结块。拟疏肝理气，辛温散结。

方药如下：柴胡、姜半夏各 6g，炒白芥子、八月札各 4.5g，天花粉、杭白芍、当归各 9g，浙贝母、金银花各 12g，肉桂、青皮、陈皮各 3g，猫爪草 30g。7 剂。

二诊（1977 年 6 月 28 日）服药后自觉肿块略有缩小，再守原意，前方加黄芩 4.5g。7 剂。

三诊（1977 年 7 月 6 日）近日来感右乳房外侧筋掣不适，检查：右乳房肿块已散成条束状，触之隐痛，外侧尤然，再拟辛温散结法，方药组成：桂枝、青皮、陈皮各 13g，炒白芥子、绿萼梅各 4.5g，浙贝母、茯苓各 12g，猫爪草、忍冬藤各 30g，当归 9g，广郁金 6g。服 12 剂后肿块基本消散，经前仍觉乳房胀痛，遂改服小金片，每次 3 片，每日服 2 次，7 天后再改服逍遥丸，每次 9g，每日服 2 次。15 日后，症状消失而安。随访 3 年，未见复发。

案 2　颧疔

孙某，男，37 岁，农民。

初诊（1970 年 7 月 25 日）右颧初起粟米样疮头痒痛。因农忙未及时治疗已 4 天，红肿坚硬，胀痛连及面、眼睑，头重，形寒发热。时值炎暑，热毒内蕴，胸闷纳减，大便干结，口渴，疮头显露，内脓未出，脉弦数，舌质红绛，苔薄黄。毒邪入里，治以清热凉血，消肿解毒。处方：鲜生地黄 15g，川黄连、黄芩、皂角刺各 4.5g，蒲公英 30g，连翘、牡丹皮、赤芍各 9g，全瓜蒌（杵）、浙贝母各 12g，梅花点舌丹 8 粒（分 2 次吞），1 剂。外治：敷拔疗膏，四周围敷鲜车前草，捣烂，每 2 小时换 1 次。

二诊（1970 年 7 月 26 日） 疮顶高突，脓出较多，肿渐消，痛势稍减，胸闷不舒，形寒，大便下而不多，脉弦，苔黄糙，舌淡红，火毒尚盛，暑邪夹毒未清，原方续进 1 剂。外治同上。

三诊（1970 年 7 月 27 日） 疗毒尽出，痛缓，大便畅出，再拟清热解毒，佐以清暑，药物组成：金银花、绿豆衣各 15g，野菊花、天花粉、牡丹皮、赤芍、焦栀子各 9g，鸡苏散（包）、夏枯草各 12g。3 剂。外治：敷生化散。

案 3　瘾疹

俞某，女，36 岁，营业员。

初诊（1977 年 10 月 20 日） 全身皮肤发风斑，反复发作已 3 年多，遇冷风即起风块，奇痒难忍，夜不能安，曾用多种西药治疗不效。检查：全身散见黄豆至核桃大小之水肿性风块，色白，以四肢密集，苔薄白，脉细。证属营血不足、卫分不固、风邪外袭肌表，拟祛风散寒、健脾调营，方药组成：桂枝、陈皮各 4.5g，晚蚕沙、炒薏苡仁、金银花、茯苓各 12g，焦冬术、炒僵蚕、炒白芍各 9g，白蒺藜 6g，生甘草 3g。4 剂。

二诊（1977 年 11 月 1 日） 风疹稍有减退，疹色转为淡红，仍感瘙痒，前方去桂枝、白蒺藜、晚蚕沙、金银花，加荆芥、黄芩、蝉蜕各 4.5g，赤芍、老紫草各 6g，紫花地丁 12g。3 剂。

三诊（1977 年 11 月 4 日） 风疹大部分消退，瘙痒已轻，近感乏力、纳差，前方去荆芥、蝉蜕、紫花地丁、黄芩，加野菊花、怀山药各 12g，香谷芽、党参各 9g，赤小豆 30g。再进 4 剂后获愈。随访 2 年，未见复发。

八、杭芝轩（嘉兴，1881—1971）

（一）名医简介

杭芝轩，浙江嘉兴人，生于 1881 年，卒于 1971 年，享年 90 岁。杭老行医 60 余载，是一位深受嘉兴广大民众信赖与尊重的一代名医。杭老医术精湛，执业疡科，尤精喉科。其炼制娴熟，选药地道考究，积 60 余年经验，医案颇丰，创订效方亦多，所创之"喉科散""玄霜散""喉科珍珠散""开关散""喉科壬字散"等，选药简单，疗效明显，而其特点则在于精制，杭老毕生精力在研究，诊疗之余即在研磨散剂，即晚年亦无闲时，故其药屡用屡验。杭芝轩老先生德高望重，对待患者态度一贯和蔼可亲，不论贫富，一视同仁，对特别贫穷的患者，非但分文不取，并常赐药、食。

（二）学术思想

1. 选药简单，疗效明显

杭老自制验方药。而对喉科的治疗，更有独特之处，在采取内服中草药的同时，常配用外喷散剂，同时给予中医针刺、放血等措施，对烂喉风、锁喉风等急性喉科疾病（即西医学所称的急性化脓性扁桃体炎、急性咽喉炎之类病患），依然疗效特别显著。

2. 内外结合，药物精制

杭老医术精湛，特长中医外科，擅于运用中药内服、外敷，治疗疔疮、痈、疽、臁疮（即西医学所称的"下肢皮肤慢性溃疡"）、蛇串疮（即西医学之"带状疱疹"）、皮肤湿疹及乳腺疾病等。

3. 外症内治，求本溯源

中医有"治病必求其本"之古训。外症同内科病，发病皆与阴阳失衡，脏腑失和相关。治疗炎症不能单靠外治，应求本溯源，同时还当注重内治。

（三）临证经验

1. 喉风

疗喉风急症，重视涤清痰热。喉风，系喉科常见疾患，以咽喉肿痛、声音难出、汤水不下为主要临床表现。急喉风临床所见除局部症状外，常伴有憎寒壮热，溲赤便秘，呼吸低促，神志不清，烦躁，脉数，舌绛苔腻等全身症候。杭氏认为喉风之急，主要在痰热不得泄越，故其治法总以涤清痰热为首务。局部吹药以自制"喉科散"（寒水石30g，朱砂0.6g，冰片0.9g）为基本方，随症加味（焮红肿胀者，加风化芒硝3g；红肿腐烂者，加鹿角霜3g；腐脱生肌时，加人中白3g；痰声如拽锯者，加生川乌1.5g，雄精1.2g或腰黄1.2g）。若风热上扰，合辛凉清解；痰涎束塞，配通关宣窍；腑实窒滞，伍泻热导滞；热盛神烦，投清心安神。此外，配以针刺，常选手太阴之少商、鱼际、列缺及手阳明之商阳、合谷等穴，取泻法（或刺出血）；外涂围药，如野菊花叶捣汁调金黄散等。

2. 臁疮

医臁疮顽疾，强调扶本清流。臁疮，缠绵不愈，反复难愈。杭氏认为本病肉腐经久，脓水淋沥，气血暗耗，瘀浊凝滞，精微难运，故疮疡难愈。脾主肌肉，肉腐耗损脾气，脾虚湿浊下注，故其本在脾，其流在湿，治当扶本清流。

内服以东垣补中益气汤随变，常合以川黄柏、萆薢、薏苡仁等。外治之法，初时以去腐为主，可以二气膏掺红云散（注：二方组成配方见后文中）或九一丹（石膏9g，红升1g）薄贴之，腐脱疮清，生肌收口之际，可随证选青露散（松花粉240g，薄荷24g，黄柏24g，青黛18g）、神效散（黄升1g，石膏9g）、口疳散（川黄柏30g，青黛30g，冰片2.4g，薄荷15g）外敷。杭氏对病肢疮面清洁洗涤，不用激烈刺痛药液，主张抬高患肢。尝谓："臁疮患处皮肉薄，腐肉当除而新肌难生，疮面务求洁净，但切忌烈蚀以损筋骨，保持气血流畅，抬高肢位可速肌生。"

3. 痈疽

治痈疽，施二气膏掺红云散。杭氏从长期临床经验中创定二气膏掺红云散，通治痈疽颇有显效。"二气膏"，具提脓拔毒，去腐生新，消肿止痛之功，用治一切疖疮、有头疽及已溃的痈疽疮疡，也可用治未溃脓肿。其配制方法：先将硫黄90g，研成极细末，然后将汞45g徐徐加入，共研至色墨黑为度（因两药均有毒，研时宜轻，以防粉末飞扬吸入），每24g凡士林加6g "一气丹"调成软膏，用时摊纱布或棉纸上，敷患处。"红云散"，功能消肿止痛，去腐拔毒，用治疔疖、痈、疽及发背初起或已溃。其配制方法：分别将广丹500g、红升300g，研细和匀，收贮，薄掺疮口，每日1次。

（四）医案

案1 喉风

薛某，男，34岁。

初诊（1961年4月6日）2日前觉喉间吞咽梗阻不适，昨起更甚，自觉头痛，恶寒，壮热，汤水难咽。查体温39.4℃，咽喉两旁焮红肿胀，蒂丁下垂，颈项两侧漫肿，喉间痰声漉漉，语言不清，夜寐不安，烦躁，舌绛苔黄腻，脉弦而数。

处方：鲜石斛、京玄参各18g，肥知母、天花粉、生莱菔子各12g，桑叶、滁菊花、连翘、山豆根各9g，薄荷4.5g，灯心草1.2g，煎服1剂。另加万氏牛黄清心丸（研吞）2粒临时服1次。以喉科散10g，加生川乌粉1.5g、风化芒硝3g、雄精1.2g、犀黄0.3g，共研细末，每日4～5次吹喉；颈项部外涂野菊花叶捣汁调如意金黄散；三棱针刺少商（双）穴出血。

二诊（4月7日）吹药后痰出颇多，咽喉肿痛随减，渐能饮食，体温亦趋正常。前方去灯心草、万氏牛黄清心丸，加藏青果3g（续服3剂）；外吹之药，以前方去犀黄、生川乌粉，每日3次。

三诊（4月10日）　咽喉肿痛已消，尚感神疲无力，肢骨酸楚，脉弦尺涩，舌绛苔微腻，病后元虚，余邪未尽，当防反复。

处方：鲜石斛、京玄参各18g，生谷芽15g，制女贞子、鲜竹茹、生莱菔子各12g，麦冬、桑叶、滁菊花、连翘各9g，藏青果3g（续服3剂）；外吹喉科散10g，加风化芒硝3g、人中白3g，每日晨晚各1次，吹前以淡盐汤漱口。

药后病愈。

案2　臁疮

许某，男，50岁。

初诊（1963年6月26日）　右足跟部自1953年春生一粟样脓疡，逐渐扩大，局部皮肤发黑，久不收口，曾经植皮，用中、西药物治疗，均乏满意疗效，转展已历10年。诊见右下肢足跟部溃疡约8cm×5cm，疮口溃烂出臭秽之水，四周皮色紫黑僵硬，诊为臁疮。治以补中益气，解毒和营为主。党参、当归、木瓜各10g，桑寄生、钩藤、金银花、伸筋草各12g，半枝莲18g，赤芍、白芍各6g，甘草1.5g。服8剂。局部以二气膏掺红云散、水龙骨粉（即船底油灰，功能去腐肉、除恶臭）外敷。

二诊（7月4日）　患处溃烂停止，腐肉脱落。乃以补中益气佐清热利湿为治，处方：当归、炙黄芪、桑寄生、茯苓、牛膝、伸筋草各12g，薏苡仁18g，木瓜、党参各10g，甘草1.5g，服26剂。局部以叶绿素软膏涂纱布为基础敷料，先后掺神效散、飞滑石、制甘石、蛇蜕粉，以长肉生肌。最后以口疳散调熟猪油外敷，最终完全愈合。

案3　肘痛

姚某，男，34岁。

初诊（1964年6月4日）　右肘部结块已3天，焮红肿痛，昨起自溃出脓，边仍硬肿，身热微渴，脉数，舌苔黄燥，此为肘痛。外敷二气膏掺红云散；内服以疏风解毒为主，处方：连翘、当归、黄芩各10g，焦山栀、牛蒡子、赤芍、川芎各6g，薄荷1.5g，羌活、桔梗各1.2g。2剂。

二诊（6月6日）　脓出畅通，红肿消退，疼痛大减，体温正常，唯给予二气膏掺红云散外治，3天后脓尽疮愈。

九、沈季良（嘉兴，1891—1966）

（一）名医简介

沈季良，原籍吴兴，后徙居嘉兴。曾旅寓沪城，世业疡科，秉承家传，初以簿帖见长，避地申江后，接受泰西医学，主张汇通中西。学术上服膺张锡纯，晚年制剂中常掺化学之剂，认为化学之品实肇始于中医"炼丹术"，同时在用药上又有所进展，如吊毒用石炭酸、治肛裂用"丙酸睾酮"穴注等，用药有独到处，如治阴疽用大剂黄芪等。其门弟子10多人，传其业。

（二）学术思想及经验

1. 助阳扶正，温经和营

发背者，系背疽的总名。发于正者为发背，属督脉经；发于偏者为搭手，属足太阳膀胱经。有上、中、下3发之别：上发背为火毒伤肺，生于天柱骨下，又名脾肚发；中发背为火毒伤肝，生于背中，又名对心发；下发背为火毒伤肾，生于腰中，又名对脐发。凡此"三发"初起，皆形如粟米，红赤肿，麻木痒痛，逐渐增大。如合并内陷，则可出现神昏谵语，胸闷气逆，自汗肢冷，腹痛泄泻，脉细数或沉伏，舌质红绛舌苔灰腻，险象丛生，如不急治，危及生命。沈氏认为，虽呈火毒之象，实系阳虚。因此施治原则，必须助阳扶正，温经和营，使阴转为阳，阳长阴平。在治疗本病时常以《疮疡经验全书》的参芪内托散及《辨证录》的变阳汤为发背的常用方剂。借桂、附、鹿角以温阳，参、芪、当归以扶正，皂角刺、甲片（代）以透托，佐以银、翘、甘菊、重楼、地丁以清热解毒，虽患者体温高达39℃，亦常以此为基本方而加减之，证之临床，每奏良效。

2. 顾护脾胃

沈氏认为脾胃乃后天之本，万物之母。人得胃气则生，失之则亡，痈疽虽由火毒而发，但必先由中气不足，而后邪得以乘虚而入导致，故用药应勿碍脾胃。中气虚弱者，苦寒尤为禁忌，否则将重虚甚虚。苦寒戕伐，必伤中而使毒邪入里，因此在临床上，即使阳证火盛者，亦常以甘寒清热解毒为主，选用五味消毒饮（《医宗金鉴》）、急消汤（《辨证录》）等方加减；如有谵语、神昏、咬牙、痉厥等内陷症状，亦选用性味甘平的琥珀蜡矾丸（《医宗金鉴》）以护膜、护心、宁神。凡芩、连、栀子、犀角（代）、生地黄、神犀丹、牛黄丸之属，一概摒弃不用。

3. 手术药物并重

在外治方面，沈氏常以手术和药物并重，初见脓头时即以刀针刺破，微令出血，但不作挤压，插入白降丹线条以提脓拔毒。因白降丹有剧痛，常以红升丹（红升丹八钱、广丹二钱）代替之，四周肿胀之处用金黄膏（《外科正宗》）围敷，如阴证则不宜早期针刺，以免毒随血行，导致扩散。溃脓期用红升丹及金黄膏涂敷，以去腐拔毒；如疮口有脓头阻塞，脓液不畅，则作十字形切开，如脓头多，互相串连给予适当扩创；疮口大而深，腐肉难脱者，用剪刀剪去，务求引流通畅，腐肉易脱，药力易及；脓腐渐少时改用九一丹，腐尽脓净用升肌散以生肌长肉收口。

（三）医案

案1 发背

黄某，男，51岁。

初诊（1961年4月20日） 5日前上背右侧起一小疮，如粟米样，皮色不红，麻木且痒，自以为小恙，故未治。过两日，逐渐漫肿，头虽破，仅有少量血水，并不知痛，至某医院诊治2次，外敷药膏，内服消炎片，但症状日益加重。视其疮形平塌，顶不高耸，肿势散漫不收，形色紫，溃腐如铜币大，出血水无脓，麻痒并不甚痛。形寒身热，渴不喜饮，食欲不振，精神倦怠，头晕，脉象细沉，舌苔薄黄，体温38.5℃。此系阴证，未可轻视。

内治用变阳汤加减：党参四钱，生黄芪四钱，皂角刺一钱五分，炙山甲片（代）二钱，甘草六分，金银花四钱，连翘三钱，淡附片一钱五分。2剂。外治用红升丹，并用金黄散葱汤调和围敷。

二诊（4月22日） 疮口略露脓头，肿势渐来，脉转弦数，原方加甘菊花四钱，制半夏三钱；疮口内插入红升丹线条，仍以红升丹、金黄散外敷。又2日，症状好转，脓自外泄，根盘已收，色红知痛，脉形大而数，前方去甲片（代）、角刺，加肉桂六分，续服3剂。外治同上。

三诊（4月25日） 脓已大泄，肿痛亦减，纳食知味，精神渐复，处方用炙黄芪四钱，川芎二钱，白芍一钱五分，制半夏二钱，通草八分，枳壳一钱五分，茯苓四钱，陈皮二钱，当归三钱，穭豆衣四钱。服用4剂后，腐肉渐脱，脓水已少，再以前方加熟地黄四钱，冬术二钱，金银花四钱，甘草六分，续服4剂，外敷改用升肌散。其后用十全大补汤加减，至5月中旬告愈。

案2 发背

季某，女，51岁。

初诊（1961年2月9日） 患者自述起病已6日，初觉在背部正中患有一粟米样的小疮，焮红漫肿坚硬，3日后日渐加剧，脓头增多，但仅流污水，自觉形寒头痛，肢疼骨楚，经当地医院治疗未效。检查：中发背腐大如盆，无脓，出水，疮头成片，探之甚深精神萎靡，不能起坐，脉沉细带数，苔腻便秘，口渴不喜饮，体温38.9℃。

外治于疮孔内插入红升丹线条，略点白降丹以提脓拔毒，四围涂敷金黄膏。内服处方：琥珀蜡矾丸一钱五分，连翘三钱，金银花二钱，茯苓四钱，青皮二钱，白菊花三钱，川郁金一钱五分，皂角刺一钱五分，生黄芪四钱，枳壳八分，甘草五分。

二诊（2月10日） 视其肿与腐未见扩张，体温退至38.4℃，内外治法同上。

三诊（2月13日） 疮口虽见脓液少许，但未畅泄，肿痛依然，腐肉难脱，仍难起坐。

于原方加党参三钱，白术二钱，制香附一钱五分，绿萼梅八分。又3日脓水依然未泄，诸恙未减，处方改用党参三钱，生黄芪四钱，皂角刺一钱五分，陈皮二钱，茯苓四钱，陈香橼一钱五分，淡附片五分，肉桂五分，紫花地丁四钱，重楼二钱，金银花四钱、甘草五分；外插红升丹线条，掺红升丹，敷金黄膏，每日诊治换药。

四诊（2月15日） 已略见脓外泄，肿痛和，再于前方加白芷一钱五分续服3剂后，脓水大泄，腐肉已除，肿痛渐和，身能略坐，体温退至38℃，原方照服，外药同上。至25日疮口大腐及脓头渐行脱落，肿胀疼痛已趋缓解，能坐能食，不渴、睡安，体温36.5℃。方用党参一钱五分，白术一钱五分，茯苓四钱，半夏二钱，陈皮二钱，青皮一钱五分，川郁金一钱五分，麦冬四钱，甘菊花一钱五分，金银花一钱五分，甘草五分，服6剂，外治改用九一丹拔毒生肌。最后用十全大补汤及河车大造丸，共经50余日痊愈。

案3 发背

顾某，男，57岁。

初诊（1960年11月21日） 患上发背8日，初诊时疮头已溃破，腐势正盛，已大如掌，漫肿疼痛如负重石，精神倦怠，食欲不振，尚能勉强行走，但不能久坐，脉细弦数，舌苔糙腻，体温38℃。当于疮口施以刀针，作十字形切口，使脓泄得畅。

外用红升丹，酌敷白降丹少许，处方用党参八钱，白术一钱五分，茯苓四钱，黄芪四钱，淡附子六分，鹿角片一钱五分，肉桂五分，桔梗一钱五分，重楼三钱，金银花二钱，甘草五分，5剂。至27日复诊，脓水大泄，肉渐脱，肿势已定，疼痛亦缓，再投服炙黄芪四钱，麦冬四钱，枸杞子八分，甘菊一钱五分，夏枯草四钱，重楼四钱，金银花二钱，制半夏一钱五分，稽豆衣三钱，肉桂五分，续5剂。外敷红升丹。

二诊（12月17日） 腐肉尽脱，脓毒已净，新肌沛露，肿消痛止，外敷改用升肌散，以生肌长肉，内服原方加冬术三钱，服用半月，妥善护理。3周后，肌平结皮收口。

注：本方加白大升一钱五分，减朱砂五厘，名立生肌散。如遇溃疡疮面较大者用之，其效较本方优。

十、严海葆（宁波，1880—1944）

（一）名医简介

严氏外科创始人为清光绪年间严海葆，字源来，浙江宁波镇海人。1880年生，1944年卒，享年64岁。其早年得天童寺挂锡医僧师传，专治疡科，后转中医外科，尤擅治痈疽、乳腺、肛肠等外科疾患，内服、外治并用，尤精于用刀，刀下病消，其疗效显著，民间传有"严海葆刀，划船弄膏"的说法。

（二）学术渊源

严海葆学术源头遵从吴师机《理瀹骈文》之精髓，重视传统中医理论的指导，钻研《外科正宗》名方，如"三品一条枪"等药条外用，喜用温运托里自拟方内服。按照"急则治标，缓则治本"的理念辨治外科疾患。既立足于药石虫草继承外治之法，又师从当地有名的挂锡医僧研习、发展刀圭之术，认为这也是中医外科医生不可或缺的技能。

（三）学术思想

1. 外内汇通，中西并举

严氏外科遵吴师机《理瀹骈文》"外治之理，即内治之理；外治之药，亦即内治之药，所异者法耳"教育门人，认为内治、外治殊途同归，二者皆不能脱离中医理论的指导，需要辨别阴阳五行，厘清虚实寒热，区分标本缓急。临证时按照"急则治标，缓则治本"的理念，遇病来凶猛，病势较重，首选外治，兼顾内治。中医外治不仅有药石虫草，刀圭之术也是中医外科医生不可或缺的技能。无论中医还是西医，应该取长补短，一切以患者为中心，以疗效为证据。

2. 整体观念，见微知著

外科疾病的发病可以表现在局部，也可累及全身，二者是部分与整体的关系。严氏外科指出许多局部的病变是由整体病变导致的，或者是由于整体功能异常引发的。因此严氏外科倡导整体观念，从宏观上把握疾病的发展趋势，知晓阴阳顺逆，继而去认识疾病的表里、寒热、虚实。尤其是针对局部治疗效不明显时，更能佐证局部治疗有时不足以撼动或纠正机体的脏腑、气血、阴阳的偏颇，需要从整体去考量。外科疾病的局部症状较之全身症状往往更加突出和直观，如痈疽成脓现象，严氏外科认为"脓"能够反映人体的气血盛衰及预后善恶，也是确定痈疽治疗方法的前提和基础。

3. 证治精详，胆大心细

古书记载"消、托、补"3法分别是根据疮疡（包括体表及脏腑化脓性感染疾病）初期、脓成、溃后3个不同发病阶段而设的主要法则，严氏外科擅治疮疡类疾病，因此对这3法的运用尤有心得。如在疮疡后期，脓水稀少，应选"补法"，但必须注意慎用寒凉，尤其是大苦大寒之品，防其损及脾胃，气血乏源，苦寒郁遏，血脉凝滞，疮口难溃。严氏外科师古不泥，拓展了程国彭"汗、吐、下、和、温、清、补、消"8法，如一些脉络闭阻的病证，严氏外科认为该类病证必须牢牢把握"气血"这两端，因为气血是构成人体的最基本物质，也是脏腑经络等组织器官进行生理活动的物质基础，若病邪侵袭肌肤脉络，势必影响气血的正常流通，从而出现气血壅滞、闭塞不通的现象。《黄帝内经》有云"疏其血气，令其条达，而致和平"，活血化瘀法应当贯穿该病治疗的始末。

（四）临证经验

1. 乳腺

乳腺类疾病如治疗浆细胞性乳腺炎，由于该病临床征象与乳癌极其相似，术前难以明确诊断，西药尚无特效药，一般采用单纯性乳房局部切除甚至全切的治疗，术后有复发风险，严氏外科则采用中医挂线、垫棉、切开、提脓去腐药外敷，结合温通之剂内服，愈后瘢痕小，乳腺外形损伤轻，治疗后不易复发。

2. 腹壁窦道

以《外科正宗》名方"三品一条枪"药条外用，温运托里方内服，外内合治，可成功治愈多个患者的腹壁窦道。

3. 脉管炎

脉管炎的治疗严氏外科衍生出散瘀清热、解毒止痛、活血散寒、温经通络、养血益气诸法。活血有利于调节脏腑功能，增强机体免疫能力，畅通局部受阻气血，改善微循环的功能，化瘀则能排除患者脉络积滞，扩张血管，解除痉挛，增大血液流量，改善血管弹性，减少血管阻力，以防止血栓形成和促进溶解血栓的综合作用，同时还有缓解疼痛、消退炎症的功能。在外治中对于局部创面感染已控制，坏死组织分界清楚，近端正常组织水肿消退的情况，可行趾（指）部分切除术，创面多采取暴露不缝合的方式。由于脉管炎的创面有经久不愈的特点，故在去腐生肌阶段，尚需结合外用药，选择刺激性小的九一丹、生肌散之类，以免损害创面引起疼痛，日常要求患者肢体尽量放平，少下垂，以免加重瘀血现象及出现浮肿的情况。又如针对外科常见的疼痛一症，严氏外科就设有补虚、泻实、除风、导湿、润燥、通塞、开闭、蚀腐、调和等法。

十一、张文冲（桐乡，1919—1981）

（一）名医简介

浙派中医外科名中医桐乡张文冲，桐乡张氏外科始于清代，世居桐乡晏城，系"疡医世家"，以善治"疔疮""瘰疬"闻名。家传六代至张辉（1877—1950），其子张文冲承其业。张文冲，随父张辉初学医，尽得其传。后有海宁市斜桥医院朱菊初（1915—2002）和其子海宁市中医院朱霁青为此流派传人。

（二）学术思想

张氏外科代表方为水底莲花升，其传承已有130余年。由汞、硝、皂、盐、矾5种物质用升华法制得，其制法是古代炼丹术的遗法。

"德清下高桥俞氏秘术"手抄本中述：水底莲花升，一切疮疡未成能散，已成能溃，又能拔毒收功，诚生夺命之灵丹也。张氏外科应用水底莲花升与药物配制的膏药，可应用于疮疡不同阶段的治疗，此外痈疽、疔毒、流痰、流注、瘰疬、热疖、手术切口经久不愈等症状，均可应用，初起能散，有脓能箍、能吊，溃后能去腐拔毒，生肌收口，如用得当，有药到病除之功。治疗疮疡辨证论治，合理用药，起效迅速，疗效显著，医用费用低。

此外张氏外科，善用师授秘方，自制药膏，自炼升丹，自配丸散，如水底莲花升、九香散、七宝散等用于外科诸疾，颇有效验。

（三）临证经验

张氏外科涉及的学科、病种比较多，主要是皮肤科、外科及其相关学科，具体可以概括为以下观点。

1. 外科疾病

擅长疖、疽、痈、外科伤口部位的溃疡、褥疮、脉管炎、条索状淋巴管炎的治疗。外科病证虽大多数发生在皮肉、筋骨，但与脏腑经络有密切的关系。因为疮疡皆由五脏不和、六腑壅滞、经脉不通而生。同时经络内源脏腑，外通肌肉筋骨，故脏腑经络内在病变可以反映于体表而发生疮疡，体表的疮疡病变也可影响脏腑经络而发生内证，因此需要内外配合治疗。

患处如有肿块坚硬酸痛，皮色如常，外治贴内消散膏以活血散瘀、止痛消肿；若肿块坚硬，日久不消，薄掺可消散助消肿块；局部微有红晕，或肿块不甚坚硬，贴赛香散膏以消肿散结；红晕盛者，或虽皮色如常而疼痛剧烈，自觉局部发热者，贴芙蓉软膏以清火消肿解毒。初溃掺异功散以提脓拔毒，广丹药作引流；脓水已少，新肌渐生改掺生春散以拔毒生肌；脓水已净，掺逢春散生肌收口。

2. 皮肤疾病

辨证运用中医内服、外治之法，擅长治疗除常见皮肤病以外，还有慢性荨麻疹、痤疮、婴幼儿湿疹、神经性皮炎、结节性红斑等反复发作的皮肤疾病。对带状疱疹后遗症（疼痛、瘙痒）的治疗效果尤为突出。

3. 乳腺疾病

凡喜、怒、忧、思、悲、恐、惊七情过度，均可引起内脏功能紊乱而发生病变。在外科病证中尤以忧、思、郁、怒最为多见。如乳癖、乳岩、乳痈、乳疬等症，皆由于患怒伤肝，肝气郁结，忧思伤脾，脾气失运而成。因人制宜，还应注意患者的体质。

乳癖多由肝郁而致痰，治宜疏肝理气为主，佐以化痰软坚，逍遥散、越鞠丸之类酌加浙贝母、瓜蒌、昆布、海藻等。肉瘿结核坚实而不痛，由于七情郁结，肝脾不调，遂致气滞痰凝，法当软坚化痰开郁，海藻玉壶汤为主；体质壮实者，可加控涎丹剔除皮里膜外之痰，其他如雪羹汤、海浮石、夏枯草等诸品均可运用。

4. 肛肠疾病

肠道为传化之腑，以通降下行为顺，若滞塞上逆则会导致发病。

治用理中汤温补脾阳，煨肉豆蔻、补骨脂、炒扁豆、缩砂仁之类温中清肠，炒当归身、炒白芍等养血和营，促使脾阳得振，营气自复，溃疡也就不难收敛。

5. 骨伤疾病

张氏外科擅长运用中医药治疗疑难杂症，如颈肩腰腿痛、骨质增生、网球肘、腱鞘炎、腱鞘囊肿等。张氏外科根据"肝主筋""肾主骨"的理论，运用补肝肾、强筋骨、祛风湿的治疗原则选方用药，根据患者体质情况辨证加减，常取得良好的疗效，不少患者可免于手术治疗。

另外张氏外科的外用药膏丹敷贴的配方用药也非常实用，组方简单，药量较轻，价格低廉，一药能治多病。

（四）医案

案1　唇疔走黄

胡某，女，25岁。

初诊（1958年12月25日）4天前，患者上唇中部起一黍状丘疹，上有白头，初不介意，自加挤压，次日即逐渐扩展，觉麻痹坚硬，伴有寒热，曾肌注青霉素乏效。诊见疮口有绿豆大紫色脓栓，中心陷下，干燥无分泌物，四周木硬，红肿上及眼睑，下至锁骨凹，两侧颈淋巴结肿大可及，呼吸急促，神昏谵语，烦躁不安，身热，体温40.2℃，口渴欲饮，额部微汗，大便3日不通，脉滑数有力，苔白舌尖绛红。诊断：唇疔走黄。

局部用蟾酥合剂烧酒调涂疮口及四周坚硬处，千捶膏覆盖，漫肿处以三黄散（黄连、黄柏、大黄研细，等分）、半枝莲捣汁调敷。内服处方：犀角尖（磨冲，代）1.5g，粉牡丹皮6g，鲜生地黄24g，赤芍12g，重楼、紫花地丁、生大黄、玄明粉（冲）各9g，金银花、连翘、黑山栀各15g。1剂。

二诊　服前方后，便泄7～8次，肿势略定，热势亦衰，体温39.2℃，今晨天明疮口稍有分泌物渗出，神志稍清，自觉头疼，脉滑，苔黄腻。前方去重楼、大黄、玄明粉，加川黄连2.4g，龙胆草1.8g，滑石15g，甘菊、淡黄芩各9g。1剂。

三诊　昨晚寐安，今已神清，肿势减退，疮口外渗稠脓栓与健肌有"分界线"可见，四周坚硬稍柔，身热显退，体温37.8℃，脉弦细数。局部以50%蟾酥条（蟾酥合剂5份、广丹2份、煅石膏3份，共研细末，糯米粉蒸熟，搓匀如条）插入脓栓中心，清凉膏覆盖，每日1换洗。内服处方：毛慈菇、连翘、金银花、紫花地丁、贯众、天花粉各9g，生甘草3g，茯神、鲜生地黄各12g。2剂。

四诊　脓栓全部脱出，底部尚有未尽之白腐，体温37.2℃，肿势消退，胃纳亦更，脉细弱。局部以5%蟾酥条纳置疮口，清凉膏覆盖，每日1易。内服处方：金石斛、麦冬、金银花、知母、连翘、紫花地丁、绿豆衣、茯苓、泽泻各9g，生甘草3g（3日后唯以外敷治疗，至1959年1月6日疮口痊愈）。

第三节 获得"浙江省名中医"称号的外科名医

一、鲁贤昌(第一批,中医外科)

(一)名医简介

鲁贤昌,1939年12月出生于浙江省绍兴市,2021年因病去世,享年82岁。1965年毕业于浙江中医学院(现浙江中医药大学),毕业后进入浙江省中医院,长期从事中医外科工作。毕业后师从中医外科名家余步卿,系余老关门弟子。曾为浙江中医药大学附属第一医院主任中医师,全国名老中医药专家学术经验继承指导老师,浙江省名中医。曾任浙江省中医院中医外科主任、浙江中医药大学中医外科学教研室主任、浙江省中医药学会外科分会主任委员及外科分会名誉主任委员、全国甲状腺疾病专业委员会副主任委员等职。临证50余年,长期从事医疗、教学、科研工作,传承发展余氏外科流派。主持多项研究课题,获国家中医药管理局优秀科技成果三等奖,浙江省优秀科技成果二等奖。发表论文40余篇,参与编写多部论著。

(二)学术渊源

鲁贤昌老中医家传青囊,得系统受业,又师从名医,逐渐成为大家。父亲是位中医师,在绍兴城里悬壶济世,小有名气,自己采药、加工、炮制、配药。治病范围广泛,男女老少、内外妇幼、跌打损伤,无不诊治。其父亲治学严谨,要求鲁老熟读医学经典,此就奠定了鲁老深厚的中医基础,为今后鲁老的中医外科发展之路打下了坚实的基础。1959年,鲁老考取浙江中医学院(现浙江中医药大学)六年制中医本科,乃浙江省第一批中医本科专业大学生。师从江南名医余步卿(1913—1976),字炳森,浙江余杭人,从学于外科名医费元春。天资聪慧,乐思好学,深得费师喜爱,倾囊相授。余老熟谙《内经》《难经》,深究《医宗金鉴·外科心法要诀》,于1934年学成后悬壶行医于余杭小河，1943年移居杭城，先后开业于杭城乌龙巷、皮市巷等地，医誉鹊起，创立余氏外科流派。1956年余老应召至浙江省中医院工作，与名家叶熙春、魏长春、裘笑梅、宣志泉等同为浙江省中医院十大名医。余老临症不倦教诲，走黄内陷、五善七恶、顺逆护场、阴证阳证、消散箍围、膏丹提拔、化腐生肌、识症弃脓等，一一指点迷津，均亲示教，尽将毕生之学倾囊相授。而鲁老尊师爱业，精勤不倦，同时得当时院内引进之大家叶熙春、魏长春、裘笑梅、陈杏生、夏明诚、宣志泉等指点。20世纪70年代鲁老跟随皮肤科专家毛咸、林能武、段秀麟等医家认真学习皮肤疾病，如银屑病、慢性湿疹、慢性荨麻疹、神经性皮炎、红斑狼疮等的诊治。鲁老博采众长，渐成一家。鲁老从医从教50余年，孜孜不倦，兢兢业业，"背、勤、恒、精、博"五字是其行医治学之道。

（三）学术思想

1. 审证求因，治病求本

中医有"治病必求其本"之古训。鲁老在治病过程中非常注重探求病因，细审明察。在临证过程中，不但详细了解患者的临床症状、体征、病情变化等，还要耐心询问患者饮食、起居、工作、嗜好等，以全面掌握第一手资料，认真地探求疾病起因。其次，在治疗过程中，牢牢地掌握患者的病理变化，及时了解病势的进退顺逆。从患者的病因病机入手，抓住了病因病机，治疗就可有的放矢。

2. 重视后天，顾护脾胃

鲁老临证治疗对东垣之脾胃论推崇备至。再三强调，脾胃为后天之本，气血生化之源。"胃虚则五脏六腑，十二经十五络，四肢皆不得营运之气，而百病生焉"。脾胃虚弱，一方面化生乏源，水谷精微不能化为气血以充养机体。另一方面，药力也不能随气血通达四末。鲁老治病，以不损伤脾胃为必备条件。在外科疾病的治疗中，鲁老十分遵循《外科正宗》提出的"盖疮全赖脾土，调理必要端详"思想，反复强调，宁可罔效，不得伤脾。临证时应做到以下3点：一是诊察疾病必问脾胃，二是辨证立法不忘脾胃，三是遣药组方想着脾胃。

3. 衷中参西，扬长避短

鲁老在长期的临床实践中，非常重视学习、借鉴西医学理论。鲁老认为，中西医是两门不同理论体系的科学，在诊治疾病上均有悠久的历史，积累有丰富的经验，各具特色，各有优势。中医强调整体观念、辨证施治，长于治本；西医则能迅速缓解症状，最擅治标。衷中参西是医学发展的必然规律，然衷中参西不能与中医西化混为一谈。衷中参西强调的是以中医为中心，西医为参考，或以中医为主，西医为辅。两者的结合应该是更高层次的结合，应该是在以整体观指导，辨证论治的基础上，利用西医现代化的诊疗手段更全面地认识疾病的发生发展及预后，同时确切地掌握各种中医治疗方法及西医治疗方法的特性，有针对性、有目的地配合使用，从中找到规律，总结出一套完整的、在科学上有理论根据又有疗效的疗法，达到治愈疾病的目的。

4. 皮损辨证，强调整体

辨证论治及整体观念是中医学的基本特点，是中医学指导临床诊治疾病的基本法则。鲁老认为皮肤病的诊治也是遵循此法则，然皮肤病以皮损为主要临床表现，故皮损辨证当为首要，同时不忘整体观。从皮损的表现、部位，我们可认识疾病的寒热虚实、标本缓急及病变的原因。例如急性皮损多表现为红肿热痛，或伴明显渗出，多由"风、湿、热、毒、虫"等外邪所引起。治法上以清热化湿、凉血解毒为主。慢性皮肤病多表现为皮色较暗，皮肤粗糙，苔藓样变，伴鳞屑增多，大多由血虚风燥、肝肾不足或脾虚湿蕴所致。故治法上以养血润燥祛风为先。

又中医学认为人是一个整体，"有诸形于内，必形于外"，故在皮损辨证的基础上，应强调从脏腑、气血、阴阳失调诸方面加以探讨，并且强调内因和外因的互相影响关系。在皮肤病的护理上，强调天人合一，注重现代生物 - 社会 - 心理的医学模式，促进疾病的恢复。

5. 久痹必虚，肝肾论治

鲁老认为痹证发病，本虚标实。正气不足，风寒湿邪侵袭人体，闭阻经络，气血运行不畅。且痹证大都病程日久，久病必瘀，久病必虚。故辨证当抓住"风、寒、湿、瘀、虚"五点。又肝主筋，肾主骨，筋骨之病，当从肝肾论治。故虚多为肝肾之不足，治之当补益肝肾、祛风除湿、活血化瘀、通络止痛。鲁老认为痹证系列方，用防风与防己药对，以祛风湿、止痹痛；牛膝与木瓜药对，补肝肾、壮筋骨；加延胡索、赤芍活血化瘀；蕲蛇搜风通络，药达病所。再辨之肝肾之气、阴阳不足，选用平补肝肾、滋补肝肾及温补肝肾之品。以此为则，辨清标本主次，灵活加减，屡屡用之，见效颇著。

（四）临证经验

1. 疮疡、痈疽证，明治四忌

鲁老在学习了前人的经验并结合自己临床实践的基础上，在 20 世纪 70 年代后期提出了外科疾病证治"四忌"的学术观点，目前仍在指导着临床实践。

忌一味内消：鲁老认为，人体的体质有强弱，气血有盛衰，病情有轻重，感邪有深浅，证治有迟早。所以并非所有外科疾病都可以用消法迎刃而解，如老年人的脑疽，因为蕴毒深沉，一经起病即难内消，只有促其早日溃破出脓，收束跟脚，托毒外出，方为良策。若一味消散，不但拖延病程，甚至邪毒鸱张、旁窜内陷、深入营血、内攻脏腑，病势不可收拾，即为"内陷"之变。

忌过用寒凉：鲁老强调，外疡内治切忌过用寒凉克伐，除热毒过甚外，寒凉之品不能过早过量或长期使用，否则闭门留寇，后患无穷。起则难消，中则难化，溃则难敛。所以避免过用大剂量寒凉之药，也就是保护脾胃之法。忌过用寒凉并非反对用清解之法，对于毒势鸱张之症，则应投大剂寒凉之品，如黄连、黄芩、黄柏等，苦寒直折，不可手软。否则毒势肆横，难以收拾。

忌摒弃外治：内外兼治，这是中医的优势。外治法是运用药物、手术或配合一定的器械等直接作用于体表或病变部位以达到治疗目的的一种常用方法。药有药线、外掺、箍围、油膏、敷贴等。法有切、砭、挂、烙、熏、洗、烘、灸、淋、扎等。外治之法即内治之法，外科疾病不可摒弃外治。

忌四诊不全：在诊治外科疾病中，鲁老强调要四诊合参，取得完整的辨证资料，综合分析，外科与内科一样，同样是以阴阳五行、四诊八纲等中医的基本理论为基础来指导临床实践的。望闻问切是辨证施治的重要手段。

2. 皮肤疾病，临症辨急慢，治法分清养

鲁老认为治疗皮肤病首先应当分清急性和慢性。急性皮肤病一般由"风、湿、热、毒、虫"等外邪所引起，治法上也以清热化湿、凉血解毒为主。慢性皮肤病则大多由血虚风燥或肝肾不足所致，故治法上也以养血润燥祛风为先。鲁老在临床上广泛应用的治疗皮肤病的经验方"皮灵一号"和"皮灵二号"就是据此而创立的，"皮灵一号"宗《外科正宗》"消风散"法，功效祛风清热、凉血解毒，主要用于急性皮肤病；"皮灵二号"取《济生方》"当归饮子"之意，功效养血润燥，兼有祛风，主治慢性皮肤病。

3. 急腹症、胆道疾病，用消导曲尽其妙，治胆病传统出新

鲁老治疗胆道疾病及急腹症，善用清解，巧用消导。首先，胆为六腑之一，具有"泻而不藏"的生理特点，一般以通降下行为顺，滞塞上逆为病。所以鲁老治疗胆病，始终遵循"以通为用"的原则。其次，胆为"中精之府"，宜清不宜浊，这包括3个方面：①脏腑以清和、通降为正常现象。②在患病的情形下，治疗上也是以清化、清解为主。③肝胆互为表里，有经脉互相络属，它们不仅在生理上互相协同，在病理上亦相互影响。肝胆宜疏泄不宜郁结，所以治胆病也多从肝论治。鲁老十分强调"六腑以通为用"。20世纪70年代后期鲁老以消导疏通为理论指导创制的"芩连郁槟汤""红藤汤",方中都有消积导滞的槟榔,至今仍在临床上频繁使用,且有良好的疗效。

4. 男性病,湿热瘀血下焦论治

男性疾病,以慢性前列腺炎为我国成年男性的常见病、多发病。临床上有发病缓慢,症状多样,病程迁延,反复发作,经久难愈的特点。鲁老治疗慢性前列腺炎,一般将之分为两期两型论治。前列腺炎早期的病机为下焦湿热蕴结,简称湿热型,治疗以清热除湿为原则,代表方为"清肾一号",热胜者加石膏、知母;湿胜者加苍术、黄柏等。鲁老常用的清热利湿药还有茯苓、薏苡仁、车前草等。前列腺炎后期的病机为下焦瘀浊停滞,简称血瘀型,治疗以活血化瘀为原则,代表方为"清肾二号"。

5. 风湿疾病,离照当空阴霾自散,温阳补虚寒痹能通

鲁教授在20世纪80年代初开始悉心研究,探索治疗风湿病特别是类风湿关节炎的诊治之道,古今中外,广求博采,中西汇通,衷中参西,是目前浙江省类风湿关节炎尤其是中医治疗方面的权威。在类风湿关节炎诊疗上,鲁老根据自己多年的临床经验,认为类风湿关节炎除了中西医现有的诊断标准外,还有一个非常重要的特点,就是活动的关节先受累。其次是青少年女性的发病率比较高。在治疗上,鲁老根据"虚、寒"的病理特点,善于运用温补药治疗类风湿关节炎。临床上常用的代表方基本上为温阳补虚之方,如寒凝者仿"阳和汤",气虚血瘀者仿"补阳还五汤",肝肾亏损者仿"独活寄生汤",气血两虚者仿"人参养荣汤"等。重视中西医结合治疗,治疗上以中医中药为主,西药为辅,标本兼治,用西药暂时缓解症状,用中药祛除风寒湿邪,调节机体免疫功能,调整人体阴阳平衡。反对使用激素,已用激素者立即停用或逐渐撤减。

6. 用药心得:参参不同,善用药对

鲁老在用参药上亦注意辨证施治,提出参参不同。苦参可清热燥湿杀虫,故多用于湿热并重的湿疹、伴瘙痒的皮炎及疥癣等皮肤病;而玄参具清热泻火、凉血解毒的作用,兼可滋阴生津,与生地黄相须为用可加强清热凉血之效,多用于瘰疬及痈肿疮毒等疾病;丹参因有活血化瘀止痛的功效,用于治疗疮痈肿毒等病;人参与西洋参均有补益元气之效,多用于气虚欲脱的病证,而人参益气效用强,可单用,西洋参兼可补阴,可用于热病;党参兼有人参的补气健脾益肺与西洋参的滋阴生津之效,且性味甘平,作用缓和,药力较弱,鲁老认为久病气阴亏虚的患者适合在中药中加入党参;太子参与西洋参都是气阴双补之药，而太子参性平力薄，虽效力不及西洋参，但鲁老曾言太子参"益气不升提，养阴不恋湿，扶正不恋邪，补虚不峻猛"，且太子参也有益脾之效，故鲁老常用太子参补气滋阴健脾；南北沙参虽来源不同，但效用极为相似，均可养阴清肺、益胃生津，性味都偏甘苦微寒，故而鲁老常两者同用，以加强滋阴养胃之效。

鲁老临证，善用药对，如苍术、白术：苍术、白术都有燥湿健脾的功用，但是苍术苦温辛烈，燥湿力胜，散多于补，偏于平胃燥湿，多用于湿盛的实证；白术甘温性缓，健脾力强，补多于散，偏于补脾益气，多用于脾弱的虚证。苍术能发汗，白术能止汗，两药相伍，补脾之白术和运脾之苍术，运补相兼，中焦得健，脾胃运化如常，水湿得以运化。赤芍、白芍：白芍敛阴，赤芍散瘀凉血，二者相得益彰，鲁老在临床上善于二者合用以养血润燥，可用于治疗血虚风燥性银屑病、老年性瘙痒症和肌肤甲错。薏苡仁、红枣：薏苡仁，甘淡渗利，健脾利湿，红枣甘缓补中，缓和药性，二药伍用，健脾护胃，调和脾胃，起到固护胃气的作用。

二、鲍严钟（第二批，男科）

（一）名医简介

鲍严钟，1936年3月生，浙江天台人，中医主任医师，浙江省名中医，第三批全国老中医药专家学术经验继承工作指导老师，浙江中医学院（现浙江中医药大学）6年制首届毕业生，长期从事中医外科的临床工作。曾担任浙江中医学院附属中医院中外科主任，杭州市不孕不育专科医院名誉院长，中华全国中医外科男科专业委员会副主任委员，中华中医药学会男科分会委员，中国性学会理事，中国性学会中医性专业委员会副理事长，浙江省中医药学会理事，浙江省人口与优生学会理事，浙江省中医药学会男科分会主任委员，浙江省中西医结合学会生殖医学分会副理事长，浙江省性病与艾滋病学会理事。现为浙江省中西医结合医院专家顾问，在中医的基础理论、各家学说等领域中多有建树，临床方面以擅长治疗疑难杂病著称，医名远播，积累了许多宝贵的经验。主持编写的学术著作10余部，为国家培养了一大批中医人才，为中医药事业做出了杰出贡献，且于1991年起享受国务院政府特殊津贴。

（二）学术渊源

1. 仁术济世，弘扬岐黄

1965年为浙江中医学院（现浙江中医药大学）6年制中医系的大学本科

生，鲍严钟刚踏出校门认为："医者德为先。"怀着一颗赤子之心，一心以医救人，以医治国。出生农家的鲍严钟对于患者更有高度的同情心，孙思邈《千金要方·大医精诚》中曰："凡大医治病，必当安神定志，无欲无求，先发大慈恻隐之心，誓愿普救含灵之苦。"对病家"普同一等，皆如至亲之想，不得问其贵贱贫富，长幼妍媸，怨亲善友，华夷愚智""见彼苦恼，若己有之，深心凄怆，勿避艰险、昼夜、寒暑、饥渴、疲劳，一心赴救"，此乃"苍生大医"也。鲍严钟待患者亲如家人，望闻问切，体贴入微，除了通晓医道外，还了解风土人情、饮食起居方面的知识，一句乡音，一句"内行话"，常使患者一见如故，放松紧张和戒备心理，滔滔诉出其苦恼及病情。每次深入浅出地向患者解释病情、治疗方法和疾病预后，然亦因人而异，对于不懂医理者，重在解释病情，传授预治方法，对于多虑、恐惧、对预后丧失信心者，介绍成功病例，鼓起其战胜疾病的勇气；对于略通医道，心理承受力较好者，则直言病之深浅，权衡各种治疗之利弊，以期得到病家的配合，提高临床疗效。

如对于不孕症患者，因盼子心切，承受着社会与家庭的各种压力，多有肝气郁结之征象。鲍严钟除了以药物疏肝解郁外，常告诫患者"欲速则不达""顺其自然"之理，告知他们内分泌受大脑神经功能的影响，精神紧张、情绪压抑常影响内分泌，女性甚至影响排卵，以致不孕，待患者明白其理，再寻找类似成功病例以宽其心，缓解紧张情绪，常有患者，同样治疗，心结解开，气血流畅，受精成孕。

2. 尊古不泥古，博采众长

鲍严钟认为中医理论是指导临床实践的基础，所以把理论提到很重要的位置，认为中医的"四大经典"是重中之重，每学习一遍总觉得有新的体会、新的认识，他十分推崇《内经》《伤寒论》《金匮要略》《温病条辨》4部经典著作，对于各家学说如金元四大家都有很深的研究。认为既然是"学说"，就要具体问题具体分析，取其所长，避其不足，为我所用。他并不把思想禁锢于经典而不敢越雷池一步，主张勤求古训，但师而不泥，提倡学习要有创造性，要能应用古典医籍的理论、观点来指导临床实践，要有所发现，有所创造。民间单方亦是中医治疗方的源泉，民间单方、验方是经验医方，鲍师对于有疗效的方子都十分有兴趣，认真研究一番后，进行大胆实践，每每出奇效。鲍严钟历来主张"学习应勤，求业而精，涉猎须博"，重视"博而不精则杂，精而不博则陋"的观点。为医者必须先立"大医精诚，志存救济"之旨，在治学上应遵"学而不思则罔，思而不学则殆"之训。他在早期就拜浙江省名中医余步卿、余步濂，还有杭芝轩、邬诗英及全国名医裘笑梅、何少山等前辈为师，对于他们鲍严钟一直崇敬有加，并教育后辈向他们学习，不但要求学习他们精湛的医技，更要学习高尚的医德，鲍严钟特别认可裘笑梅名中医的医技，此外对西医的如章崧英、楼彦质主任，也总是不耻下问，对同科室的同事如龚先生，其方子灵活，患者多，疗效好，善于观察，鲍严钟则会取长补短。总之无论哪种情况，只要能治好病，都是他学习的榜样。由于鲍师勤于读书，善于思考，博采众长，勇于实践的精神，为他对今后治疗各种疑难杂症打下了良好的基础。

3. 大胆实践，攻克难关

鲍严钟出生在农村，有农民自然、朴实、诚恳的品质，所以对患者有着深厚的同情心，特别是后来又受到学校良好的教育，有着良好医德医风。20 世纪60 年代，癌症夺走了多少人的生命，破坏了千千万万家庭，同时夺去了许多社会劳动力，夺去不少社会财富，因当时医疗技术水平不发达，对于癌症的预防、早期诊断、早期治疗，缺乏手段，等到发现癌症时大多是晚期或中期，因而失去手术治疗机会，很多贫困家庭无钱治疗，只有回家等死，在当时弥漫着"恐癌"的紧张气氛。

"医生畏癌，患者恐癌"，谈癌色变，不是单为癌死，而是由于惊怕而死的。鲍严钟当时毕业不久，还算初出茅庐，但他有一颗纯朴的心，对患者无限的同情。1969 年，他与王泽时教授一起组织中医草药研究治癌小组，开展门诊，对一些晚期癌症患者进行中药治疗，边门诊、边总结，有时收到治癌的单方和验方，会亲自到农村和山区采访，发现治愈癌症的验方，追溯到底，的确收集到不少治癌良方，至今常在应用，治好不少癌患者，并可起到预防复发的作用。

当时在建德县（现为建德市）发现了一例胃癌包块拳头大小，且有腹腔及锁骨上淋巴结广泛转移的患者，经手术剖腹检查发现，癌细胞腹腔淋巴结存在广泛转移、粘连，仅做了病理活检就关闭腹腔了。患者家属在地区采集了中草药"三根汤"方。服药 3 个月，该患者精神好，腹部癌肿消失，左锁骨上淋巴结消失，胃口正常，大便通畅，奇迹般活下来且恢复健康。鲍严钟在三根汤疗效的启示下，在门诊进行广泛的临床应用，有一次门诊，来了一位浙江安吉的患者，因食管癌求诊，患者原是一位乡镇干部，因在"文革"期间，身心遭受打击，患了食管癌，饮食吞咽不下，拍片提示食道充盈缺损，唯能吃一点流汁之类的饮食，全身消瘦，精神疲惫，来浙江省中医院肿瘤门诊求治。鲍严钟用三根汤加急性子、公丁香、柿蒂等，服了 20 天后，症状明显改善，能吃一些稀饭之类，患者每月至门诊 1 次，结果治了 5 个月，食道拍片，恢复正常，吞咽正常。曾随访 3 次，健康生活，"文革"后，被提为安吉县矿业局长。目前三根汤仍广泛应用在消化肿瘤（喉癌、食管癌、胃癌、肠癌、肝癌及胰腺癌）方面。

鲍严钟和当时浙江省中医院的王泽时教授一起研究和讨论探索中医药治癌的方法，在院领导大力支持下，定期开设肿瘤专科门诊，经过大量的临床实践和深入研究，取得了很多宝贵的经验，治愈了很多晚期癌症患者，挽救濒临死亡的患者生命，再一次增强了他治癌的信心，认为癌症是可以治疗的，打破了癌是绝症的预言，经曰："正气存内，邪不可干。"证明了中医药学是一个伟大宝库。在此期间发现一些民间单方、验方也有抗癌作用，并亲自下乡去访问及收集中药单方，如三根汤、蟾蜍酒等方剂，治癌至今有效。补充仅用手术和化疗方法治疗的空白，并对于西医治疗差及用西药无法治疗的病种，充分地发挥中医药的特长，取中西医的所长，弥补各自的不足。

鲍严钟对肺癌亦有治疗的经验，患者的症状有气急胸闷、喘咳、频作、痰中带血、发热、消瘦、舌光少津、胃口差、大便秘结、脉弱无力等常见症状，鲍严钟把这一系列症状认为是肺热叶焦、肺阴枯损所致。自拟养阴清肺抗癌方：北沙参、天冬、麦冬、黄芩、浙贝母、鱼腥草、半枝莲、仙鹤草、当归、制南星、炒谷芽、橘红等。曾对 16 例支气管肺癌患者进行治疗，收到良好的疗效。《素问·五脏生成》曰："诸气者，皆属于肺。"肺司呼吸，水谷之精气经脾上输于肺，两者结合，进行物质和营养交流。鲍严钟认为肺为华盖，肺癌患者肺热叶焦，肺阴伤，症见发热气急胸闷，痰中夹血，舌红或光剥少津，所以养阴救肺为先。"肺者，相傅之官，治节出焉"，心主神明，但依靠肺之协助。肺癌热毒，毒力最强，如不强力制止，恐怕伤及其余组织和功能，所以"清肺解毒"尤其重要。要抑制肺癌细胞发展，重要但不可能一味见效。临床上仙鹤草有止血作用，但鲍严钟体会其有抑制肺癌功效，天南星抑制瘤体发展（生天南星效果更好），肺气清肃失常，咳嗽气急痰多，浙贝母、橘红、当归使肺气肃降，鼻窍开通，症状自然减轻。

4. 不负众望，硕果累累

十一届三中全会后，1986 年杭州市卫生局积极响应邓小平改革开放的号召，并根据杭州市的实际情况，在杭州市属地区试办 10 所专科医院，当时鲍严钟作为人才引进被杭州市江干区政府由浙江省中医院调入江干区，改建一个濒临倒闭的南星桥卫生院，鲍师经采取责任承包形式，明确责、权、利的方针，实行医院二级管理，引进高素质医疗技术骨干和先进设备及新技术新项目，建立一支有中医特色的老、中、青相结合的科研队伍，研制开发了各种中药制剂，确立了中医特色的不孕不育诊疗中心，产生了良好的社会和经济效应，业务收入成倍增长，充分调动了广大医护人员的积极性，为中医事业发展打下了坚实的基础；1990年经浙江省卫生厅考核，将南星桥卫生院改为杭州市江干区中医院，1997年改为上城区中西医结合医院，目前已是杭州市不孕不育专科医院。鲍严钟在1989年、1991年、1992年曾3次评为被杭州市江干区突出贡献的优秀专业技术人才，1991年同时荣获杭州市"劳动模范"称号，1992年被评为浙江省卫生系统先进工作者，1993年10月成为享受国务院政府特殊津贴的突出贡献专家，1996年荣获杭州市名中医，同年被评为杭州市优秀中医院院长，1998年被评为浙江省名中医。由于鲍师踏实的工作，精湛的医术取得了显著的成绩，对党的事业忠诚及对广大群众的高度负责，1988年被推选为杭州市江干区人大代表，并当选江干区人大常委会副主任、杭州市人民代表、中国农工民主党杭州市委常委，1999年成为杭州市上城区人民代表，2000年应邀赴中国香港进行为期1个月的中医中药咨询、讲学，深受赞扬，为我国的中医事业发扬光大做出了贡献，2004年被选入天台近代百位名人之一。

（三）学术思想

1. 不拘一格，灵活变通，善用温热药

鲍严钟认为中医在临床的很多方面有一定优势，衡量一个医生水平的高低，首先看其是否能治好病，"医理很难明而用法每可变"，并进一步认为治病的奥秘："只有懂得法无常法和常法非法这个深刻的道理，才能真正掌握中医治病方法的真髓。"鲍严钟无论治疗男科疾病，还是其他杂病，都遵循"循法而治，而不阂于法"的原则，抓住疾病的本质，而不被表象迷惑。鲍严钟以其睿智好学，锲而不舍的精神，对前辈学术潜心钻研，汲取李东垣的《脾胃论》，朱丹溪的滋阴降火法，张景岳的温阳益肾论，唐容川、王清任的活血化瘀法及陈自明、傅青主等临床大师的精华，融会贯通，逐步形成自己独特的诊疗风格。他破除门户之见，博采众长，衷中参西，扬长避短，发展创新，将中医学提高到一定高度，取得了卓越的疗效。比如反治方法，假热真寒用热药，而鲍严钟对真正的热病则用热药治疗，收到热退肿消之效果，如乳痈（化脓性乳腺炎）红肿热痛，体温升高，白细胞和中性粒细胞增高等真热之象，鲍严钟专用阳和汤加化痰之品，对乳痈进行治疗，在对50例患者进行治疗后进行总结，经验结果发表在期刊上。20世纪60年代尚未计划生育，生育多，产妇多，乳痈发病率高。当时西医用大量的抗生素治疗，除少部分较轻的乳腺炎能消散外，其他大部分的乳腺炎的包块越来越大，且红肿热痛，发热体温升高，妇女苦不堪言，疼痛难忍，有时彻夜难眠，许多患者到最后有漏乳、瘘管的情况。乳痈是妇女乳房急性化脓性疾病，发于妊娠期，称内吹，发于哺乳期，称外吹，多数是哺乳期妇女，初产妇多见。《外科精义》曰："乳子之母，不知调养，怒忿所道，郁闷所遏，厚味所酿，以致厥阴之气不行，故窍不得通汁不得出，阳明之血沸腾，故热甚而化脓；亦有所乳之子，膈有滞痰，口气焮热，含乳而睡，热气所吹，遂生结核。"这段话深刻地阐明了乳痈的病因病理。

根据病因，把乳痈分为3个期。

郁乳期：乳房有肿胀，皮色不红或微红，乳汁郁积，乳通而不畅。有时恶寒微热。治则：疏肝清胃，通乳散结。外用九香膏消散。

酿脓期：乳房脓块增大，皮肤焮红，发热不退，疼痛较甚，犹如有鸡啄，脓块中央如有波动感，即脓已成。治则：清热解毒，通乳透脓。

溃脓期：脓肿排出，热退，产妇气血虚损。治则：理气养血，健脾和胃。

按照上述临床经验，应该是很成熟了，但是乳痈到化脓期，基本上都是切开排脓，发热才缓解，由于乳房的生理特点，乳房侧面很难愈合，又有漏乳和瘘管之弊。为此，鲍严钟翻阅大量的资料进行仔细观察，反复研究，发现乳痈为局部炎症浸润周围硬块，中心化脓而软，血液循环不畅，自身抵抗能力差，药物则不能渗透到位，似像中医学认为的发病机理"痈者塞不通"，提出半阴半阳的治疗构思，热病热药的反治法。一位久治不愈的患者用了3剂阳和汤后，炎症浸润块缩小一半，中间脓腔经吸收后变小。又4剂，乳痈痊愈。之后用此法无不治愈，屡试不败，既免去手术之苦，又价格低廉，疗效快，无创口留下。

鲍严钟长期积累了一些治疗乳痈的经验，他认为：乳房肿胀硬块，不管是郁乳期、酿脓期，脓肿周围的炎症浸润块，及溃脓期的保护圈，是阻而不通的，属痈属阴，或是阳中夹阴。治则应用温经散寒，活血化痰，适用于乳痈郁乳期、酿脓期及溃脓期，代表方：阳和汤加二陈汤，均能收到良好的疗效。应用本法于郁乳期3剂肿胀发热基本会消失，体温恢复正常。酿脓期则脓肿变小，脓腔缩小、变硬，体温恢复正常，继续服药脓腔变成肿块，最后硬块消失乳管乳汁通畅，不会造成乳管损伤。对于溃脓期，用本方治疗，创面肉芽红润鲜活，平整，脓性分泌物很少，创面生长快，且未见到过乳漏和漏管。本方适合妇女哺乳期乳痈（外吹），对于乳头周围乳晕的乳疖则不宜。鲍严钟建议进一步研究，总结经验得出病因和病机。

2. 乙癸同源，肝肾为纲

人是一个有机的整体，各脏腑有其独特的生理功能、病理变化，各脏腑之间又密切相连、相互影响，正如张锡纯先生所言："人之脏腑，一气贯通。"鲍严钟重视整体观，尤重在脏腑关系上肝肾两脏的协调和平衡。

清代叶天士提出"女子以肝为先天"。《孟河费氏医案·妇人》记载："男以肾为先天，女以肝为先天，盖缘肝为血海，又当冲脉，故尤为妇科所重。"清·周学海曰："医者善于调肝，乃善治百病。"清·李冠仙亦曰："治病能治肝气则思过半矣。"鲍严钟重调肝，有肝气不舒则百病丛生之见解，所谓："治经肝为先，疏肝经自调。"认为肾主先天，无男女之别。从肝肾同源及冲脉隶于肝肾这一生理特点出发，提出"治肝必及肾，益肾须调肝"，肝肾为纲，肝肾同治的观点。肾为脏腑之本，十二经之根，藏精主胞胎，而肝藏血主疏泄，肝肾同居下焦，相火寄于肝肾，"肾水（精）上洒肝木，肝木（气）下疏肾精"，所谓精血互生，肝行肾气也，认为生殖由肝肾所统，肝肾开阖藏泄平衡协调则任通冲盛，往来如期，精血相搏成孕。由于肝主木，体阴而用阳，易郁易热易亢，肾主水，易亏易耗，肝旺肾虚是男科诸多疾病的共同病理基础之一，或肝病及肾，或肾病及肝，故而鲍师指出："肝阳盛肝阴虚，吸引及肾，肾亦伤矣。益肝体损肝用，滋养肾阴，俾水木相荣，病当自愈。"鲍严钟临证，或单清不补，或单补不清，或清补兼施，总使肝将水木相滋，平衡协调。在柴胡、淡黄芩、郁金、夏枯草等疏肝清肝方中，常配以淫羊藿、仙茅、女贞子、枸杞子、川续断、胡芦巴等益肾之品，在滋补肝肾方中佐以陈皮、延胡索、绿梅花等疏达肝气之品，所谓此类药物貌似平常，权衡却在因人因时制宜。

3. 务求实效，衷中参西

作为医学的另一体系——西医，它的发展历史虽不长，而发展却很快，鲍严钟努力学习并探索，认为科学技术没有中西之分，医者只恐方法少，不惧方法多，应吸收西医的所长，为中医治病所用，他主动拜西医的外科医生章崧英、楼彦质主任等为师，经过一段时间学习和锻炼，收获很大，坚定在不孕症的治疗上，"中医为主，男女同治，西医辨病，中医辨证"的治疗原则。

中西医结合治疗急腹症中，对于急性腹部疾病，外科以手术治疗为主，手术有一定的危险，患者又痛苦。为减少患者的痛苦和危险，提出中西医结合的方法，采取非手术疗法治愈患者，受患者的欢迎。

4. 审机论治、重视瘀证，灵活运用化瘀法

鲍严钟认为，男科疾病的发生与血瘀密切相关。前列腺作为"精室"，属于奇恒之腑，以通为顺。长期久坐或手淫过度，导致前列腺充血，气血不畅，血脉瘀阻。辛辣食物、湿热邪毒以及情志不畅等因素也会导致瘀阻。因此，瘀浊阻滞是慢性前列腺炎的核心病机。

肝郁、肾虚、湿热等因素也可以导致阴茎气血运行不畅，进一步导致瘀血阻滞于阴茎脉络，阴茎失去气血濡养，难以勃起。血瘀可以看作阳痿的最终病机。男性不育病因多端，病机复杂，多与肾脾有关，同时也与血瘀关系密切。瘀血阻于精室，化生生殖之精受到影响，可致少精、弱精、死精。前列腺增生症多由肾气衰、气化失司、气血运行不畅而成。瘀滞日久成癥瘕，阻塞水道，影响膀胱气化功能，出现小便不利等症状。瘀阻窍道，精液不得施泄，是不射精的基本病机。

鲍严钟在治疗男科疾病时，将活血化瘀放在重要位置上。根据疾病特点，鲍严钟灵活应用多种方法，包括益气活血法、补肾活血法、养阴活血法、化瘀解毒法、逐瘀涤痰法、活血凉血法、活血通闭法、活血理气法、活血渗利法。例如治疗前列腺增生症常用补肾益气、活血化瘀法；治疗慢性前列腺炎常用清热利湿法、活血化瘀法；治疗阳痿常用疏肝活血法。此外，鲍严钟强调，对于男科疾病的治疗，应该采取个体化、综合化的治疗策略，针对不同的病因病机和临床表现，选择合适的中药组合和针灸、推拿等治疗方法，同时结合调整生活方式、饮食习惯和情志调摄等方面，从多方面入手，综合调理，达到治疗的最佳效果。

5. 辨病与辨证、整体与局部、宏观与微观结合

所谓论治，就是在辨证指导下确立法则、治法，运用药物和其他手段治疗疾病，协调阴阳，以平为期。《素问·至真要大论》云："谨守病机，各司其属，有者求之，无者求之，盛者责之，虚者责之，必先五胜，疏其气血，令其条达，而致如平。""审机论治"可谓是《内经》论治思想的重要方面。然而由于不同的病机可出现于同一疾病之中，不同的疾病又可出现相同的病机反应，故又有"同病异治"和"异病同治"之说。《素问·五常政大论》曰："西北之风，散而寒之，东南之气，收而温之，所谓同病异治也。"此言因地域不同而致的同病异治。又如《素问·异法方宜论》："一病而治各不同，皆愈。"《素问·病能论》云："帝曰：善。有病颈痈者，或石治之，或针灸治之，而皆已，其真安在？岐伯曰：此同名异等者也。夫痈气之息者，宜以针开除去之，夫气盛血聚

者，宜石而泻之，此所谓同病异治也。"

随着社会的变迁、医学的发展，疾病也在不断地演变，准确辨病及辨症尤为重要，如不孕症患者中，许多男性身强力壮，根本无证可辨，鲍严钟有以下几种解决方法：第一，无症可辨，则辨病；第二，没有主症，辨兼证；第三，不辨全身，辨局部；第四，扩大望诊范围，即运用显微镜下观察到的情况进行辨证，如精子密度低的认为是精血不足，肝肾阴亏，精子活动力差的以阳气虚弱为主，肾阳是精子的原动力，畸形精子过多认为是肝阴亏虚，邪毒入侵为主，精子不液化则认为是"湿、痰、瘀"之症，常用滋阴降火、和血化痰、活血祛瘀等法治之。

鲍严钟认为中医男科属于中医外科的一个分支，其辨证论治的特点是整体辨证与局部辨证相结合，在男科疾病的诊治中，整体辨证是辨证论治的基本点，而局部辨证则是其延伸点，更能体现专科辨证的优势。鲍严钟指出，应首先从整体考虑病情，然后再着眼于局部，将局部病理变化与整体病理反应统一起来。虽然男科疾病症状往往局限于少腹、会阴、生殖器等，但临床诊断时不应只关注局部症状，而应考虑脏腑经络之间的紧密联系。如在有些男性不育患者中，辨证属于肾精亏虚之证，但补肾填精的方剂却效果不佳，这时需要在全身整体辨证的基础上，考虑精液的微观辨证。在慢性前列腺炎的诊疗中，也常参考前列腺液的微观辨证，例如，前列腺液呈乳白色黏稠，镜检发现白细胞增多，通常是湿热所致；前列腺液较清稀，镜检发现白细胞正常，卵磷脂小体明显减少，通常是脾肾不足所致。此外，鲍严钟老师在男科疾病治疗中的外治方法应用也是综合整体与局部辨证的，在治疗前列腺炎时，可以选择中药贴敷和熏蒸等外治方法，这些方法能够通过对局部病变的调理和对整体气血运行的调节，达到疏通经络、消炎止痛的效果。此外，在治疗男性不育症时，中药的配方也需要根据患者的整体辨证结果来制定，对于气虚血瘀型的不育症患者，可以使用活血化瘀、益气养血的中药组合，以调节患者的整体气血运行，提高精子的质量和数量，从而达到治疗不育症的效果

当整体症状不典型或局部症状明显时，局部辨证就变得尤为重要。局部辨证能够有效地弥补整体辨证的不足，并可减少漏诊误诊。例如，对于男性不育症患者，在初诊时应进行外生殖器的专科检查，以发现或排除睾丸、附睾、输精管、精索静脉等异常情况。如果发现睾丸特别小，提示生精功能障碍，需要进一步检查。如果是染色体的问题（如克氏征），则药物治疗的意义不大。因此，在诊断过程中，需要全面考虑病情，避免失治勿治。

宏观辨证和微观辨证相结合的方式是将现代检测手段得出的数据作为辨证的依据之一，融入中医传统的宏观辨证参考因素中。同时，它还将西医学中解剖、细胞和分子生物层面的病情资料作为辨证依据的延伸，为临床治疗提供更精确的依据。鲍严钟老师将这两种方法有机地结合在一起，并广泛应用于男科疾病的诊疗中，取得了显著的临床效果。

在男性不育患者中，经常出现只有精液常规异常而无法进行辨证的情况。鲍严钟老师则通过辨别精液，将精液参数的微观指标纳入辨证体系中。根据"阳化气、阴成形"和"阳主动、阴主静"的理论，认为精子数量和精液量多取决于肾阴的盈亏，阴虚的患者通常会出现少精症和精液量不足的情况，治疗上应该滋补肾阴；精子活动力则多取决于肾阳的盛衰，阳虚的患者通常会出现弱精症，治疗上应该温补肾阳。在微观辨证中，精液的液化异常通常被辨证为湿热蕴结、痰凝血瘀，治疗上应该清热利湿、活血化痰。

鲍严钟临床诊疗中，擅于将辨病与辨证、整体与局部辨证，以及宏观与微观辨证相结合，从而使多种辨证方法互为补充，相辅相成，以提高临床治疗的准确性和效果。

（四）临证经验及医案

案1　滑精

张某，男，38岁。

初诊　自诉性欲缺失，常有滑精2年。虽然时能勃起，但不能正常房事，影响双方感情。平素工作压力较大，忧郁寡欢，精神不振，神疲乏力，寐差多梦，舌苔薄白，脉弦细。体检：睾丸体积大小正常，睾丸及附睾无肿块，无触痛，无精索静脉曲张。提睾反射及球海绵体反射存在。前列腺液常规及细菌培养均正常，性激素六项在正常范围。中医诊断为阳痿，辨证属忧思过度，肝气郁结，宗筋失于条达。治予疏肝解郁，温养宗筋，益肾通达。予自拟"疏肝解郁振酸方"。

药用：生地黄15g，路路通15g，川牛膝15g，当归12g，炒白芍12g，柴胡12g，炒白术12g，川芎12g，香附12g，郁金12g，合欢皮12g，八月札12g，全蝎3g，蜈蚣2条，王不留行10g，同时进行心理疏导。

加减服用21剂后，滑精已止。

二诊　时去王不留行、路路通，加用淫羊藿15g，菟丝子12g，红景天30g，公丁香6g，服药1个月后性欲已基本正常，再服1个月而愈。

案 2 精浊

患者，男性，40 岁。

初诊 尿频伴余沥不尽、会阴部坠胀半年余。半年余之前出现尿频情况，每天小便 20 余次，伴余沥不尽，会阴部坠胀，腰痛，入睡困难。西医诊断：慢性非细菌性前列腺炎（ⅢA 型），使用过 α–阻滞剂及补肾中成药等未见明显好转。诸症如上述，纳可，大便正常。察之舌质红，苔白略腻，脉浮数，直肠指诊：前列腺质地偏硬，表面欠光滑，可触及一个米粒大小结节，轻度压痛；理化检查：尿常规正常范围；前列腺液常规检查：pH 为 6.9，卵磷脂小体少许，白细胞（++）、红细胞（0～3/HP），前列腺液细菌培养（-），支原体（-），衣原体（-）；B 超示：前列腺大小正常，回声不均匀。证属肾阴亏虚、湿热瘀阻，宜滋肾阴、益肾气、清湿热、化瘀浊为法，拟鲍氏败酱草合剂加减。

处方：败酱草 20g，马齿苋 20g，知母 10g，黄柏 10g，生地黄 20g，牡丹皮 10g，茯苓 15g，生黄芪 30g，炒当归 30g，王不留行 10g，路路通 10g，虎杖 15g，淫羊藿 10g，桃仁 10g，红花 6g，川牛膝 10g，炒川续断 20g，煨狗脊 30g，炒枳壳 10g，甘草 9g，炒延胡索 20g，川草薢 10g，怀吴茱萸 10g。14 剂，每日 1 剂，水煎温服，每日 2 次，禁酒，忌辛辣刺激之品。嘱其房事要有规律，每周 1～2 次。不宜久坐或长途骑车。

二诊 服上药后，尿频已明显好转，每日不到 10 次，会阴部坠胀减轻，余症均有好转，怕冷。舌质淡红，苔薄白带糙，脉浮数。前列腺液常规检查示：卵磷脂小体（++），白细胞（+），红细胞（-）。予上方去桃仁、红花以防破血耗气，加肉桂 2g（分冲），以温肾化气。14 剂，每日 1 剂，水煎温服，每日 2 次，医嘱同上。

三诊 服上药后，小便每日 6～7 次，余症消失，再予上方加炒谷芽、炒麦芽各 20g，疏理胃气，利于善后。7 剂，医嘱同上。

案 3 不孕

刘某，男，31 岁。

初诊 结婚 3 年，未避孕 2 年，女方未孕，女方 28 岁，各项检查正常。男方诉性欲正常，性生活正常，平素易怒烦躁，时叹气，偶感脘腹胀满、腰酸，二便无殊，纳可，眠可。形体健壮，脉浮弦细，舌红苔黄腻。既往史无殊，无家族不育史。查体：生殖器官均无明显异常，前列腺肛诊无殊。辅助检查：精液常规检示：精液量 2.2mL，pH 为 7.3，液化 30 分钟，密度 10.45 百万/mL，

PR 精子 11.67%；精液弹性蛋白酶精液定量：60ng/mL；果糖：阳性；淋球菌、衣支原体均阴性；抗精子抗体混合凝集试验：阴性；生殖激素未见明显异常；前列腺常规无殊；染色体检查未见明显异常。鲍严钟结合其病史、临床症状及检查结果诊断：特发性少弱精子症；男性不育症，肝郁肾虚证。治拟疏肝解郁，健脾补肾为法。

方药：柴胡 9g，郁金 9g，香附 9g，补骨脂 9g，枳壳 9g，甘草 9g，仙茅 10g，淫羊藿 10g，蛇床子 10g，白芍 10g，白术 10g，茯苓 10g，菟丝子 10g，制女贞子 10g，鸡内金 10g，丹参 15g，当归 20g，黄芪 20g。14 剂，每日 1 剂，水煎温服，每日 2 次。

二诊 复查精液常规检查示：精液量 3.0mL，密度 15.36 百万 /mL，PR 精子 21.99%，精子密度、活动力略升高，患者纳可，大便稀，2～3 次 / 日，夜寐可，舌苔薄白，脉弦细，治拟上方去香附，加炮姜炭 10g，鹿角片 6g，14 剂。

三诊 诊疗、用药如前。

四诊 复查精液常规检查示：精液量 2.5mL，密度 23.45 百万 /mL，PR 精子 28.51%，患者偶感心烦，口干，腰酸不明显，大便好转，治拟原方去丹参、香附，加牡丹皮 9g、薄荷 3g、生麦芽 60g，14 剂。

五诊、六诊、七诊 诊疗、用药如前。

八诊 复查精液常规检查示：精液量 3.0mL，密度 26.81 百万 /mL，PR 精子 33.57%，精液已基本恢复正常，患者诉无腰酸，纳可，眠差，脉浮弦，舌苔薄黄，拟原方去香附、郁金、柴胡，加夜交藤 15g、酸枣仁 15g，14 剂。后继续随访巩固治疗。后因其他不适来院就诊时诉妻已孕。

三、楼丽华（第四批，乳科）

（一）名医简介

楼丽华，女，1951 年出生，浙江省国医名师，浙江省名中医，第五批、第六批、第七批全国名老中医药专家学术经验传承工作指导老师，博士生导师、主任医师，浙江省中医院乳腺病中心创始人。1985 年创建浙江省中医院乳腺病中心，并将其带入省级、国家级"十五""十一五""十二五"重点专科，并任学科带头人，历任浙江省中医院中医外科主任、浙江省中医院乳腺病中心主任、浙江中医药大学中医外科教研室主任、国家中医药管理局乳腺病重点专科专病建设基地学科带头人、全国中医乳腺病专业委员会副主任委员、中华中医药学会外科专业委员会常务委员、浙江省中医外科专业委员会主任委员等职。

楼丽华教授于1976年毕业于黑龙江中医学院医疗系（现黑龙江中医药大学）；1980—1981年于上海中医药大学附属龙华医院中医外科进修；1990—1991年作为访问学者赴奥地利格拉茨医科大学临床医学研究所进修；1985年在扎根中医外科方向的基础上，结合自身实践经验和发展眼光，创建了浙江省内首个中医乳腺病专科。本着守正创新的精神，从无到有，从小到大，从弱到强，将浙江省中医院乳腺科发展为全省乃至全国知名的乳腺病治疗中心。作为中医乳腺病治疗的开拓者，专注于乳腺病临证诊治40余年，守正道而不拘泥，习古法以创新方，在乳腺病治疗领域提出了"四辨合一识乳病""三机并调消乳癖""温通散寒治乳痈""扶正固本抗乳癌"等一系列学术思想，建立了内容完整、逻辑严谨的中医乳腺病学术体系，充分发挥中医药的优势和特色，在临床治疗中疗效卓著，广受患者好评；并推进了中医理论体系的创新和发展。在对乳痈和乳癖的治疗中，真正实现了独立依靠中医药迅速有效解决乳腺疾病的目标。

（二）学术渊源

楼丽华于1973年入读于黑龙江中医学院（现黑龙江中医药大学）。当时国家为了能保证教学质量，特别抽调了一大批西医水平极高的医生，这批医生不但西医水平高，还对中医十分的认同和拥护，选派他们进入中医院校进行脱产正规学习数年，再来传道受业。这批老师学贯中西，授课生动有趣，引人入胜，既有西医医生的高效严谨，又有中医大家的圆融通达，真正将中西医融会贯通，各取所长。因此在教学中师古而不拘泥于古，学西而不止于西，使得学生们得到极大受益。同时，学生们也刻苦好学，善于提问思辨，教学获得了非常理想的教学效果。当时楼丽华学习刻苦，成绩优异，给老师们留下了深刻的印象，以至于40年后的师生见面会上，耄耋之年的老师们一眼就认出了楼丽华这位得意弟子，对她当年的成绩如数家珍。

授课的老教授中更有极负盛名的中医大家，其中就有一位被誉为黑龙江四大名医，后被尊为八大妇科名家之一的韩百灵老先生。他创立了"肝肾学说"，发展了"同因异病、异病同治"的理论，形成了独具特色的"百灵妇科"流派，自创验方50余个以运用于临床，多个名方被教材《中医妇科学》录用，影响深远，被同行尊称为"杏林医柱""妇科泰斗"，著名中医专家邓铁涛尊韩老为"妇科一代宗师"，并且韩老也是全国首批老中医药专家学术经验继承工作指导老师。1964年，韩老先生以名医的身份受邀于黑龙江中医学院，受聘教授，担任妇儿科教研室主任。韩老先生的授课生动鲜活，病案分析与临床实践结合紧密，新奇有趣。在其倾力讲授下，楼丽华聚精会神地聆听吸收，师生之间对于知识探索的热情都被激发出来，中医的血脉就在这一教一学中默默传承。

1976年，25岁的楼丽华被分配到浙江省中医院工作，原本对妇科所学略有心得的楼丽华因当时外科人手严重不足，遂服从安排进入中医外科，与著名外科大家余步卿老先生的弟子、第三批全国老中医药专家学术经验继承指导老师鲁贤昌主任一起工作，这次转折打开了楼丽华进入中医外科领域的大门。

1981年，为了能进一步提高自己的中医外科诊疗水平，楼丽华申请到上海龙华医院进修中医外科。龙华医院的顾氏外科自成一派，是我国著名的中医外科世家，早已享誉全国，自1862年迄今已传承百年余。顾氏外科流派肇始于顾云岩，奠基于第二代传人顾筱岩，发展于第三代传人顾伯华，顾伯华是顾氏外科杰出的继承者和发展者，又是现代中医外科学的奠基人。进一步发展于第四代代表性传承人陆德铭、马绍尧、顾乃强、唐汉钧、朱培庭、顾乃芬、顾乃芳、陆金根等。通过几代人的努力，"顾氏外科"逐步形成了治疗疮疡、乳腺病、肛肠疾病、甲状腺疾病、皮肤病、周围血管病、外伤性疾病及炎性急腹症等具有中医特色和优势的中医外科学术体系，是具有完整中医外科学术体系和建制的临床学派。

楼丽华进修期间，顾伯华老先生依然在出诊和查房，当时顾伯华老先生的传承弟子陆德铭教授正任龙华医院院长，唐汉钧先生、马绍尧先生等也都业有所成，颇具名气。楼丽华则随唐汉钧先生在病房学习；随顾伯华老先生在门诊学习，早在进修前，楼丽华已预先习读过顾伯华老先生所著的《外科经验选》，跟师时便很快领悟到精髓。楼丽华曾回忆说："顾伯华老先生，是一位长相非常慈爱的长者，讲话慢悠悠的，和蔼可亲，他在教授知识的时候毫无保留，每每在讨论病例的时候愿意把自己的独到见解详细讲解给学生们听；但他在教学的时候又出奇的严格，譬如外科换药，就要求学生们精确到一颗棉球，不允许多一颗，不允许少一颗，还说如果换药前不能准确预估棉球的数量，就是对患者病情的不够了解。"诊治之严谨，可见一斑。而这个聪颖勤勉的年轻医生，也很得顾伯华老先生的赞许，跟诊时，常耳提面命，答疑解难。

厚重的中医基础学习，扎实的西医学知识，多位名师的开蒙教导，以及自己对各家经验的感悟，都成为后来楼丽华教授探寻经典，创制验方，奠定学说，开宗立派的坚实基础。

（三）学术思想

楼丽华根据 40 余年的临床行医经验，结合古籍经典，缜密总结，大胆创新，形成了治疗乳腺疾病完整的学术思想体系。

1. 四辨合一识乳病

楼丽华提出，辨证论治是中医的精华所在，同时乳腺疾病有其特有发病部位与疾病特性，因此中医乳腺病的诊断也应当重视辨病论治，《金匮要略》中就曾提出"某病脉证并治"，相对于内科疾病，外科疾病辨病往往在辨证之前，辨病论治是中医外科的特色。因此楼丽华在长期的临床实践中，逐渐形成了"四辨合一"的辨证方法，即辨病论治、辨证论治、辨体论治、辨因论治有机结合，并各有侧重。依据患者体质和致病原因，选择合适的治疗方案与手段，方药随证、随病化裁变换，形成了楼氏乳科开宗立法的诊断理论。

2. 三机并调消乳癖

历代医家在对乳癖的认识和治疗中，或认为肝气郁滞为病；或认为饮食不节、过度补益为病；或认为冲任失调、月事不规律为病。然而，楼丽华在对古籍进行消化整理和多年的临床实践中发现，乳癖患者，往往表现为情志所伤的肝气郁滞、饮食不节补益失当、冲任不调月经不规律 3 者同时兼具的症状，3 种致病因素同时发生，因此治疗上也应当兼具齐备，创新地提出了对 3 种病机同时兼顾，三机并调治疗乳癖的临证思路，临床以此为法，遣方用药，对治疗乳腺增生、控制乳腺结节进展、疏解乳房胀满疼痛具有显著疗效。

3. 温通散寒治乳痈

乳痈作为乳腺病中最重要的疾病之一，自明清而下历代外科大家均有论述。无论哺乳期乳痈，或是以浆细胞性乳腺炎、肉芽肿性乳腺炎为代表的非哺乳期乳痈，均给患者造成极大的痛苦，并缺乏有效的西医学治疗手段。楼丽华在诊治乳腺疾病 40 余年的基础上，从数量庞大的临床病例中，充分体会和比较了清通治痈和温通治痈的临床实效，提出乳痈"标阳本阴"的特质，并确立了温通治痈的核心思路，不但能迅速有效地治疗哺乳期急性乳腺炎，而且为难治性的慢性乳痈提供了治疗手段，解决了慢性乳痈长期以来缺乏有效治疗手段的困境，避免了患者以往使用抗生素、大剂量激素，甚至切开乳房治疗的痛苦，保护了患者乳房的美观。楼丽华借由在乳痈治疗领域的高深造诣，成为国家中医药管理局重点专科乳痈协作组组长，并执笔了由国家中医药管理局组织编写的乳痈辨证施治临床诊疗规范及乳痈的临床路径，成为中医对乳痈治疗的标准和规范。

4. 扶正固本抗乳癌

楼丽华认为乳腺癌是消耗性疾病，再加手术治疗，气随血脱，患者功能大量损耗，随后的放疗、化疗、靶向治疗和内分泌治疗均是对患者的消耗，因此对乳腺癌的病机而言，患者正气虚损，气血不足，在治疗中尤应重视扶助正气，补其不足。脾胃为后天之本，气血生化之源。气血津液、五脏六腑皆受脾胃的荣养。化疗后出现严重的胃肠反应是脾虚的表现，内分泌治疗后出现的骨痛腿酸是脾肾两虚的表现，脾胃气虚贯穿了整个乳腺癌的病程和疗程，因此在乳腺癌的治疗中应当以顾护脾胃、调节气机作为主要治则，贯穿始终。

阴虚症状较为明显者，则以养阴为主，辅以健脾益气为治疗原则。楼丽华认为，乳腺癌患者历经手术、放化疗及内分泌治疗，正气俱损，伤阴耗液，往往出现类似更年期综合征的症状，究其本因为气阴两虚、虚热内生，因此治疗上应以益气养阴清虚热为核心。

（四）临证经验

楼氏乳科发展至今，已经形成了针对各类乳腺病治疗的完整体系，除四辨合一辨识乳病的诊断体系外，对乳腺增生症、乳腺炎症性疾病、乳腺癌的治疗都有完整的理论体系和诊疗方案，下文逐一介绍。

1. 三机调增治乳癖

（1）历代医家对乳癖的认识：楼丽华通过对古代医案中乳癖的整理，认为历代医家对乳癖成因的认识较为一致，主要有以下几方面。

①乳癖多由忧郁伤肝、思虑伤脾、积思在心、所愿不得志而生，乳腺增生的肿块会随着人的情绪变化、喜怒哀乐而发生消长。因此情绪与乳腺增生的发病具有非常密切的联系，在情志不畅、肝气不疏的影响下，经络瘀涩，聚结而成乳腺增生的肿块。

②由于妇人以冲任为本，冲任为气血之海，上行为乳，下行为经。如果冲任调养不适当，则有伤于冲任，导致冲任不和，若此时阳明经热，或为风邪所客，就可以导致乳癖的产生。

③除肝郁气滞、冲任失调外，饮食不节、过度摄食肥甘，或过度摄食补益药物，使得气满而郁，气郁痰饮凝滞，流入胃络，形成气滞痰凝、积聚不散而成病。

历代医家在对乳癖的认识和治疗中，或认为肝气郁滞为病；或认为饮食不节过度补益为病；或认为冲任失调，月事不规律为病。

（2）楼丽华总结乳腺增生病的病因与病机：楼丽华认为在临床上肝郁气滞

和冲任不调和痰凝血瘀往往相互影响，乳癖成因具多因素兼杂并行的特点，如肝气不舒，冲任必失调；饮食不当既会引起冲任失调又会引发脾失健运，痰凝血瘀，而几乎每一位乳癖患者均有乳房肿块或者乳房疼痛，这些都与气滞痰凝血瘀有关。

（3）楼丽华对乳癖的治疗路径：目前西医学对乳腺增生症没有特别理想的治疗手段，一般仅为患者定期检查，严重者施行手术治疗的形式。而中医药对乳癖却有较为丰富的治疗手段和良好的治疗效果。以往的中医治疗中，针对肝郁气滞型、气滞痰凝血瘀型、冲任失调型的乳腺增生辨证分型的不同，分别有不同的治疗策略。

楼丽华认为，乳癖由肝郁气滞、冲任不调、痰凝血瘀 3 种病因兼杂并行，治疗上也应兼具齐备，据此楼氏创新性地提出了三种病机同时兼顾，三机并调治疗乳癖的临症思路，主张在疏肝理气和调摄冲任的前提下，佐以健运脾胃、活血理气除痰的药物，标本兼治，三机并调，以收全效。制定以疏肝理气、调摄冲任为主，化痰散结、活血化瘀为辅的治疗方案，取得非常满意的疗效。

治则：疏肝理气、调摄冲任、祛痰化瘀。

方药：逍遥散 + 二仙汤加减。

2. 温通散寒治乳痈

乳痈作为乳腺疾病中最重要的疾病之一，历代外科大家均有论述。楼丽华在乳腺疾病数十年实践的基础上，从数量庞大的临床实际治疗病例中，充分体会和比较了清通治痈和温通治痈的临床实效，逐步提出并确立了以温通治痈的核心思路，建立起全方位诊治乳痈的体系。楼氏改良古方，创制新法，经历了治疗思路由清通向温通，治疗手段从有创向无创，治疗方药从古方到新方的过程，使乳痈的中医药诊治得到突破性发展，在哺乳期乳痈和非哺乳期乳痈的诊治上不断开前人未开之先河，诊疗效果得到行内中西医同道和患者的广泛认可。总结梳理楼氏多年乳痈诊疗的规范及心得，能为治疗乳腺炎症性疾病的医者提供一些借鉴，造福乳痈患者。

乳痈，是发生于乳房的一类炎症性疾病，包含了乳痈（急性乳腺炎）、不乳儿乳痈（非哺乳期乳腺炎）。其中急性乳腺炎多为发生在产后哺乳阶段的乳房炎症；而非哺乳期乳腺炎涵盖了西医学的浆细胞性乳腺炎和肉芽肿性乳腺炎，以及部分隆胸术后意外导致的乳房炎症等。

急性乳腺炎发生于哺乳期被称为"外吹乳痈"；发生在妊娠期被称为"内吹乳痈"，在古籍中还被称为"妒乳""吹奶""乳毒"。乳痈好发于产妇，因其表现多为红肿热痛，并伴有全身炎症性症状，故西医学在治疗上多采用抗生素治疗，然而效果并不理想，有时甚至不得不终止哺乳，影响产妇和胎儿健康；传统中医药对本病多采用清热解毒、通乳下奶的治疗方法，以中药内服，配合中医外治，如外敷、按摩、针灸、通乳手法等，临床都有一定疗效。

非哺乳期乳腺炎包含浆细胞性乳腺炎和肉芽肿性乳腺炎，穿刺活检的病理结果常表现为慢性炎症细胞浸润，因症状相似，临床较难鉴别，虽为异病，但可同治。

对非哺乳期乳腺炎的治疗，西医学多主张在急性期有肿痛等炎症表现时采用抗生素或激素治疗，甚至切开引流，待炎症控制或肿块缩小时施行手术治疗，由于非哺乳期乳腺炎有很大比例为无菌性炎症，抗生素治疗的针对性不足；激素治疗确有一定疗效，但不良反应多，撤除困难；乳房部切开引流和长时间的换药给患者带来巨大痛苦；并且病程漫长迁延不愈，复发比例高，难以彻底治愈。中医药以汤药配合多种外治手段，在本病的治疗中具有非常独到的优势。

根据中医的基本理论和辨证审因的原则，乳痈的病因与病机可以从内伤因素、外伤因素等加以论述。

（1）乳痈病因与病机

①乳汁淤积：哺乳方法不当、乳汁多而少饮、断乳不当等原因可导致乳汁淤积，淤积的乳汁与气血相搏结，热盛而肉腐，遂成乳痈。

②感受外邪：外感六淫是产生乳痈的主要病因，产妇体虚汗出受风，或露胸乳子，或乳儿含着乳头睡，口气焮热，热入母乳；或平素劳伤气血，阳明经弱，风寒外邪客于阳明。凡以上因素均可使乳络瘀滞不通，外邪与血搏结，蕴而化热，肉败为脓。

③肝郁胃热：妇人因情志内伤，肝气失于疏泄，以致乳汁蓄积，化热酿脓，胃热壅滞，经络阻塞，气血凝聚，邪热蕴结而成肿块，郁久热盛肉腐而成脓，发为乳痈。

楼丽华认为产后妇女体质虚弱，阳气随胎儿的降生而大量耗散，围产期妇女有"产前一盆火，产后一盆冰"的论述，加之乳汁由精血化生，本为清寒之物，无论诱发乳痈的外邪是什么，当与寒体本质的产后妇女及清寒乳汁相结合，故而导致病邪本质就是寒邪为病，明清两代许多医家对乳痈的论述中也都有"憎寒"的描述。非哺乳期乳腺炎的产生多因乳腺导管畸形，乳管内分泌物淤积，不能有效排除，当机体免疫力下降时，淤积的分泌物导致乳腺导管的扩张肿胀浸润，从而形成肿块。这些肿块表面虽有红肿热痛的阳性表现，但其病位在里，兼以乳腺分泌物清寒的特点，当属阴证，应归为标阳本阴证。

（2）治疗乳痈的路径：楼丽华自行医早期治疗乳痈就遵"以消为贵"的总则，淤积者通之，成脓者排之，以清热解毒法，多用瓜蒌牛蒡汤、牛黄消炎丸等方治之，大剂量使用蒲公英、金银花、败酱草、仙人掌等清寒药，并在乳房脓肿形成后开展切开排脓手术，起到一定的治疗作用。然而在临床实践中，许多患者的肿块经治疗虽症状缓解，但仍有僵块难消；而切开排脓患者长期暴露伤口迁延难愈，非常痛苦。促使楼丽华思考如何才能解决这些治疗中的问题。通过对王洪绪《外科证治全生集》的研究，以及对多位明清医家在乳痈表述中"憎寒"的思考，创新性地提出乳痈的治疗当以温通散寒为法，治疗以阳和汤方加减为基本方，成脓后用穿刺法抽出脓汁以缩短疗程。经治疗的乳痈患者乳房可保存完好，肿块消失，病程中的痛苦显著减少，治愈后乳房仍保持美观。

3. 扶正固本抗乳癌

乳岩的西医学治疗已有一套规范化的理论与实践，根据其病情，采用手术配合放化疗治疗，术后根据病理结果选择是否采用内分泌治疗、靶向治疗。无论采用何种治疗方式，西医学对乳腺癌的治疗始终是以抑制癌细胞为核心思路。无论手术治疗，还是放疗、化疗、内分泌治疗、靶向治疗，在抑制癌细胞的同时，具有比较显著的不良反应，对患者自身也会造成一定的损耗。中医药治疗乳腺癌，多以扶正与祛邪相结合为法，重视对患者自身正气的扶助与固涩。根据正邪盛衰消长、病变的所在部位、病程所处的阶段，确立治疗的方案。乳腺癌早期以祛邪为主，扶正为辅；中期兼顾扶正与祛邪；晚期以扶正为主，改善患者生存质量；在整个乳腺癌治疗过程中，强调祛邪不伤正，扶正不留邪的原则。

楼丽华认为乳腺癌是对身体具有极大消耗的疾病，再加手术治疗，气随血脱，随后的放疗、化疗、靶向治疗和内分泌治疗均是对患者机体的消耗，正气被不断损耗，机体已处于严重的气血不足状态中，因此在治疗中应当尤为重视扶正，补其不足。脾胃为后天之本，气血生化之源，气血津液，五脏六腑皆受脾胃的滋养。化疗后出现严重的胃肠反应是脾虚的表现，内分泌治疗后出现的骨痛腿酸是脾肾两虚的表现，脾胃气虚贯穿了整个乳腺癌的病程和疗程，因此在乳腺癌的治疗中应当以顾护脾胃，调节气机作为主要治则，贯穿始终。制定了以参苓白术散为主方加减配伍治疗乳腺癌的思路，临床中，楼丽华惯以黄芪替代人参行补气之职，取其价廉效验的优点。

如患者以阴虚症状为主，气虚不甚明显者，则养阴为主，辅以健脾益气为治疗原则。楼丽华认为，乳腺癌患者历经手术、放化疗及内分泌治疗，正气剧损，伤阴耗液，往往在内分泌治疗后出现类似更年期综合征的症状，究其本因为气阴两虚，虚热内生导致，因此治疗上应以益气养阴清虚热为核心，方以天王补心丹加减。

楼丽华在乳腺癌治疗中，始终贯穿扶正固本、补其不足的原则，气虚则补气，阴虚则养阴，气阴两虚则气阴双补，灵活施治，临床上保全乳腺癌患者的正气，减轻了不良反应，帮助许多内分泌治疗患者提高生活质量，使其能坚持治疗从而获益。

（五）医案

案1 肉芽肿性乳腺炎

徐某，女，29岁。

初诊（2016年8月29日） 2016年8月患者自诉外伤后出现右乳肿块，遂于邵逸夫医院就诊，行B超、核磁共振成像（MRI）检查均提示乳腺炎性病变。为明确诊断2016年8月21日行右乳肿块穿刺活检，病理提示：右乳肉芽肿性炎，伴多量中性粒细胞浸润。患者为求中医治疗，于2016年8月29日来本院门诊就诊。查体：右乳外上肿块大小约9cm×11cm，质硬，边界欠清，活动度差，压痛明显，局部皮肤红，肤温升高；左乳未及肿块；舌质黯，苔黄腻，脉数。诊疗过程：结合患者临床表现、影像学、组织病理学检查可明确诊断为肉芽肿性乳腺炎。根据患者体征及舌苔脉象可辨证为标阳本阴兼血瘀证；治以温散通络化瘀；方选阳和汤加减。常用药：白芥子12g，炮姜6g，熟地黄12g，桂枝9g，麻黄6g，王不留行12g，丝瓜络12g，延胡索9g，莪术12g，丹参12g，红花6g，鹿角片12g（先煎），穿甲片6g（代，先煎）；予中药7剂。

二诊 1周后复诊，乳房肿块皮色红，疼痛较前稍好转。继服中药（前方加黄芪30g）2周，患者疼痛明显减轻；复查B超示：右乳上方可见1个不均回声团，范围约4.1cm×2.9cm，液性暗区。遂在B超引导下行细针（取9号针头）穿刺抽脓术，抽出脓液约10mL（并行脓培养，提示无细菌生长）。继续予前方（加川芎9g、炒鸡内金9g）7剂，如此反复穿刺抽脓3次后，肿块明显缩小。

治疗4个月后，患者复查B超示：双乳增生症，右乳低回声（右乳1点方向探及低回声，大小约0.5cm×0.3cm，边界不清，回声欠均匀）。嘱患者继续前方巩固治疗1个月。

案 2　急性乳腺炎

石某，女，32 岁，初产妇。

初诊　患者 2010 年 2 月 15 日足月顺产 1 子，产后当天开始哺乳，乳汁量多，质稠，乳汁排出欠通畅，因 3 月 1 日夜间未哺乳，第二天发现左乳外上现一鸡蛋大小肿块，质硬，伴有乳房疼痛，以刺痛为主，自行热敷按摩后未见好转，3 月 3 日出现发热，最高体温 38.6℃，至他院使用青霉素进行抗感染治疗 2 天，无好转，来就诊时发热，体温 38℃，左乳肿痛，乳汁排出不畅，左乳外上象限皮肤潮红，可及约 18cm×11cm 肿块，触痛明显，波动感（＋），食欲欠佳，夜寐欠佳，二便调，舌淡苔白腻，脉细。血常规：白细胞计数 12.7×10⁹/L，中性粒细胞计数 10.02×10⁹/L（78.9%），CRP 80mg/L。双乳 B 超提示：左乳外上均可见大片低回声区，脓肿形成。楼丽华即予穿刺抽脓，量约 175mL，治以温经通络，排脓消痈。

方用阳和汤加减，处方：熟地黄 15g，肉桂粉 3g，炙麻黄、甘草各 6g，鹿角片、白芥子、炮姜炭、炮穿山甲（代）、皂角刺各 12g，蒲公英 30g。3 剂。

服药 1 剂后体温降至 37.2℃，治疗 7 天后，红肿疼痛明显减轻，肿块缩小，约 14cm×9cm。复查血常规：白细胞计数 8.5×10⁹/L，中性粒细胞计数 6.82×10⁹/L（80.2%），CRP 5mg/L。继予同法治疗 14 天后，左乳疼痛消失，红肿消退，肿块缩小至 9cm×7cm。

再予同法治疗 14 天后，患者左乳肿块基本消失，皮肤无红肿热痛，无压痛。复查 B 超提示：哺乳期乳房，未及明显低回声区。

案 3　乳腺癌内分泌治疗不良反应

夏某，女，55 岁。

初诊　2015 年 4 月 23 日在外院行右乳癌改良根治术，术后病理示：右乳浸润性导管癌，腋窝淋巴结（LN）：0/16，免疫组化显示：雌激素受体（ER）（＞90%，＋＋＋），孕激素受体（PR）（约 5%，＋＋＋），人表皮生长因子受体 -2（C-erbB）（－）。术后行 EC（表柔比星 100mg+ 环磷酰胺 0.8g）方案化疗 4 次，现服依西美坦治疗。患者自诉近来食欲不振，呕吐吞酸，稍进食油腻之品即腹胀、腹泻，口淡乏味，舌淡苔白，脉濡细。

予乳腺五号加减，处方：莲子肉 12g，薏苡仁 30g，黄芪 30g，砂仁 9g，白扁豆 12g，茯苓 12g，白术 12g，山药 12g，炒麦芽 30g，鸡内金 12g，炙甘草 6g，姜半夏 9g，厚朴 9g，陈皮 9g，佩兰 9g，旋覆花 9g（包裹），海螵蛸 12g，香附 9g，玫瑰花 6g。水煎服，每日 1 剂。

服药 1 个月，以上症状基本消失，现按时按量服用依西美坦，生活质量良好。

四、邬成霖（第四批，皮肤科）

（一）名医简介

邬成霖，1946 年 12 月出生于浙江省杭州市。1970 年毕业于上海第一医学院（现复旦大学上海医学院），参加工作后跟随其姑母邬诗英学习中医，系邬氏皮科第二代传人，深得其薪传。工作中仍求知若渴，向当地老中医求教，博采众长。为学习皮肤病前沿诊疗技术，师从我国中西医结合皮肤科宗师秦万章教授。临床中勇于创新，研发出多种皮肤疾病协定方获国家专利，将邬氏皮肤科推向高峰。邬氏皮肤科得到浙江省内，甚至全国皮肤界的广泛认可。2001 年，浙江省政府评其为"浙江省名中医"。曾先后担任中国中西医结合学会皮肤性病专业委员会委员兼毛发病学术组组长，浙江省中西医结合学会常委，浙江省中西医结合学会皮肤性病专业委员会主任委员、顾问，浙江省名中医研究院研究员，中华医学会浙江皮肤科分会常委，杭州市中西医结合学会专家委员会副主任委员等职。业医 50 余载，长期从事医疗、教学、科研工作，精于皮肤诸疾的治疗。主持多项研究项目，获国家中医药管理局优秀科技成果三等奖，省级优秀科技成果二等奖。发表论文 40 余篇，参与编写多部论著。

（二）学术渊源

邬氏皮肤科源自邬春阳老先生中医外科，邬老精于中药内服与中医外治相结合，其高尚医德和精湛医术，令世人称赞。邬氏中医皮肤科第二代传人邬诗英继承父业，悬壶杭州清泰街，其笃学深研，崇尚实践，尤擅研制各种外治法，1956 年加入杭州市中医院前身广兴联合中医院，成为该院中医外科创建人之一。邬氏中医皮肤科第三代传人邬成霖幼承家训、立志学医，参加工作后跟随其姑母邬诗英临证，尽得家传。1972 年应召至杭州市中医院工作，坚持彰显中医特色、中西并重的发展方针，脚踏实地、刻苦钻研，经过系统学习皮肤常见诸疾的诊治，尤其是自身免疫相关皮肤类疾病，形成了中西结合的学科特色和人才优势。邬老临床上提倡"首诊有效，每诊尽责"的接诊理念，重视外治，精于中西医相结合，始终把提高疗效放在第一位。在治疗皮肤顽疾方面造诣颇深，尤其是对斑秃、湿疹、银屑病、痤疮、黄褐斑等方面的治疗颇有建树，且疗效显著。邬成霖教授作为浙江省名中医工作室负责人，坚持带教收徒，目前已培养第五代传承人。邬老认为，顽固性皮肤病多由肝失疏泄、五脏气机失调、气郁化火、湿热痰瘀乃生，郁于肌肤而发病。主张重视情志疏导，身心共治，提高临床疗效。邬老从医从教50余载，孜孜不倦，兢兢业业，始终致力于传承发展邬氏外科流派工作。

（三）学术思想

1.衷中参西，扬长避短

中西医结合不是简单的中西药并用，关键是辨证辨病相结合。把整个身体功能的宏观改变和局部微观结构改变结合起来，找出其中的相互关系及客观规律。在临床实践中，有时以中医辨证为主，结合西医辨病，针对不同疾病使用药对、验方；有时需要先明确西医诊断，再应用中医理论辨证分型论治，特别是结缔组织疾病、大疱性皮肤病的诊治。同时在同一疾病发展变化过程中，要分析矛盾的主次和转化，始终抓住主要矛盾。在病情某阶段以证为突出表现时，舍病从证，重点解决证的问题；在病为突出表现时，舍证从病，重点解决病的问题。将辨证与辨病有机结合，抓住主要矛盾，发挥各自优势，取得协同增效目的。

2. 注重外科四诊合参

人体是一个整体，内外相关，肌表腠理受邪必渐趋于内，脏腑有病亦可形诸于外。因此，皮肤外科疾病和内科疾病一样，要以望、闻、问、切为手段，全面收集病史、症状、体征进而运用八纲等辨证方法进行分析，辨别病因、病位、病性及发展预后，以掌握疾病本质，从而指导诊断及治疗。外科皮肤科患者多有痛楚，若面部表情自然、目有光彩、语言清亮、肤色润泽，此为正气未伤，有足够的正气抵抗病邪。若形体消瘦、精神萎靡、面色晦暗、语言细弱，是正气已伤，不足以抵御病邪，应防恶化。若面色焮赤、烦躁不安、双目充血，此为邪入营分，病势趋于发展。邬诗英尤其关注的是局部表现，此为皮肤外科医生临证的一个重要环节。一般疮疡，应注意皮肤是否红肿抑或暗红、黑腐，以此判断病证属阴属阳、正气是否充盈、病位表浅或深陷等，而皮肤疾患还得仔细观察皮疹形态如红斑、风团、紫癜、甲错等以辨清热、毒、风、寒，作为内外治的重要依据。

3. 重视外治，力求完美

一些难治性皮肤病如果在应用内治法的同时配合外治法则疗效更加满意。邬老强调一定要根据皮损的部位、范围、性质和患者皮肤的耐受情况等合理选择有针对性的药物和剂型，并且向患者说明用药方法和禁忌，使治疗尽量取得完美的效果，如斑秃的梅花针疗法、穴位注射疗法、甲周疣的刮疣疗法、痤疮瘢痕的磨削疗法、玫瑰痤疮致鼻部赘生物小针刀挑治切割疗法。

邬老具有敏锐的外治特色思路，在临床实践中研制了肤康洗液、三黄软膏，邬老发明的冻疮防治手套、防霉除温鞋垫，发明的"热风式褥疮防治器"（国家专利号912166150）广泛应用于皮肤科与骨伤科的热疗、水疗、中药熏蒸治疗中，邬老的最新研究成果"一种自体胶原童颜组合物以及用于制备该注射液的方法"，针对现有技术的不足，提供了一种新的自体胶原童颜组合物的配方。该组合物在原有技术中增添了当归注射液，使得快速美白成为现实，并且效用时间长，兼具除皱保湿、预防肌肤早衰等作用，已在临床中推广应用。

邬老还针对中药汤剂味苦的难题，研制出了"中药伴侣"，即中药调味剂，在任何一剂苦味的中药汤剂中加入少许"中药伴侣"，即可使汤药的口味变得香甜可口。由于本"伴侣"中所有成分均为"食用级"，且有的是"药食两用"类物质，性能稳定，加入任何中药汤剂内不会改变中药的性状，于人体亦无毒无害，故可以作为"药品辅料"类产品申报生产。

4. 久病必瘀，从肝论治顽固性皮肤病

邬老认为因肝功能失调而致的皮肤病为数众多，这些患者均存在情志不遂，心理压力过大等问题。邬老善从肝论治顽固性皮肤病，采用养肝、疏肝、平肝、镇肝之法，在色素性、瘙痒性皮肤病的治疗中均取得了较佳的疗效，还可用于痤疮、扁平疣、神经性皮炎、老年瘙痒症等病的治疗。痤疮因肾虚肝郁、气郁化火、火性炎上而生，可治以平肝清火，滋肾养阴；扁平疣由脾虚肝郁、外感风邪、郁久化热、气血凝滞而生，可治以清肝解毒，活血软坚；神经性皮炎更由肝经风热、外犯肌肤而成，治宜平肝疏肝，活血解毒；老年瘙痒症由肝肾阴亏、血虚风盛而致，治宜滋肾养肝，平肝息风。邬老在治疗斑秃时，以制首乌、菟丝子、枸杞子等补肝生发。治疗神经性皮炎时，以珍珠母、磁石、五味子、酸枣仁等平肝潜阳、重镇养心、安神止痒。治疗黄褐斑时，以柴胡、白菊花、浙贝母、夏枯草、青葙子疏肝散结消斑，每每取得良好疗效。

邬老在临床上重视情志疏导，身心共治，运用中医"整体观念""七情致病"理论，以药物和心理疏导来治疗患者，提高了临床疗效。邬老看病多与患者沟通，帮助其放下思想包袱，减轻心理负担。

5. 重视经络辨证，三焦辨证

邬老认为人体是一个小天地，人体表面和地球表面一样，三焦和经络就是纵线与横线，相互交叉，纵横定位而确定患病部位。三焦将人体分为上、中、下三部分，作为纬线。经络大多数都是上下循行，作为经线。经络内连脏腑，大部分循行于分肉之间、体表之上，故而皮肤病有容易定位的优势，按经络理论辨证施治，有利于预测疾病传变，分经用药。比如从上焦督脉肝血不足治疗脱发；从上焦足太阳膀胱经风寒湿治疗银屑病；从上焦足阳明胃经气虚治疗痤疮；从中焦肝经气血凝滞治疗带状疱疹后遗神经痛；从中焦厥阴肝经风热治疗玫瑰糠疹；从下焦厥阴肝经湿热治疗外阴瘙痒和阴囊湿疹。

（四）临证经验

1.衷中参西，攻补兼施，治脱发可取捷效

雄激素性脱发应从内而治。邬氏认为气血盈虚乃发之根本，毛发生长代谢源于脏腑，本于精血，荣于肌肤腠理，其病变部位在毛发，病位在脏腑，与脾肝肾肺有密切关系。另外，脱发患者受累于现代生活方式，如饮食不节，脾失健运，水湿内停，郁久化热，则湿热内生，湿热黏滞而热性趋上，上蒸于颠顶则致头油发脱；熬夜、精神内耗，致使阴血亏损、虚热内生，血虚风燥则毛发失养而脱。邬氏提出男女脱发有别，男性脱发多以肝脾湿热为主，病久肝肾不足，宜重视祛湿之法，祛湿健脾常选参苓白术散，祛湿清热常选四妙丸，祛湿泻火常选龙胆泻肝汤，中药常选择黄连、苦参、蒲公英、白花蛇舌草等。女性脱发多以气血亏虚为主，病久气滞血瘀，宜重视月经调理，经前期温经通络，经期活血化瘀，经后补肾阴而清虚热。

治雄激素性脱发当中西医并治可取捷效，宜攻补兼施。男女可分别使用非那雄胺片、螺内酯调节头皮局部 5α - 还原酶活性。邬氏认为本病初期应清热祛湿、健脾生发，后期宜养血祛风和营生发。经过长期的临证经验总结，形成了邬氏脱发经验方：何首乌15g，熟地黄15g，白芍15g，丹参30g，菟丝子15g，女贞子15g，黄芪30g，当归12g，炒白术12g，茯苓12g，茵陈15g，甘草3g。其中，黄芪和丹参是邬氏治疗脱发的必用之药，两者合用能营养毛囊生发之机，促进生发。此外，补骨脂、菟丝子、女贞子、红花、牛膝、葛根、夏枯草等具有雌激素样作用，可辨证用之。补益之余当理气、活血，以防"实实"之误，故邬氏在使用大剂量黄芪、党参时加用少量理气药物如陈皮、厚朴、枳壳等，以防气滞腹胀；使用熟地黄、当归补血时，常配伍丹参、川芎等活血药，桃仁、红花、三棱、莪术等破血、破气药，以防滞腻碍胃。

在治疗斑秃时，邬老认为血虚或气滞血瘀致毛发失养，或情志不畅、肝郁化火致阴伤发脱，故在治疗上多以"调肝理气、滋补肝肾、健脾益气、养血活血"为大法，此法在疾病稳定期亦有良效。但遇重症斑秃或普脱时，难挡"狂脱之势"，为血虚风盛所致"风善行而数变"之势。糖皮质激素作为重要的免

疫抑制剂，具有优秀的抗炎、抗过敏作用，是皮肤科重要"利器"。邬老在重症或难治性斑秃治疗中的意见是"早期使用、足量使用，见好就收、尽量少用"，皮损处糖皮质激素局封的治疗较为常用，然而在激素早期大剂量使用阶段，可出现"阴虚火旺"之症。邬老提出，补肾补精大法之下，益气养阴，以期"阴平阳秘"。大剂量使用时，可予知柏地黄丸以滋阴降火；小剂量维持阶段，可加淫羊藿、生黄芪、枸杞子等温阳益阴。同时，整体辨证，需辨别患者是否伴有湿热蕴结、瘀血阻络、脾胃虚弱等证候，可通过辨证施治，发挥中医药优势，以减轻激素等西药不良反应。

2. 痤疮辨证当有三辨，序贯调护，全程管理

皮肤疾病中不乏"频繁发作，长期受扰，甚或终身罹患"的问题，其中多数为常见病，故门诊量庞大。西医学能够起到"治疗一次，缓解一时"的时效已然不能满足患者的需求，患者身心健康备受煎熬。邬老对于这类患者群体首诊时总会谆谆教导，指导患者调整生活作息和饮食，树立正确的疾病观，再以循序渐进式治疗方案，逐个达到治疗目标。痤疮是青春期男女常见损容性疾病，治疗或护理不当可被困扰数年，青少年身心健康被严重影响。邬老认为，痤疮的发生与肺、脾、胃、肝脏腑失调、营卫不和有关，且与发病年龄、性别也密切相关，因之临证施治时需细问病史，辨脏腑、辨病期、辨皮损，从而精准处方。

辨脏腑：从肝论治女性痤疮。邬老认为，面部痤疮的发生发展，均与肝密切相关，而女子的经、带、产、乳更是以肝为基础。肾主精，为先天之本，寓肾阴肾阳于一体。由于肝郁气滞，肝阴不足，致使肾阴亏虚，阴虚火旺，虚火上浮于面，火郁于内而发疹。故痤疮因肾虚肝郁，气郁化火，火性炎上而生。部分女性患者病情轻重往往与月经有关，常于经前加剧或发病伴有月经不调。在临床上除了疏肝郁、清肝火、利肝湿、养肝血之外，更应注重通调月经，和顺气血，以提高临床疗效，可治以平肝清火、滋肾养阴。邬老在祖传消痤汤的基础上结合自己的临床经验，总结出疏肝消痤汤，药物组成：生地黄、丹参各15～30g，连翘、凌霄花各12g，益母草、白花蛇舌草各30g，茵陈15g，柴胡、郁金各9g，并以肾的阴阳转化、胞宫的气血藏泻等特点，采用分期论治，即据月经周期用药，一般经前血海充盛予以疏导；经中血室大开，血海空虚，慎用寒凉及大热之品，以平药调经补肾；经后滋肾阴，益气血。

辨病期：从湿热痰瘀论治青春期痤疮。邬老认为，青春期痤疮主要责之于湿热痰瘀互结。因青年正值发育时期，阳气偏旺，热邪易起。若饮食不节，过食肥甘厚味，生湿蕴热，湿热循阳明经上蒸于面，湿热日久炼液成痰，血热日久凝结成瘀，痰瘀互结而成顽疾，致使疾病缠绵难愈，反复发作。治疗当以清热利湿、化痰散瘀之法。自拟败毒合剂，药用虎杖根、平地木、夏枯草、茵陈各15g，鱼腥草30g，茜草9g，浙贝母、生山楂、赤芍各12g，生甘草3g。如脓疱较多者，加重清热解毒药的剂量，并加用蒲公英、金银花、连翘、野菊花等。

辨皮损：即使病机相似，针对不同的皮损类型，邬老主张采用不同的治疗对策。患者皮疹以炎性丘疹、脓疱为主，加金银花、野菊花清热解毒，制大黄、瓜蒌清阳明腑热，生地黄、牡丹皮凉血解毒，西药可配合多西环素治疗；以囊肿、结节为主者，加夏枯草、浙贝母、桃仁、红花等清热活血散结，西药配合异维A酸胶囊等治疗；若女子皮疹随月经加重，加香附、益母草、白芍等调理冲任；皮疹以粉刺为主，可外用阿达帕林凝胶治疗；皮疹以脓疱炎症为主，可外用过氧化苯甲酰凝胶、夫西地酸乳膏、姜黄消痤搽剂治疗。邬老根据痤疮不同阶段的皮损特点，提出邬氏"四步法"治痤疮，即消痘、消斑、磨瘢、护面。炎性丘疹、脓疱、囊肿等皮损的治疗当从"血热"入手，清热凉血解毒是基本治法，以白花蛇舌草、黄芩、鱼腥草、连翘、丹参、夏枯草、浙贝母、虎杖等为基础方药，达到消痘的目的，但又防苦寒直折伤中。痤疮后色素沉着或痘印异常难消，治疗当活血平肝，珍珠母、赤芍、茵陈、白芍、丝瓜络、鸡血藤、菟丝子、菊花可活血化瘀、美白淡斑。痤疮后瘢痕难以通过服用药物达到理想的效果，邬老果断建议患者选择CO_2点阵激光治疗以平瘢痕。痤疮是皮脂腺炎症性疾病，与患者饮食方式、熬夜习惯密切相关，患者求美心切，大多尝试各种护肤产品，致使痘肌再添敏感肌。故就诊开始便给患者进行健康宣教，让其合理护肤，为治理保驾护航。

3. 有诸内，必行诸外，调理脏腑以淡斑

邬老认为黄褐斑虽为皮肤病变，但本质为脏腑功能失调，其病因病机与肝、脾、肾功能失调，以及感受外邪密切相关。其中，肝气郁结、肝血暗耗，肾精亏损、肾阳虚衰，脾虚胃弱等为其内在脏腑损伤。日晒、风袭则使肤腠直接受外邪之侵扰。内外相搏，则面生黑斑。邬老认为，黄褐斑早期以肝郁气结为主，倡导疏肝理气、活血化瘀消斑法，研制出"珍珠母祛斑合剂"作为院内自制剂（由珍珠母、浙贝母、赤芍、夏枯草、红花、白芍、丝瓜络、鸡血藤、菊花、青葙子、僵蚕、茯苓、甘草组成），对肝郁脾虚血瘀所致的黄褐斑疗效显著。

罹患黄褐斑的患者中，女性居多，且多伴月经病，故邬老提出调经淡斑法，即滋补肝肾与活血化瘀的周期疗法。经前期治宜因势利导，以通为主，活血化瘀、引血归经，常用疏肝解郁祛斑方：益母草30g，当归15g，丹参15g，柴胡15g，生山楂15g，红花10g，桃仁10g，郁金10g，香附10g，青葙子15g，川芎10g，生甘草6g。月经后期则滋补肝肾，用益精消斑方：炙黄芪30g，熟地黄15g，菟丝子15g，生山楂15g，旱莲草15g，桑寄生12g，淫羊藿12g，女贞子12g，僵蚕10g，柴胡12g，夏枯草12g，生甘草6g，疗效显著。

邬老善用花类去面部之瘀，其认为"久病必瘀"，病久则气血运行不畅，脉络瘀阻，则生黑斑。提倡以花类药物治疗，如红花、玫瑰花、月季花、凌霄花等，以花养颜。因诸花轻清质浮走上，药效直达面部。其次，邬老潜心几十年研制的中药祛斑面膜粉（桃仁、杏仁、当归、川芎、红花、白芷、白及、白茯苓、白僵蚕、白术等）外敷配合中药内服也收到很好的疗效。

4. 分期辨治湿疮，三因制宜，引药入位

根据皮损特点和病程，临床上通常将湿疮分为急性、亚急性、慢性三期。邬老认为，急性湿疮系血热脾湿、浸淫肌肤所致，此时以祛湿、止痒为先，或清热利湿，或健脾化湿，或滋阴除湿，或活血祛湿。根据皮损辨证，邬老自拟止痒湿疹合剂，该方主药由苦参、白鲜皮、地肤子、黄芩、牡丹皮、金银花、生地黄、甘草等组成，有清热解毒、除湿止痒之功效，临床疗效显著，现已研发为院内制剂。湿疮亚急性期系脾运失健，湿从内生，浸淫成疮，宜健脾化湿止痒为主，邬老参考除湿胃苓汤结合临床实践，自拟健脾利湿方，该方主药由茯苓、白术、陈皮、山药、泽泻、薏苡仁、白鲜皮、地肤子、牡丹皮、金银花、甘草等组成，诸药合用以达到健脾、除湿、清热解毒之功效。湿疮慢性期系病久耗伤阴血而致血虚风燥，治宜滋阴养血、息风止痒，邬老自拟养血润肤止痒方，方中含生黄芪、生地黄、当归、何首乌、萆薢、车前子、柴胡、赤芍、牡丹皮、连翘、乌梢蛇、荆芥、防风、甘草等，益气养血，祛风湿止痒。

湿疮发病无性别、年龄之差异。针对一些特殊群体的治疗，邬老颇有临床心得。邬老认为小儿湿疮当从脾虚肝旺论治，小儿生长发育，全靠脾胃运化精微以营养之，中医自古又有小儿稚阴稚阳之体，脾常不足，肌肤薄弱之说，先天禀赋不耐或日常生活中喂养不当，也极易造成脾失健运，湿从内生，浸淫肌肤而生湿疹。老年湿疮则与老人气血衰败有密切关系，故宜适当加用大剂量补气养血、镇静安神之品，如党参30g、黄芪50g益气养血，龙骨、珍珠母镇静安神。

此外，针对特殊部位湿疮，邬老善用引经药。如颜面湿疮反复发作，皮肤屏障损伤，不耐寒热，严重影响患者心情。邬老认为修复皮肤屏障、抑制细胞促炎因子释放是治疗的关键，故中药方常选用花类等轻透之品，常以五花汤合泻白散为基础，加菊花、川芎、蔓荆子等引经药，必要时可加用羟氯喹、吲哚美辛缓释胶囊拮抗炎症介质，减轻面部红痒、灼热和紧绷感，为面部肌肤屏障修复提供时机。阴囊湿疹常伴有顽固性瘙痒，皮损多以慢性或亚急性鳞屑性苔藓化皮疹为多，病程慢性，但可反复出现急性肿胀渗出糜烂性皮疹。邬老认为阴囊湿疹多为湿热风毒入侵，聚结于局部。因此治疗时重用苦参，配以土茯苓、蝉蜕、白鲜皮、地肤子、当归、生地黄、赤芍，并加用龙胆草、黄柏、牛膝等引经药。诸药内服并配合外洗，收到理想疗效。

邬老研制院内制剂"肤康洗剂"，方中含苦参、白鲜皮、野菊花、金银花、黄柏、生大黄等药，以清热解毒、祛风除湿、杀虫止痒。该方外洗，对各种瘙痒性皮肤病，特别是小儿湿疹作用明显。本方剂作为院内制剂，20余年来，已成为皮肤科外治的"王牌"产品。慢性泛发性湿疹可采用中药汽疗，通过中药透皮直接吸收，达到治疗功效，汽疗可采用黄柏、苍术、苦参、地肤子、金银花、蒲公英等药，方中蒲公英、金银花、黄柏清热泻火解毒，苍术清热燥湿，苦参、地肤子燥湿止痒。

5. 卫气营血辨白疕，大法看血热血虚

血分有热是白疕的主要病因，或因饮食不节、情志内伤、冲任失调等，或因外感六淫，均能使血热内蕴，郁久化毒，以致血热毒邪外壅肌肤而发病。邬氏认为血热是银屑病的主要病因，红斑是血中有热、白色鳞屑是热盛血燥。邬氏结合历代医家学说及临床经验，将银屑病分为6型，分别为血热型、血燥型、血虚型、血瘀型、湿热型和毒热伤营型。

辨证分型固然重要，但临证治疗时不可拘泥于分型，而应以临床指征为本，兼顾夹杂证，灵活辨证施治。邬老认为寻常型银屑病多为血热、血燥、血虚、血瘀所致。初发或复发时多为血热、血燥，常用药物如生槐花、白茅根、生地黄、鸡血藤、紫草根、赤芍、丹参、水牛角、大青叶、乌梢蛇、丹参、防风等；静止期、退行期多为血虚、血瘀，常用药物如三棱、莪术、桃仁、红花、丹参、鸡血藤、土茯苓、薏苡仁、重楼、白花蛇舌草、当归、熟地黄、生地黄、牡丹皮、玄参、紫草、白蒺藜、白鲜皮、山豆根、赤芍等。脓疱性银屑病急性期多为湿热蕴毒，常用药物包括黄柏、黄连、黄芩、僵蚕、大青叶、生地黄、白茅根、牡丹皮、赤芍、紫草根、鸡血藤、川芎、金银花、栀子、蒲

公英等；后期多为脾虚毒恋，可加用炒白术、苍术、厚朴、茯苓、泽泻、重楼、半枝莲、土茯苓、薏苡仁等健脾化湿药物。关节型银屑病急性期多为风湿痹阻，常用药物为防风、秦艽、羌活、独活、三棱、莪术、当归、川芎、白鲜皮、土茯苓、桂枝、牛膝等；后期多为肝肾两虚，可加用补肝益肾、祛风除湿的药物如伸筋草、狗脊、桑寄生、杜仲等。红皮病型银屑病急性期多为毒热伤营，常用药物如金银花、连翘、生地黄、白茅根、牡丹皮、石斛、玉竹、麦冬、水牛角、紫草、白花蛇舌草、黄芩、知母、石膏等；后期多为气阴两伤，可加用北沙参、麦冬、黄芪、山茱萸、生地黄、熟地黄、牡丹皮、赤芍、枸杞子、天冬等。

邬氏认为血瘀贯穿疾病的全过程，依据"气为血帅，血为气母，气行则血行，气滞则血瘀"的理论，宜适当配伍益气药，以助活血化瘀之功，如桃仁、红花、丹参、太子参、黄芪、白术、当归尾等。因此，老年寻常型银屑病患者多属气虚血瘀，加益气活血药物可取得标本兼治之效。即使没有明显气虚体征的老年患者也可加入小剂量黄芪，以提高疗效。

邬氏认为银屑病是慢性复发性疾病，人体本身体质很重要，所以治疗时重视正气的培养，用药时注意祛邪不伤正，扶正祛邪，尽量少用有损肝肾功能的药物，注意补充蛋白质和维生素，有助于疾病的康复。

邬氏还强调生活起居亦要重视，衣物应选全棉柔软类，勤换洗，夏日时尽量选用丝绸服饰，便于阳光照射皮损处；平时宜戒烟酒，少吃牛羊肉，远离过敏原，尽量避免发生皮炎、瘙痒触发或加重疾病。保证充足睡眠，规律作息，注意防寒保暖，一旦出现感冒、咳嗽、咽痛等症状时应及时就医。洗澡时宜温水清洗，少用碱性肥皂，洗后多用保湿润肤之品。

6. 急病当从急论治，针药并用，内外结合治蛇伤

邬老认为首先进行辨蛇，辨蛇的意义高于辨证，因地域特色的关系，浙江多为蝮蛇、五步蛇、竹叶青、眼镜蛇咬伤。在辨证方面，邬老通过外出拜访畲医、壮医等少数民族医家以及当地有名的蛇伤专家学习经验，结合自己的临证体会，将毒蛇咬伤按火毒证、风毒证、风火毒证3型，分别创立清热解毒汤、祛风解毒汤、通降解毒汤3方，方中多含重楼、半边莲、半枝莲、雄黄等抗蛇毒中药；又创立了"蛇伤散"外敷治疗局部肿胀、疼痛。

毒蛇咬伤是一种致死性疾病，邬老主张的救治毒蛇咬伤原则为"先救命，再避免致残，最后考虑功能康复"。从急论治这一核心观点贯穿着邬老蛇伤救治的始终。在用药时，邬老先生主张使用内治，除上述3大基本方外，还当注

重通二便。邬老引用《外科证治全书》中"毒尽从大小便排出"的观点，认为在疾病早期可以通过适量运用生大黄、车前草等药物起到解毒泻浊的效果。从而避免毒邪积聚，毒势燔盛，内攻心包，危及生命。邬老这一观点也是对自身"急病当从急论治"的延伸和补充。

针药并用，内外结合。毒蛇咬伤病程缠绵，后遗症多。尤以后期患肢肿胀、疼痛为多。除外敷蛇伤散外，邬老先生结合针灸治疗，穴位选用八风、八邪及阿是穴，针药并用，改善症状。对于局部出现坏死的患者，邬老认为腐肉不去、新肉难生，在合适的时机，采用中医外科的手段，对坏死局部进行清创，做到"内科、外科"相结合，以此为治疗手段，患者获益大，后遗症少，疗效满意。

五、金定国（第四批，肛肠科）

（一）名医简介

金定国，1944 年 10 月出生于浙江乐清，系温州医科大学附属第二医院主任中医师、硕士生导师，第三批全国老中医药专家学术经验继承工作指导老师，金定国全国名老中医药专家传承工作室导师，浙江省中医药重点学科（中西医结合肛肠病学科）首任学科带头人，浙江省名中医研究院研究员，温州医科大学中医肛肠病研究所创办人，"温州金氏肛肠"创始人。金定国至今已从医从教 50 余年，曾主刀肛肠科手术两万余例，由于经验的积累，水平的提高，影响日益扩大，慕名而来就诊的患者，不仅来自浙南闽北，还有美国、法国、巴西等国的华侨。其曾任温州医科大学（前身为温州医学院）中医专业班教务主任，1988 年获优秀教师称号。后在历届本科班主讲《中医外科学》，并带教研究生。金定国重视科学研究，重视科技创新，认为创新是最好的传承，有 6 项科研成果 7 次获奖，其中"保留肛垫 ATZ 上皮中医结扎术治疗混合痔"获浙江省中医药科技创新奖一等奖。曾任《中西医结合结直肠病学》杂志编委；作为第一主编出版《肛肠病中西医治疗学》。其医、教、研方面的业绩入编于《2020 中国中医药年鉴》。

（二）学术渊源

金定国的曾祖父金云仙，字一灯，为清末温州永嘉岩头中医外科一方名医。后移居乐清，曾以仙人球去皮捣烂加药后外敷，治疗体表肿瘤，因治愈者多闻名遐迩，获赠"德被江乡"的牌匾。至金定国一代移居温州鹿城。因家学渊源，立志从医。受一代儒医郑空性指教，与同学屠微微（后来两人结为伉俪，屠微微也从事中医外科肛肠科工作）共进温州中医学徒班学习，分别师从名医李蕙园、李益三，对古典医著《内经》《伤寒论》《金匮要略》《温热经纬》等进行了系统学习，并研修《外科正宗》《医宗金鉴·外科心法要诀》等，在中医经典知识全面积累的基础上，尤其注重对中医外科肛肠专业方面的钻研。后来，参加国家中医药人员选拔考试，金定国以优异的成绩进入温州医学院中医教研组从事教学、医疗和科研工作。其间，曾赴浙江医科大学肛肠专业提高班深造。其虽勤求古训，但不拘泥于古法，能将西医学先进技术为我所用。经传承创新发展，对中医外科肛肠病的治疗，总结了一套成功的经验，成就了"温州金氏肛肠"。如今，金定国的两个儿子也都从事肛肠专业。大儿子金纯从浙江中医药大学毕业后，进温州医科大学附属第二医院肛肠科工作，现为副主任医师，任痔瘘专科主任，兼温州市中医药学会肛肠专业委员会主任委员、温州市中西医结合肛肠病诊疗中心主任，并作为第二主编出版《肛肠病中西医治疗学》。二儿子金照从浙江中医药大学毕业后，进温州市中西医结合医院肛肠科工作，任科主任，现为副主任医师，兼上海中医药大学副教授，并创建了浙江省中医肛肠联盟温州分中心、温州市中医肛肠临床培训基地，任负责人，并与金纯等主编《痔病与肛瘘微创手术技巧图解》。

（三）学术思想

1. 追求中西医融合

金定国认为中西医融合属于中西医结合的最高层次，并不是简单的西药加中药，也不是西医命名中医治疗，而是中西医的有机结合，融于一体，在诊疗过程中，必然综合应用。举一例子，足以说明。中医外科历史悠久，其中痔的结扎疗法在战国时期《五十二病方》中就有记载，此古老的方法一直保留至今。至于在大肠肛门解剖生理方面的记载，《内经》云："大肠者传道之官，变化出焉。"《难经》云："肛门重十二两，大八寸，径二寸大半，长二尺八寸。"当然，不能以现代的眼光看待几千年前古人的局限认识。在 20 世纪 90 年代初，金定国将西医的肛肠解剖生理学内容进行了详细研究，尤其是关于肛门齿线区功能的论述，在肛门齿线区有许多的感受器，当粪便或气体从直肠下达肛管附近时，刺激了齿线区，其感受器就会"报警"，而且可以分辨出是硬便、稀便还是气体，通过感觉神经到达大脑，并由大脑指导肛门进行处理：决定暂时忍住排便还是立即上厕所，或者可以当场排出气体。肛门的处理能当机立断，齿线作用功不可没。如果齿线区在痔手术时完全被破坏，那排便的感觉就会消失，直肠内的粪便就会产生瘀滞现象，或者发生肛门狭窄、黏膜外翻。通过将中医的痔的结扎方法，与西医的肛肠解剖生理学理论融合，金定国在国际上率先提出"保留齿线法治疗混合痔"，于1991年发表了论文。此项成果编入《中国肛肠病学》，被称之为"金定国术式"，向国内外推广。该术式于2002年被21世纪中医学教材系列《中医外科学》采纳。

2. 提倡内外治并重

金定国传承祖辈外用药物治病的特色，又受《外科正宗》治法的影响，提倡内外治并重。凡病四诊之后，辨证论治，除处方汤剂内服（称内治）外，同时重视外治，带领科研团队研制金氏痔疮膏、痔疮穴位贴、复方大黄膏、参花洗剂等应用于临床。因外用药吸收后不经肝脏，且能高浓度作用于病患局部，内外治配合，其效相得益彰。

金定国重视对《外科正宗》金黄散的应用和研究，初起是将该药试用于内痔便血。方法为取金黄散30g，淀粉2g，加入热开水150mL，调成糊状，待微温，每次以灌肠器抽吸10mL，保留灌肠，每日1次，疗程2周。通过对54例患者进行的观察、统计发现，止血效果显著。在此基础上，将金黄散处方化裁，提取有效成分，制成金氏痔疮膏供外用。

另有痔疮穴位贴（即金氏痔痛贴）研制成功，痔疮穴位贴是在督脉腰俞穴贴敷，主要用来治疗痔疮。此法把外治贴敷疗法的作用与经络穴位的功能互相结合，贴于穴位，作用于经络，其效如同针灸的留针法。经临床观察，对痔疮有止血、止痛作用，能使痔疮缩小；对于直肠内脱垂和便秘也有效；也可用于肛门手术后的疼痛、水肿、便血，并能促进创口愈合。

3. 手术推崇微创理念

中医外科的治疗方法有3种：内治、外治和手术。纵观历史，三国时期的华佗就已经能做腹部肿瘤摘除术，还发明了全身麻醉药——麻沸散。但至今仍有人认为做手术就是西医，故金定国每逢学术演讲，一有机会就说："中医外科也有手术，华佗是楷模！"金定国的科研成果"保留齿线法治疗混合痔"，就是一种中西医理论融合的微创手术，术后能保留齿线区，能避免术后发生肛门狭窄和黏膜外翻等后遗症，且能在门诊随做随走，是"温州金氏肛肠"的绝技之一。

时代在进步，医学在发展。"微创"是医患的共同追求。在诊疗过程中，外科医生都要力求以最大限度保护身体功能，并以最小的损伤达到治愈的目的。微创应用器械，做好手术。金定国认为，由西方国家传入中国的PPH微创术，其为了治疗痔疮，切掉了一大段直肠黏膜，有的还造成术后发生了肛门狭窄、直肠黏膜内脱垂等后遗症，细究并非微创。故而认为 PPH 应该使用改良后的技术，要有中医的整体观念，微创理念贯穿诊疗的全过程。

（四）临证经验

1. 沿用中医"系痔法"，创新"保留齿线术"

古代所称的"系痔法"，即应用结扎疗法治疗痔疮。此为中医外科的传统手术，迄今已有几千年历史。在战国时期的《五十二病方》中，已有"牡痔"结扎手术的记载。金定国融合西医学先进的肛肠解剖生理学理论，在此基础上，创新了"保留齿线术"，其手术方法如下。

患者侧卧，常规局部消毒，在针灸穴位腰俞穴处麻醉下施术。对内、外痔均等的混合痔，先将血管钳夹于内痔部分的基底部，稍向外拉，以丝线在血管钳下作"8"字贯穿，将内痔部分结扎，注意结扎线的下缘当在齿线上 0.5cm 处，勿损及齿线。再以血管钳夹持外痔部分的皮肤，用手术剪作一长约 1.5cm、宽约 0.5cm 的放射状切口。痔核大者，切口可适当加长加宽。在切口的上缘作线状切口向肛管方向延伸，至齿线下约 0.5cm 处。牵开两侧皮缘，将外痔组织强行剥离，并切除之。术中须注意勿损及齿线，且尽量保留肛管移行区。若混合痔长期脱垂，则肛管皮肤冗长，术中在修整皮缘时，可切除多余的肛管皮肤。要求肛管皮肤既有足够的周长，又能在覆盖组织时显得平整。然后在齿线下 1cm 肛管皮肤处以缝合针对准内括约肌下缘贯穿缝扎 1 针，务必使此处被游离的肛管皮肤固定于内括约肌下缘，以重建括约肌间沟。最后间断缝合下方切口。缝合时不留无效腔，进针出针尽量靠近皮缘，结扎要紧，线头留 1cm 左右。外痔创口的缝合线于 7 ～ 10 天可自行脱落，不必拆线。若线头未自行脱落，可于术后第 10 天用血管钳夹住线头快速取下。内痔部分的结扎线 8 ～ 13 天脱净。此法可一次同时施行 3 ～ 4 个混合痔，若为环状混合痔，可将其分为 4 个方位，分别依上法处理。对于仅有 1/3 或 1/4 外痔部分的混合痔，其处理原则同上，但剥离切除隐痔（此类混合痔的外痔部分较小，隐于齿线之下、肛缘之上，习惯称为隐痔）组织的切口仍在肛缘外的正常皮肤上开始；对于仅有 1/3 或 1/4 内痔部分的混合痔，除内痔部分以中药消痔灵液注射外，其余操作同上。

经临床观察，混合痔采用上述保留齿线新术式治疗后疗效满意，无肛门狭窄、黏膜外翻及排便困难等后遗症的发生。因术中有重建括约肌间沟的重要步骤，使原来已被破坏的肛门支持结构得到恢复，所以远期疗效也颇满意。

2. 对于直肠黏膜内脱垂的治疗，创新了"间断缝扎加高位注射术"

直肠黏膜内脱垂属疑难病症，以 50 岁左右的经产妇发病率最高。其症状为排便不尽感、肛门阻塞感，有时下腹坠痛不适，排便不畅，便次增多。直肠黏膜内脱垂因为黏膜下层松弛，黏膜与肌层分离，当直肠收缩时，肌层与黏膜不能同步。便前是黏膜下垂引起便意，便后是黏膜不能随直肠肌层回缩，仍感便意未尽，直至黏膜自身的弹性复原，便意才能消失。其进展过程：直肠前壁黏膜内脱垂→直肠环状黏膜内脱垂→直肠全层黏膜内脱垂→直肠外脱垂。所以，积极早期治疗直肠黏膜内脱垂显得尤其重要。对于直肠黏膜内脱垂的治疗，金定国创新了"间断缝扎加高位注射术"，其手术方法如下。

患者侧卧位，先以组织钳夹持齿状线上方3cm处的直肠前壁黏膜，提拉组织钳，随后以大弯血管钳夹持松弛多余的直肠前壁黏膜底部，稍向外拉，以2-0可吸收缝线在其上方缝合两针，两针的距离约0.5cm，使局部的黏膜固定于肌层。以7号丝线在大弯血管钳下方贯穿黏膜，然后边松血管钳边结扎。将第一次缝合的组织稍向外拉，再用组织钳在其上方3cm处夹持松弛下垂的黏膜，再以大弯血管钳在其底部夹持，要夹住全部的黏膜，但不能夹住肌层。继以2-0可吸收缝线在上方结扎两针，再如第一次的方法用丝线结扎黏膜。之后，在距肛门缘约8cm处，在其相同高度的左右两侧以5号针头向黏膜下层注入1：1消痔灵液5～8mL，要求药液均匀浸润，然后，再将消痔灵原液注射于被结扎的黏膜部分，2分钟后，以血管钳将被结扎的两处黏膜组织挤压成坏死的薄片。至此，对直肠前壁黏膜内脱垂的手术完毕。如果属于直肠全周黏膜脱垂，则在直肠后壁黏膜内再进行一次缝扎。

以上为金定国所创新的"间断缝扎加高位注射术"，其术式入编于《中华结直肠肛门外科学》。

六、崔云（第五批，男科）

（一）名医简介

崔云，1961年7月出生于浙江省宁波市鄞州区，1983年毕业于浙江中医学院（现浙江中医药大学），毕业后进入宁波市中医院外科工作至今。毕业后师从于宁波市严氏外科刘中柱先生，后分别于2006年取得浙江中医药大学医学硕士学位，现系浙江中医药大学附属宁波中医院教授、主任医师、博士生导师、博士后合作导师，第六批全国名老中医药专家学术经验继承工作指导老师，浙江省名中医，中医外科学博士及硕士点、浙江省中医药重点专科、宁波市首批重点特色中医专科男性专科学术带头人，宁波市医学重点学科（中西医结合外科学）学科带头人。现任中华中医药学会男科分会副主任委员、世界中医药联合会男科专业委员会副会长、中国性学会中医性学分会副主任委员、浙江省中医药学会副会长、浙江省中医药学会第五届及第六届外科分会副主任委员、浙江省中医药学会男科分会主任委员、宁波市中医药学会会长。其主持国家自然科学基金1项、浙江省自然基金项目2项、厅局级课题6项，主持研究成果获浙江省医学科技进步奖、浙江省中医药科学技术创新奖二等奖、中华中医药学会科学技术奖三等奖、宁波市科学技术奖二等奖等。共发表论文60余篇。参与编写"十三五"规划教材《中医男科学》，作为主编、副主编出版专著5部。作为核心专家参与制定全国行业标准与规范（专家共识）6项。

（二）学术渊源

崔云教授其学业于学院教育、师授。师从严氏外科传人、浙江省名中医、甬派名医刘中柱先生，从事中医外科学、男科临床、科研、教学工作近40余年。临床首重辨证，深思明鉴；善用经方，更汲新知；酌古准今，求平寻源。擅长中医药防治泌尿男科、外科疾病及亚健康的调理。

（三）学术思想

1. 男科诸疾治从郁，善施柴胡畅情志

现代社会背景下，临床常见紧张焦虑、疑惑、易激等情绪失调的患者，表现有咽喉异物感、胸胁部胀满、失眠多梦等，这些在中医统称为"郁证"。崔云教授常指出，郁证作为一种全身性的情志疾病，对身体各部分的影响是不容忽视的，处于郁证状态的群体，其工作效率下降、内心敏感或悲观厌世，成为一些恶性疾病或事件的潜在诱发因素。郁证在男科临床也非常常见，尤其男性肩负社会进步、家庭生存的重担及持续压力，造成的外在表现之一即性功能的异常。崔教授深谙朱丹溪"一有怫郁，诸病生焉"之理，认为郁证是男科疾病发生的关键因素，尤其精室为肝经所系，男性生殖系统恰处肝经循行之所，肝气的郁结会导致精气血津液运行障碍，肝肾间物质转化及功能协调受阻。若肝经郁结、疏泄不及则阳强不泄；若肾失封藏、精关不固则遗精滑精；肝郁气滞致血液瘀阻脉络，则发为精索静脉曲张；气血不达宗筋而致阳痿，肝郁日久化火灼烧精室血络又会造成血精；湿热痰浊瘀滞搏结于下焦精室则会出现慢性前列腺炎、前列腺增生、前列腺癌等。因此，崔教授在治疗男科疾病时往往从郁证的层面出发，善用小柴胡汤、四逆散、柴胡疏肝散和柴胡加龙骨牡蛎汤等柴胡类方，行肝经逆结之气，疏肝解郁，配合适度的言语疏导，帮助患者走出误区。

2. 生殖之要首在精，乙癸同源察病机

肾主生殖，肾精之于生殖及其他男科疾病均占据根本地位，因此男科疾病的补肾观深入人心。崔云教授对于男科病诊治具有独到的思考，他反对一味从补肾壮阳入手治疗阳痿、男性不育症等疾病，反而认为随着社会发展模式的转变、社会压力增大，肝气郁结愈发成为男科疾病的关键病机。他十分推崇肝肾同源理论，这一理论源于《内经》，形成于李中梓的"乙癸同源，肾肝同治"的治疗原则。崔云教授立足先贤经典论述，主张从经络气血探讨肝肾同源的内涵并用以指导男科疾病的临床治疗，认为肝肾间经络相连、精血互化、木水相生、阴阳互资互助、藏泄互用、生理病理相关，而肝气的畅达是保证肝肾间物质转化和功能协调的关键因素。一旦肝气郁结不舒，则肝肾失调，精血瘀滞不化而产生男科瘀证，表现为男性不育症以及性腺炎症等，而肝肾藏泄失职，则精关闭藏不及，发为早泄等。崔云教授基于肝肾同源理论辨治男科疾病，重视肝肾功能的调节，虚性病证重视肝肾同补以司互化；虚实夹杂病证重视疏肝补肾通络，以畅达脉络的瘀滞不通状态；而对于实证为主者，重视疏肝理气、活血化瘀为先，若未清邪气则补，则旧邪不去、新邪又生，变证四起。

3. 四旁皆赖脾胃化，常顾后天不可忘

崔云教授诊治男科疾病时不忘顾护脾胃，其尊崇《内经》的"脾脉属土，位居中央为孤脏，以灌溉四旁"的论述，认为脾胃化生精微、运化水液，不断滋养五脏六腑，能够直接和间接地对精室起到濡养作用，保证生殖功能和机体各部运化的正常。其按照脾胃虚实证候，根据脾虚为主、虚实夹杂、实证为主病因的不同，进而形成补脾为主、虚实兼顾、泻实兼顾补虚的诸多治则。脾虚为主者，可见于禀赋不足、久病虚损、药物及手术损伤，机体正气耗伤，阴津匮乏，崔教授善以四君子汤、补中益气汤等治之；虚实夹杂者，可见于情志损伤、饮食失节、痰湿内蕴，在健脾之余常配伍疏肝之柴胡类方，以及消积化滞、燥湿化痰之属，如生山楂、制半夏、厚朴、苍术等；实证为主者，重视先清实邪，促脉道之通畅，再施补益，复气血之亏耗。崔教授常用大柴胡汤、黄连解毒汤、当归六黄汤等，重视清热利湿、活血化瘀，这些药物更具有调节糖脂代谢的功效，有助于身体体质的改善。但这些药物因性味多苦寒、辛燥，用之不慎则影响脾胃运化、耗损气血，因此泻实为主时，又常配入山药、茯苓、薏苡仁等顾护脾胃之品。

4. 临证诊病缓急治，内外合用遍病势

崔云教授指出，多数男科疾病虽然并非急症，但是稍有不慎，则会延误病

机，引起严重的后果。如睾丸鞘膜积液一症，若积液较多、日久不去，则可压迫睾丸，导致其功能受损，可对生育造成不可逆的影响；又如急性附睾炎，若不短期内遏制其病势，则可移位感染睾丸及附睾，发为脓肿、产生纤维化，对生殖系统产生严重损害；又如精囊炎、血精治疗不及时，慢性出血可严重损害患者心理健康等，因此这些能够短时间内给患者造成痛苦、隐患和严重担忧的疾病，亦当视为男科急症，须尽快遏制其发展势头。崔教授常言，男科是外科的一个重要分支，男科临床上不能忽略外治手段的优势，尤其男性生殖器官居于下焦，且见于体表，口服中药经代谢后，到达下焦生殖器官时已所剩无几，因此借助外治手段直接使药物与生殖器官接触，不失为良法。如对于鞘膜积液、急性附睾炎、血精，甚至一些阴茎破损处、尖锐湿疣、尿路感染等疾病，崔教授常嘱患者内服药物兼外用坐浴，借助内外合用的方式快速遏制病势。治疗中也有诸多智慧之处，如嘱患者药物自己煎煮，或将药物置于开水瓶，加适量开水闷泡一夜，次日饮用汤药兼坐浴，如此则汁液较多，足以内服外用。

5. 症病体证四维辨，创新兼融医教研

辨证论治是中医的特色之一，是实现个体化诊疗的重要介质。崔云教授临床常说，在目前疾病种类多样、复杂、怪异的背景下，不可一味秉持辨证论治，而当多因素综合考虑，否则容易漏诊、误诊甚至贻误病机。他依据自身 40 年临证经验，形成了"审症－诊病－辨体－识证"的四维辨治模式，对临床诊疗大有启发。所谓"审症"就是仔细观察患者表现于外的征象，并借助舌脉、言语、动作以及相关检查结果（如精液常规、精子形态学以及彩超）等进行综合判断，"诊病"是确定中医病名和西医病名的过程，亦是对患者病理状态作出的一个总结，"辨体"是对患者体质所属的判断，体现了因人制宜的特点，而"识证"是为了进一步的立法、遣方和用药。通过"审症－诊病－辨体－识证"的模式，能够形成对患者身体状态的一个整体性评判，避免了单纯辨证论治或辨病论治的缺陷。崔云教授不仅在中医理论和实践中进行创新，更是融合临床、教学和科研于一体，积极申报多项省级和国家级科研项目，培养多名硕士、博士及博士后，年门诊量逾万人次。他十分重视中医的传承，亦注重西医学的研究，使得科研与临床相辅相成，正是如此，方造就了一代名医。

6. 循循善诱常疏导，德医双馨杏林间

崔云教授临证诊病给患者最深刻的印象便是幽默风趣、和蔼亲切、对患者耐心地劝说与引导，以及毫不吝啬地鼓励和安慰。这既是其崇高医德的体现，也是其临床治病的重要辅助手段。崔云教授常说，对患者治疗的目的是解除病痛，而实际上病痛的产生并非全是器质性的改变，许多症状，诸如莫名的疼痛、不适和胸闷气短等，往往借助现代仪器亦不能查明原因，归根结底是情绪化的产物。所以治病之时，常与患者交流一些非医学的事情，使患者的紧张情绪得到放松，唯使患者心情好、胃口好、大便通畅，则诸症"不治而愈"。崔教授现已临证40余载，从加冠之岁工作到花甲之年，仍勤于思考，不断学习，并且始终坚守药味适中、药价平和、药效和缓的原则，坚持纯用中药，尽量在保证疗效的基础上减少患者的经济负担，这种崇高的医德和高超的医术深深渲染和启发着后来的学者们。

（四）临证经验

崔云教授擅长男性不育症、阳痿、遗精、慢性前列腺炎、前列腺增生、前列腺癌以及睾丸鞘膜积液、尿路感染等多种泌尿、男科疾病的临床诊治，具有诸多独到的见解和十分丰富的治疗经验。

1. 男性不育症

男性不育症的致病因素复杂难辨，涉及物理性、化学性、感染、基因等多重因素。崔云教授在不育症的诊疗中，重视中医四诊与西医学检验结果的结合，即运用"审症-诊病-辨体-识证"的治疗思路选药裁方，结合现代精液检测辨精施药，灵活运用"体质论"对于男性不育伴有高脂血症、肥胖症、糖尿病等代谢相关疾病的患者予大柴胡汤化裁，调节体质，通腑泄浊以轻体；对于阴虚夹湿体质者选用当归六黄汤滋阴清热、调节代谢；对于因免疫相关因素导致不育的患者，循其本，活用柴胡类方调节其免疫；对于感染指标异常的患者，借温清饮和血解毒等。临证之时，秉持审病求因、求因祛因、祛因乃得子的理念，取效甚捷。又因肾藏精、主生殖，肝藏血、精血同源，肝病及肾、肾病伤肝，故辨证施治时尤重肝肾，常采用补肾生精、疏肝解郁诸法，同时注重脾胃这一后天之本，重视健中州以溉四旁，调脾胃升清降浊之功，如此扶正祛邪兼顾，提高精子活力，增加受孕率。而面对前来求医的患者，又尤其注重心理疏导与药物治疗相结合，身心同调的方式为患者制定个性化的诊疗方案。

2. 阳痿

中医亦称之"阳痿"，亦有"筋痿""阴痿"之称。崔云教授重视气的运动在阴茎勃起中的重要作用，并重视调节气机治疗阳痿。他认为男性的勃起功能有赖于肾气、天癸的发育充盛，心神的愉悦与兴奋，脾胃气血的充实，以及肺气与肝气的调达，即男性勃起的生理基础以宗筋为体，以气血为用，多脏腑共同协作，如此可使气血随心而动，充实宗筋，从而勃而坚、坚而久，达到满意的夫妻生活。崔教授认为，阳痿不可单纯视为一种疾病，而应当是一种病理状态，当患者面临较大的生活和工作压力，或罹患高血压、糖尿病等基础疾病时，阳痿往往是内在异常的外在表现。因此崔教授从肝肾同源理论出发，认为肝气郁结是阳痿发生的关键病机，尤其重视从肝经辨治阳痿。肝经乃生殖中枢，其循行环阴器，具有畅达气血的功效，一旦多因素导致肝气郁结，则会使肝肾间物质转化异常、功能失调，气血瘀滞不行，阴茎痿弱不起。崔教授立足阳痿肝郁不疏、气滞血瘀的主要病机，重视以疏肝解郁、行气活血为治疗大法。以肝为主导，各脏腑兼治，善用柴胡类方配伍行气活血通络之品，切中病机，结合心理疏导使患者摆脱疾病带来的心理压力。另建议患者定期监测生化指标情况，做好健康防护和宣传教育。

3. 早泄

早泄，中医称之"鸡精""见花谢"等。崔云教授从肝肾同源理论出发，认为肝主疏泄、肾主闭藏，肝肾功能的协调是保证精液适时排泄的前提。由于肝愈郁则愈欲疏泄，当压力增大、情绪紧张等导致肝气郁结时，可使肝气郁结化火、热邪内迫，引起疏泄太过，肾不闭藏，精液泄出。此外，由于心为五脏六腑之大主，精关开阖亦受心神之调控；脾为后天之本、气血生化之源，肝肾亦受脾胃精微之濡养来保证自身功能，且脾气固摄的作用有助于精液之闭藏。因此，在早泄的治疗上，崔教授遵循"审症 - 诊病 - 辨体 - 识证"的辨证模式，重视将辨证论治、辨病论治、辨体论治相结合，首重肝肾之调节，复心神之调控，兼顾脾胃之运化，如以小柴胡汤结合半夏厚朴汤为基础，配合五味子、百合等补肾宁心之品，其中亦不乏党参、茯苓等益气健脾之属，体现了对脏腑的综合调节。此外，早泄与情绪、房事频率等密切相关，崔教授用药之余既嘱患者注重养生调摄，宁心守神，调畅情志，避免焦虑；又嘱患者控制房事频率，不可过度以耗损肾气，亦不可过少，否则用进废退，更不利于窥探药效以调整药物等。

4. 血精

血精，中医称之"赤浊"。崔云教授基于气虚不摄血和实邪迫血行之病因，将血精分为肾虚肝郁、湿热瘀阻、脾肾亏虚 3 个证型。治疗过程中，崔云教授紧扣病位，认为血精病在精室，而精室属于奇恒之腑的范畴，以通为要，故通法应贯穿血精治疗始终：对于湿热瘀阻型患者，崔云教授常将通融入"清""化"之中，以清热利湿化瘀为治疗大法；对于肾虚肝郁型患者，常通补兼施，以滋肾疏肝活血为治疗法则，标本兼顾；对于脾肾亏虚型患者，崔云教授认为此类患者正气已无力抵御邪气，邪气亦不盛而略有残留，因此在补益之中辅以通法，一则通其残留之邪，二可使其补而不滞。因血精常发于性腺炎症，除内服药物之外，崔教授常嘱患者外用坐浴，使得药物与下焦生殖器官直接接触，更好地起到消炎止血的作用。此外，因精中带血，多数人会产生焦虑、恐惧和忧虑情绪，因此崔云教授重视血精患者的情志疏导，告知其适度排精以排出瘀血，禁欲留瘀反而不利于疾病恢复。

5. 遗精

此病中医亦称之"遗精"，具有生理性和病理性之分。所谓"精满自溢"，生理性遗精往往是精液蓄积、溢泄的正常现象，通常是无排精情况下，每月2～3次，且无不适；而病理性遗精指无排精情况下，每周2次以上，常伴有腰酸、头晕、耳鸣、失眠等症状。崔云教授认为遗精多由房事过度、屡犯手淫、思虑过多、嗜食厚味等因素所致。病因有虚实之别，实者多为遗精初起、年轻体壮者，邪扰精室，则精液妄泄；虚者多为久病体衰、年老力弱者，固摄失司，则滑脱不禁。故崔云教授采用清泄、补益的治疗原则，根据不同的证型，分别采用三才封髓丹交通心肾、归脾汤悦心健脾、自拟清平方（沙苑子、莲子、芡实、五味子、生龙骨、生牡蛎、生地黄、栀子、麦冬、黄连等）清心补肾、知柏地黄汤滋阴降火、龙胆泻肝汤清热利湿等。除药物治疗外，崔教授还主张对患者进行情绪疏导，并对其进行积极的健康教育与生理知识讲解，尤其是生理性遗精作为一种正常的生理现象，却让患者背负沉重的心理负担，得不偿失。因此让患者卸下心理负担是治疗的关键一步。

6. 前列腺增生

前列腺增生，中医称为"癃闭"，为老年男性常见疾病。崔云教授认为本病多与先天不足、后天失养、劳逸失度、饮食不当、情志失调等因素有关，病位以精室（前列腺）和膀胱为主，又与肺、脾、肾三脏关系密切。年老肾虚、脾失健运为其内在基础，而湿热蕴结、瘀浊阻滞是其形成的关键。故治疗当遵扶正祛邪之旨，据此确立补肾健脾以治本、清化实邪以治标、宣肺降浊以调气的治疗原则。本病病程漫长，且易反复，临证注重辨明寒热虚实，选方用药宜当主次分明。补肾时注重壮水以分清泌浊，益火以化气。补脾时常综合醒脾、运脾、健脾之品。尤为注重肺在本病中"通调水道，下输膀胱"的作用，同时认为肾亦开窍于精室，精室亦上通于肺，精室疾病亦当责之于肺，运用"提壶揭盖"，启上焦之塞以开下焦之闭，于方中掺入麻黄、桔梗、紫菀、五味子、麦冬等药物，合补肺、泻肺、敛肺、清肺为一体，以复水液澄澈。前列腺亦属奇恒之腑，当以通为用，崔云教授遣方选药考虑药性归经，同时又结合现代药理学作用，运用具有抗病原体、消炎作用的药物，清热化湿、活血散结、逐瘀降浊，以求"除邪散结"之功。患者具有个体化差异，崔云教授治疗时结合"审症－诊病－辨体－识证"的诊治模式，谨守病机，又法活机圆，知常达变，常能获效。

7. 慢性前列腺炎

慢性前列腺炎属于中医"淋浊""精浊"范畴。崔云教授根据多年临床实践经验认为本病病机多以湿热、肝郁、瘀血、正虚为主。治疗时将辨证论治与辨病论治相结合、内治与外治结合、中医与西医相结合。遣方用药上多以传统经方为基石，结合现代药理学研究，巧设药对，临症加减。常使用清热解毒化湿类药以抗病原体、抗炎；活血化瘀药物以改善前列腺血液循环，促进炎症的消退，改善后尿道等邻近器官的纤维组织；益气扶正药物以提高免疫功能增强机体的抗病能力。在治疗同时又重视加强患者的自我保健意识，于诊疗过程中指导患者改变不良饮食生活习惯，注意个人卫生，摆脱相关致病因素。本病的发生发展不仅是医学问题，更是社会问题。崔云教授认为本病精神压力给本病患者影响远大于疾病本身，在治疗时从"郁"着手，疏肝解郁、调畅气机，同时紧扣病机之变化，灵活地辅以活血化瘀、化痰祛湿、消食化积、清热散火之法，辨郁而治，心理疏导与药物并重，从而改善患者身体、心理、社会适应状态。

8. 前列腺癌

前列腺癌，中医称之为"癃闭""癥瘕""淋证"等。崔云教授认为天癸衰竭、正气亏虚是前列腺癌发病的内在基础，正虚影响代谢，形成水湿、瘀血等病理实邪，留滞前列腺，蕴结腺体，导致前列腺阴阳失衡是产生癌邪、形成前列腺癌的关键。其辨治前列腺癌遵循"持续扶正，适时清毒，随证治之"的理念。"持续扶正"的原因在于患者年老虚损，更经癌邪、手术或放化疗损伤，正虚更甚，故当扶助先后天之本，重视补脾、以善其肾、肝肾同求、益精壮骨；"适时清毒"的原因在于患者接受放化疗即为清除癌毒的过程，且久用清除湿热痰瘀之毒的药物，有碍正气恢复，因此要阶段性清除实邪；"随证治之"是根据前列腺癌合并的尿路及其他进展期症状、放化疗及手术后遗症的不同，识别病机，灵活用药。如对于前列腺癌根治术后发生尿失禁者，崔教授坚持"补脾为主，补肾为辅，兼顾实邪"的原则，善用黄芪、党参、绞股蓝等药物，重视发挥气的固摄作用。对于前列腺癌合并骨转移的患者，其重视补益肝肾、扶正壮骨以治本，清除癌毒、祛邪止痛以治标，纯用中医药治疗本病，显著改善了西医手段所引发的不良反应，提高了患者生存质量。

9. 睾丸鞘膜积液

睾丸鞘膜积液，中医古籍中以"水疝"称之，是睾丸鞘膜囊内发生的病理性积液，长期的积液压迫可使得睾丸局部供血障碍，甚者对生育造成严重影响。崔云教授针对此病，提出了切病机、抓要点的诊疗思路。他指出，禀赋不足、房劳失节致肾气亏虚、气化无力，或因生活压力增大、工作不遂等致肝气郁结、水液输布障碍，诸多原因皆可引起水液积聚体内。水性趋下，留滞睾丸，排泄不及时，即可发为睾丸鞘膜积液。同时，崔教授遵循仲景"血不利则为水"的论述，认为水不利则脉道亦不通，加上肝气郁结、肾气不化、外感诸邪等，常使脉道受阻，不利而为瘀，且肝肾同受脾胃之精，脾能运化水液，因此在论肝肾与睾丸鞘膜积液关系时，要结合脾虚和血瘀的因素。崔教授将此病分为阴虚肝郁、阳虚肝郁、肝肾不足 3 个证型进行治疗。治疗上采用内外合用的思路，内服药物以补肾疏肝、利湿泄浊为基础，深度把握"湿邪"这一疾病发展过程中的重要病理因素，补肾疏肝之时又不忘温脾以利水，利水之时亦少佐化瘀之品；外治法则以直接接触阴囊为要，主要采用中药坐浴的方式，使得药力直达病所，药物利用率达到最大。借助于内外合治的手段，往往取得不错效果。

10. 男性乳腺发育症

男性乳腺发育症，中医称之"乳疬""乳核""乳节"等。《疡科心得集》认为"男子之乳头属肝，乳房属肾"，因此本病与肝肾密切相关。崔云教授认为肾虚肝郁是乳房发育的核心病机，且肾虚有阴虚、精亏和阳虚之别，肾阴虚多由肝郁化火伤及肾阴所形成，肾精不足和肾阳虚主要责之脏腑的虚衰，脾虚不能运化精微、肾精肝血不能相互滋生导致肾精不足，脾肾阳气、肝阳肾阳不能相互资助导致肾阳亏虚等。而不论何种肾虚，因木生于水，肾虚常致肝木升发障碍而郁滞于下，造成肾虚肝郁的结局。崔教授亦指出，单纯的肾虚肝郁并不会导致肿块的形成，乳腺形成肿块必是有实邪留滞局部，肾为气之根，肝的疏泄保证气机的运行，一旦形成肾虚肝郁证，必然导致气化无力、运行障碍，气无法促进津液代谢、推动阴血内行，则滞血成瘀，聚湿为痰，痰瘀互结于肝肾经络，达到其循行部位，则局部有实物阻滞，发为乳腺内肿块，致局部气血不通，并发疼痛，因此痰瘀凝滞是乳腺发育的病理关键。治疗上遵循补肾疏肝、化痰除瘀、身心同调的原则，常收获满意效果。

11. 尿路感染

尿路感染，中医称之"淋证""腰痛"等。崔云教授指出本病主要是由脾肾亏虚、外邪入侵所致，治疗关键在于清热祛湿，多主张分期论治。对于性生活不洁、感染外邪，或处于疾病早期者，湿热之邪明显，湿热蕴结下焦、膀胱气化失司但机体正气尚足，当重视"清""化"之法，以清热祛湿、化瘀解毒、通淋祛邪为主，不妄加补益之药，以免闭门留寇。崔云教授临证常采用自拟方，药物包含生黄芪、白芷、升麻、连翘、黄芩、生地榆、栀子、赤芍、车前子、泽泻、茯苓、薏苡仁等，既祛除湿瘀毒邪，又不忘顾护脾胃；对于正气内虚、外邪侵袭者，或疾病迁延日久、用抗生素寒凉遏脾而病邪未去者，此时病邪缠绵已久，正虚邪恋，湿热难去，病性虚实夹杂，此时着重健脾益气补肾，提高机体免疫力，扶助正气以驱邪外出，崔教授常拟生地黄、泽泻、茯苓、山药、生白芍、菟丝子、枸杞子、黄芪、生白术、党参、马鞭草等，重视六味地黄汤、四君子汤、五子衍宗丸等扶正之剂为基础方，兼配合少许祛邪之品。

（五）医案

案1 遗精

童某，男，27岁，未婚。

初诊（2021年5月18日） 患者自诉2年前出现频繁遗精，伴五心烦热、腰膝酸软无力、夜间汗出难止，近2年来上述症状有加重趋势，遗精3～4天1次。青春期手淫频繁，尝试戒除未果，否认高血压、高血脂、高血糖及其他特殊疾病史和服药史，查体无异常。症见：腰膝酸软，烦热盗汗，口干欲饮，夜寐不安，舌质红、少苔，脉细数。四诊合参，诊断为遗精，辨证为阴虚火旺、心肾不交证。治以交通心肾、固精止遗。

拟三才封髓丹加味以交通心肾，处方：生牡蛎（先煎）、生龙骨（先煎）各30g，天冬、生地黄、党参、黄柏、茯苓各15g，五味子10g，生甘草、砂仁（后下）各6g。7剂，每天1剂，水煎，早晚分服。嘱患者调适心情，排除杂念，注意个人清洁卫生。

二诊（2021年5月25日） 患者诉1周未遗精，五心烦热、口干等症状缓解，盗汗仍存。考虑到证型未变，盗汗仍存，故在初诊方基础上加稽豆衣10g，增强止汗之力。14剂，每天1剂，水煎，早晚分服。

三诊（2021年6月8日） 患者诉遗精1次，前症悉减，心情舒畅，舌红、苔薄、脉细数。考虑到患者阴虚明显，故于二诊方基础上加知母10g、女贞子15g补益肝肾，滋阴润燥，以图长效。14剂，每天1剂，水煎，早晚分服。随访遗精得愈，诸症皆除。

案 2　前列腺癌

张某，男，67 岁。

初诊（2020 年 3 月 18 日）　患者 2019 年 11 月 12 日在医院查肿瘤全套示：总前列腺特异性抗原（TPSA）5.110ng/mL，游离前列腺特异抗原（fPSA）1.220ng/mL，直肠指诊示前列腺Ⅱ度肿大，中央沟浅。2019 年 11 月 18 日前列腺 B 超提示前列腺占位，全身骨显像未见明显异常。考虑为前列腺癌，遂于 12 月 7 日在全麻下行"腹腔镜下前列腺根治性切除术"，术后病理示：腺泡腺癌。诉术后半月即出现尿频、尿失禁，伴有乏力。无高血压、糖尿病、高脂血症等疾病史。诊见：面色㿠白，语声低微，少气懒言，舌淡红、边有齿痕、苔白腻，脉细弱。诊断为前列腺癌，脾肾气虚夹湿型，治拟健脾益肾化湿，用补中益气汤合五苓散化裁。

药用：生黄芪、生白术、党参、当归各 15g，茯苓 20g，泽泻、升麻、乌药、益智仁、五味子各 10g，陈皮、柴胡、生甘草各 6g。7 剂。每日 1 剂，分 3 次服。嘱晚 8 点后少饮水，放松心情，做提肛运动。

二诊（2020 年 3 月 25 日）　诉尿失禁改善，食后出汗较前好转，大便干，乏力仍存。前方加生白芍 30g、仙鹤草 30g。14 剂。

三诊（2020 年 4 月 8 日）　查 TPSA 0.05ng/mL，fPSA 0.04ng/mL，睾酮（T）< 0.24ng/mL，诉尿失禁、乏力不适改善明显，双腿颤动消失，出汗较前减少，大便每日 1 次，质软。舌淡红、边有齿痕、苔薄白，脉细。前方去泽泻。14 剂。

四诊（2020 年 4 月 22 日）　诉尿失禁显著改善，现仅夜间使用尿不湿，可正常步行 2 公里，且排尿急迫感较前明显减弱，乏力、出汗已极少，近日唯感口干，大便 2 日 1 次，偏干燥。舌红、苔薄黄，脉细。前方去黄芪、益智仁，加生地黄 10g，功劳叶 15g。14 剂。

五诊（2020 年 5 月 6 日）　查 TPSA 0.06ng/mL，fPSA 0.05ng/mL，T < 0.24ng/mL。诉口干缓解，近 1 周来大便每日一解，偶见质稀，尿失禁、乏力、出汗好转。舌脉同前。前方去生地黄、芍药，加红景天 15g，川芎 10g。14 剂。

六诊（2020 年 5 月 20 日）　尿失禁较前明显好转。后遵循持续健脾补肾、适时清除湿毒的原则，维持治疗至今，病情稳定。

案 3　男性不育症

丁某，男，28 岁，已婚。

初诊（2020 年 5 月 11 日）　诉性生活正常，每月 5 ～ 6 次，未避孕未育 2

年。妻子 27 岁，检查无异常。平素工作压力大，熬夜较多，脾气差，晨起常觉口苦、口干，胸胁常有不适，胸闷不舒，眼睛干涩，太阳穴胀痛，性生活后感腰酸，夜间燥热易出汗，睡眠一般、胃纳尚可、大便偏干量少，每日一解，小便尚可。刻见：患者体型中等，面容愁苦，面色泛红，舌质红，苔薄黄腻，脉弦细数。精液检查：精子浓度 $4.6 \times 10\%$mL，前向运动精子 11.4%，精子总数 16.1×10^6 个，正常形态精子 3.2%。其他检查无明显异常。西医诊断：少弱精子症；中医诊断：艰嗣，证型：阴虚肝郁证。

治拟滋阴疏肝，以一贯煎合丹栀逍遥散化裁，方药如下：生地黄 30g，麦冬 10g，川楝子 8g，牡丹皮 10g，栀子 10g，当归 15g，生白芍 15g，柴胡 8g，黄芩 15g，黄柏 10g，大枣 15 枚，郁金 10g，五味子 10g。共 7 剂，水煎服，每日 1 剂，早晚分服。嘱患者放松心情，自我减压。

二诊（2020 年 5 月 18 日） 口干、胸闷好转。前方加制大黄 10g，女贞子 15g。共 14 剂，服药同前。嘱其继续试孕，避免熬夜，平素以西洋参或石斛代茶饮。

三诊（2020 年 6 月 1 日） 口干口苦、眼涩、腰酸缓解，偶盗汗，大便畅。前方去川楝子、郁金，生地黄改为 15g，加石斛 10g，红景天 15g。共 14 剂，服药及医嘱同前。

四诊（2020 年 6 月 15 日） 复查精液：浓度 $25.6 \times 10\%$mL，前向运动精子 27.6%，精子总数 89×10^6 个，正常形态精子 6.0%。勃起硬度改善，近日贪凉，大便偏稀，舌淡红，苔薄黄，脉细数。更方：生地黄 15g，牡丹皮 10g，山茱萸 15g，茯苓 30g，泽泻 10g，山药 15g，柴胡 8g，香附 10g，黄芩 15g，大枣 15g，五味子 10g，川芎 10g。共 14 剂，服药及医嘱同前。

五诊（2020 年 6 月 29 日） 大便成形。茯苓改为 15g，继服 14 剂，服药及医嘱同前。后以此方化裁，继续治疗 4 个月余，其间精子质量虽有波动，但整体质量较治疗前改善。2020 年 11 月 20 日，电话告知其妻已妊娠，嘱其定期妇科随诊，注意调护。

七、程祖耀（第六批，皮肤科）

（一）名医简介

程祖耀，1959 年出生，湖州人，湖州市中医院主任中医师，浙江省名中医，浙江中医药大学兼职教授，兼任中华临床医学会理事，浙江省中医药学会中医基础理论分会委员、中医诊断与方剂分会常委，浙江省医学气功研究会委员，浙江省制冷学会低温生物医学分会副主任委员，湖州市医学会皮肤病学组副主任委员，湖州市中医药学会理事。2007—2016年担任湖州市第六届、第七届政协委员，被评为优秀政协委员。

1983年毕业于浙江中医学院（现浙江中医药大学），从事中医临床工作近40年。1993年被湖州市卫生局确定为市名老中医杨泰生先生的学术继承人，1999—2000年去杭州第一人民医院进修普外一年，2001—2003年担任浙江省中医重点专科——蛇伤专科后备学科带头人。平时爱好读书，认真研究中医经典及历代中医名家经验，具有扎实的中医药学理论基础和丰富的临床经验，善于吸取西医学优秀的诊疗技术，能熟练运用中、西医结合方法治疗内、外科常见病及疑难病症。曾获浙江省科技创新三等奖2项，在国内外医学杂志上发表学术论文50余篇，著有《气功疗法简编》《毒蛇咬伤诊疗规范》《杨泰生外科临证经验集》《湖州中医外科外用药验方集》《程祖耀外科临证经验集》等著作5部。带教进修实习生100多人，2003年荣获湖州师院医学院优秀带教老师。2006年被湖州市卫生局评为市级名中医，2014年被浙江省卫生计生委评为浙江省名中医，培养学术继承人15名。2016年担任"杨氏外科名中医工作室"负责人，工作室成员共10人。2017年12月被浙江省中医药管理局批准创建"浙江省程祖耀名老中医专家传承工作室"，担任指导老师，目前工作室创建已获得验收通过。

（二）学术渊源

程祖耀生于中医之家，自幼耳濡目染，1983年毕业于浙江中医学院，分配至湖州中医院从事伤科临床工作。毕业前实习时期，已随湖州四大名医吴士彦先生临证学习半年，见识了中医治病之精妙。而后随市名老中医陈中福先生学习治伤手法。至1983年底，受医院委派去北戴河气功疗养院学习医疗气功，得到国家级气功名家的传授与指点。1984年3月在医院创立气功科，编写了《气功疗法简编》（约4万字），获湖州四大名医朱承汉先生嘉许，《气功疗法简编》准予内部刊行。在医院从事气功医疗9年中，为气功治疗慢性病积累了宝贵的经验。

1993年5月起，师从湖州市名老中医杨泰生先生，跟师临证学习2年，侍诊、抄方，学习配方合药，协助治疗，为杨老整理医案和治疗经验。通过杨老的言传身教，对杨氏中医外科产生了浓厚兴趣，并倍感深深的敬意。

（三）学术思想

湖州杨氏外科源自吴兴后浜兜名医李梦莲，在创始人杨詠仙先生阶段得到发扬光大，自成体系。詠仙公从事中医外科达 50 多年，先后培养 100 多名学生，分布江、浙、皖 3 地，成为当地中医外科骨干力量。

第二代传人杨泰生先生这一辈，在传承先辈的基础上，对杨氏外科加以创新发展。杨泰生先生，治学严谨，勤奋好学，在继承家传外用药的基础上，改进创新了多种外敷药，如治疗烧烫伤的烫伤灵散剂、治疗痹证的蠲痹搽剂、治疗痤疮的痤疮净洗剂等。在完整保留杨氏外科流派特色的基础上，与时俱进、不断创新，拓展了杨氏外科的诊治范围。1988 年国家卫生部中医司领导来湖州市中医院指导工作时，现场清点了杨氏诊室里陈列的外敷药，膏、散、酊、锭等各种制剂共计达 63 种，称赞湖州杨氏外科外用药系列保留得非常完整，在全国实属少见。

杨氏外科第三代传人程祖耀主任中医师，总结了"湖州市名老中医杨泰生中医诊疗系统"，编著了《杨泰生外科临证经验集》（2013 年 8 月内部刊行）、《湖州中医外科外用药验方集》（2019 年 6 月内部刊行）、《程祖耀外科临证经验集》（2021 年 6 月复旦大学出版社出版），2019 年 11 月完成"中医外治在皮肤科中的运用及新进展学习班"学习（2019 年国家级中医药继续教育项目）。

程氏认为"中医治病在药外"，人由天地精气化生而成，受四时环境、饮食营养、生活习惯、心理情志的影响，生理功能随之发生变化。人之所以生病多由于平时生活起居失调所致。所以在看病时，我们不仅要看到患者当前疾病的临床表现（如细菌、病毒感染），还要看到疾病背后隐含的饮食起居失调这一深层次的原因，有时这对于诊病也是至关重要的。掌握杨氏外科精髓，不断吸取西医学好的治疗方法，在传承中创新，自创多种外科用药，如鹅掌风洗方、寻常疣洗方、复方冻疮散等，在临床上取得良好疗效。

（四）临床经验

程祖耀擅长治疗感染性疾病、皮肤科疾病、骨关节退变、甲状腺疾病、乳腺疾病、前列腺增生、毒蛇咬伤、烧烫伤、冻疮、脱发、免疫及血管性疾病、肿瘤及亚健康人群的调理等，能开展冷冻、激光及常规普外科手术，对毒蛇咬伤和中医养生也有较深入的研究，在湖州及周边地区享有良好的声誉，年门诊量 18000 人次以上。临床经验举例如下。

1. 搭手疽

搭手疽（西医称之为痈），现代学者一般把疽分成为"有头疽"与"无头疽"两大类。有头疽相当于西医学的痈，是多个相邻的毛囊和皮脂腺的急性化脓性感染。本病多发生于抵抗力低下的成人，好发于皮肤较厚的颈项、背部和大腿，大小可达 10cm 或更大，初为弥漫性浸润性紫红斑，表面紧张发亮，触痛明显，之后局部出现多个脓头，有较多脓栓和血性分泌物排出，伴有组织坏死和溃疡，可见窦道，局部淋巴结肿大。临床上患者自觉搏动性疼痛，可伴有发热、畏寒、头痛、食欲不振等全身症状，严重者可继发毒血症、败血症，进而导致死亡。本病愈合缓慢，伴有瘢痕形成。

东轩居士《卫济宝书·痈疽五发》云："疽起初如麻豆子大……以次皮破，窍穴渐如蜂房，多有脓毒不出结痛。"《外科理例·疮名有三》论疽说："疽者，初生白粒如粟米，便觉痒痛、触着其痛应心，此疽发之兆……三四日后，根脚赤晕展开，浑身壮热微渴，疮上亦热……疽顶白粒如椒者数十，间有大如莲子蜂房者，指捺有脓不流，时有清水，微肿不突，根脚红晕，渐渐展开。"指出了本病的特点，患处先有粟粒样脓头、焮热、红肿、疼痛，易向深部及周围扩散，脓头逐渐增加，溃烂之后状如莲蓬、蜂窝。并且由于脓液排泄不畅而向周围蔓延扩展，病变范围则愈来愈大，常超过 9cm，甚至大愈盈尺，所以古代文献把范围较大的有头疽也称作"发"。

《灵枢·痈疽》认为疽和痈一样，是由于毒邪阻滞，营卫稽留，血气不行，壅遏生热，热盛肉腐成脓的皮肤与肌肉的化脓性疾患。疽者，发于五脏，属阴寒虚证，多由内伤七情、五脏蕴毒而发，起病慢，病位深，生于筋骨之间，局部色白，漫肿平塌，边界不清，酸多痛少，发热不甚，难消、难脓、难溃、难敛。

2. 流火（下肢丹毒）

丹毒因其发病突然发红，色如丹涂脂染，因而得名"丹毒"，又有面游风、流火、赤游火丹之分。《疡医大全·赤游丹门主论》引《太平圣惠方》说："圣惠云：夫一切丹毒者，为人身体忽然变赤如丹之状，故谓之丹毒也。或发手足，或发腹上，如手大，皆风热恶毒所为。"指出了丹毒的症状，并且认识到本病是由于毒热之邪所致。西医学认为本病由于溶血性链球菌（丹毒链球菌）侵入皮肤或黏膜的网状淋巴管所引起的急性感染，也称为"丹毒"或"网状淋巴管炎"。

3. 脐部窦道（腹腔镜术后感染）

窦道是一种只有外口而无内孔相通的病理性盲管，其特点是管道由深部组织通向体表，只有一个外口，与内脏不相通连。多数窦道细而狭长，或直或弯，属中医瘘管范畴。由于手术创伤，残留异物或坏死组织刺激深部组织化脓溃破而成。患病前常有外科手术史或外科感染史。局部有一个小疮口，常有脓性分泌物流出，疮周皮肤可呈潮红、丘疹、糜烂等湿疹表现，一般无全身症状。有时外口闭合，脓液引流不畅，可引起红、肿、热、痛，或有轻度发热等症状。创口可有手术丝线、死骨片等异物流出。窦道深浅不一，可有数厘米到十几厘米长。

4. 褥疮（褥疮特殊菌感染）

褥疮是指长期卧床的患者，由于躯体的重压与摩擦而引起的皮肤溃烂，又名"席疮""眠疮""印疮"。《疡医大全·席疮门主论》说："申斗垣曰，席疮乃久病着床之人，挨擦磨破而成，上而背脊，下而尾闾，当用马勃软衬，庶不致损而又损，昼夜呻吟也，患者但见席疮，死之徵也。""心法曰，席疮乃大病后，久而生眠疮也，乃皮肉先死，不治。"褥疮患者大多兼有严重基础疾病，或瘫痪，或病重，且易继发感染，古人认为"褥疮"乃死证，或不治。

（五）医案

案1　搭手疽

沈某，男，61岁，凤凰西苑。

初诊（2017年12月15日）　左腰背旁红肿疼痛5日。患者5日前左腰背旁发现一个肿块，上有数个粟米样脓点，周围肿硬，边界不清，作痒疼痛，皮色黯红，近3日来肿块扩大，疼痛剧增，乍寒乍热，头痛肢楚。夜寐不安，胃纳欠佳，大便3日未行。无糖尿病、高血压病史，无药物过敏史。体格检查：左腰背部患处，肿块如手掌大，根盘散漫平塌，脓水少流，按之板滞，皮色紫黯，体温38.5℃，舌质红苔黄腻，脉滑数。中医诊断：搭手疽（西医：痈），证属：营气不足，湿火邪毒鸱张。治疗原则：清热凉血，和营托毒。

治法：①中药处方：小川连3g，炒赤芍10g，连翘10g，金银花10g，生黄芪10g，皂角刺10g，粉牡丹皮10g，蒲公英15g，淡黄芩10g，野菊花10g，制大黄10g，生甘草3g。3剂。②西药处方：生理盐水250mL＋阿洛西林4.0g，静脉滴注，每日1次；头孢克洛胶囊0.5g，每日2次。③外治方：掺十面埋伏散，金黄膏涂于纱布上盖贴，每日1换。④嘱注意休息，饮食清淡，忌鱼腥发物。

二诊（2017年12月18日）　搭手疽已溃，脓水量少，稀薄不腻，糜烂未定，身热口渴，体温38℃，舌红苔黄糙腻，脉象滑数。辨证：湿火邪毒炽盛，诚恐内陷，再以清热并佐托毒。①中药处方：小川连3g，淡黄芩10g，鲜生地黄15g，天花粉10g，连翘10g，金银花10g，赤芍10g，粉牡丹皮10g，生黄芪10g，皂角刺10g，野菊花10g，生甘草3g。4剂。②西药同上。③外治法：

疮面作"十"字形切开，均匀薄掺八仙丹于创口，腰大膏涂于纱布上盖贴，每日 1 换。

三诊（2017 年 12 月 22 日） 搭手疽，经手术扩创引流，脓出通畅而稠厚，糜烂已定，热退痛减，四周红肿渐消，舌苔薄黄腻，脉小弦滑，体温 37.3℃。辨证：邪毒渐化，营气损耗未复。①中药处方：炒当归 10g，炒白芍 10g，金银花 10g，野菊花 10g，小川连 3g，粉牡丹皮 10g，蒲公英 15g，炒陈皮 10g，生黄芪 10g，细生地黄 10g，炒谷芽 10g，生甘草 3g。7 剂。②停用静脉输液，头孢克洛胶囊续服。③外治法：掺十面埋伏散合八仙丹（8∶2）于疮面，调大膏涂于纱布上盖贴，每日 1 换。

四诊（2017 年 12 月 29 日） 搭手疽，部分腐肉未脱落，脓稠量多，神倦懒言，舌苔薄腻，脉小弦。辨证：邪毒虽化，老年营气两耗。法当扶正调养。治疗：①中药处方：炒当归 10g，炒白芍 10g，金银花 10g，太子参 10g，生黄芪 10g，炒白术 10g，大生地黄 10g，蒲公英 15g，炒谷芽 10g，生甘草 3g，10 剂。②西药停用。③外治法：掺升生肌、黄连膏涂于纱布上盖贴，每日 1 换，待新肌充长后改掺生肌散、黄连膏薄涂于纱布上盖贴，每日 1 换至愈。

案 2 流火

俞某，男，48 岁。

初诊（2013 年 10 月 24 日） 左小腿红肿疼痛 1 周。患者 1 周来左小腿红肿疼痛，伴有寒热，骨节酸痛，夜寐不安，胃纳欠佳，有糖尿病史 2 年，平时服药不规范。无高血压病史，无药物过敏史。体格检查：左小腿嫩红肿胀明显，上有少量暗红色水疱，按之疼痛。体温 39.2℃。舌质红绛少苔，脉弦滑数。血常规：白细胞计数 $18.5×10^9/L$，中性粒细胞比值 87%，余（–），餐后血糖 16.5mmol/L。中医诊断：①流火（西医：下肢丹毒）。②消渴（西医：糖尿病），证属阴虚内热，湿热下注。治疗原则：养阴清热，凉血解毒。

治法：①中药处方：牡丹皮 10g，赤芍 10g，小川连 3g，蒲公英 15g，重楼 6g，山慈菇 10g，怀牛膝 10g，黄柏 10g，忍冬藤 10g，连翘 10g，天花粉 10g，3 剂。②西药处方：生理盐水 250mL+ 青霉素针 800 万 U，静脉滴注，每日 1 次；头孢呋辛酯片 0.5g，格列齐特缓释片 60mg，每日 2 次，口服。③外治法：金黄膏外敷小腿红肿处，每日 1 换。④嘱饮食控制，监测血糖，卧床休息，饮食清淡。

二诊（2013 年 10 月 27 日） 患者寒热、骨节酸痛已除，体温 37.5℃，左小腿红肿疼痛减轻，夜寐较安，胃纳稍启，空腹血糖 7.8mmol/L，前法有效，中药、西药、外治药续用 4 天。

三诊（2013 年 11 月 1 日） 患者体温正常（36.8℃），小腿红肿疼痛明显减轻，纳启便调寐安，舌质偏红苔薄黄，脉弦滑。空腹血糖 5.8mmol/L，中药方去黄连，加玄参 10g、生地黄 10g，7 剂。西药停用青霉素静滴，头孢呋辛酯片续服，格列齐特缓释片改 30mg，每日 2 次，口服。外用药：金黄膏外敷，隔日 1 换。

四诊（2013 年 11 月 15 日） 患者体温正常，左小腿红肿疼痛基本消退，空腹血糖 5.6mmol/L，中药方去黄柏、忍冬藤，加怀山药 10g、金银花 10g，7 剂。停用头孢呋辛酯片口服及金黄膏外敷，降糖药续服。

五诊（2013 年 11 月 23 日） 患者左小腿红肿疼痛已消退，空腹血糖 5.7mmol/L，中药续服 7 剂。降糖药续服。嘱其饮食控制，定期复查血糖。

案 3　褥疮

俞某，男，65 岁，浙江余杭人。

初诊（2001 年 5 月 6 日） 臀部褥疮 1 年余。现病史：因坠伤致截瘫 10 余年，常坐轮椅而致臀部褥疮，经余杭、富阳、杭州多家医院诊治年余乏效，经人介绍收入住院治疗。患者性情乐观，精神尚好，胃纳睡眠均可，二便尚可控制。无高血压、糖尿病及药物过敏史。体格检查：面色红润，两上肢肌肉发达有力，双下肢瘫痪，腰以下痛温觉消失，左侧坐骨结节内侧有一块 10cm×12cm 大小的皮肤缺损，其中缺损腔隙巨大，可容纳 1 个拳头，疮内腐肉灰白，有黄绿色分泌物，细菌培养：绿脓杆菌感染，对多种药物具有耐药性。舌质淡红，苔薄黄，脉弦滑。中医诊断：褥疮（西医：截瘫、褥疮特殊菌感染），证属：肌肤失养，蕴毒肉腐。治疗原则：益气养阴，利湿托毒。

治法：①炒党参 10g，麦冬 10g，五味子 6g，萆薢 12g，黄柏 10g，茯苓 10g，车前子 15g，滑石 10g。7 剂。②外用聚维酮碘消毒，过氧化氢溶液、生理盐水冲洗、消毒清洁创面，用凡士林纱条蘸十面八仙丹填塞疮面，外用消毒纱布覆盖。每日换药 1～2 次。③嘱注意勤翻身，不让大小便污染疮面。④保持乐观心情，加强饮食营养。

二诊（2001 年 5 月 13 日） 疮面渗液量多，每日换药 2 次，胃纳尚好，大便偏紧，治疗：①中药去车前子，加玄参 10g、生地黄 10g。②换药、护理、调摄如前。

三诊（2001 年 5 月 20 日） 疮面渗液仍较多，灰白色腐肉略有减少，胃纳较好，大便渐调。治疗：①中药方中加酒当归 10g、连翘 10g。②换药、护理、调摄如前。

四诊（2001 年 5 月 27 日） 疮面灰白腐肉减少，有鲜红色肉芽渐生，渗液减少，纳启便调。治疗：①中药方中加黄芪 15g。②每日换药 1 次。③护理、调摄如前。

五诊（2001 年 6 月 3 日） 疮面鲜红肉芽渐多，灰白色腐肉减少，渗液减少（取脓液送检），疮面有明显缩小变浅，患者纳可便调，治法同前。

六诊（2001 年 6 月 10 日） 疮面渐呈鲜红色，渗液减少，脓液培养：无细菌生长。疮面大小 8cm×10cm、疮腔变浅，患者纳启便调。治疗：①中药用生黄芪 15g，炒党参 10g，麦冬 10g，五味子 6g，萆薢 12g，黄柏 10g，连翘 10g，茯苓 10g，酒当归 10g，炒山楂 10g。7 剂。②外用药改用立生肌，每日换药 1 次。③护理、调摄如前。

该患者前后治疗 1 年余，疮面痊愈出院。

八、曹毅（第七批，皮肤科）

（一）名医简介

曹毅，1965 年 5 月出生于浙江省金华市，1987 年毕业于浙江中医学院（现浙江中医药大学），毕业后进入浙江省中医院皮肤性病科工作至今。后分别于1999 年和 2009 年取得浙江大学医学硕士、浙江中医药大学中医内科学博士学位，系浙江中医药大学附属第一医院教授、主任中医师，博士生导师、博士后合作导师，第七批浙江省名中医，中医外科学博士点、硕士点、国家临床重点专科负责人，浙江省中医医院中药质量控制中心主任，浙江省"新世纪 151 人才工程"学术和技术带头人。现任中华中医药学会美容分会主任委员、皮肤科分会常务委员，中国民族医药学会皮肤病分会副会长，世界中医药学会联合会伦理分会及标准化委员会常务理事，浙江中医药学会副会长，浙江省医学会及浙江省医师协会皮肤性病学分会副主任委员，浙江省性学会性病防治分会主任委员。主持国家级自然科学基金项目 2 项、主编出版的学术著作 5 部。

（二）学术渊源

曹毅教授其学业出于学院教育、师授，于 1982 年成功考入浙江中医学院（现浙江中医药大学）中医学专业，何任、杨继荪等中医名家都是他的老师。工作后，先后攻读浙江大学医学院硕士和浙江中医药大学博士学位，师从皮肤科郑敏教授和国家级名中医范永升教授，打下扎实的中西医皮肤科基础。师承国家级名老中医药专家——吉良晨（1928—2010）。吉老系北京人，启蒙于其祖父乌里布额尔吉氏程吉顺（子玉），之后随其师袁鹤俦（晚清御医）、陈慎悟（伤寒大师）、韩琴轩（民家世医）、宗维新（金匮大家）拜读学习。吉老从事中医临床教学60余年，擅长中医内科疑难杂症，尤对延缓衰老及养生保健之术颇有研究。曹教授撰有《内经藏象阐释》《金匮心得》等百余万字手稿、讲稿，著有《临证治验录》《中国气功萃义》等专著。他在工作中受到鲁贤昌名老中医教授指点，并且深受各位名家教诲，熟读经典，博采众长，衷中参西，秉承"辛勤耕耘，仁医仁术"之行医之道。

（三）学术思想

1. 皮科疾病，首辨虚实，从脾治皮

皮科疾病，轻重缓急，不外乎虚证、实证或虚实夹杂之证，虚实夹杂当辨明虚实主次。疾病初期，或起病急骤，皮疹分布密集，多为实证，疾病后期，或缓慢起病，皮疹散在稀疏分布，多为虚证。辨别虚实，方可避免"虚虚实实之戒"。

热邪、湿邪是导致皮肤病的主要病邪，脾为生湿之源，胃为成温之薮，并且脾胃为后天之本，脾胃无论对于皮肤病实证、虚证的发生发展和治疗都具有重要作用。因此，无论虚实，均应保护脾胃。《外科正宗》提出"盖疮全赖脾土，调理必要端详"。曹教授恩师鲁贤昌老中医常言："保得一分胃气，便增加一分生机。"脾胃为后天之本，气血生化之源。胃气存，邪不可干；胃气存，药效达。若脾胃受损，则药食拒而不纳，药效减之。因此，实者泻之，施用清法如苦寒药品，当中病即止。虚之补之，不宜过用滋补之品，或碍于脾胃。曹教授认为脾胃功能失调，与许多皮肤病息息相关，从脾论治皮病的意义变得极为重要。

2. 从症辨治，归于脏腑，内外兼修

从症辨治，重点在于皮损辨证，根据皮损形态、颜色，伴随症状，辨别证型、判断疾病走势及预后。然"有诸内者，必形于外"，曹教授在皮损辨证基础上，强调从脏腑失调方面加以探讨，分型论治。皮肤顽疾，虚实夹杂，缠绵难愈，治疗上唯有"司外揣内"方能"防微杜渐"。运用脏腑辨证可根据全身整体状况横向反映病位所在之处，结合皮损辨证，有助于全面阐述虚实夹杂的病因病机。

"外治之理，即内治之理"。外治法通过局部外用药物，使药力直达病所，治疗具有针对性和可行性。曹教授强调皮肤的治疗，非常重视外治疗法在皮肤科的应用和研究，形成简便廉验的治疗方案，撰写出版《足病皮肤病修治治疗书》一书，形成了跖疣临床路径及优势单病种诊疗方案，研制了鸡眼散、足疗1号方等自制外治方。

3. 先天后天，体质偏颇，以和为要

皮科疾病发生，或因禀赋不耐，或因禀赋不足，伴后天失养。体质是由先天的遗传和后天的获得所形成的，个体在形态结构和功能活动方面所固有的，相对稳定的特性。曹教授认为中医体质影响皮肤疾病的发生发展及预后。对患者体质的了解，有助于疾病的传变及预后判断。在辨证的基础上，细识体质，"辨病、辨体、辨证"结合，重视调整体质，以平为期，从而达到标本兼治的目的。在常见皮科疾病的临床诊治过程中，根据现代人的体质特点，单纯的寒热虚实其实少见，往往以虚实相兼、寒热夹杂为特点，多出现错杂之象，适当选用"和法"，达到"以平为期"的治疗目的。

4. 卫气营血，审证遣方，分期施治

卫气营血辨证理论由清代温病名家叶天士创立，是温病临床辨证纲领，反映了温热病不同阶段的证候特点以及邪正斗争的形势，并指出不同阶段的治法。曹教授认为皮科疾病包括感染性疾病、过敏性疾病、银屑病等疾病，其发展规律与温病有着相似之处。根据疾病特点，可将卫气营血辨证与皮肤病的辨病分期结合进行归纳治疗。

5. 守正创新，传承发展，医教研一体，方成大家

守正创新是中医人的时代使命，守正就是要坚持中医正思维、正观念、正文化，创新既有中医药自成体系的创新，也有借助现代科技和医学为主的多学科协同创新。中医的进步需要传承，也需要发展。注重用现代科学解读中医药学病因病机、治则方药原理，推动传统中医药和现代科学相结合、相促进。同时，中医药的发展离不开人才的教育培养。作为一名现代中医师，不仅要治病救人，同时要授业解惑。曹教授认为只有做到了医教研一体，方能成为一名现代的中医大家。

（四）临证经验

曹毅教授擅长银屑病、脱发、痤疮、湿疹皮炎类、足病、下肢溃疡和各种疑难皮肤病的中医、中西医结合诊治。

1. 银屑病

银屑病，中医称之为"白疕"。曹毅教授从血分论治银屑病，辨为血热、血燥、血瘀。血热为发病的基本病机。在治疗过程中，将皮疹与疾病热、瘀、虚的特点相结合，根据患者所处的不同阶段分期论治（如进行期、静止期、消

退期）。进行期，皮疹色鲜红，鳞屑色白而厚，血热明显，宜清热凉血；静止期，皮损肥厚，色黯红，鳞屑变薄，血瘀居多，宜养血润肤，活血散风；消退期，皮疹色淡，鳞屑较薄，皮肤干燥，血虚多见，宜养血润燥，益气祛风。同时，曹教授认为银屑病的发病与遗传、情志、饮食、环境关系密切，在临床治疗中应做好健康教育，同时关注患者生活调摄、情志疏导等。

2. 脂溢性脱发

脂溢性脱发，中医称之为"发蛀癣"。曹毅教授在传承先辈学术经验的基础上，认为脱发病机以虚实夹杂为主，气血不足、肝肾亏虚、湿热蕴结、气滞血瘀等皆为脱发的主要病机，以脏腑气血为本，清热利湿、活血化瘀为治疗大法。然"肺主皮毛"，因此提出在脂溢性脱发的整个诊疗过程中，当以宣肺发汗为治疗原则，保证肺气功能畅达贯穿始终，并强调脂溢性脱发当分性别、年龄论治，同时注重心理疏导，安神、疏肝药物灵活佐用。

3. 痤疮

痤疮，中医称之为"肺风粉刺"。曹毅教授在痤疮的诊疗过程中强调根据病因病机分型论治，主张分型论治与皮损辨证相结合，内治法与外治法相结合，疏导与治疗相结合，为患者制定个性化、准确化、中西医结合的诊疗方案。曹毅教授认为痤疮虽为外在疾病，却是五脏六腑不和形诸于外的表现。尤其在现代快节奏的生活方式下，工作压力的加大，加之不规律、无节制的饮食习惯等因素的共同作用，痤疮虽多表现为实证，但近年来上实下虚、寒热错杂之象有增多趋势。关于痤疮的病因病机，各派医家有许多说法，曹教授认为在脏腑失衡中应关注肺、脾、肾三脏虚损情况，归纳出上焦肺经郁热、脾虚湿热蕴结、下焦肝肾阴虚3大核心病机。其认为青春期痤疮多从肺论治，青春期后痤疮多从肝肾论治，而脾胃则贯穿其中。

4. 湿疹

湿疹，中医称之为"湿疮"。曹毅教授认为脏腑功能失调乃湿疹发病之主因，主张从脏腑（肺、脾、心）论治，重视以肺为先，脾胃贯穿疾病始终。湿疹乃先天禀赋不耐，脏腑功能失调，外合六淫邪气，相兼而为病。脏腑功能失调为发病之本，而外感六淫为致病之标。其中，脏腑功能失调以心火、脾湿、肺郁为主，而六淫致病以风、湿、热邪多见。曹教授提出临床施治应视局部皮损状况，结合全身整体表现，侧重有所不同，或从肺或从脾或从心论治，在宣肺、健脾、清养心基础上，兼顾祛风、除湿、清热，以内外标本兼治。

5. 足病

足病治疗以外治为主。足病包括跖疣、鸡眼、胼胝、足部真菌病等常见皮肤疾病。曹教授擅长应用中药外洗、修治、艾灸、火针等中医特色外治法治疗足病。曹教授认为足病病变特点主要为皮损局限，部位固定，跖疣、鸡眼、胼胝表现为外向增生性皮损。而外治法可以直接作用于病变部位，治疗作用直接，往往能起到快速起效、立竿见影的效果。

6. 善用经方，处方简便廉验

经方理论体系以《伤寒论》学术体系为代表，强调八纲辨证、六经辨证、方证结合，经方治疗疾病药少而效彰，简便廉验，立起沉疴。曹毅教授认为在皮肤病的治疗中要抓住经方之"经"，吸收经方之思想，临床当甄别阴阳、细辨六经，有是证用是方。用药方面，曹教授亦提倡：皮毛病变，位于体表，用药宜轻，方药不宜过多、过重，灵活运用花、藤及虫类药物。同时，选方用药应注意部位辨证，加以引经药物，使得药达病所。

7. "药食同源"，擅长食疗美容

食疗美容，又称药膳美容，以中医药学基本理论为指导，采用食物或在食物中加入药食两用的中药，以强身驻颜的一种美容中医方法达到治疗和预防损美性疾病。曹教授提倡"药补不如食补""内调外养，表里通达"。食疗应注意食物的选择与搭配、食物的烹饪与制作以及食物的食用方法。

（五）医案

案1　银屑病

蔡某，女，72岁。

初诊（2018年6月3日）　全身红斑脱屑伴瘙痒17年，加重1个月。患者17年前无明显诱因下出现片状红疹，上覆细小鳞屑，轻度瘙痒，无明显渗出。遂至当地医院就诊，诊断为"银屑病"，予相应药物（具体不详）治疗，疗效尚可。后病情反复，逐渐加重，皮损肥厚不消，瘙痒难忍。曾间断外用"他克莫司乳膏""卡泊三醇乳膏"等药物，皮损始终有所反复。1个月前无明显诱因下出现全身皮损增多，剧烈瘙痒，夜寐难安。刻下见：肌肤散在暗红斑疹，瘙痒明显，畏热，口干，小便短黄，大便干结，每周1～2次，夜寐不安，舌红，苔黄腻，脉滑数。体格检查：头皮、躯干、四肢泛发片状鲜红色肥厚性斑块，部分破溃渗液，甚则渗血，边缘可见红晕，覆有灰白色鳞屑，斑块周围可见红色细小斑丘疹。西医诊断：寻常型银屑病进行期；中医诊断：白疕（血热内盛夹湿证）；治法：清热凉血，祛湿解毒。

处方：牡丹皮 30g，焦山栀 12g，淡竹叶 15g，土茯苓 30g，赤芍 10g，白鲜皮、生白术、炒薏苡仁各 30g，蜂房 6g，大黄 10g，天花粉、水牛角各 15g，生地黄炭 20g，威灵仙 10g，麻黄、桔梗各 9g。14 剂，每日 1 剂，早晚饭后温服。同时予青鹏软膏、卤米松外涂。

二诊（2018 年 6 月 17 日）　斑疹颜色较前转暗，边缘红晕部分消失，斑块肥厚鳞屑同前，瘙痒稍有缓解，未见渗血，皮疹未见新发。口干、大便干结缓解，小便仍黄，夜寐仍差，舌红，苔黄，脉滑数。

宗上方，大黄减至 6g，去生地黄炭、水牛角、天花粉，加石膏 30g、枳实 15g、紫草 6g。14 剂，每日 1 剂，早晚饭后温服。

此后均于本方基础上随症加减，前后服用 2 个月后，皮损部分消退，颜色淡暗，肥厚浸润明显减轻，鳞屑脱落，偶有瘙痒，二便、纳寐均调。遂改为养血润肤饮（当归、黄芪、白术、山药、生地黄、熟地黄、天冬、麦冬、桃仁、红花、升麻、黄芩、天花粉）加减，长期调服，未有再发。

九、陈志伟（第七批，皮肤科）

（一）名医简介

陈志伟，浙江平阳县人，生于 1962 年 10 月，系浙江省名中医、瓯越名医，现为温州市中西医结合医院（温州市皮肤整形医院）皮肤诊疗中心学术顾问，浙江中医药大学、安徽中医药大学硕士生导师，兼任浙江中医药学会皮肤科分会副主任委员、温州市中医药学会皮肤科分会主任委员等职。

受母亲影响，陈志伟教授于 1979 年进入浙江中医学院学习，大学期间即广罗各类中医知识，绝大多数周末，其身影均出现在杭州的各大书店及旧书摊，大量的阅读和思考奠定了其享誉医界的坚实基础。以优异的成绩毕业后，他毅然返回家乡平阳县，就职于平阳县中医院组建中医外科。后赴湖州市中医院进修学习，此间深受潘氏、杨氏中医外科学术流派影响，对中医外治法及外用制剂产生浓厚兴趣，此为陈教授"外治当先，就近驱邪"学术思想的雏形。随着时代的变迁，疾病谱亦随之改变，20 世纪八九十年代，中医外科以疮疡类疾病治疗为主，21 世纪后逐渐以面部损容性疾病治疗为主，为更好地服务于广大患者，陈教授开始专攻中医皮肤科，着重研究面部损容性皮肤病的治疗。后于上海华山医院进修，系统提升皮肤科专业技能，随后荣获"温州市名中医"称号。

后因其业务能力突出，于 2009 年调入温州市中西医结合医院皮肤科，当时的中西医皮肤科还是一个名不见经传的小科室。陈教授领导科室同仁从学术到临床双方面不懈努力，科室取得长足发展，先后成立皮肤诊疗中心及挂牌温州市皮肤整形医院，享誉浙南地区。在此期间陈教授荣获瓯越名医、浙江省名中医称号。

（二）学术渊源

陈教授早年赴浙江省湖州市中医院中医外科进修学习，该科室是浙江地区极具特色的中医科室，患者辐射外省区域，在江苏、安徽等地区享有盛誉。科室承于潘春林、杨詠仙两大学术流派。早在民国时期，潘、杨两家即在浙北名声大噪，从学者多达数百人，后两大学术流派联合，于1957年成立湖州市中医院中医外科，先后整理出版潘、杨两家医案集。两家均极重视外治，常用外用特色药多达120余种，在浙江乃至全国均极为少见，对乳腺病、水火烫伤及毒蛇咬伤、慢性皮肤感染等疾病治疗方法独到且效果显著。两家均强调辨证与辨病相结合，先予辨病定病位后予辨证定病性。如在有头疽的治疗中特别强调托毒排脓与扶正祛邪，这在陈教授经验方清热祛痘方中有着良好体现。乳腺疾病中强调以调和冲任为主，破瘀散结为辅。陈教授在女性迟发性痤疮、女性黄褐斑的治疗中活用调冲任之法，取得良好疗效。在外科难症中多用凉血化瘀之法，在陈教授的凉血退红方、消银方中完整保留了立法思路与处方技巧，并进行加减运用，对皮肤科疑难病、激素依赖性皮炎及银屑病的治疗有着卓越效果。

后陈教授又师从我国著名中西医结合皮肤病专家秦万章教授，秦教授为中西汇通集大成者，早在20世纪70年代秦教授率先在全国开展活血化瘀研究，是我国活血化瘀研究创始人之一。他首创养阴补肾法治疗系统性红斑狼疮，倾注毕生精力专注雷公藤研究，成绩斐然，享誉海外，造福广大患者。陈教授深得其传，如秦教授喜用活血化瘀、温阳益气法治疗硬皮病，陈教授在临证中深受启发，多用阳和汤、桃红四物汤合方化裁。且秦教授主张中西汇通，这一点深刻影响到陈教授，陈教授时常对门人讲："中医的发展除认真继承外，一定要拥抱现代科学技术，古人亦是如此，例如针灸用具即多次融合古代先进冶金、锻造技术才越来越精细。今人不可抱残守缺，应师古不泥古。"

（三）学术思想

陈志伟教授在数十年的行医生涯中不断总结、守正创新，对所承流派及各大皮病流派加以提炼总结，加之临证所悟，形成了独具特色的学术思想。特别在痤疮、黄褐斑、敏感肌、特应性皮炎及慢性荨麻疹等顽固性、疑难性皮肤病的诊疗中极具特色，有着独到的治疗思路及理念。

陈教授强调证病结合，例如湿疹分期施治，该病以脾虚为本，湿热是脾虚湿困郁积而成，故治疗以清热利湿为主佐以健脾。湿热去则及时补脾，不可过用苦寒利湿之品。缓解期治宜补脾健脾扶正；发作期治宜祛风润燥、清热利湿，以驱邪为主，或可合用健脾止痒。

内外兼治，重视外治。就近驱邪，外治当先。皮肤科疾病不同于内科、妇科、儿科疾病，为了解决体表的症状，还必须配合外治法，因为在肌表最宜就近驱邪、因势利导，快速见效。陈教授用药灵活，重视调护，创立特色的中西医结合治疗技术与方法，如粉刺综合治疗方案；面部急性皮炎的火针放血、闪罐疗法；黄褐斑的毫针围刺。且对于穴位埋线、耳穴、中药面膜等治疗措施，陈教授在中医美容应用方面也有着独到见解。

（四）临证经验

陈教授临证经验丰富，极具特色且疗效显著，由于篇幅所限，今录痤疮与面部激素依赖性皮炎经验如下。

1. "从血论治、外治当先"治疗痤疮经验

陈教授在痤疮治疗中提出"从血论治、外治当先"的学术思想，以清热凉血为治疗主线，依据皮疹表现不同，灵活选择洗剂、面膜或火针、穴位贴敷等外治法，内外兼治，屡获良效。

（1）从血论治，外治当先：《外科启玄》："粉刺属肺……总皆血热郁滞不散。"《外科正宗》："肺风属肺热，粉刺、酒渣鼻、酒刺属脾经。此四名同类，皆由血热郁滞不散。"《外科大成·肺风酒刺》："肺风由肺经血热郁滞不行而生酒刺也。"纵观古代医家观点，多将"血热郁滞"作为痤疮基本病机。细思本病特征：①皮疹初期多有红肿热痛，此为血热之象；某些皮疹见黯紫色囊肿，皮疹退后多留有紫色印迹，此为血瘀之症。②多好发于青壮年，多属阳热体质；多发颜面部，"头为诸阳之会"；且熬夜、多食醇甘厚味为其诱发、加重因素，故而该病多与血分热毒密切相关。所以"从血论治"为治疗根本大法。

"热盛肉腐，肉腐成脓"，痤疮发生发展与血热壅盛、搏结肌肤、腐化成脓有关，所以尽早祛除肌腠之血热邪毒可缩短病程，对治疗起到积极作用。外治法可获就近驱邪之功，"如将阴沟之污水快速排出，极大程度减少污染"。所以"外治当先"极为重要，如丘疹、脓疱较重可使用洗剂塌渍或火针针刺、囊肿可使用锋勾针排脓等。

（2）辨证内治

①血热热毒证

证型特点：皮肤鲜红、累及颜面胸背皮肤，皮疹多以红色丘疹为主，偶见结节，痛痒较为明显。伴有心烦、口干、便结、溲赤等。舌红苔薄黄脉数。

治则：清热凉血解毒。

方药：清热祛痘方。

药物组成：水牛角 15g，生地黄 20g，炙甘草 5g，牡丹皮 10g，赤芍 10g，紫草 10g，黄芩 10g，连翘 10g，石膏 20g，蒲公英 15g，野菊花 10g，薏苡仁 20g，夏枯草 15g，虎杖 15g。

方解：本方为犀角地黄汤与五味消毒饮化裁而来，其中水牛角、生地黄、牡丹皮、赤芍、石膏、紫草清解血分之热；黄芩、连翘、蒲公英、野菊花疏散血中热毒；夏枯草、薏苡仁、虎杖散结消痈排脓。全方共奏清热凉血、解毒消痈之功。

加减运用：脓头多者可加皂角刺、浙贝母、天花粉等，以增强消痈排脓之功；瘙痒剧烈者酌加荆芥、蒺藜等消风止痒之品；便干者可加用大黄、火麻仁等泻热通便。

②血热湿热证

证型特点：面部油脂较多，亦可伴发脂溢性皮炎，颜面潮红，伴有黄色痂皮或白色鳞屑。可有一定程度瘙痒，不剧。皮疹多发于口唇，缠绵日久。患者常伴有脘腹胀满、便结或黏腻。舌体略胖，舌苔白腻或黄腻，脉滑数。

治则：清热解毒燥湿。

方药：清热祛痘方合除湿方。

药物组成：水牛角 30g，生地黄 20g，炙甘草 5g，牡丹皮 10g，赤芍 10g，紫草 10g，黄芩 10g，连翘 10g，石膏 20g，茯苓 15g，炒白术 10g，泽泻 10g，黄柏 5g，大血藤 15g，绵萆薢 20g，车前草 20g，苍术 6g，陈皮 6g，薏苡仁 30g。

方解：水牛角、牡丹皮、赤芍、石膏、紫草清热凉血；黄芩、黄柏、绵萆薢、连翘、车前草利湿解毒；茯苓、炒白术、苍术、陈皮、薏苡仁健脾化湿；大血藤、生地黄顾护阴血。全方合用取其清热解毒燥湿之效。

加减运用：口苦者可加茵陈、龙胆草；不思饮食者加焦三仙（焦麦芽、焦山楂、焦神曲）；脘腹胀满者加厚朴、枳壳。

③痰湿血瘀证

证型特点：此证型多属男性，皮疹多好发于颜面、下颌，皮疹反复，经久不愈，多以囊肿为主，或愈后印迹久不消退。头面部油脂较多，多伴有纳食不香，舌质黯边有齿痕，脉滑数。

治则：养血祛瘀散结。

方药：海藻玉壶汤合四物汤加减。

药物组成：陈皮 6g，姜半夏 6g，浙贝母 15g，海藻 15g，昆布 15g，当归 10g，川芎 10g，生地黄 10g，白芍 10g。

方解：陈皮、浙贝母化痰；海藻、昆布散结；当归、川芎、生地黄、白芍养血活血，祛瘀生新。

加减运用：若囊肿较多常加用红花、皂角刺、夏枯草；油脂较多者加用茵陈、焦山楂、荷叶、生侧柏叶等。

④血瘀血热证

证型特点：该证型常久经不愈，除颜面外，胸背亦多皮疹，多以暗红色丘疹、结节、瘢痕为主。患处多油脂，皮疹疼痛较剧。颜面毛孔粗大，舌红苔黄脉涩或滑，舌下脉络多增粗。

治则：凉血化瘀散结。

方药：桃红四物汤加味。

药物组成：桃仁 6g，红花 6g，生地黄 15g，当归 10g，赤芍 10g，川芎 10g，丹参 15g，茵陈 15g，连翘 10g，夏枯草 10g。

方解：桃仁、红花、赤芍、丹参、生地黄化瘀凉血；夏枯草、茵陈、连翘、川芎散结解毒。

加减运用：皮疹结节较多者，可酌加三棱、莪术、鬼箭羽等加强散结化瘀之功效。皮疹色红、疼痛剧烈者加金银花、紫花地丁增强清热解毒之功。

（3）痤疮特色外治法：陈师认为皮肤病外在症状为患者亟待解决的问题，故而在重视辨证内治的同时，行之有效的外治法亦尤为重要。故而提出"内外兼治，就近祛邪"的学术思想。经长期探索和反复临床验证，总结出一套便捷且疗效确切的痤疮外治法。

①洗剂：祛痘消炎洗剂多由大黄、蒲公英、黄柏、野菊花等组成。水煎放凉后湿敷于患处，多适用于脓疱、丘疹、粉刺较多的患者，可有清热解毒止痛之功。若面部潮红、瘙痒剧烈的患者则多用牡丹皮、赤芍、马齿苋等（凉血退红洗剂）等湿敷患处。

②中药面膜：此法为陈师外治一大特色，将中药饮片加工为细粉，与蜂蜜调成膏状，外敷于患处。依据皮疹不同可选用相应功效的面膜。如以红色丘疹、脓疱为主且皮疹伴有疼痛的可选用清热祛痘面膜（主要成分：天南星、大黄、黄柏、蒲公英等）。若皮疹以潮红、瘙痒为主，且多见白色脓头的，可用退红凉血面膜（主要成分：赤芍、牡丹皮、紫草、茜草等）。若患者头面部出油较重则选用控油除湿面膜（主要成分：茵陈、苍术、黄柏、萆薢等）。倘若患者皮疹炎症不剧以紫色色素沉着为主则可选用退印消痕面膜（主要成分：紫草、桃仁、红花、积雪草等）。

③脐疗：主要使用健脾除湿贴（主要成分：苍术、神曲、干姜等），将中药饮片研粉后与蜂蜜混合后加工成丸状，装入空白穴位贴中，临睡前置于神阙穴中，早起后揭去。此法适用于伴有纳食不香、脘腹胀满的患者。

④火针拔罐法：此法适用于丘疹、脓疱、囊肿等皮疹。局部皮肤消毒后，毫针用酒精棉球火焰烧至通红后迅速刺入皮疹处，处理好合适范围的皮疹后放入火罐，利用负压吸出脓血，并留罐3～5分钟。

⑤穴位放血法：适用于辨证为血热较盛或热毒较盛患者，常选取耳尖及大椎穴、肺俞穴、心俞穴等，选取穴位后常规皮肤消毒，用三棱针快速刺破皮肤并挤出适量血液，或用火罐负压吸出血液并留罐（耳尖除外）。

（4）预防及生活调摄：热毒盛患者常服清热祛湿茶来预防复发，其组成方药：夏枯草、杭白菊、陈皮、荷叶、白茅根。略有脾虚症状患者可服用健脾除湿茶：杭白菊、陈皮、荷叶、豆蔻。并嘱患者忌熬夜、烟酒、辛辣、油腻、甜食等。增强体育锻炼。做好防晒。

2. 治疗激素依赖性皮炎经验

近年来由于含激素类制剂在皮肤疾病中的应用广泛，激素依赖性皮炎已逐渐成为皮肤科的新兴病种，如果立即停用激素，原有皮肤损害可能会复发并且比之前更加严重，我们称之为激素的依赖性，主要临床表现为颜面部皮肤潮红肿胀，皮肤干燥，瘙痒、灼热明显，可见毛细血管扩张。由于对激素类制剂滥用或使用不当、使用化学成分不明的化妆品等，其发病率持续上升，西医大多采用激素减量治疗及激素替代治疗，疗效欠佳，治疗容易复发。现将陈教授治疗激素依赖性皮炎经验总结如下。

（1）病因病机：陈教授认为激素依赖性皮炎的形成，外用激素药膏是致病基础，风、湿热、毒邪侵袭是诱因，风为百病之长，为阳邪，易袭阳位，湿热之邪，阻滞气机，局部经络阻滞致气血不通，热盛毒壅，浸淫血脉，久则阴虚内热。中医学认为凡是剧烈运动着的、外向的、上升的、温热的、明亮的，都属于阳，激素对机体的代谢、生长、发育等起重要的调节作用。陈教授认为激素乃阳热之品，长期使用，阳热之邪郁积于面部，故出现颜面部潮红、肿胀、瘙痒，发为药毒。根据临床经验，陈教授将激素依赖性皮炎分为血虚风燥、热毒壅盛、阴虚内热3个证型。血虚风燥证候特点：颜面部淡红肿胀，可向颈项部游走，皮肤干燥，可伴头晕眼花、心悸失眠、月经量少，舌淡苔白，脉细。热毒壅盛证候特点：颜面部皮肤潮红肿胀，可见针头大小的红斑丘疹覆于其上，灼热感明显，可伴头晕目眩、心烦口渴，舌红苔黄，脉数。阴虚内热证候特点：颜面部潮红，两颧红赤，皮肤干燥，可伴心中烦热、手足心热，舌红苔白，脉细。

（2）辨证处方及加减：陈教授自拟经验方退红方，基础处方组成：水牛角（先煎）30g，生地黄、石膏各20g，炙甘草8g，牡丹皮、紫草（后下）、赤芍、黄芩、连翘各10g。取犀角地黄汤加祛风止痒药进行加减组方，水牛角为君药清营凉血；生地黄清热解毒，协水牛角清解血分热毒，兼养阴生津以治热甚伤阴；赤芍凉血止血；牡丹皮凉血祛瘀；连翘入肝经，清泻肝火；黄芩、石膏清上中焦之火；紫草凉血退红，具有抗炎、杀菌作用；炙甘草温中和胃，以防全方过于寒凉；诸药共用，起到清热解毒、凉血退红止痒之效。临床随症加减：痒甚加桑白皮、蝉蜕祛风止痒；湿邪阻滞加茯苓、地肤子、佩兰利湿消肿；皮损见粟粒样大小的红斑、丘疹时，加牡蛎、知母散结消肿；夜寐不安，加龙齿、远志、夜交藤宁心安神；经前加重伴胸胀者加益母草、青皮活血理气调经；大便干加虎杖、侧柏叶；便溏加木香、姜厚朴。

（3）特色疗法

①面部疾患（运用放血、拔罐治疗）：陈教授认为药毒所致的颜面部皮肤潮红，或因血瘀，或因气滞，或因热毒，均是局部气血不通导致。《灵枢·九针十二原》"宛陈则除之"，宛陈，古代医者认为其主要指气血瘀滞、邪在血分的一系列病症，宜采用针刺出血的方法，通为用，瘀去邪除，气血调和，乃病愈。

关于出血量：《内经》中有"出血如大豆"记载，陈教授认为面部放血当颜色由深红转为淡红适宜，且针刺点应选取毛细血管扩张明显处。拔罐法，古称角法，有留罐法、走罐法、闪罐法和刺络拔罐。面部皮肤柔嫩，陈教授主要采用刺激较小的闪罐法，祛除面部瘀血、热毒。闪罐手法宜轻柔，避免重刺激，以免在面部留下罐印，反而加重瘀滞。

②背部疾患（运用刮痧、拔罐治疗）：陈教授通过总结病案发现，激素依赖性皮炎患者大多体质属实、属热。浙南一带，三面环山，一面临海，海产丰富，人们喜食海鲜，湿热之气较重。刮痧法以针灸经络学说为理论依据，蘸取凡士林或植物油等润滑剂，在体表相应的腧穴部位进行刮擦，局部出现暗红色粟粒点为宜，达到出痧的效果。与拔罐法配伍增强清热祛湿、凉血解毒之功效。

③舒敏之星导入：舒敏之星又称 KL–DB 短波理疗仪，其原理主要是射频能量刺激，产生高压氧，促进皮肤血液循环，达到快速补水、消炎、抗菌、改善皮肤屏障的功效。激素依赖性皮炎是皮肤炎症反应性疾病，舒敏之星配合重组牛碱性成纤维细胞生长因子及皮肤保湿乳剂，可以有效改善皮肤炎症状态。

④身心调护饮食禁忌：避免吃牛羊肉、带壳的海鲜、骨头汤、辛辣刺激等辛发之物。使用医用护肤品，避免使用含有激素成分的化妆品，避免洗发水对面部的刺激。面部见红不洗，急性发作期间不宜使用洗面奶，禁水温过高，宜温水洗脸，不宜长期待在空调房，此类患者大多心情焦虑，医生应在心理上鼓励患者，使患者配合治疗，以达到最好的疗效。

十、谢作钢（第七批，男科）

（一）名医简介

谢作钢，1965 年 10 月，浙江省温州市苍南县人，现任职于温州市中西医结合医院男科主任，中西医结合男科带头人。现任中华中医药学会男科分会常委，中华中医药学会生殖医学分会常委，浙江省性学会中医学专业委员会主任委员，浙江省中医药学会男科分会副主任委员，浙江省中西医结合学会男科分会副主任委员，浙江省中医药学会中医经典研究与传承分会常委，浙江省首批省中医药文化科普巡讲专家，温州市中西医结合学会男科专业委员会主任委员。

1988 毕业于浙江中医学院中医专业，2005 年于上海中医药大学中西医结合临床研究生课程进修班学习，获结业证书，2002 年于上海第二医科大学附属仁济医院男科研究所进修。

（二）学术渊源

谢作钢，于浙江中医学院学习期间，不断钻研中医经典古籍，激发了对经方的学习兴趣。参加工作后，致力于经方临床应用的探索。2008 年 12 月至2012 年 3 月参加第二批全国优秀中医临床人才研修项目，师从国医大师王琦教授（北京中医药大学）、全国经方名家冯世纶教授（中日友好医院）、全国第五批国家名老中医药专家学术经验继承工作指导老师李曰庆教授（北京中医药大学东直门医院）、全国老中医药专家学术经验继承工作指导老师连建伟教授（浙江中医药大学）、第三批全国名中医经验继承工作指导老师鲍严钟主任医师（浙江省中西医结合医院）、浙江省名中医程锦国教授（温州市中医院），其精读中医四大经典及其他重要著作，写有跟师心得、学习心得、跟师医案100余篇，编著了《男科心悟》。优才项目培训后，让其对中医理论认识得到极大提升，对中医临床技能具有质的飞跃。特别是在经方大家王琦教授、冯世纶教授、连建伟教授的指导下，让其运用经方治疗男科疾病取得较好疗效，并编著了《男科经方手册》。近年来，举办了近10次国家级、省级经方男科运用继续教育班，并举办了一次"胡希恕经方男科运用高峰论坛"，在国内具有一定的影响力，并为经方男科推广应用做出一些贡献。近年来，培养了省级基层名中医、市级中医传承人员近10人，研究生2名。

（三）学术思想

1. 对中医"气淋"理论的发挥

1999年在国内首次提出慢性前列腺炎中的慢性盆腔疼痛综合征一类相当于中医的"气淋"范畴，并用沉香散加减治疗，取得了满意的临床效果。发表论文《沉香散加减治疗前列腺痛30例》。

2. 主张慢性前列腺炎从瘀论治

针对慢性前列腺炎腺管阻塞的病理特点，结合中医"不通则痛"理论，提出了慢性前列腺炎从瘀论治的观点，认为"通"是治疗慢性前列腺炎的关键，故治疗注重活血祛瘀、通精排浊。发表论文《前列通瘀胶囊治疗慢性盆腔疼痛综合征临床研究》。

3. 对前列腺属"奇恒之腑"理论的发挥

前列腺如女子之胞宫，同属奇恒之腑。认为前列腺生理特点是"有藏有泄"，病理特点是"既漏且堵"。这个观点对临床具有较好的指导意义，发表论文《鲍严钟治疗慢性前列腺炎经验》。

4. 从细胞因子角度拓展中医"扶正祛邪"理论内涵

2012年谢主任团队发现，复元活血汤具有调节促炎性细胞因子和抗炎性细胞因子的作用，并抑制转化生长因子-β_1（TGF-β_1），从而有利于炎症的恢复。与中医学扶正祛邪理论基本吻合，对中医基础理论的发展具有较大的意义。发表论文《复元活血汤对慢性非细菌性前列腺炎前列腺液细胞因子的影响》。

5. 主张男科疾病从六经论治，拓展经方男科运用

（1）男科疾病从六经论治理论阐述：《伤寒论》的六经辨证不仅为外感病而设，同样可用于治疗各种杂病，男科疾病完全可从六经辨治，先辨六经，继辨方证，方证对应，疗效卓著。发表论文2篇，分别为《冯世纶教授从六经论治男科病经验》《冯世纶运用经方治疗男科疾病的经验》。

（2）注重男科经方方证对应研究："方证对应"是仲景学说的精华，通过系统整理历代有关经方治疗男科疾病的医案，总结了50首男科经方方证特点和规律，为今后男科临床经方应用提供较高的参考价值。出版专著《男科经方手册》。

6. 重视"男女同治"在生殖医学研究中的作用

谢作钢认为"男女同治"有两层含义：一指男女两科疾病迥异，但治理相通，方药可以相参互用；二指男科疾病和女科疾病，夫妻双方必须相互配合，共同治疗，即"男女同诊同治"。

7. 重视医养结合，注重养生有道

现代疾病中，慢性病占多数，这大多与生活起居、情志调摄不恰当有关系。故笔者提出医养结合、重视养生、养生需有道之观点。并对养生的内涵进行阐述。出版专著《养生有道话男科》。

（四）临证经验

谢作钢主任集30余年男科临床经验，创建系列经验方，如前列腺1～4号方、生精1～2号方、兴阳颗粒、延射汤、助射汤、宁血汤等，并创制系列中药外治方，包括脱敏、助勃、前列腺功能恢复等作用的中药敷贴剂、涂剂、灌肠剂、肛栓剂等系列制剂。这些经验方和外用制剂，经过长期临床应用，疗效比较稳定。现将部分男科疾病的治疗经验介绍如下。

1. 补中益气汤合桂枝茯苓丸加味治疗精索静脉曲张不育症

近年来，谢作钢主任参考了精索静脉曲张的解剖学因素及导致不育的原理，提出了"肝肾亏虚、升机不足、中气下陷、下焦瘀血"是精索静脉曲张不育症的病机特点，采用补中益气汤和桂枝茯苓丸加味治疗精索静脉曲张不育症，疗效确切。不仅体现在改善症状，提高生育能力方面；经彩色多普勒超声证实，还能缩小静脉内径、减少静脉反流。

2. 运用《内经》"阳化气，阴成形"理论指导男性不育症治疗

对于精液常规发现精子活力低下的患者，根据《内经》"阳化气"的理论，谢作钢主任认为气推动人体内的新陈代谢，使细微物质在人体内运动不息，且精子的运动也需阳气的推动，故在治疗上注重益气补精，或稍佐温阳之品，常用补中益气汤合五子衍宗丸化裁；对于反复流产的情况，其原因不仅与女方有关，与男子精子质量也有一定关系，有证据显示精子 DNA 碎片增高与怀孕的不良预后有密切联系。故对于精子畸形率增多，或精子 DNA 碎片增多的患者，常采用滋阴为主，温阳为辅的方法，常用左归丸加减，以壮水之主，培肾之阴。然补阴阳并非一味蛮补，谢作钢主任常提醒补阳切忌温燥劫阴，滋阴切忌滋腻碍脾，注重阴阳双调，阴阳微调。

3. 排浊祛瘀通前汤治疗慢性前列腺炎

根据上述"慢性前列腺炎从瘀论治"学术观点，谢作钢主任创制排浊祛瘀通前汤治疗慢性前列腺炎，疗效满意。药物组成：萆薢 15g，石菖蒲 9g，乌药 9g，败酱草 15g，苍术 10g，黄柏 10g，薏苡仁 15～30g，川牛膝 10～15g，车前子（包）10～15g，桂枝 12g，茯苓 15g，桃仁 10g，赤芍 15g，牡丹皮 10g，泽兰 15g，王不留行 15g，皂角刺 10g，浙贝母 15～30g，天花粉 15g，制大黄 6～9g。每次处方 7 剂，早晚饭后 1 小时服用。4 周为 1 个疗程。视病情改善程度，轻则 1 个疗程即可，重者需要 3 个疗程进行治疗。功效：清热解毒，利湿排浊。主治：精浊（慢性前列腺炎），湿热瘀阻型。

4. 经方辨治顽固性血精症的经验

谢作钢主任认为本病虚证为主，虚中夹实。其中阴虚火旺，多夹湿热，常用黄连阿胶汤合蒲灰散加减；阳虚不固，多夹寒湿，常用黄土汤加减；始终兼顾血瘀，常用大黄䗪虫丸加减，恒用海螵蛸、茜草；多用活血养血止血药，慎用破血活血药；同时重视饮食起居调节。

5. 经方合用经验

经方合方运用是以方证对应为基础，依据病情需要，将经方灵活相合，使其发挥更大的临床功效。谢作钢主任男科常用的经方合用有：桂枝茯苓丸合补中益气汤治疗精索静脉曲张不育症、大柴胡汤合桂枝茯苓丸治疗前列腺增生症、大黄䗪虫丸合橘核丸治疗阴茎海绵体硬结症、柴胡桂枝干姜汤合当归芍药散治疗勃起功能障碍、四逆散合白头翁汤治疗慢性前列腺炎、小柴胡汤合当归芍药散治疗免疫性男性不育症等。

十一、马丽俐（第八批，皮肤科）

（一）名医简介

马丽俐，1962 年 4 月出生于浙江杭州，1985 年毕业于浙江中医学院。现系为浙江中医药大学附属第一医院教授，浙江省名中医，主任中医师，硕士研究生导师。现任浙江省中医药学会皮肤科分会主任委员，浙江省中西医结合学会皮肤性病专业委员会副主任委员，浙江省中西医结合学会皮肤科性病专业委员会副主任委员，浙江省医学会皮肤科分会委员，中华中医药学会皮肤病分会委员，浙江省医师协会皮肤科分会常委，浙江省医学会医学美学与美容分会常委，浙江省中医院皮肤整形美容科学术主任。曾任浙江省中医院皮肤整形美容科主任、浙江中医药大学中医外科教研室主任、浙江省中医院中医住院医师规范化培训中医外科基地主任等职。

致力于中医皮肤病的临床、科研和教学工作30余年，擅长银屑病、荨麻疹、光敏性疾病、湿疹、痤疮、黄褐斑等皮肤疾病的中西医结合诊疗。参与制定浙江省中医院银屑病中医临床路径，此外参与有关中医临床诊疗指南和方案修订工作。主持完成和在研省部、厅局级课题7项，获浙江省中医药管理局科技进步奖三等奖1项。发表论文数十篇。培养硕士生30余名，其中外籍学生4名，在读学生8名。主讲本科生课程"中医外科学""中医护肤理论与技术""皮肤的保养及皮肤疾病的图识"等。同时面向留学生、硕博生授课，主讲"中西医结合诊疗技术在皮肤科的应用"等课程。其负责的网络教学课程"驻颜有术"采用线上线下相结合的教学方式，让学生们充分享受到平等、开放、便利、互动的教育资源：至今全国有146所大学的4.81万学生选课，线上互动达32万余次，每年选修该课的人数不断增长。2019年"驻颜有术"被评为省级精品在线课程，线上线下混合式课程"中医护肤理论与技术"于2021年被评为省级一流本科课程。

（二）学术渊源

马丽俐教授于1980—1985年就读于浙江中医学院中医系，2004—2007年在浙江中医药大学在职攻读硕士研究生学位，在校期间系统学习了中医及中西医的理论知识，为今后的临床和科研打下了扎实的理论基础。1997年7月—1998年8月在上海华山医院皮肤性病进展研修班学习，较为系统地从理论与临床实践学习了现代皮肤病学。1999年9月—2000年3月在美国加州洛杉矶分校分子生物研究所访学，其间主攻中药对微生物作用的研究，研究成果在SCI杂志上发表，新发现的基因被美国基因库收录，为以后的临床和实验研究思维打下了一定的基础。马丽俐教授博采众家之长，曾跟师国家级名中医杨继荪院长、潘智敏教授，习得辨病与辨证相结合的观点，师古而不泥古，根据患者的体质及体征，脉证合参，经典名方与现代药理相结合，遣方用药灵活。杨老、潘主任治疗肺系疾病，采用清化、温化痰饮、培土生金的治则，并形成冬病夏治温补脾肾以防瘤疾复发的临床治疗经验和理论体系，启发以后皮肤疾病的辨证和治疗，尤其对湿热和痰湿为患的皮肤疾病的治疗。曾跟从裘氏妇科裘华芳主任学习抄方，学习领悟妇科临床遣方用药特点，围绕着月经周期进行辨证论治，并将其应用于女性痤疮等皮肤病的诊疗过程中，融合为自己的临证经验，取得了较好的疗效。

（三）学术思想

1. 临床科研齐并进 治疗疾病有依据

马丽俐教授认为中医药不能固步于经验医学，应将临床和科研紧密结合，才能促进中医药的现代化发展。马教授坚持临床与科研紧密结合的研究方向，开展针对临床难治性皮肤疾病的中医辨证论治疗效和原理研究。以大青叶等清热解毒中药提取物对模拟银屑病样过度增殖的 HaCaT 细胞的增殖和凋亡及相关信号通路的影响，获浙江省自然科学基金资助。对个人临床经验方"清热凉血方"进行一系列临床疗效和原理的研究，表明了该方能显著改善银屑病患者 PASI 评分并影响血清 VEGF 及 VEGF 水平。通过临床病例积累，将银屑病患者分成血热型、血瘀型、血虚风燥型，进行了"寻常型银屑病中西医结合诊疗规范的研究"，制定了浙江省中医院银屑病中医临床路径，并获得浙江中医药科技计划项目资助。采用栀子等中药提取物对紫外光辐照的动物皮肤光老化的保护作用进行了研究，并将研究成果应用于光化性皮肤疾病的临床，取得较好疗效。开展了对发病率高且难治的急、慢性荨麻疹的发病原理以及治疗的临床研究，提出荨麻疹发作时多伴随小气道阻力增加，气道传导力下降的情况，对于脾虚湿困型慢性荨麻疹，马教授提出采用健脾理气的方法治疗能取得较好临床疗效，而湿热证型的慢性荨麻疹，存在着肠道菌群的失衡，发现清热化湿方剂可改善症状，同时可以通过调节肠道菌群和相关细胞因子而发挥持久疗效。参与"'上火'的病毒相关性研究及其生物学基础"课题——科技部国家重点基础研究发展计划（973 计划）项目子课题。此外，曾参与国家中医药管理局多个中医常见病诊疗指南临床评价项目修订工作。

2. 整体辨证与局部辨证相结合，是取得疗效的关键

马教授认为皮肤科医生的专业素养体现在局部皮损辨证的能力上，在教学时，马教授尤其重视原发性皮疹及继发性皮疹的教学，认为这是诊断皮肤疾病的基础，只有基础打好了，才能窥探疑难皮肤疾病的方圆，并以此为依据探讨治疗思路的辨证方式。局部辨证主要辨析皮疹类型、颜色、色泽、形态、部位、分布特点等的临床意义。整体辨证是辨析皮肤病发生的内外环境背景及其他系统异常状况的总和。马教授认为，皮肤疾病在辨证上，需要整体辨证与局部辨证相结合。整体辨证应尤其注重舌脉之变化，马教授在临床中发现银屑病患者中裂纹舌患者比例较高，而裂纹舌是有失濡养或禀赋不足的表现，反映身体阴血耗损的程度。

3. 标本兼治，顾护脾胃后天之本

在皮肤疾病的治疗上，标本兼治，顾护脾胃后天之本应贯穿整个疾病治疗过程。皮肤疾病的治疗中不乏很多寒凉中药，如马教授平常用药中，多用炒黄芩、焦栀子等炒制中药而非生品，意义在于祛邪需顾其根本，清热勿过于寒凉。

4. 重视内外合治，以求最佳疗效

马教授认为皮肤疾病在治疗过程中，需要内外合治。外治法是中医最早的治疗方法，外治法在皮肤病治疗方法较多而且应用有效。通过局部用药可以减轻自觉症状，加速皮损消退以至痊愈。马教授创立有银屑病、皮炎湿疹、带状疱疹、荨麻疹等多个外治方，如汽疗方、银花散、三黄粉等，可依据病情轻、中、重各阶段而选用。临床上如配合中医熏蒸仪、中药汽疗仪使用，能够有效改善患者皮损。在"中药汽疗联合卡泊三醇软膏治疗银屑病的临床疗效"研究的临床观察中，结果显示中药汽疗联合卡泊三醇软膏治疗银屑病疗效显著，可有效改善患者炎症状态，且用药安全性较高。

5. 强调认真望闻问切，重视心理疏导

很多皮肤疾病是一种心身疾病，与精神因素密切相关。马教授在临床上强调认真望闻问切，重视心理疏导。在行医过程中，仔细问诊的同时常耐心倾听、开导患者，安其心神，畅其情志。

（四）临证经验

马丽俐教授擅长皮科疾病的诊疗，如银屑病、慢性荨麻疹、痤疮、光敏性皮肤疾病等。

1. 银屑病

浙江省中医院皮肤科于 1976 年建立银屑病专病门诊，在 2018 年成为全国首批十大银屑病示范门诊之一。马丽俐教授作为银屑病专病门诊负责人 20 余年来，积累了丰富的中西医结合治疗银屑病的临床经验，并形成了具有自身特色的中医治疗银屑病的理论体系。马教授发现热、湿、瘀是银屑病的关键病因。因此中医中药治疗银屑病的原则应为清热化湿、活血散瘀。清热凉血类中药对寻常型银屑病血热证有良好疗效，并能有效改善患者的生活质量。马教授在清热、化湿、祛瘀的同时非常注重顾护阴津。在银屑病进展期，常表现出火毒炽盛之象，此时用水牛角、生石膏、栀子、黄芩、金银花、连翘等药直折火势而存阴。在银屑病的静止期和消退期，则重视补益肺、胃、肾阴。在治疗上，一是宜标本兼治，顾护脾胃后天之本。二是内服与外治相结合，以求最佳疗效。同时临床上结合中医熏蒸仪、中药汽疗仪使用，能够改善患者皮损。

2. 荨麻疹

荨麻疹的临床表现以皮肤风团为主，严重时伴有喉头水肿。中医学认为"风邪上受，首先犯肺""肺主皮毛"，说明风邪易侵袭肺脏、客于皮毛，风团出现同时肺脏也会受累。马教授团队研究发现肺功能检测能较早且客观地反映呼吸道受累的情况，对医生及早判断疾病的严重程度是必要的，对临床用药有指导意义，亦为中医学"肺主皮毛"的精辟理论提供了客观的实验依据。许多慢性荨麻疹患者未能发现明显的触发因素，马丽俐教授则会在荨麻疹的临床诊疗过程中，详询发作时皮疹的部位、形态、数目、颜色等情况，结合患者生活习惯及工作环境进行初步分析，对症下药并嘱咐患者在生活中留意皮疹发作情况，记录饮食、运动等，便于寻找病因。在中医思维方式诊疗荨麻疹的基础上，马教授也常结合西医指标如IgE、甲状腺功能、免疫功能等对患者整体情况进行分析。通过观察总结，胃肠湿热型慢性荨麻疹患者在临床上占很大比例，对于此类型患者中，防风通圣散可起到良好的治疗效果，方中防风、荆芥、麻黄等药祛风解表，当归、川芎、白芍等养阴活血，起"治风先治血"之效，栀子、黄芩、连翘、桔梗等清中焦湿热从表出，白术健脾利湿进一步清内生湿热，并且研究结果表明防风通圣散不仅可以调节患者的肠道菌群平衡，还可以显著降低患者血清 IL-6、IL-13 水平。

3. 痤疮

马丽俐教授治疗痤疮，病因上多责之于湿、热、痰、瘀，病位多为肺胃二经。偏于肺经风热者，皮疹色红较小，或有痒痛，或伴有口渴、便秘、尿赤等症，选方用枇杷清肺饮加减。偏于脾胃湿热证，皮疹红肿疼痛，或有脓包，皮肤油腻，并伴口苦口臭、便秘等症，常用茵陈蒿汤加减。胃肠湿热者结节囊肿较多，则选用二陈汤加减，以达清热祛湿、化痰软坚之功。而痤疮日久，皮疹黯红，以结节、囊肿为主，则考虑为痰瘀阻滞，选方用二陈汤合桃红四物汤加减。

第五章　一

浙派中医外科名著精要

第一节 《霉疮秘录》

一、作者简介

陈司成（生卒年代史载不详），字九韶，海宁盐官人。我国明代杰出的梅毒学家，是砷剂治梅毒的首创者，为浙派医家代表人物之一。陈家世以业医，尤以疡医闻名，迄至陈司成，已逾八代。陈司成少时攻科举，后传承家学，行医于江浙一带。其博涉临证各科，善治老人、妇人、婴儿疾患，对外科尤精。

当时海口通商，梅毒自外而入，梅毒患者日渐增多，然而"独见霉疮一证，往往处治无法"，一旦染疾，终身为废，各家医书于霉疮一类也多不提及，即有提及，亦含糊不详。念及于此，陈司成弃科举而承家传，细考经书，广收博引，采撷家传遗书及诸家秘授之验，类成一帙，于天启三年（1623）撰成《霉疮秘录》一书。其自序谓："往余弱冠时，与友人某某者同试虎林，彼狎邪青楼，而余畏不敢从，以余为迂也。北归未几，友卧病，心知有所中也，不敢彰其言，私倩余商榷。余发先王父遗书，及检各家秘授，合治之乃瘥。居无何，余食贫而家且圮，遂弃去经生，业长桑君之术。"

二、学术概要

《霉疮秘录》系梅毒专著，包括总说7则，或问24则，治验29则，方法49条，宜忌17条，共5部分。该书论述了梅毒的传染途径，对一、二期梅毒的硬下疳、扁平湿疣、梅毒性斑疹、环形丘疹、白斑、鳞屑损害、晚期树胶肿损害、骨关节和神经系统受累症状、胎传梅毒的特殊表现，都有相当准确的描述，提出必须彻底治疗等原则，重视预防和防止复发，首创用减毒无机砷剂治疗梅毒的方法。书中列病案29则，载方55首，并述配制及运用方法。在"宜忌"中列举误治病例6个，分析了药物与饮食宜忌的具体要求。该书凝聚了陈氏一生治疗梅毒病的经验,他提出的辨病与辨证结合、专药专方、分期分剂的医学思想,对现今临床仍有指导意义。日本汉医亦奉为枕中鸿宝,认为这本书是中医学现存有关梅毒学的第一本专著。

(一)开性病专著之先河,发砷剂抗梅之嚆矢

本书问世后在海内外均产生了深广的影响,因此它不仅是我国第一部性病学方面的专著,而且对世界医学亦做出了不可磨灭的贡献。1726年日本汉医医官不破元澄在日本刊印的本书序言中曾曰:"我邦近世染此疮者居多,方书无明论……素闻陈九韶《霉疮秘录》,多方搜索数年,客岁抵役东都,偶得诸书肆欣赏,不啻拱璧。顾为其书总说、或问、治验、方法、宜忌,详说痛快无剩义。"在陈氏之前,国内外治疗梅毒皆用汞剂。陈氏在世界上首先运用砷剂治疗各期梅毒,欧洲自15世纪末至1909年才制成一种砷的有机化合物"606",在此之前的400年中,汞剂一直被视为治疗梅毒的特效灵药,然而长期滥用汞剂曾引起了各种各样的汞中毒,汞剂的药效亦远逊于砷剂。陈氏有机砷剂的创制,为世界梅毒诊治做出了有益的启示。

(二)明梅毒发病之因,阐霉疮传染之径

《霉疮秘录》之前,梅毒一直都被认为是患者感染了邪毒所致,并通过性进行传播,陈氏否定了这一论断,指出正气亏虚是梅毒发病的内在条件,湿、火、瘴气等邪气亢盛是造成梅毒的外部因素,二者缺一不可。在传播途径上,陈氏指出性传播是最常见的传染方式,如"游冶公子,轻薄少年,蝶窥墙凤,求凰荡情,相感湿毒,相仍一发经络……甚者传染及旁人"。同时指出梅毒也可通过其他途径进行传播,"不独交媾相传,禀薄之人,或入市登圊,或与患者接谈,偶中毒气,不拘老幼,或即病,或不即病",正虚之人与梅毒患者正常接触也会感染,相反,只要正气充沛,即使与患者同寝共食,也不会有危险,甚则"有终身为妓,半世作风流客者,竟无此恙",进一步明晰了梅毒传染的途径,即性、唾液、血液、母婴等多种传播途径并存。

(三)溯诸般病证之源流,树辨病辨证之范例

陈氏认为梅毒由同一类致病邪气导致,故在《霉疮秘录》中将名称不一,变化多端的梅毒病诸般病症统称为"霉疮",而实际在临床中又根据外形的不同将其细分为"霉疮""痘疮""阳霉疮""砂仁疮""广疮""棉花疮""杨梅疮""结毒"等近10种。陈氏依据毒之深浅、时之长短,将相当于一、二期和三期的梅毒分列为霉疮和结毒两大类型,然后又根据发病部位、主要病症对梅毒进行分经辨证论治,为后人树立了辨病与辨证相结合的典型范例。他指出

"毒中肾经，始生下疳，继而骨痛，疮标耳内、阴囊……传于脾，四肢发块痛楚，或蛀烂腿臁……移于心，生疮如痣……毒中脾经，疮标发际口吻……传于肾，骨痛髓烈""传于心，发大疮，上下左右相对，掣痛连心；移于肝，眉发脱落，眼昏多泪，或疟爪甲"，即根据骨、耳、阴囊部位的病变来确定毒在肾经，根据四肢、唇周的病变来确定毒在脾经，又根据眉发、眼睛、爪甲的病变以确定毒在肝经。

（四）分期分段论治，攻伐补益兼施

陈氏依据症状和传播途径的不同将梅毒分为五脏梅毒和结毒，"三期梅毒"之说虽未直接提出，却包含于五脏梅毒与结毒之中，与西医学对梅毒的认识具有高度的一致性。五脏梅毒早期出现时（一期、二期梅毒阶段），先扶助人体五脏正气，其次缓祛邪毒，一补一攻，攻补兼施，早期的梅毒可以无虞；发展至结毒时期（三期梅毒阶段），陈氏指出此时扶正和祛邪要紧密配合，陈氏辨经论治，方药灵活加减；先天性梅毒，陈氏强调从患儿父母着手进行论治。陈氏认识到梅毒乃正虚感邪之疾，正虚为先，邪侵在后，扶护正气是贯穿始终的治疗法则，指出："凡疮毒年深月久，流脓出水者，症属虚寒，非金鼎砒佐他药，不能收功。"并汲取前人运用金石药的经验，大大提高了临床的疗效，"所以治此症者，须标本兼治，不可偏施"。

三、医案选按

（一）医案一

"一庠生，年十八，肄业郭外，渐渐眉发脱落，遍身拘急，从风治不效。余候其脉，沉涩且缓，此金乘木位，乃霉疮毒气所感也。用发药三剂，吞牛黄蟾酥丸，大汗之；次服化毒乙字丸，兼用龙胆泻肝汤。旬日外，果发细疮，如砂仁，随生随褪。二十日外，疮毒尽化，眉发复生。"（《霉疮秘录·治验二十九则》）

牛黄蟾酥丸：发表化毒，能治一切疔肿、痈疽、疮疡。西黄一钱，蟾酥二钱，麝香二分，朱砂、雄黄、乳香各一钱五分。先以蟾酥切片，热酒化软，将五味细末和蟾酥捣丸，如黍米大。每晚七丸，葱头、热酒送下。出冷汗为度。（《霉疮秘录·治验二十九则》）

乙字化毒丸：毒结于肝胆二经者，内作筋痛，攻走胁肋，上至于头，下至于足，转侧艰难，手不能举，足不能步，或颈项发块，或破烂上下，或传他经，致生别病。当用乙字化毒丸，兼用煎剂调理。牛黄、丁香、牙皂各五分，

琥珀须择体坚燥者用之，郁金、生乳各一钱，朱砂、雄黄、月月红、白鲜皮、乳香、穿山甲（代）各五钱五分，制大黄二钱，僵蚕四钱。上制为末，用神曲末五钱，打稠糊，入药捣匀，丸如桐子大，另研朱砂为衣。每早空腹服十三丸，每晚空腹服九丸，人参汤送下，炒米汤亦可。病去药减，如余邪未尽，药不可撤。百日内，勿使大劳大怒，顺时调理。（《霉疮秘录·治验二十九则》）

【按】综观此案的诊治，前医曾按"风治"治疗未效，"风治"即按"内风"论治，内风又称肝风，由阴血不足或热盛伤津所致。本案有筋脉拘急，眉发脱落的症状，故前医诊为"风证"。陈氏切其脉沉涩而缓，认为是肺金乘克肝木之证，系由感染梅毒所致。"金乘木位"即肺经疾病影响到肝经，在梅毒总论中曾提及"移于肝，眉发脱落""传于肝作筋疼""此毒上起脾、肺、下起肾、肝"。本案无下疳、便毒等初发之症状，属于接触传染，即上起于肺，再传变于肝。足见陈氏对于梅毒病的各种证候洞若观火，了如指掌，能见微知著作出正确的论断和治疗。陈氏先用解表药3剂，同时吞服牛黄蟾酥丸，药后患者汗出遍体，继以龙胆泻汤饮服，乙字化毒丸吞服。治疗10多天后患者皮肤果然出现状如砂仁的细小皮疹，一批发出，一批褪去。陈氏按传统观点分析，认为皮肤出现皮疹是邪毒被药物作用后透达于外的好现象，所以用"果发"二字，既表达陈氏原来的诊断正确无误，又表达所用药物已经奏效。

（二）医案二

"一贾，年四十余，患疮贻毒有年，块发头顶如拳，右膝肿大如瓠，右腮破溃，喉咙损伤，粥食不能下胃，每日唾痰升许，肢体羸瘦，坐以待毙。余视其症危甚，第脉息尚有胃气，遂用六君子汤，加贝母、胆星、石斛、天麻，兼服化毒壬字丸；至二十日腮溃已厴，头块始消，饮食便利，又用戊字丸，兼虎潜丸，早晚间服；至三十余日而腿膝如故，饮食倍增，更服辛字丸；至五十日，而诸症皆愈，形体更肥。"（《霉疮秘录·治验二十九则》）

壬字化毒丸：治肾经内外前后形症。虎胫骨（酥炙）、龟板（酥炙）、穿山甲（炙脆，代）、朱砂各一钱六分，月月红（即血余，用童子头发月剃者，煅）一钱五分，蝉蜕末二钱，没药、乳香、白鲜皮、雄黄各一钱五分，生生乳一钱，牛黄五分，土贝母二钱，沉香七分（取沉水色黑味甜香者用之），琥珀七分。上各制为末，用神曲末五钱，打稠糊，入药捣匀，丸如桐子大，另研朱砂为衣。每早空心服十五丸，每晚空腹服十丸，人参汤送下，枸杞汤亦可。病去药减，如余邪未尽，药不可撤。禁忌同前。（《霉疮秘录·治验二十九则》）

戊字化毒丸：治脾经内外前后形症。牛黄四分，升麻、生生乳各一钱，木香、朱砂、雄黄、穿山甲（代）、白鲜皮、乳香各一钱五分（择滴乳不杂沙石者炙用），制大黄二钱（宜九浸九蒸九晒，每黄十两，当耗煮酒五十两，入药则泻中有补），威灵仙、没药、血竭、贝母各一钱八分。上各制为末，用神曲末五钱，打稠糊，入药捣匀，丸如桐子大，另研朱砂为衣。每早空心服十五丸，每晚空腹服十丸，人参汤送下，奇良汤亦可。病去药减，如余邪未尽，药不可撤。禁忌同前。

辛字化毒丸：毒结于大肠肺经者，为喉癣，多作痰唾，久则成天白蚁，渐蚀鼻梁低陷，或肌肤生癣，硬靥如钱，色红紫，褪过即成白点，或不生癣，竟成赤白癜风，或传他经，致生别病。当服辛字化毒丸，兼以煎剂调理。白花蛇（真蕲州产者佳）、羚羊角、白鲜皮各二钱，牛黄五分，钟乳粉、生生乳各一钱，穿山甲（代）、月月红、雄黄、乳香、朱砂各一钱五分，槐花二钱，蜂房（炙净末）一钱，川贝母二钱，神水七分。上制末，用神曲末五钱，打稠糊，入药捣匀，丸如桐子大，另研朱砂为衣。每早空心服十三丸，每晚空腹服九丸，人参汤送下，熟蜜汤亦可，病去药减。如余邪未尽，药不可撤。百日内，勿大劳大怒，顺时调理。（《霉疮秘录·治验二十九则》）

【按】本案对既往病证仅用"患疮贻毒数年"来表达。从"块发头顶如肇"及先用乙字化毒丸治疗分析，梅毒最初侵袭肾经，由于治疗未效，迁延日久而结毒咽喉，"粥食不能下胃，每日唾痰升许，肢体羸瘦"，所以先后用壬字、戊字、辛字3种化毒丸，化解肾经、脾经、肺经梅疮、结毒，用六君子汤加味健脾理气和胃，虎潜丸滋阴降火，补肝肾、壮筋骨，经50天治疗才获痊愈。

第二节 《疡科选粹》

一、作者简介

陈文治,明代神宗万历时人,号岳溪,秀水(今属浙江嘉兴)人。自幼饱读诗书,少年时学武,继而习医,他人评曰"其上下天下,无不洞了,于医之一道尤精妙入神"。曾于万历间官于三辅,即京兆、冯翊、扶风三地,在今之陕西。徐春甫《古今医统大全》有云"分守燕河副总兵陈,讳文治,号膺溪,浙江秀水人",可参考。刘汉儒《伤寒集验序》中亦称秀水陈君文治者为"塞外名将军"。陈氏曾在壬午春天,因三辅军民感染大头瘟甚多,唯用东垣普济消毒饮刊布各处,疗效甚佳。彭宗孟查此"壬午"应为万历十年,与刘汉儒序云"塞外为名将军"相系。

盖其从军经历,陈文治精通骨伤科及外科疮疡疾病的诊疗。彭宗孟《疡科选粹序》略曰:"吾郡岳溪陈君,工轩岐业,所著《疡科秘旨》,兼总百家,抉微丛要,与王太史《外科证治准绳》足相羽翼,而精简过之。"陈氏著有《疡科选粹》8卷,本书辑录外科各家学说参以作者经验编成,共分111篇,包括乳腺科、皮肤科、肛肠科、五官科及伤科的各类病证,选方精要,切于实用。

二、学术概要

《疡科选粹》载外科总论及外科常见疾病80余种,方治多切于实用。该书阐述外科疾病的脉因证治,并介绍内服、外用药物的应用原则。

(一)广考各家,博采众长

陈氏在本书中辑录了外科各家学说,并善用自身经验加以解读。如治疗发于脑部之痈疽时,朱丹溪云:"生耳后一寸三分,名曰发颐,又名锐毒,宜服降火化痰,消肿托里之药,不可针灸。初起则宜隔蒜灸,但艾炷宜小而少。"

然而李东垣治疗脑疽时，主张"艾炷大而壮数多，亦未尝拘也"。又如考刘涓子治痈疽先后渴的不同，痈疽将发未发之时，"火邪炽盛，热在上焦，所以先渴"，痈疽已溃之后，"气血两虚，虚火上炎，所以后渴"。刘涓子主张"先渴者，用参、芪以补气，归、地以养血，或忍冬丸、黄芪六一汤，若脉数发热而渴，用竹叶黄芪汤，皆可也。后渴者，则宜加减八味丸"。金元医家李东垣赞成病疽愈而后渴用加减八味丸的治法，认为"痈疽多因虚而得"，同时表示"疽安而渴者，服此丸则渴止；而安未渴者，服此丸，永不渴；未疽而先渴者，服此丸，不唯渴止，而疽亦不作"。金元医家朱丹溪持相反意见，辩其"宜补气血，何必泽泻、茯苓、肉桂导水"。二位医家之见，确有矛盾。陈氏总结，痈疽未发之时，固宜解热败毒，凉血生津；若疽因虚而致，虚火致渴，其"从治之法又东垣之确见，临时自当酌用"。

（二）阐发薛己学说，强调补益脾胃

阐发陈氏治疗外科疮疡疾患时继承薛己学说，强调补益脾胃，"大抵治痈疽之法，始终必以调理脾胃为主，若脾胃不伤，脏腑咸有所禀"，又结合自己的临床实践，以补气养血为治则。书中有云："凡痈疽发背，不论大小，有疼无疼，或热或不热，但肿赤焮热，即用紧急收赤肿药固定，不令引开，中间即用聚毒散贴之，急令散毒外透，内服排脓缩毒内托汤药（皂角刺之类），破后急须托里内补（参、芪之类）。其有气血阴阳虚实之证，悉照薛立斋加减托里消毒方施治。"陈氏重视随证加减，"兹于本方之后，条述其法，医者因是，而察所患之阴阳虚实，复能以己意增损一二，斯为上工矣"。此外，陈氏较薛氏更强调外治结合内治，除煎药外，他举出灼艾法、蛴螬虫灸法、豆豉饼灸法、净土灸法、桑枝灸法、骑竹马灸法、葱熨法、熨风法、溻渍法、箍围法等治法，并列举了一系列外用药，如木香溻肿方、升麻溻肿方、阴阳散、压热神白膏等，内外同治，以达到治愈的目的。

（三）重视表里辨证

陈氏认为治疗疮疡之时，辨其表里是关键，"疮疡之生也，表里不同，或攻或发，少有差舛，变证随能杀人，甚于伤寒也"。选用东垣"疏通、托里、和荣卫"3法佐证疮疡的表里部位以决定其不同治法。疏通法指"凡疮疡肿硬木闷，烦热便秘，脉沉而实，其邪在内，故痛深"，适合用寒剂疏通脏腑，以绝其源。"凡焮肿作痛，便利调和，脉浮而数，其邪在表，故痛浅，邪气极则内行"，此指托里法，此时宜用温剂托毒以散其邪。另外，"大小便如故，饮食如常，腹中和，口知味，知不在里也，不恶风寒，止热躁，脉不浮，知不在表

也"若不在表里，当求之于经络中，此即和荣卫之法，可选用当归黄芪汤、托里养荣汤等。陈氏表明若治病不辨其证，一味迎合时兴之法，不察毒可散与否，"但用十宣散、败毒散、流气饮之类，而致气血耗散，酿成他证者有之"，指出行医者的一大通弊。

三、医方选按

（一）痈疽初起

"凡痈疽初起，阴阳、寒热、虚实不同，而或消，或托，或下，各方不一，皆先哲已试之效，故不敢遗，唯用者能酌量去取，庶合经权之道。大率治疮疽，初剂先以仙方活命饮，继以托里消毒散，以免后来口舌生疮，而其用寒用温，毋容毫发差也，司命者审之。"（《疡科选粹·卷二》）

排脓内补十宣散：治疮疡未成速散，已成速溃，脓毒自去，其效如神。方用：当归（酒浸）、人参各八分，防风（炒）、桔梗（炒）各一钱，川芎、肉桂各三分，黄芪（盐水拌炒）一钱，甘草、白芷各五分，厚朴（姜汁炒）六分。上水煎服，或用为末，好酒或木香汤送下。（《疡科选粹·卷二》）

托里温经汤：治痈疽，脉浮紧，按之洪缓，赤肿痛甚，发热恶寒，牙关紧急，涕唾稠黏，饮食难下。方用：麻黄（去根节）、白芷、当归各一钱，升麻二钱，甘草（炙）、白芍各七分五厘，人参、苍术各五分，防风、葛根各一钱五分。上水煎，先以麻黄煮去沫，再下余药，煎成温服，衣覆取汗，所谓汗之则疮已也。（《疡科选粹·卷二》）

【按】 排脓内补十宣散，若用之于些少痈疽于冬月，尽可助内托之功，若于冬月肿疡用之，亦可转重就轻，移深为浅。其中当归甘温，活血补血，人参甘平，大补元气，二者以补气血为要；防风、桔梗相伍，祛风解表，祛风寒郁滞。若溃疡与夏月用之，则桂、朴之温散，佐以防风、白芷，虽有参、芪，难为倚仗。世人不分痈疽、冬夏，而用此方，若盲人骑瞎马，夜半临深渊也。托里温经汤中麻黄苦温，防风辛温，君臣相合，重在发散也；升麻苦平，葛根甘平，解肌出汗，专治阳明经之邪；血凝不行，不通则痛，以白芷、当归辛温，以破血散滞；湿热则肿，苍术苦甘温，能泄皮肤腠理湿热；人参、甘草甘温，白芍药酸微寒，调中益气，托其里也。

（二）痔疮

"痔之为恙，非若他证之有外因也，均由醉饱入房，或入房忍泄，或炙博厚味，或饮食失节，或劳伤元气，或饱食久坐，以致湿、热、风、燥四气，下

注于大肠，郁久成毒使然。"（《疡科选粹·卷五》）

槐花散：槐花，荆芥，枳壳，艾叶。上以水煎，入白矾量许，先熏后洗。

【**按**】槐花散乃经典名方，其版本诸多，陈氏擅以此方医痔。方中槐花为君，味苦，微寒，凉血止血；荆芥味辛，微苦，疏风理血；枳壳，味苦、辛、酸，行气宽肠，气调则血调；艾叶性温，温经止血，防凉药克伐太过（《疡科选粹·卷五》）。

第三节 《痈疽神秘验方》

一、作者简介

陶华，明洪武年人，字尚文，别号节庵、节庵道人，明初余杭（今属浙江）人，我国明代杰出医家。幼年习儒，旁通百家，少时遇良医授予秘藏书籍，遂探研岐黄之术。精研汉张仲景《伤寒论》，颇有见解。治病尤擅于伤寒。永乐时征为训科，宣德年致仕。治病有奇效，正统年间（1436—1449）至浙江省郡治伤寒，名动一时。《续修四库全书提要》曰："凡乡人抱奇疾，他医不能治者，华辄能愈之。尝至杭治伤寒，一服即愈，名动一时，见《杭州府志》。"世人称其陶一帖。卒年九十有五，子孙世其业。

陶华总结一生临床辩治论证所得，于77岁高龄时共著《伤寒六书》。分别为《伤寒琐言》《伤寒家秘的本》《伤寒杀车槌法》《伤寒截江网》《伤寒一提金》《伤寒明理续论》。陶华于伤寒自称为专门之学，晚年著此以教其子。精研伤寒之成就。陶华在《伤寒琐言》中自序："余晚年得子，方逾弱冠，柔软多病，习懒不能自强，必非能受此道者，日夜痛心。惧夫吾殁之后，有病委之庸医，足可以伤生灭性……某今年七十有七，衰迈殊甚……日夜用心……文虽鄙俚，然言简意到，其中包括仲景不传之妙，皆世所未尝闻见。剖露肺肝以罄其蕴奥……"然而可惜的是，陶氏诸书乃先后随笔成稿，未经详细测定，故多处错，且多雷同也。陶华精通内外科，认为内科"古有方书专著，传与后世，然疮科或有所遗"。遂集历代医家所传及自身数年临证经验，书成《痈疽神秘验方》。《痈疽神秘验方》收载根据痈疽的若干兼证而制定的内服和外用之方共70余首，多属秘方或经验有效之方。此外又著《陶节庵心髓》1卷。

二、学术概要

《痈疽神秘验方》为痈疽验方专书，录入内服外治诸方，为后世治疗痈疽提供了丰富的经验。

（一）收载兼证，注重辨证

该书收载内外痈疽、疔疮诸证及若干兼证，详述其症状及致病机理。注重辨证施治，提出相应的治法和方剂。陶华受《伤寒论》的影响极大，自称为专门之学。而张仲景的《伤寒论》对医学的最大贡献，莫过于他创立了中医独特的诊疗体系——辨证施治。前人研究伤寒多囿于六经辨证范围，而陶华则认为辨证是其精髓，六经辨证仅仅是其主要内容，其他还有阴阳、标本辨证。故在痈疽诸证的治疗中充分运用六经、阴阳、标本、寒热等多项辨证进行论治，因而在临床论治痈疽时皆取得了极佳的疗效。

（二）学宗伤寒，临床验证

陶华精研《伤寒论》数年，颇有创造性的独到见解。对于伤寒的病因、六经传变、诊脉方法、证候的表里寒热、阴阳虚实、辨证用药及伤寒杂病的鉴别皆有独到的见解和心得体会。陶华诊治痈疽时受此思想理论影响颇深，辨证施治，每每有效。《痈疽神秘验方》一书中收载诸方，多以温散、温托之法居多。"然有内外科之异者，盖人之疾有内外故也。科既有内外，故古之专门者，各有方书，以传后世。第今之专于内者，则精其内，而疮科或有所遗"。因而他总结前人数位医家及自身多年有效之经验，集成此书。书中诸方，多方简而效彰，经过了陶氏本人数十年的临床经验验证，皆为行之有效之方，因而记录传与后世。陶华将理论与实践相结合，在一定程度上推动了明代外科疮痈治疗经验的发展。

（三）内服外用，效方传世

书中共记载及创新制定了内服和外用共 70 余首方药，详细记载了针对痈疽兼证的内服外治之法，如"痈疽大泻发热，或泻或小便如淋，宜用竹叶黄芪汤""痈疽，脓血大泻，败臭痛甚，宜用黄芪人参汤"，亦载外用药膏制法"乌金膏，解一切疮毒，及腐化瘀肉，此药最能推陈致新"。书中诸方，皆为前人传方和陶华数年临证创新之方，并述其诸证病因及用药原理，皆为经过多次临证施治之实践效方，为后世外科治疗痈疽诸证提供了丰富的经验。

三、医案选按

（一）秘方托里散

"治一应疮毒，始终常服，不致内陷"。

瓜蒌（大者一个，忤），当归（酒拌）、黄芪（盐水拌炒）、甘草、白芍各一两半，皂角刺（炒）一两，金银花一两，天花粉一两，熟地黄（生者，酒拌铜器蒸半日）一两，用无灰酒五茶盅，和药五两，入磁器内，厚纸封口，再用油纸重封，置汤锅内煮，用盖覆之，煮至药香，取出分服，直至疮愈。

【按】 医案出自《薛氏医案二十四种》，薛己认为此方药品平易，消毒之功甚大，且不动脏腑，不伤气血，不问阴阳肿溃，屡用屡效，诚仙方也。常治发背脑疽，势盛者，更用隔蒜灸之。若脉沉实，大小便秘者，先用疏通，而后用此，其功甚捷。若火毒已退，不作脓，或不溃者，用托里；溃而不敛，及脓清用峻补。

（二）真人活命散（一名仙方活命饮）

滴乳（研）、防风、白芷、贝母、赤芍、当归尾、没药（研）、皂角刺（炒）、天花粉、甘草节、穿山甲（炮，代）各一钱，陈皮、金银花各三钱。

在背俞，皂角刺为君，在腹募，白芷为君，在胸次，加瓜蒌仁（二钱）。在四肢，金银花为君。如疔疮，加紫河车草根（三钱，如无亦可）。上为粗末，疮大四两，疮小二两，作一剂，无灰酒十茶盅，疮小五茶盅，入有嘴瓶内，以厚纸封口，勿令泄气，煎至三大盅，去渣。作三次服，接连不断，随疮上下服。能饮酒者，服药后再饮三五杯。此药并无酒气，不动脏腑，不伤气血。忌酸、薄酒、铁器。服后侧睡，觉痛定回生，神功浩大，不可臆度。

【按】 医案出自《薛氏医案二十四种》，薛己尝用此方，不问阴阳虚实，善恶肿溃，大痛或不痛，先用此剂，大势已退，然后随余证调治，其功甚捷，诚仙方也。

（三）神仙太乙膏

治痈疽及一切疮毒，不问年月深浅，已未成脓者，并治之。如发背，先以温水洗净，软帛拭干，用纤帛摊贴之，更作丸，用冷水送下。血气不通，温酒下。赤白带下，当归酒下。咳嗽及喉闭缠喉风，并用新绵裹，置口中噙化下。一切风赤眼，捏作小饼，贴太阳穴，更以山栀汤下。打扑伤损，外贴内服，橘皮汤下。腰膝痛者，患处贴之，盐汤下。唾血者，桑白皮汤下，以蛤粉为衣，其膏可收十余年不坏，愈久愈烈。又治瘰疬瘘疮，并用盐汤洗贴，酒下一丸。

妇人经脉不通，甘草汤下。一切疥，别炼油少许，和膏涂之。虎犬蛇蝎汤火刀斧伤者，皆可内服外贴。

元参、白芷、当归、肉桂、生地黄、赤芍、大黄各一两，黄丹十三两。上用麻油二斤，入铜锅内煎至黑，滤去渣，复将油入锅，熬至滴水成珠，入黄丹十三两，再熬，滴水中，看其软硬得中，即成膏矣。如软，再加黄丹数钱。

【按】医案出自《薛氏医案二十四种》，薛己常用，但治疮毒并内痈有奇效。忽一妇，月经不行，腹结块作痛，贴之，经行痛止。后随前云治证，用之无有不效，愈知此方之妙也。

第四节 《外科大成》

一、作者简介

祁坤（1610—1690），明清间医家，字广生、愧庵，号生阳子，山阴（今浙江绍兴）人。祁坤于明朝亡后弃文从医，曾在清朝年间于皇家就职，对外科较为精专，为"正宗派"的著名代表人物之一，著成有《外科大成》，同时对内科亦有独到的见解，撰成有《内科证治粗评》（今已不传）。

祁坤出身于儒学世家，自幼聪敏，悟性颇高，广读经书圣贤，通晓儒家学识，对诸子百家仔细研究。后明朝亡，父亲殉难，嫡兄被捕充军，因而家道中落，家传藏书大半散失，遂弃儒从医，师从当地医家戴望之。祁坤广读历代医书，善于汲取前人经验，医术精湛，疗效甚著，后于顺治（1644—1661）年间召为御医，侍值内庭；康熙（1662—1722）年间累擢为太医院院判。祁坤业医后，认为外证难于内证，而历代医家多重内而轻外，有失偏颇，其曰："大约内科一门，前贤之论述似详且尽，而外科诸书，或博而寡要，或隐而未备，鹤长凫短，豕腹龙头，心窃疑之，简练揣摩，少有弋获。"他曾收集前人有关外科之论述进行研究比较，认为历史外科著作差强人意，曰："有言症而不言脉者，有图形象定名色而不分穴次者，有辨大毒而忽小疴者，有小毒反详而大毒反略者，紊乱无次，未可枚举。"于是，他"借为考订，汇成一书，重者删之，缺者补之，讹者正之，乱者绪之"（以上引文均来自《外科大成·自序》），故参《素问》《灵枢》之奥旨，集古今名贤之确论，于1665年汇著成《外科大成》。

二、学术概要

《外科大成》卷一为总论，先论述痈疽、证治、脉法、经络以及针、砭、灸、烙等治疗各法，包括辨证始末，施治次第等要诀；后论述肿疡、溃疡等疾病的应用方药以及调理、禁忌、预后等情况。卷二为专述人体各部位大毒之治法。卷三分述人体各部位小疵治法。卷四论述大毒、小疵病症、小儿疮毒治法，以及炼取诸药法。本书共载 358 种外科病症。正如《外科大成·祁宏原序》中所述："疮疡之微者无不载，方法之善者无不备，集曰《大成》，询可谓集外科之大成也。"《外科大成》成为继《外科正宗》以后又一部正宗派外科之作。

（一）以脉为首务辨痈疽

《外科大成》书中有云："思欲兼之而无遗内遗外之憾者，必先以脉为首务也。"充分体现了祁坤对脉诊之重视，此书首论"痈疽之脉"，分别着手肿疡和溃疡，对各种脉象的临床意义进行总结。此外，祁坤还阐述了不同脉象出现时可能会关联引发的外科疾病："脉数不时见，当生恶疮。脉数身无热，内有痈脓。脉数应当发热而反恶寒，若有痛处，当发痈。"同时，祁坤还论述了判断证的顺逆及预后与痈疽的脉象之联系："痈脉宜洪大而数，若沉紧者死；疽脉宜沉而实，若浮洪而散者死；痈疽无脉者，气闭也，宜行气。其脉自见。"

（二）以八纲辨证为佐

依从八纲辨证，祁坤用阴阳、表里、寒热、虚实八纲来辨别痈疽，指出痈发于六腑，为表为阳，为热为实，表现为热痛高肿；疽之发于五脏，为里为阴，为冷为虚，表现为无热肿痛。书中有云"痈疽有阴阳、表里、虚实之分，而无大小之别也""痈疽不论上中下，唯在阴阳二症推"，即痈疽的性质相较于大小、部位，更联系于二者的八纲属性，故例如对于辨别虚实痈疽的治疗，需做到"虚实肿溃诸症，须辨虚实，随行补泻"。

（三）并重经络辨证

祁坤对经络学说有极为深刻的认识，书中经络大略里提到"人生之有经络，犹地理之有界分，治病不知经络，犹捕盗不知界分，其能无诛伐无过之咎乎？岐黄问答，以经络为主，唯经络一明，然后知症见何经，用何经之药以治之，了然无谬"，说明不论是外科、内科，都要通过诊察病位所在、经络所属，从而进行辨治。祁坤在阐述经络辨证之余，将 12 经的用药分为"补、泻、温、凉、引经"5 个方面归纳总结，这种用药分类方法简明扼要，使临床选用药物更为方便清晰。

（四）提倡刀针外治

在专研外科的基础上，祁坤在针灸领域亦有极大贡献，他在书中指出："疽之发也，所患者唯内攻与外溃耳……必外兼针灸等法，以提其毒，此外科之首务也。"强调了刀针在外科中的地位，他对痈疽原委、证治、脉法、经络，以及针、砭、灸、烙等法均予以列述，为外科疾患的外治法提供了很好的思路。以肛肠疾病为例，书中论治"跨马痈"时云："自破或脓胀痛者，针之。"又如论治"肛门肿痛"时云："已成，胀痛者针之。"另外对痈疽已成脓者提倡随经络切开引流术，达到清以前的最高水平，对中医外科做出了巨大的贡献。

三、医方选按

（一）神授卫生汤

"治痈疽发背，脑疽对口，丹瘤瘰疬，恶毒疔疮，湿痰流注，及外科一切疮症，但未成者即消，已成者即溃。能宣热散风，行瘀活血，解毒消肿，疏通脏腑。且药性平和，功效甚速。诚外科首用方也。"（《外科大成·卷一·肿疡主治方》）

羌活八分，防风、白芷、穿山甲（土炒研，代）、沉香、红花、连翘、石决明各六分，金银花、皂角刺、当归尾、甘草节、花粉各一钱，乳香五分，大黄（酒拌炒，脉虚便利者不用）二钱。水二碗，煎八分。病在上部，先服药，随后饮酒一杯。病在下部，先饮酒一杯，随后服药，以行药势。

【按】以羌活、防风疏通在表之气血；穿山甲（代）、皂角刺、连翘、金银花等解毒消肿；红花、乳香等行气活血。故能治外科一切疮症，未成者即消，已成者即溃。本方药性平和，功效甚速，赞其为外科首用方。

（二）猪蹄汤（洗涤类方）

"已溃流脓时，用此消毒气，去恶肉，回死肌，润疮口，散风消肿，腐尽则已。"（《外科大成·卷一·洗涤类方》）

当归、白芷、羌活、甘草、赤芍、黄芩、蜂房，等分。上为粗末。先将猪前蹄一，使水六碗煮蹄软为度，去面上油并汤下浊脚，取清汁，入药一两，煎数十沸。绢滤去渣，候温用软绢淋洗。背疽轻易者，用此以代前汤：当归、白芷、独活、甘草各二钱，葱头五个。水二碗煎用。阴疮黑陷而不痛者，用艾绒一斤，硫黄、雄黄各五钱为末，同艾水煮半日，水将干，取艾出，捣烂温敷患处。再煮再易，十余次以知痛则生，不知痛出紫血者死，然必内服大补回阳之药，助之以成功。疮腐臭秽者，用蛇床子二两、皮硝一两，水煎洗之，用白矾四两、雄黄一两为末，用两许滚水冲洗。

【按】《本草纲目》载猪蹄："煮清汁，洗痈疽，溃热毒，消毒气，去恶肉。"猪蹄汤，性温，治诸疮已溃流脓时。方中以羌活、白芷散风消肿；猪蹄、黄芩、蜂房解毒去腐；赤芍、当归活血养血。又洗药方，性温，治背疽轻者，以代猪蹄汤。方中以独活、白芷、葱头散风消肿；当归活血养血。

（三）生肌玉红膏

"此膏专治痈疽发背，诸般溃烂棒毒等疮，用在已溃流脓时。先用甘草汤，甚者用猪蹄药汤淋洗患上。软绢挹净，用抿脚挑膏于掌中捺化，遍搽新腐肉上，外以太一膏盖之。大疮早晚洗换二次，内兼服大补脾胃暖药，其腐肉易脱，新肉即生，疮口自敛。此乃外科收敛药中之神药也。"（《外科大成·卷一·洗涤类方》）

白芷五钱，甘草一两二钱，当归身二两，血竭、轻粉各四钱，白蜡、紫草各二钱，麻油一斤。先用当归、甘草、紫草、白芷四味，入油内浸三日。大杓内慢火熬药微枯色，细绢滤清，将油复入杓内，煎滚下血竭化尽，次下白蜡，微火亦化，先用茶盅四枚，预炖水中，将膏分作四处，倾入盅内。候片时方下研极细轻粉，每钟内投和一钱，搅匀，候至一伏时取起，不得加减，致取不效。

【按】方中当归、血竭、白蜡养血祛瘀、敛疮生肌，用以补其不足；腐肉不去，新肌难生，故以白芷、轻粉排脓去腐、消肿止痛；更加紫草、甘草凉血解毒，与上药合用，共清未尽余毒；麻油养血润燥，助生肌之力。全方合用，解毒去腐，生肌长肉。

（四）蟾酥丸

"治疔疮、发背、脑疽、乳痈、附骨臀腿等疽。一切恶症歹疮，不疼或麻木。或呕吐，心神昏愦。此药服之。不起发者即起发。不痛者即痛。痛甚者即止。昏愦者即苏。呕吐者即解。未成者即消。已成者即溃。真有回生之功。乃恶症中至宝丹也。"（《外科大成·卷四·内痈总论》）

蟾酥（酒化）二钱，轻粉五分，枯白矾、寒水石、铜绿、胆矾、乳香、没药、麝香各一钱，雄黄二钱，朱砂三钱，蜗牛二十一个。上为末，秤准，于端午日午时，在净室中先将蜗牛研烂，再同蟾酥和研稠粘，方入各药，共捣极匀，丸如绿豆大，每服三丸。用葱白五寸，患者自嚼烂，吐于男左女右手心，包药在内，用无灰热酒一茶盅送下。被盖，如人行五六里，出汗为效。甚者再进一服。

【按】本方治证乃湿热火毒结聚所致。方中蟾酥拔毒散肿止痛，善治痈疽、恶疮、癌肿；寒水石泻热消肿，解诸药毒；蜗牛内服清热解毒，外用消散疮肿；铜绿、轻粉、胆矾解毒疗疮；枯矾去腐生新，朱砂解毒安神；乳香、没药活血化瘀，消肿止痛，得麝香则通经透络之力强大；诸药合用共奏解毒消肿，活血化瘀止痛之功。本方对气血虚弱患者慎用，孕妇及痈疮已溃者忌服。

第五节 《洞天奥旨》

一、作者简介

陈士铎，字敬之，号远公，别号朱华子，又号莲公，自号大雅堂主人，浙江山阴（今浙江绍兴）人。为清代著名医家，尤善外科。陈氏约生于明天启年间，卒于清康熙年间。据嘉庆八年《山阴县志》记载："陈士铎，邑诸生，治病多奇中，医药不受人谢，年八十卒。"

陈氏幼习儒术，初为乡间诸生，后因仕途不成，遂弃举子业，乃究心医学，以"良医济世"为勉，治病多奇中，从不计酬。平生好学，上探典籍之奥，博采诸家之长，通过临床实践，擅长归纳总结，喜爱著书立说，以惠后学。其著作之丰，当为浙中之佼佼者，堪称著述等身。陈氏学识渊博，寝馈于《内经》《难经》等典籍，颇多新的见解，又不随流俗，旁及金元诸家之学，撷取所长，熔冶古今于一炉，著有《内经素问尚论》《灵枢新编》《外经微言》《脏腑精鉴》《六气新编》等书。惜其所著，多所沦没。今存世的见有《石室秘录》《洞天奥旨》《本草新编》《辨证录》等9种。这些流传下来的著作理法方药俱全，涉及临床各门学科，构成了完整的辨证论治体系，具有很高的学术价值。其中《洞天奥旨》对外科疮疡辨证精当，用法神妙，处方大多屡试屡验，为清代外科上乘之作。

二、学术概要

《洞天奥旨》本书托名"岐伯天师"所传。卷一至卷四，总论痈疽疮疡之标本、辨脉、善恶、顺逆、并发症、治法、调护等；卷五至卷十三，列述外科、皮肤科以及跌扑、金刃、虫兽伤等175种病症的证治；卷十四至卷十六，载外科用方281首，强调治疗疮疡要切合临床实际，以及因人因病制宜，不可迷信鬼神。《洞天奥旨》是陈士铎晚年的著作，记载了他治疗外科疾病的经验。该书虽然所述为外科，但陈氏依然重视辨证论治，尤其重视辨明经络、阴阳，在辨识疮疡吉凶顺逆及治疗疥癣、痈疽、疮疡、梅毒等外科疑难重症方面，具有独到的见解和经验，对外科疮疡，辨证、处方多验，内容丰富，体现著者治病必求其本的学术思想，用药颇有独到之处。

（一）重视经络气血在痈疽辨治中的作用

陈氏汲取《内经》中经络气血多寡的理论，认为痈疽的治疗亦应以经络气血多寡为原则，如其言："独是经络有气血多少之异，气血多者，易于成功，气血少者，难于建绩，又当分别之也。"陈氏重视经络的辨治，其在书中卷首载经络穴位图14幅，陈士铎认为经络具有两种作用：其一引药物归经，陈氏认为经络能引诸药到达某经，此外还起到部分治疗作用。其云："若不分经络，则五脏六腑何以清，头面手足何以辨，然无佐使之药，引之以达于患处，亦不能随经而入之。"其二辨疾病分经文中言："五脏七腑各有经络，脏腑之气血不行，则脏腑之经络即闭塞不通……部位既明，经络无错，自然用药得宜，无忧猛浪之误治也。"并根据经络气血多少，施以补气、补血、消散之法，疾病所生之部位，即可视为经络阻塞的外在表现，而造成这种阻塞的根本原因又在于人体脏腑的失调，进而导致气血凝滞，流通不畅。

（二）辨标本审阴阳，治以补法为要

陈氏首论疮疡之标本，"苟不知标本，轻妄施药，不中病情，往往生变"；外生疮疡，常皆因脏腑内毒发越于外，故忽略脏腑发病的本质，而治疗疮疡之标，往往难以奏效。对于复杂疾病的辨证，更需要标本分明，如果阳病出现痒的症状，此为阴虚，故应"补阴以化毒，而不可损阳以耗气"。陈氏在书中尤重疮疡阴阳辨证"外科治病，贵识阴阳"，根据疮疡不同的临床表现，从形、色、初起感觉、溃烂、收口情况，加以区分。治疗方面，陈氏认为疮疡的治疗虽然皆用补益的方法，但若不辨明证之虚实，则难以速效，又需结合疮疡的肿溃情况，治疗应有所区分，"表实可散，里实可攻，攻散之中，略兼用补""表虚不可纯散，里虚不可纯攻，攻散之中，重于用补"。

（三）内外兼治，注重调护

外治疗法中，陈氏推崇敷药的使用，"敷者，化也、散也。乃化散其毒，使不壅滞耳"，然敷药的选择亦需合乎病症，如阳证疮疡，用寒性化毒败火之药敷，后期用热药消散；阴证疮疡，用温性化毒败火之药敷；半阴半阳证疮疡，则用和解化毒败火之药敷，杂用温性药物散毒。陈氏在继承《外科正宗》

的火灸法治疗疮疡的思想基础上，认为"大约阳疮之痈疽不宜灸，而阴证之痈疽必宜灸也"，若为阳证疮疡施用火灸，火毒通入于内而不出，变生诸多他症，其与《外科正宗》所述"不分阴阳表里，寒热虚实均可灸"的思想相异。同时，陈氏既反对滥用刀针，也反对畏用刀针，在使用刀针治疗的同时，主张外用药、内服药同用，以求全效。在疮疡调护中，陈氏列举诸多疮疡期间饮食的禁忌，并主张禁恼怒与色欲，尤以色欲为重，"一犯色欲，多至暴亡"。

三、医方选按

（一）乳痈

"乳肿最大者，名曰乳发；肿而差小者，名曰乳痈；初发之时即有疮头，名曰乳疽。以上三症，皆令人增寒壮热，恶心作呕者也。受孕未产而肿痛者，名曰乳吹；已产儿而乳肿痛者，名曰奶吹。三症皆宜急散，迟则必至出脓，转难愈也。另有乳核、乳漏、乳疳、乳岩、乳疬。以上乳症，约有十种，大抵皆阳证也，不比他痈有阴有阳，不必别分阴阳以定治法，但当别先后为虚实耳。盖乳痈初起多邪实，久经溃烂为正虚。然补中散邪，实乃万全之道也。"（《洞天奥旨·卷七》）

和乳汤：治乳上生痈，初起发寒热，先痛后肿。方用：贝母三钱，天花粉三钱，蒲公英一两，当归一两，生甘草二钱，穿山甲（代）一片。煎服，一剂即消。

消化汤：治乳房作痛生痈。方用：金银花二两，紫背天葵五钱，天花粉三钱，当归一两，生甘草三钱，通草一钱。水煎服，一剂即消。

【按】乳房属足阳明胃经，乳头属足厥阴肝经，不补二经之气血，乳痈不能痊愈，一味止消火毒，会导致肌不能生，筋不能续。上二方均以清热解毒、消肿排脓、益气养血、活血通络为理法。故治以贝母、蒲公英、金银花、紫背天葵清热解毒散结，天花粉清热生津、消肿排脓，当归、甘草益气活血养血，穿山甲（代）、通草下乳通络，即当痊愈。后方重用金银花为君，为陈氏论"金银花最能消火热之毒，而又不耗气血，消火毒之药，必用金银花也……不分阴阳皆可治之"之具体体现。

（二）汤烫疮

"汤烫疮，乃百沸汤、滚热油与滚粥等物，忽然猝伤，因而遭害。遂至一时皮溻内烂成疮也。此等之疮，正所谓意外之变，非气血内损也。轻则害在皮肤，重则害在肌肉，尤甚者害在脏腑。害在脏腑者，多至杀人。然内治得法，亦可救也。内用托药，则火毒不愁内攻，外以蚌津散汁数扫之，即应验如响。如嫩赤溃烂，用归蜡膏拔毒止痛，尤易生肌。"（《洞天奥旨·卷十二》）

归蜡膏：治汤火伤疮，嫩赤溃烂，用此生肌拔热止痛。制法：当归一两，黄蜡一两，麻油四两，以油煎当归焦黄，去滓，纳蜡，搅成膏，出火毒，摊贴最效（《和剂局方》）。又方：王不留行（焙干）为末，麻油调敷。或丝瓜叶为末，如前调亦妙。

蚌津散：外治汤烫、油疱等症。制法：取水中大蚌，置大碗中，任其口开，用冰片二三分、当门麝二三分，研末挑入蚌口内，即浆水流入碗内；再加冰、麝少许，用鸡翎扫伤处，先外而内遍扫，随干随扫，凉入心脾，便不痛而愈。如所扫之处不肯干，必溃烂，将蚌壳烧灰存性，为末，入冰、麝少许，掺之，妙。

【按】汤烫疮即烧烫伤，轻者皮肤完整，嫩红疼痛，甚者水疱如球，潮湿痛剧或红白相间，反疼痛不显，更甚者骨肉焦痂，累及脏腑。此病伤于皮肉，内耗气血，故当内治补托，予祛火外消汤止血生肌、清热利湿、凉血止痛、补阴益气；外治拔毒止痛生肌，予蚌津散、二黄散、毛粉散、归蜡膏外用。内外合治，方现神效。

（三）气瘤

"瘤何名之曰气？盖有时小，有时大，乃随气之消长也。断宜内散，不宜外治。既随气消长，亦可随气治之。其症不痛不红，皮色与瘤处同也，其赘则软而不硬，气旺则小，气衰反大，气舒则宽，气郁则急。故治法必须补其正气，开其郁气，则气瘤自散矣。古人有用枳壳扣其外，以艾火在外灸之，似亦近理，然终非妙法也。不若纯用补气之味，而佐之开郁散滞之品，即不全消，亦必不添增其火也。沉香化气丸岐天师传。治气瘤。"（《洞天奥旨·卷十一》）

沉香化气丸：具有补气养阴，理气化痰之功效。组成：沉香、枳壳、槟榔各一两，木香、人参、香附各二两，白芍、茯苓、天花粉各四两，白术、黄芪各八两，附子五钱。各为细末，蜜为丸，每日服三钱。

【按】本方所治之证为情志内伤，使肝气郁滞，日久化火伤阴；饮食失调，损伤脾胃，脾失健运，聚湿生痰，痰阻气机，形成正虚邪实之证。方中沉香行气滞，化湿浊，既解肝郁，又化脾湿，使肝气条达，湿去脾健，则痰气壅结可解，为主药；辅以香附疏肝行气；木香、枳壳、槟榔理气化痰；人参、白术、黄芪补气，健脾；气不足，便生寒，加附子以温运脾阳；白芍、天花粉养阴，生津，清热；茯苓走水府而泻热。诸药合用，共奏补气养阴，理气化痰之功。

第六节 《理瀹骈文》

一、作者简介

吴尚先，清代医学家。名樽，原名安业，字尚先，又字师机，晚号潜玉居士、潜玉老人，钱塘（今浙江杭州）人，生于清朝嘉庆十一年（1806），卒于光绪十二年（1886）。道光十四年中举人，官内阁中书。中年丧偶不复娶。负经世志，以活人为务，专攻医术，合内外治为一。

《甘泉县志·寓贤》曰："吴清鹏，字筠庵。父锡麒，翰林官祭酒。嘉庆二十二年一甲第三名进士，官顺天府府丞。解组后，主讲乐仪书院，晚年卜居公道桥，闭户著书。咸丰年卒。子安业，博通经史，兼善岐黄。积修脯资，建存济堂，施舍膏药。居公道桥，终年足迹不入城市，远近贫病无力医药，赖吴生活者以千百计。著有《理瀹骈文略言》四本行世。"吴师机在中医外治法方面积累了丰富的经验，提出了外治法的理论基础，尤其在膏药的运用上更为熟练。他创立的内病外治法无疑是中医学的继承和创新，对古代外治法进行了系统的总结，使这一个简、便、廉、验的治疗方法，得到了广泛的推广和运用。吴氏所著《理瀹骈文》是中国医学史上第一部外治专著，对中医外治法进行了系统的整理和理论探索，提出了外治法可以"统治百病"的论断，被后世誉为"外治之宗"。详细论述了膏药的治病机理，指出膏药的配制方法和应用方法，这是中国医学史上有特色的外治学著作，影响深远。

二、学术概要

吴氏吸取前辈医家与古典医籍中有关外治的论述，并汇集民间的外治法，参以己见，历时二十载易稿十余次撰成《外治医说》一书，阐述"内外治殊途同归之理"。刊行时，取《子华子》"医者理也，药者瀹也"之意，又因正文以骈体文写成，故易名为《理瀹骈文》。卷首总论外治之法。正文部分则分别论述了伤寒、中风、痹证等多种病证的外治法并详加注文阐述，提供了不少行之有效的外治法。书末附常用外治膏药方的配方与制法，并附《治心病方》一文。

（一）内治外治，理同法异

"外治之理即内治之理"是吴氏在《理瀹骈文·略言》中开宗明义提出的观点。外治与内治一样均是以中医基本理论为指导的，在临床运用上，医理与药性并没有很大的区别，"所异者，法耳"只是在方法上的不同。这些外治与内治机理统一的原则，一直有效地指导着临床实践。纵观吴氏全书，分析古今治验名方，外治方剂的组方——"膏方取法，不外于汤药"，临床施治——"大凡外治用药，皆本内治之理，而其中有巧妙之处，则法为之也"，无不在这原则的指导下进行的。

吴氏认为"内外治殊途同归之旨，乃道之大原也"。人体脏腑在内，毛窍在外，全身经络系统使之相互联系，药性通过肌肤、孔窍深入腠理，由经络入脏腑，进而发挥治疗作用，故曰"皮肤隔而毛窍通，不见脏腑恰直达脏腑"。吴氏主张"外治须知经络相通，膏药贴法亦与针灸相通"，应该"并参古针灸法，以知上下左右前后之所取"，创立膏药贴敷穴位的治疗方法。该理论在西医学中称为"透皮吸收"理论，即药物敷贴于皮肤体表，通过水合作用、表面活性剂作用、汗腺通道、角质层转运和表皮深层转运等途径被身体吸收，发挥治疗作用。以上论述表明，外治与内治在理、法、方、药4个环节基本相同，均可"殊途同归"，达到祛除病邪、治疗疾病之目的，只是用药途径或剂型不同而已。

（二）膏治百病，辨证施治

在《理瀹骈文》中用膏药最多，吴氏把许多内服的汤药、丸剂改制成膏药外贴，治疗范围遍及内、外、妇、儿、五官科。《理瀹骈文·略言》曰："凡病多从外入，故医有外治法，经文内取外取并列，未尝教人专用内治也……矧上用嚏，中用填，下用坐，尤捷于内服。"故汤剂与膏药，可随证灵活变通，选取应用。如吴氏云："治肾消，医者用八味丸，可使气太厚而助火升焰。又云治少阴气舌瘖，医者用地黄饮子，味太阴柔而滞碍阴津难以上达，终不可开瘖。若改制此二方为膏药，贴于脐下，效缓而渐，反而成效。"可见，外治膏药有其精妙处，只要膏药遵从汤头的辨证配伍而制，仍能获效。在实践中，吴氏亲验万人，得出"膏药可代汤药；膏药可与汤药并用；汤药不能用，尚可以用膏药"的经验总结。可见膏药之法，不应当受人訾议。訾议者，盖未得治疗之旨也。

（三）三焦分治

吴师机在《理瀹骈文》中荟萃近百种外治之法，但是在具体应用时认为病异则治异，首倡三焦分治。

"大凡上焦之病，以药研细末，嚙鼻取嚏发散为第一捷法"。吴氏认为病在上焦，治宜发散病邪，解肌宽胸，汤药多用汗、吐之剂，外治则用嚏法为捷。嚏法可使腠理松解，达解肌之目的，且"涕泪痰涎并出，胸中闷恶也宽"，故言"盖一嚏实兼汗、吐二法"，此法对上焦病证有显著的疗效。除此之外，还有如延年益寿、养生防病多涂顶（百会），急症多用生姜覆额（天庭），小儿肺系疾病多用氂眉心，治疗肝病尤宜点眼法，鼻衄、齿衄、疟疾多用塞耳法等。

"中焦之病，以药切粗末炒香，布包缚脐上为第一捷法"。炒、煎、抹、缚法，皆可理气健脾，疏畅"中焦之沤"，通天地之宗气而蒸腾营气，化生水谷精微。如：将炒热的葱、姜、豉、盐，布包缚神阙穴（肚脐），可治疗外感风寒表证；常山饮炒热之后，缚神阙穴，可减少疟疾的发病率，连续治疗数次疟疾即可治愈。此外，太乙熏脐法、附子饼填脐法、布包轮熨法等中医外治法也有所记载。

"下焦之病，以药或研或炒，或随症而制，布包坐于身上为第一捷法"。坐法可清泻肾水，决下焦之渎，通利地气而流行卫气、司开阖。取葱一斤，捣碎之后，布包坐于身下，以治疗水肿病；将灶心土炒热，与川椒、小茴香混合均匀，隔裤坐于身下，以治疝气，疗效显著。此外，对于脾胃虚弱之证，口服汤药不能直达病所，或治疗上焦病宜釜底抽薪者，坐法则为上选。例如治疗膨胀及便秘，可将煎药水倾倒于木桶中，坐熏，即使用大黄、芒硝、甘遂等峻烈之药也不会大伤元气。

三焦分治法并不是一成不变的，也没有分割上、中、下三焦之间的关系，正如吴师机在《续增略言》所言"此三法虽分上、中、下三焦，而凡上焦之症下治，下焦之症上治，中焦之症上、下分治，或治中而上、下相应，或三焦并治，其法俱不出于此……只须辨证分明，一无拘牵顾忌"。因此在临床实践中应灵活运用，因势利导，方能各显其能。

三、医方选按

（一）脱肛

"脱肛搽胆、乳、茶、冰，肺热脱肛，猪胆汁同儿茶、人乳、冰片搽，热汁自下而肛收也"。

附方：生地龙、朴硝、清油调涂，先以荆芥穗、葱白煎洗。或冷水调黄连末敷。

【按】吴氏认为"外治之理即内治之理"，脱肛常见病机有肺热、阳虚、阴虚、气虚、气陷，当分别治以泻肺热、温阳补阳、滋阴敛阴、升提补气。若肺热脱肛，搽以胆、乳、茶、冰，其中猪胆汁味苦性寒，入足少阳胆经，具清肺化痰、清热解毒之效；儿茶味苦涩性凉，归肺经，具有清肺生津、收湿敛疮、生肌止血之效；人乳味甘性平，入心、肝、脾三经，健四肢，荣五脏，实腠理，悦皮肤；冰片味辛苦性微寒，入心、脾、肺经，开窍醒神，清热止痛，常配于外用清热生肌之方中。

（二）痰注

牛胶三钱，醋煎化，下凤仙子末，人中白煅研，搅匀贴。

牛胶十二两，醋二斤（熬），下黄丹、铅粉各三两（收），治发背、对口、乳痈、鱼口、便毒、臁疮、烂腿俱妙。孕妇用此最稳，亦可临症药用。

凡疮不敛，用牛胶醋化，涂纸上贴疮口，再用热醋浸布罨于疮上，以疮痒脓尽为度，椒、矾汤洗净，贴生肌膏。如融虫蜡。谓以蜡摊膏，又是一法。

【按】牛胶即牛皮胶，今又名黄明胶，融化或醋化外用可使疮疡无脓者自消，已溃者令脓自出，脓尽后予生肌膏后愈。此法形似融化虫蜡，故称之"蜡摊膏"，另加以黄丹、铅粉解毒收敛生肌，外敷疗疮疡溃烂尤宜。

第七节 《疡科纲要》

一、作者简介

张山雷，原名张寿祥，字颐征；后改名寿颐，字山雷，一字芝荪，号籀移，生于清同治十二年（1873），卒于民国二十三年（1934），江苏嘉定（今上海）人。张山雷在近现代中医医林享有盛誉，与盐山张锡纯（寿甫）、慈溪张生甫（国华）齐名，世称"三张三达"，在近现代中医界产生了广泛的学术影响。

张山雷自幼禀赋聪颖，博览群书，后因其母患风痹之顽证始弃儒从医，先后随当地诸医学习，数年间，学识大进，后又师从同邑黄墙村名医朱阆仙，为朱氏创办的黄墙中医学校拟订教学规划，编纂讲义。后又任浙江兰溪中医专门学校教务主任，编写讲义，亲自执教，任教 15 年，受业学生 600 余人。在学术上，张山雷主张参考西方医学，取长补短；在教育上，张山雷独自编纂教材，还精选历代典籍，并将其分为 3 大类，作为教学参考书。其中，主用书籍 37 种，采用书籍 49 种，参考书籍 22 种，为近代中医教育做出了巨大的贡献，也为现代中医院校教育提供了办学参考模式。张山雷博古通今，精研历代典籍，重视临证，尤其是对中风病和疡科病的诊治可谓推陈出新，在脉学、用药及炮制方面也卓有建树。其在临证、治学、著述，尽不分昼夜寒暑，竭尽余生，鞠躬尽瘁完成之。

二、学术概要

《疡科纲要》列医论 51 节，上卷论疮疡病机、辨证、脉状及各类方药；下卷根据内服、外用药剂的不同效用，提出退热、提托、理湿、温养等治则，并介绍内服、外用药方 66 首。张氏认为外疡的辨证和治疗要从整体出发，注重内在因素，重视局部与脏腑气血的关系，指出"寻常疮疖亦无不与内证息息相通""内病外疡更多相因为患"，提倡外证内治，反对一方套治，强调内外病证不宜分途论治，力纠仅侧重局部外治的偏向之风。其诊治尤其能取中西药物之长配合运用，中西合璧，补旧法之不足而独具卓识，全书不拘古人成见，别开生面，在论述上颇多发明。郑召棠氏在为本书作序时说"诚为疡学之总纲，治疡之要领"。

（一）首重辨证，提纲挈要

张氏《疡科纲要》首以辨阴阳、肿痛痒脓及其脉状进行辨证，纲举目张，有裨于后学。辨阴阳，张氏认为："疡科辨证，首重阴阳。"但张氏不囿于阳证、阴证的一般概念，认为"痛者壅也，疽者止也，皆为气血壅闭，遏止不行之义"。同时又指出疡发肌肉深处，脓成而色亦不变，又何能因其不红而谓之阴证。张氏辨疡之阴阳"务必审察其人之气体虚实，及病情浅深而始有定论"。且与"望色辨脉，兼验舌苔"相结合；辨肿痛痒脓，张氏认为："肿之形势，既各不同，而痛之源流，亦非一致。"他不以疡之肿势辨轻重，而以部位、形态、根束、散漫、浅深、缓急、虚实辨是佳境、是逆象，其证顺、其证重等情况，以究其源而辨治。他根据肿与痛的先后，辨别病情，先肿后痛，其病浅；先痛后肿，其病深。张氏善于指诊辨脓法，脓之有无、浅深、熟否？均可按诊而知；辨脉，张氏认为肿疡脉浮，上焦风热诸证，沉脉则附骨大疽，疝瘕积聚，寒凝络室，气血壅塞者。疡溃脓泄，脉安静，气血疏通。溃后脉浮，防续发成脓；无续发，脉浮则正气耗散。溃后脉沉，说明气血犹结，非吉兆。张氏指出："肿疡已成未成之机，即可以脉之滑涩决之。"张氏阐述脉状与外疡之呼应联系，从而辨证施治，益臻精湛。

（二）循内科之理，以治外疡

张氏尤强调"苟能精明乎内科治理，而出其余诸，以治外疡，虽有大证，亦能得效"。更指出内外科的不同点："疡之为病，其繁赜矣，即其外候之变迁，亦复层出不穷，步骤次序，必不可紊……纵使长于内科，理法深邃，而移治外疡，即能大致楚楚，然细缄密缕，必有不逮。"如消毒止痛，去腐生肌，须有二三味合宜之药为导引。张氏认为内服外治并重，其注重整体关系，可谓言简意赅。张氏在自序中，极力推崇余听鸿之持论，陈学山之方案（余氏辑刻陈氏医案《外证医案汇编》），注重内证论治，并赞其"理法精密，颇得治疡正轨"。由此可见，张氏治疡大旨，无不以内证为权衡。

（三）诸法悉备，别具匠心

张氏以消散为第一要义。无论是医家还是病家，未成者皆必求其消。但消肿之法，关键是探求病之本原而治之，即使内已酿脓，四周之肿尤甚，仍以消散为主，退肿为急，而反对早用透达之药。但阴寒之证，脓成肉里，深藏不透，为防内陷变局，可加甲、皂之外，并加川芎，"能使肿势高突，透达于外，提深就浅"，使阴证转阳，治之便有得心应手之妙。较之《外科证治全生集》的"以消为贵"论，更明确而具体。此外，张氏认为，疡证病因病机多责之于热："外疡为病……外感六淫，蕴积无不化热，内因五志，变动皆有火生。"故临证要仔细分析，不可概以寒凉之品直折其势。如头面风热之证，必先辛凉疏风，不得早用寒凉致生变故。毒火之患，热毒不仅直入血分，且必涉心肝二脏，治宜大剂凉血，并清心肝之热。湿火与毒火相合之病，又须与专治毒火者微分门径，必犀、羚、芩、连大剂急投，而又以淡渗导湿辅之。至若外疡溃后，绝少大凉之法，所以，《疡科纲要》告诫说，绝不可"以清凉解毒四字，作为枕中鸿宝"。张氏认为，外疡溃后，"最宜顾其元气，而尤以调和胃气为主"，盖溃后，"脓毒既泄，其势已衰"，用药之法，一是清其余毒，一是清养胃阴，但清余毒，不可用苦寒之品，以防损胃，耗其真气。清养胃阴更不能蛮补，以免死灰复燃。总之，谨守清淡养胃，才是外疡溃后调理的关键。《疡科纲要》指出："疮疡为病，发见于外，外治药物尤为重要。凡轻浅之证，专恃外治，固可以收全功，而危险大疡，尤必赖外治得宜，交互为用。"主张对外治之药，唯务适用，达到"药不贵而奇，唯在适用而有实效"。

三、医方选按

（一）蟾酥退毒丸

"治疡患初起，不论大小各证，阴发阳发，宣通经络，行气活血，消散退肿，解毒定痛如神。唯头面疔毒忌之。

制香附、西羌活、全当归、川断肉各三两，生远志肉二两，明腰黄、白明矾各一两，广地龙（去净泥垢，炒松弗焦）六钱，穿山甲片（炙透，代）、藏红花、上麒麟竭、鸭嘴胆矾各五钱，滴乳香、净没药（去油净）各八钱，真轻粉（净者）二钱，上西牛黄、大梅花冰片、当门麝香各三钱。以上各为细末和匀，另用真杜蟾酥二两六钱，汾酒浸化，同杵丸，如绿豆大，辰朱砂为衣。小证每服许分，大证须服一钱至一钱五分。如初起酸痛坚肿，能饮酒者，用热黄酒吞丸；不能饮酒者，当归、木香煎汤送服，须囫囵吞，不可嚼碎。如肿痛已甚，势欲酿脓者，亦可服，但少减之；即脓成后，四围余块尚坚者亦可服，以消尽坚肿为度。"（《疡科纲要·卷下·第四章膏丹丸散各方》）

【按】寿颐之《疡科纲要》书中的"蟾酥退毒丸"是其师黄墙朱氏改定之方，原方颇杂，版本不一。著中方解有按："寿颐于庚戌八月在沪上治一妇人，腰疽大痛，形已高突，背脊酸楚异常，势有蒸脓之状，知是大证可危。授以是丸约三钱许，嘱分三服，用热陈酒吞，每日一服。不意此人并作一次服之，且饮酒不少。黄昏吞药，至夜半大热如焚（本有身热但不甚炽），神志迷蒙，几至不识人事毕即往视之，则热已大退，神志已清，自说背痛锐减，转侧轻捷。再与宣通煎剂，不劳更方而愈。"可见其临证效如桴鼓，药效力神。

（二）千捶膏

"治痈疡高肿将欲成脓，及阳发初起，来势迅速者。又乳痈、乳发、胸臂腹皮诸痈，内夹肝胆相火，不能用四温丹及温煦薄贴者，宜以此膏粘于清凉薄粘贴用之，未成可消，已成即提脓高肿，易于针溃，捷验异常。

蓖麻子（去壳取净白肉）一斤，大天南星（腊月牛胆汁制透）六钱，乳香、没药（制去油）各三两，急性子一两，银朱、血竭各二两，上好麝香三钱。以上先以蓖麻子置石臼中捶极细，绵稠如酱，乃入后七味，俱各先研细末，缓缓杵匀，瓷器密收听用。"（《疡科纲要·卷下·第四章膏丹丸散各方》）

【按】"千捶膏"是退毒膏丹中的选方，方以蓖麻为君药，银朱、急性子等为佐药，治以消肿退毒，用于痈疡初起，内夹肝胆相火，不能用五瘟丹及温煦薄贴者。方中先以蓖麻子置石臼中捶极细，不见白星，如酱，乃入后七味细末，缓缓杵匀。急性子性烈，内服催生堕胎，作外治可宣经通络，散肿定痛，张氏命名常称其为"独圣"；蓖麻古书称："能堕胎云云，亦以其流动而过甚言之。"然而张氏临证中即使孕妇痈疡皆不避忌，未有因此堕胎者，可见古人所言未必可尽信。

（三）锡类散

"治咽喉腐烂及口疳、牙疳、舌疮等证。

漂净人中白二两，西牛黄五钱，老月石二两，鸡爪川连一两，明雄黄一两五钱，真川贝、广郁金各八钱，金余炭（即人指甲，洗净炒松微焦，弗太过，研细）六钱，上梅片四钱。各为极细末，和匀，每用分许点患处，极效。"（《疡科纲要·卷下·第四章膏丹丸散各方》）

【按】锡类散一方，自孟英王氏极推重之，乃风行于世。著中"锡类散"是其师阆仙先生的方药，去除象牙屑，临证应用验效。有数种，关西者其价颇贵，张氏选药关西牛黄，效力更佳。原方本是珍珠，阆仙先生改为人中白，其味咸性寒，清热而质又黏腻，能生新肌，功力亦在珍珠之上。

第八节 《中西外科大全》

一、作者简介

胡安邦（1911—2004），祖籍浙江四明人（今宁波市鄞州区）。16岁开始自学中医，后拜于名师秦伯未门下。1930年开始行医；先后执教于上海中国医学院、上海市第一医学院（后更为上海医科大学）。在此期间，胡氏与医林师友秦伯未、许半龙、张廉卿等人每月相叙，研讨学术，称为"山人集"。胡老一生教学相长，著《国医生理学》《国医病理学》《百病诊断门径》《丸散膏自制法》《实用药性词典》《性病自疗大全》《湿温大论》，提出了湿温12类要药，创制了辛苦香淡汤、消瘤丸等名方，对某些肿瘤疾病的治疗也有多年探索。

近代中医界为谋求自身的生存和发展，开始效法西医办学模式，尝试在学校教育中逐步引入西医思想，亦有中西汇通诸家尝试从临床上寻找出路，但鲜有获得实效者。高思敬率先从外治法入手，兼操中西之术，探索出一条新路。后有顾鸣盛、胡安邦等接踵而至。胡氏所著《中西外科大全》，内容丰富，论述简明通俗，收载病种齐全。此书又名《中西自疗外科大全》，书中在上篇总论分析了外科病理、外科兼症之原因、脉候、虚实证、善恶证。下篇分枝节详述外科各证及内外治法，共计外科病证333种，理法方药兼备。这本书体现了以继承传统中医为本，引入西医知识为我所用的汇通思想，对当时中医教育的发展起到了推动作用。

二、学术概要

《中西外科大全》为中医类外科专著，本书记载病种丰富，辨证精细；中西结合，治病求本；整书结构清晰，内治外治并举，可做参考书之用。

（一）载病丰富，辨证精细

《中西外科大全·外科病理》中指出："凡察痈疽者，当先察元气以辨吉凶，故无论肿疡溃疡，但觉元气不足必当先虑其何以收局，而不得不预为之地，若见病治病，且顾目前，则鲜不致害也。"医者临证，须四诊合参，详查病情，深究病因，明确诊断，合理施治，避免"视证之未明，脉理之未究，经穴之未详，虚实之未辨，以致胸无把握，依旧画葫芦耳"。

本书记载疾病 333 种，可见胡氏非常重视辨病，《中西外科大全·缠腰火丹》中云"此证俗名蛇串疮，有干湿不同、红黄之异，皆累累珠形。干者色红赤，形如云片，上起风粟，作痒发热，此属肝心二经风火"。寥寥数语，阐述了蛇串疮临床特点、病因病机。再如《中西外科大全·大小肠痈》认为"大肠痈，大便坠肿；小肠痈，多小水涩滞""酒渣鼻生于鼻准头，及鼻两旁。由胃火熏肺，更因风寒外束，血瘀凝结，故先红后紫，久变为黑，最后缠绵"。足见胡氏辨病之精妙。胡氏对于疾病的命名也十分形象生动、不乏趣味。诸如锐疽"生于尻尾骨尖处，初肿形如鱼肚，溃破口若鹳嘴"，故又名鹳口疽；黄鳅痈源于"小腿里侧，疼痛硬肿，长有数寸，形如泥鳅"。

在辨病的同时，胡氏也强调要通过仔细的诊察来辨证。如在《中西外科大全·外科兼症之原因》篇中，胡氏认为丹溪的"肿疡时呕，当作毒气攻心治之；溃疡呕者，作阴虚补之"是"大概言之"，近况则是"热毒内攻而呕者十之一二；脾胃虚寒或痰气而呕者，十居八九。大抵热毒内攻而呕者，必喜凉而脉数，脾胃虚寒或痰气而呕者，必喜温而脉弱"。由此可见辨病与辨证结合之重要。胡氏这种辨病与辨证相结合的学术思想，值得后人学习、总结和发扬。

（二）中西结合，治病求本

近代，在恽铁樵、秦伯未等人的办校办学、汇通中西的潮流中，胡氏以中医学精髓为根本，采用了些许西药丰富诊疗方法，编撰了这本《中西外科大全》，以作教学之用。本书根据中国固有学理发挥，没有取毛去髓以求迎合西医，书中记载的药方在当时也真实效验，读者可学可用。

胡氏对《黄帝内经》中"治病必求其本"有着独特的理解和重视。在胡氏看来，一些医生特别是外科医生"临证应变，方为上医，不可执方而无权"，倘若不得其本，则失之毫厘，谬以千里，例如"若膀胱阴虚阳无以生，或膀胱阳虚，阴无以化者，皆当滋其化源。苟专用淡渗，复损真阴，乃速其危矣"。又或"溃疡有因气血亏损而胃肠干涸（当大补为善），设若不审虚实而予以疏利，最终鲜有不误"。正如高秉钧所云医者"每遇病即执秘方施治，不明药中气味，不识疡发根源、阴阳寒热，药不对证，反受其误"。而这些"速其危""鲜有不误""反受其误"，一是因为不详询病因，二是因为不明阴阳表里寒热虚实，三是不明药物的四气五味，拘泥于所谓的秘方。

胡氏对于"求本"的重视，可见一斑。经曰："诸痛为实，诸痒为虚，诸痈为阳，诸疽为阴。又当辨其是疖、是痈、是疽、是发、是疔等证，然后施治，庶不至于差谬。"因此胡氏特别指出：痈疽之证，有脏腑气血上下正邪虚实不同也，不可不辨。临证者"当详查虚实、审邪正、辨表里、明权衡；倘举错略乖，必遗人大害。斯任非轻，不可苟且也"。

（三）列外科纲领，内外治并举

医学难明，皆由纲领不清。本书开篇即列 5 条，挈其要领，以外科病理、外科兼症之原因、脉候、虚实证、善恶症为外科疾病所宜详辨者。全书注重阴阳辨证，对于五善七恶学说，本书也专设章节论述。胡氏对于虚实也做了简要归纳："五实"即肿痛，赤燥，发热饮冷，便秘作渴，脉洪数而实；脉细，皮寒，泄利肠鸣，饮食不进，呕吐逆冷称作"五虚"。下篇疾病篇，处处体现"外科经络最关紧要"，胡氏论述疾病时将发病部位与经络、五脏紧密联系，再给出诊治方案。脉诊在外科疾病中亦占有重要地位，尤其是判断疾病的进展预后以及妇女不便观看之处，当诊脉定其虚实。经曰："短则气病，以其无胃气也；脉细则里虚，将欲变证。"

治法有内治、外治之分，胡氏认为外科疾病内治和外治并重，相辅相成。书中每个疾病之后，除了方剂、丹丸内服，膏散等外治涂搽亦是应有尽有。对于疮部（鹅口疮、杨梅疮、疥疮、冻疮、痔疮等部分）、毒部以及皮肤病中癣等疾病，西医治疗方法也有所涉猎。全书所载外治法十分丰富，包括薄贴、围药，针法、砭法、灸法、火针烙法以及神灯照法等。胡氏特别强调围药的重要性，他认为脓成之前，围药可截杀七情六欲之伏火、风寒暑湿之留邪以及食饮痰涎之积毒；脓成，围药能束之使不散漫。"疮家不可发汗"，在东垣用疏通托里和营卫治疗疮疡的基础上，胡氏创造性地提出用汗下法治疗疮疡一证。本书"汗下法"篇中记载"假如疮疡肿硬木闷，烦热便秘，脉沉而实，其邪在内，当先疏其内以下之；焮肿作痛，便利调和，脉浮而洪，其邪在表，当先托其里以汗之"。

《理瀹骈文》云："外治之理，即内治之理；外治之药，即内治之药，所异者法耳。"外治法是外科具有特色的治疗方法。胡氏认为，医者须严格掌握适应证和禁忌证，对于手术时机的把握，也须用心度量。对于骨节近经之处以及冬月闭藏之时，皆禁用针砭。生于头部的痈疽，诸书认为头乃诸阳之首，禁灸。但胡氏认为若遇到纯阴下陷之证，当灸，不灸则不能回阳。另外值得一提的是书中记载痈疽一证，轻证初起，七八日前后用神灯照法，可使痈疽尽早起发、成脓、破溃；若初起肿痛重若负石，坚而不溃者，可用桑柴火烘法以解毒止痛，消肿散瘀。书中很多方法都独具特色，在今天崇尚中医特色疗法之际，大多是可以借鉴使用的。

三、医方选按

（一）鳖甲凤尾汤

炙鳖甲 24g，地骨皮 12g，凤尾草 24g，柴胡 9g，龙胆草 9g，夏枯草 15g，板蓝根 15g，漏芦 6g，僵蚕 12g，蝉蜕 12g，地龙 12g，生姜 2 片，每日 1 剂，水煎，分 2 次温服。

功用主治：软坚化痰，清热解毒。适用于多发性骨血管瘤。

临床例证：本方治疗多发性血管瘤 1 例，患者枕部 10cm×8cm 盘曲状肿块，左额部 7cm×5cm×3cm 缺损，中央可触及骨质缺损，有搏动感，左眼仅能睁开一条缝，颅骨片示颅骨弥漫性、溶骨性及成骨性病变，经治疗后获临床治愈。

【按】方中鳖甲、地骨皮清肝经血分伏火；柴胡、龙胆草以疏泄肝经气分郁火；凤尾草、板蓝根、漏芦凉血解毒；僵蚕、蝉蜕化痰散结；地龙入络通瘤，佐生姜辛散以开胃，故能取得较好疗效。

（二）消瘤丸

全蝎、蜂房、龙衣（即蛇蜕）各等分，研末水泛为丸。每服 9g，每日 1 次即可。

临床例证：胡安邦应用消瘤丸结合附方治疗食管癌 23 例，其中症状好转者 12 例，稳定者 3 例，恶化者 8 例。症状改善 1 个月以上者 12 例，稳定在 5 个月以上者 5 例，4 例手术探查未能切除和 1 例施行胃造瘘者的生存期都延长到术后 6～7 个月。从食管的病灶情况来看，23 例中有 7 例好转，2 例稳定。在好转病例中，6 例病灶经治疗好转 1～3 个月，另 1 例因病灶范围广泛、病情严重已不适合放射治疗，经服消瘤丸后，症状及病灶都有了显著的好转，可以适应放射治疗，从而获得进一步的好转。胡氏等根据应用消瘤丸治疗 100 例各种癌瘤的观察结果，认为消瘤丸在癌瘤初期对缓解症状和减轻痛苦方面有明显作用，特别对改善食管癌的症状比较明显，结合辨证施治附方，对提高消瘤丸的疗效有肯定作用。

【按】消瘤丸乃胡氏所拟方，其方由全蝎、蜂房、龙衣3药等分所组成。之所以用全蝎者，因癌瘤病，均属久年痼疾，病程年久，则瘀、郁、痰夹滞软坚，邪深入络，胶结不散，非一般药物所能攻逐，唯用虫类搜剔之品，才能取效。且全蝎具有凉血活血之力，有破血逐瘀之功，其性善行，能治疗癥瘕积聚之陈久瘀血，故以此为主药，冀攻逐胶结之瘀血，配以具攻毒杀虫、祛风止痛之蜂房，与全蝎共奏行气散郁、凉血破瘀之功。更佐以蛇蜕，有祛风定惊、解毒之功，助蜂房、全蝎以祛风止痛、活血化瘀，三药相合，其效卓然。

（三）脑垂体腺瘤

病案：潘某，男，42岁。1964年4月4日初诊，门诊号3249。

1960年1月于上海市第一人民医院行X线检查诊断：脑垂体腺瘤。患者因脑垂体腺瘤于1960年1月12日来本院放疗，疗程结束后转中医门诊。现症见头晕胀麻，足软乏力，腰酸恶寒，脉缓舌润。中医辨证与治法：元阳虚衰，肝肾亏损，脑髓不足，虚风上扰。立壮阳益元，培补肝肾，填精补髓，滋阴息风之法。

处方：①方：枸杞子、阳起石、淫羊藿、山药、黄柏各9g，熟地黄、玄参各12g，山茱萸、天麻各4.5g，水煎服，每日1剂。

②方：熟地黄30g，白芥子6g，鹿角胶9g（烊冲），肉桂、生甘草各3g，炮姜炭、麻黄各1.5g。水煎服，每日1剂。

①方服9个月余，头胀大减，纳谷增加，两足有力。1965年1月19日改服②方加减，又服9个月，头晕头麻大减，腰酸恶寒已愈，嘱①方、②方交替服用，长期坚持，临床症状及X线片示好转。1965年10月5日上海第一医学院肿瘤医院X线片示：颅侧位片，蝶鞍扩大，骨质仍见缺损，较前片稍见好转，蝶窦清晰，额窦筛窦亦见清晰。意见：符合脑垂体腺瘤。

【按】胡老本验案，系脑垂体腺瘤，经放疗后转中医治疗。头晕麻胀，腰酸膝软，倦怠乏力，形寒肢冷，舌淡而润，脉缓无力，证属元阳虚衰、真阴亏损，治宜壮阳益元、补肾填阴。盖肾藏精，主骨生髓通脑，脑为髓海，肾脑相连，肾精亏损，髓海不足，脑风上扰，而头晕麻胀；肾精亏损，肢体失养，而腰膝酸软，倦怠乏力；肾阳虚衰、肌肤失煦，而形寒肢冷；舌润脉缓乃肾中阴阳两虚之证。故治以滋补肾阴、温壮肾阳。①方用熟地黄、山药、山茱萸、枸杞子、玄参、黄柏滋补肾阴；阳起石、淫羊藿温壮肾阳；少佐天麻息风止晕。②方用阳和汤全方以和阳通滞，温补开腠。两方交替服用，则真阴得填，真阳得和，阳和则少火生气，阴霾四散，诸恙即愈。此即"善补阳者于阴中求阳，善补阴者于阳中求阴"之法。

第九节 散佚名著

一、《治背疮方》

作者史源（生卒年代史载不详），字建安，宁波鄞县人。我国宋代杰出的外科医生，幼时学举子业，饱读诗书，不知医药。因母亲疮痛，四处求治，后经灸治始愈，遂改学医学，尤其善用针灸治疗痈疽。崇宁元年（1102）撰《治背疮方》1卷，现已佚。

陈自明《外科精要》载史源《痈疽灸法论序》，记有常器之为其母诊病之事："甲戌年，自太学归省，国医常颖士器之，适在府下，求为母氏一诊。"

据《宁波东钱湖历史文化·四明史氏篇》记载，史氏为南宋宁波望族，始于史成。史成之子史诏，史诏长子史师仲，即史浩和史源之父。宋孝宗时，史浩为右相。丹波元胤《医籍考》在提及史源所写序文时，加了按语："源者，孝宗时右相浩弟。史浩为长子，史源为四子，曾官补修职郎监绍兴曹娥监场。"

甲戌年（绍兴二十四年），史源自太学回家省亲，恰逢当时的国医常器之在史府做客，遂求其为母亲诊疗，常器之认为史母体内有蓄热，必口渴，为防止热邪发疮，应"以艾灸于上，热盛则五花灸之……随赤到处灸，非方停也"。当时史母未觉不适，不觉渴不引饮，只略微喜水，便未把常器之的话放在心上。直至辛巳年（绍兴三十一年）六月望日，史母忽然觉得背胛间微痒，皮肤发红有半寸大小，其上有白粒如黍粟，这才想起常器之的话，连忙以艾灸之，皮肤发红的部分很快便消散了。两夜后史母再次感到背胛间微痛，视之其间皮肤大面积发红，长二寸，阔如韭叶。见到史母病情加重，亲人皆纷纷后悔之前曾用灸法治疗，认为赤热之疾怎么能用温热的灸法治疗，甚至有诋毁常器之的话语出现。于是去外面请了别的医生，用膏药覆之，一日后，增加了新的病灶。至二十二日，原先的病灶已增至六七寸大小，史母痛苦不胜，四处奔走问医，皆无好的办法。史母痛苦剧烈时昏不知人，众人无法，再次以灸法治之，史母苏醒了。于是以灸法治之，"初以银杏作炷，见赤晕收退……遂以艾作团梅杏大，灸之已迟……初发处肉已坏，好肉处灸之仍觉痛"。当时城南有一潘姓医家，擅长施疮药，每每有效。史源遂请来为史母医治，潘医以手离疮五六寸试之，认为史母背疮高阜而热，火邪满背，给史母吃了热粥后助其安睡，此前已有六日不能安睡。至破晓时见背疮。"突高三四寸，上有数百小窍，其色黑。突然高者，是由毒瓦斯出外而聚也。百数小窍者，毒未聚。而浮攻肌肤也。色正黑者。皮与肉俱坏也。非艾火出其毒于坏肉之里。则五脏毕矣"。史源方然醒悟，史母如今毒行分肉间，待其外穿溃，则内虚外实。虚则易入，实难出。较然可见，而听庸医，用寻常赤肿敷贴凉冷药，以消散之，此借寇兵也。史源悲痛内疚不已。

由此，史源对当时一些庸医的治法深表不满，遂弃科举而学医，遍访各家，细考经书，总结数年经验，于崇宁元年（1102）（见《宋史艺文志》）撰成《史氏治背疮方》一书（乾隆五十三年《鄞县志·艺文》也载录此书）。其自序谓："听庸医用寻常赤肿敷贴凉冷药，以消散之，此借寇兵也。源痛自咎，为人子不晓医药，致亲疾危甚。荷神明扶佑于苍茫间。问知艾力已危而获安。顾何以报神明之德。唯详具灸效，及以名医所论。长者所教，体常治疗。将养避忌之法。尽告后来。"该书专精于背疮症的治疗，理论上发展了针灸治疗痈疽治法，阐述了背疮的病因及临床常用治法，皆为史源临床经验的总结。现已佚。

二、《外科精要发挥》

（一）作者简介

本书又名《外科精要新论》，著于1335年，为朱震亨评论痈疽专论之作，始见于宋濂《故丹溪先生朱石表辞》和戴良《丹溪翁传》，现已散佚。

本书作者朱震亨（1281—1358），字彦修，婺州义乌（今浙江金华义乌）人，元代著名医家，因世居丹溪，后人尊之丹溪先生，又号丹溪翁，是"丹溪学派"的创始人。朱氏学精《内经》《难经》，善用滋阴降火之法，后世称为"滋阴派"的倡导者，丹溪一生行医著文，影响深远，不仅熟谙内伤，素有"杂病宗丹溪"之誉。

其家世习儒，崇理尚医，仕而兼通医学者数人。而朱氏自幼好学，少为举子业，其父多病早故，而立之年因其母患脾病，始而学医。后仕途不遂，且其师许谦卧病，乃弃科举，致力于医。朱氏遍寻名师，师从刘完素再传弟子罗知悌，本于《素问》《难经》，兼修仲景、东垣之学，集众家之所长，提出了"相火论"，认为"阴升阳降""阳有余而阴不足"，最终行医济世，自成一脉。戴良《丹溪翁传》曰："遇病施治，不胶于古方，而所疗皆中。然于诸家方论，则靡所不通。他人靳靳守古，翁则操纵取舍，而卒与古合。"吴之器云："每治往往以意为之，巧发奇中……其名藉甚，遍浙河东西，以至吴中，罕不知有丹溪生者。"朱氏医术精湛，又长于课徒受业，有弟子赵道震、赵良仁、戴思恭、楼英、王履、徐彦纯等数十余人，门徒颇多。暮年又著书立说，作有《格致余论》《局方发挥》《金匮钩玄》《本草衍义补遗》等数篇，以惠后学。于外科有《外科精要发挥》一书，"学者多诵习而取则焉"，惜已失传。

（二）学术概要

朱氏所著《外科精要发挥》已经散佚，但从目前所见到的其他有关丹溪著作中，仍保留其外科临证思想。吉光片羽，尤弥珍贵。

1. 勘误纠错，发挥要义

宋濂《故丹溪先生朱公石表辞》云："微文奥义，多发前人之所未发。"戴良《丹溪翁传》亦云："学者多诵习而取则焉。"在朱氏之前，尚无外科评述专著的明确记载，朱氏刊误纠错，研究入微，扬长补短，为中医外科的学术思想和临证治疗做了整理和补充。朱氏的外科学术思想传承有序，对世界医学亦做出了不可磨灭的贡献。日本著名医家曲直濑道三在《启迪集》自序中称："察彦修《纂要》（注：卢和《丹溪纂要》）……而识药方有精矣。"

2. 阴阳相滞，气血痰郁

朱氏重视阴阳学说，提出"相火论"和"阴升阳降论"，认为阴阳相滞，则气血痰郁为病，杂病由生。虞抟《医学正传》载："丹溪曰：痈疽因阴阳相滞而生。盖气阳也，血阴也，血行脉内，气行脉外，相并周流……百病皆由于此，又不止于痈疽而已。"明代王纶《明医杂著·医论》亦云："丹溪先生治病，不出乎气血痰……又云久病属郁，立治郁之方，曰越鞠丸。"可见朱氏治疗杂病的气、血、痰、郁理论为后学效法，堪为经典。

3. 分经辨证，内外兼治

朱氏治疗外科疾病重视分经辨证，其于《格致余论·痈疽当分经络论》述："六阳经、六阴经之分布周身，有多气少血者，有少气多血者，有多气多血者，不可一概论之。"此外，朱氏还重视内治与外治相结合，《丹溪纂要》中除记载了诸多内服药外，尚有灸法、外敷法、塞药法、熏法、洗法等多种外治疗法，"痈疽始发即以艾灸之，可使轻浅，骑竹马灸法尤妙。盖火以畅达，拔引郁毒，此从治之意"。

4. 早期治疗，既病防变

朱氏在治疗外科病时重视疾病的早期治疗，尤善既病防变。如治乳痈一病时提出"初起时，便须忍痛揉令稍软，吮令汁透，自可消散，失此不治，必成痈疖"。而在外伤病案中，又因老人"脉散大，重取则弦小而长"，决定缓祛恶血，"且补接为先"。实因老人坠马，虽有瘀血以致腰痛，但其正气已然不足，若骤攻恶血，恐生变。故先补元气，预防疾病进展传遍，再缓缓祛邪。

（三）医论精要

朱氏《外科精要发挥》，惜已佚失，幸有《格致余论》遗留外科治疗心法之一斑，后学所撰《丹溪纂要》亦有诸多外科治疗内容，论述颇精。

1. 痈疽

"从叔父平生多虑，质弱神劳，年近五十，忽左膊外侧廉上起一小红肿，大约如粟。予视之曰：慎勿轻视，且生与人参大料作汤，得二三斤为好。人未之信，谩进小帖数服，未解而止。旬余值大风拔木，疮上起一道红如线，绕至背胛，直抵右肋。予曰：必大料人参，少加当归、川芎、陈皮、白术等补剂与之。后与此方两阅月而安。"（《格致余论·痈疽当分经络论》）

【按】医案出自《格致余论·痈疽当分经络论》，丹溪认为"诸经唯少阳、厥阴经之生痈疽，理宜预防，以其多气少血，其血本少，肌肉难长，疮久未合必成死证。其有不思本经少血，遽用驱毒利药，以伐其阴分之血，祸不旋踵矣"，案中属"质弱神劳"，所病均在左肢外廉少阳部位，为多气少血之经。按丹溪的观点，治痈疽疮疡与内科疾病一样，要注意平衡阴阳，保护胃气，顾护正气；更要注意疮疡本身，少阳少血，肌肉难长，遽用驱毒利药伐其阴分之血，则每每致祸。案中丹溪勉以扶正以祛邪，补养二月而得转危为安。

2. 乳痈

"若妇不得于夫，不得于舅姑，忧怒郁闷，昕夕积累，脾气消阻，肝气横逆，遂成隐核，如大棋子，不痛不痒，数十年后，方为疮陷，名曰奶岩。以其疮形嵌凹似岩穴也，不可治矣。若于始生之际，便能消释病根，使心清神安，然后施之以治法，亦有可安之理。予族侄妇年十八时，曾得此病，察其形脉稍实，但性急躁，伉俪自谐，所难者后姑耳！遂以本草单方青皮汤，间以加减四物汤，行以经络之剂，两月而安。"（《格致余论·乳硬论》）

【按】医案出自《格致余论·乳硬论》，乳硬，《丹溪纂要》作"乳梗"，浙江方言，即乳痈。丹溪认为乳硬多因乳母不知调养所致，"盖乳房，阳明所经；

乳头，厥阴所属。忿怒所逆，郁闷所遏，厚味所酿，以致厥阴之气不行，故窍闭而汁不通，阳明之血沸腾，故热甚而化脓。或因所乳之子膈有滞痰，含乳而睡，口气热所吹而生结核"。作为乳岩早期治疗的例子，患者形体壮实，性躁情郁，青皮疏肝郁，消乳肿，加减四物汤养血疏肝，宣通经络，丹溪治法仍有可取之处。

3. 痔漏

"一人肛门生疖，后不收口，针穷三孔穴边血脓。用黄芪、条芩、连翘、秦艽，右末之，神曲丸服。"（《丹溪心法·卷五》）

【按】痔漏因风热燥归于大肠也，治血为主。《金匮钩玄》有载，漏专以凉药为主。治痔以治血为主，治血以凉血为先。故丹溪擅以条芩凉大肠；人参、黄连、生地黄、槐角凉血生血；当归和血；川芎、升麻、枳壳宽肠。而五倍子酸涩、煅牡蛎收敛，亦可作外用。

第六章

浙派中医外科特色医技

第一节 外科技术

一、浙江省中医院脚病修治技术

（一）发展过程

修脚，是一种具有民间特色的传统中医外治法。修脚一词最早见于《外科启玄》。修脚疗法从传统到民间再逐步正规化，结合西医学，发展为新修脚疗法，历史悠久。1962 年，浙江温州医学院附属医院皮肤科主任张自模教授在皮肤科引进了脚病修治技术，20 世纪 80 年代北京中医医院吉良晨教授，聘请修脚师在医院内开设了脚病治疗室，结合西医的手术和麻醉技术，使足病修治范围更加扩大。修脚疗法逐渐成为一项规范的中医诊疗技术，并在医院间推广传承发展，更好地服务于广大人民群众，使更多患者受益。浙江省中医院皮肤科曹毅教授师从吉良晨和张自模教授，将修脚疗法引进浙江省中医院皮肤科，于1999 年开设了足病专科门诊，脚病修治技术逐渐成为浙江省中医院皮肤科特色诊疗技术，临床广泛用于治疗跖疣、鸡眼、胼胝、掌跖角化病等角质增生过度疾病及嵌甲、甲周纤维瘤等高出皮面的赘生物。

（二）技术特色

1. 作用机制和功效

（1）直接治疗作用：在角质增生过度疾病治疗方面，修治疗法可以直接去除坚硬的角质增生块，钝性分离深在性角质栓或皮下囊肿；在嵌甲及甲周高出皮面赘生物的治疗中，修治疗法可以直接去除嵌入甲沟部位的甲板和高出皮面的赘生物。修治疗法的作用直接、见效快，可迅速缓解疼痛。

（2）方便药物吸收：修治疗法通过去除病变部位增生的角质，配合局部药物外用，可使药物更好地作用于病变部位，提高药物疗效。

（3）减少其他外治疗法的不良反应：直接的冷冻或激光疗法，均有不同程度的疼痛，必会经过水肿、水疱及溃疡等反应过程，影响日常生活，患者依从性差。应用修治疗法，可以直接暴露病变部位，减少冷冻、激光等治疗的局部损伤，并可避免足底皮肤假性愈合，缩短疗程，提高临床疗效。

2. 修治工具

修脚工具是开展脚病修治必不可少的器械，每套工具一般共计11把，分为6种，片刀2把，轻刀2把，条刀2把，抢刀2把，有齿镊子1把，止血钳1把，小刮匙1把。

（1）片刀：片刀分为大片刀和小片刀。大片刀一般规格长16cm，宽2.5cm，刀身厚度23mm，刀刃宽2.4cm，刀尾部宽1.3cm，刀刃半圆弧形。主要用于治疗胼胝类疾病。小片刀一般刀长16cm，半圆弧形刀刃宽6mm，刀柄为圆形，刀柄至刀尾端直径3mm，主要用于去除鸡眼、跖疣等。在胼胝面积小且生长的位置不适于大片刀使用时可使用小片刀施术。

（2）轻刀：一般长15.5cm，宽0.6cm，口窄，使用轻便，用途较广。主要用于修治嵌甲、肥厚性甲癣、甲板增厚等。

（3）条刀：一般长16cm，宽0.3cm，口尖把圆，便于深入鸡眼深部及嵌甲的基底部修治，也可用于鸡眼合并肉刺分离。

（4）抢刀：一般长15.5cm，宽1.5cm，厚而坚固，专用于去除过厚的指（趾）甲。

（5）有齿镊子：一般长12cm，尖端有齿，用于夹持角质增生块，便于修治鸡眼和胼胝，也用于牵拉足部增生性肿块。

（6）止血钳：一般长11.5cm，可用于夹持角质增厚块及掌跖疣块状物等。

（7）小刮匙：一般长12.5cm，尖端呈匙状，柄长刮匙钝，用于掌跖疣的钝性剥离术，也用于刮除鸡眼合并的肉刺。

在皮肤科临床常见的脚部疾病主要是鸡眼、跖疣、嵌甲等，故在脚病修治临床应用中以片刀、轻刀为主。目前已经有易于清洗消毒的刀柄和适用于多种类型足病修治的一次性医用不锈钢刀头上市。巧妙的刀头与刀柄结合，为脚病修治中无菌操作奠定了基础，亦适应了新的时代行业发展的要求。

3. 操作方法

（1）体位：一般分为卧姿和坐姿，以医患双方舒适、便于施术为准。

（2）握足方法：修治医生右手持刀施术，左手握住患足，暴露治疗部位。

（3）持刀法：修治技术，主要在于运用手部的力量，持刀时要求有力、灵活，进刀要稳、准、轻、快。常用捏刀、逼刀2种方法。

①捏刀：多用于持片刀、轻刀、条刀。医生以拇指、中指捏住刀身中下端，中指距离刀口约 2cm，并捏紧刀身，食指弯曲呈弓形，置于拇指、中指之后，并轻压于朝上的刀侧缘部，刀身上端紧贴在右手虎口。使用腕关节的正腕、反腕之力，使食指按照不同方向灵活用力地进刀修治。

②逼刀：多用于持抢刀。医生以右手中指屈侧部贴于刀身之下，并与刀身平行，托住刀身，使刀身平卧。拇指压于刀身之上，拇指、中指两指紧托住刀身，食指第一指关节弯曲呈 90°角，以末节指腹中部紧压在抢刀刀身上端。

4. 适应证

临床主要用于治疗跖疣、鸡眼、胼胝、掌跖角化病等角质增生过度性疾病及嵌甲、甲周纤维瘤等高出皮面的赘生物。

5. 禁忌证

伴有各种严重出血疾病、急性传染病、高热、多脏器衰竭患者；妊娠期妇女；有精神疾患的患者；对治疗期望值过高者；患足部皮肤恶性肿瘤者。

6. 注意事项

（1）注意消毒，做到"一人一刀"，减少继发感染。

（2）修治不宜太深，减少出血。

（3）在鸡眼、胼胝等施术中一定要严格沿着"青线"进刀，逐步深入，从而使病变组织得以全部去除。

（4）去除病变组织时，尽量避免残留，减少复发；外敷鸡眼散时，敷药范围应大于病变部位，减少残留。

7. 意外处理

（1）出血：出血少的可用消毒干棉球压迫止血；出血多、止血困难者，可用小片吸收性明胶海绵止血。

（2）晕刀：治疗前做好解释工作，缓解患者紧张情绪，若发生晕倒现象，立即对症处理，嘱患者平卧，服用温开水，一般约 5 分钟可缓解。

二、黄岩金利生外科内外兼治治疗疮疡

（一）发展过程

金吉轩（1850—1934），台州黄岩新前乡前洋村人，是"金利生"外科的创始人。金吉轩出身农家，少年弃农从商，进临海方一仁药店为学徒，目睹一般中医擅长内科，善于外科者甚少，患痈疽疮疡者，往往求医无门。于是立志攻读医药书籍，着重研究外科。遇有疑难病症，虚心请教老中医、老药工。刻

苦自学十数年，熟谙中医外科，尤精于痈疽疮疡和炼丹术。为人治病，屡奏奇效。1880 年返黄，在城关西街开设"金利生"药店，从事外科业务，求治者接踵而至，医名日益远播。年及 60 余，无子女继其业，遂携其侄玉璇来店学医。

金玉璇（1898—1976），7 岁入私塾求学，13 岁师从叔父金吉轩，矢志学医。在叔父的谆谆教诲下，从理论到临床的学习进步很快；之后玉璇即辅助叔父诊治疾病。吉轩晚年多病，辍医在家休养，日常诊务均由玉璇操持，尽得祖传医术，于是医声渐播。

1958 年 11 月，金玉璇入澄江人民公社医院（后在城关镇医院）工作，医务繁忙，诊余之暇，整理医案，编成《疮疡经验选》一集，在"文化大革命"时已有散失，尚存部分，门人正在整理。1976 年 7 月，金玉璇病逝，终年 78 岁。玉璇有 4 子，均继其业。

"金利生"外科，经历 130 余年，现传于第四代，目前玉璇之孙金鑫彬开设"金利生外科诊所"。

（二）技术特色

金利生外科治疗疮疡，重视整体观念，认为"外症本于内"，实行辨证施治，内治外治相结合。内治：疮疡初期尚未成脓时采用消法，针对病因、病情运用清热解毒和解表散气通里等法则进行治疗；疮疡中期脓不溃不出，应用托法进行治疗；疮疡后期患者正气虚弱给予补气，促进疮口愈合，并根据全身局部情况立法用药。外治：初期阳证者应用金黄散、玉露散、金黄膏进行治疗，促使阳毒消散，清热解毒，消肿止痛；阴证者选用回阳玉龙散、回阳玉龙膏进行治疗；针对半阴半阳证选用冲和膏为主。中期患者脓成熟且切开排脓者，需注重切开时机、切口位置方向等，同时需保持充分引流；后期患者主要采取提脓去腐措施，促使生肌收口，阳证者应用八二丹、九一丹进行提脓去腐；阴证者应用七三丹、五五丹进行提脓去腐，同时根据患者实际情况使用扩创法加速疮口愈合。在用药上，善于发掘和使用古方、验方，结合自己的心得经验，精心制作膏、丸、丹、散，保证药品质量，在临床上屡见奇效，深受患者的信赖。

三、台州孙平华熏洗法治疗急性荨麻疹

（一）发展过程

孙平华出生在医学世家，其父孙升允早年（1965—1968）拜师于海门红星诊所邱贞甫医师，邱医师在中医各科上都有研究，孙升允跟师于邱医师，并

从中学到了很多治病的技法和药物（丸、散、酊剂）的制作，结合自己平时临证经验，加以整合再组方，形成了一套治疗皮肤病的独特治法。孙父曾用三六离（当地谚语：脚闹痒异异，最怕三六离）、千里光（当地谚语：何人识得千里光，谁家一世不生疮）等中药煎熬成膏治疗当时流行的癞痢头，誉及四方。孙父在20世纪70年代开始了荨麻疹的熏洗治疗，在那个缺医少药的年代，带给患者更多的实惠和便利。孙平华目前在椒江开设皮肤病诊所，其熏洗法吸引了不少患者。由于此法疗效确切方法简单，符合"简、便、廉、验"的特点，2021年3月参加椒江区中医薪火传承行动暨名家验方收集评选活动，献出了这张熏洗法治疗荨麻疹的组方，同年5月向台州市卫生健康委也献了此方。

（二）技术特色

荨麻疹是以风团时隐时现为主要表现的瘙痒性过敏性皮肤病，俗称"风疹块"，属中医学"瘾疹"范畴，是临床常见的皮肤病。根据病程不同，可分急性和慢性两种。中医学认为本病总由禀性不耐，人体对某些物质敏感所致。可因食物、药物、病灶感染、肠寄生虫病而发；或因情志不畅，外感风、寒、热邪等因素而发。其病机大致有以下几种情况：①卫外不固，感受风邪不正之气，夹寒或兼热，侵袭肌表，邪正相争，郁于肌肤，致使营卫失调，外不得透达，内不得疏泄而发病。②禀赋不耐，进食动风发物，或饮食失宜致湿浊内生，化热生风，邪气外越，郁于腠理而发病。③平素体弱，气血不足，气虚则卫外不固，血虚则生风内动，致使病情反复。④因胎产、经期失血，冲任不调，失于调理；或情志不畅，肝郁化火，灼伤阴血，致使肝肾不足，肌肤失养，生风生燥。治疗上须辨清虚实寒热，急性期或症状突然急性加重多属外邪侵袭，应以疏风清热或疏风散寒法治疗。

1. 熏洗方治疗方法

熏洗方每晚1剂，加水2500mL，浸泡半个小时后煎药，大火煎沸后，用小火再煎15分钟即可，倒出药汤保温待用，然后加水2000mL，煎第二次，不用浸泡，煎法同上，煎好的药汤与第一次的药汤混合倒进浴缸或浴桶，水温高时先熏蒸，待水温合适后（40℃左右），开始泡澡，待汗出后，再泡5～10分钟，如有晕汤者或出汗太过者则早点结束，浴后忌风，3剂为1个疗程。治疗过程中应注意忌口及避免接触过敏原。

2. 熏洗方的方药组成

荆芥80g，防风30g，艾叶50g，苦参50g，白鲜皮20g，浮萍20g。

3. 熏洗技术诊疗经验

方中荆芥解表祛风、透疹止痒；防风为风药中之润剂，可通治一切风邪，具祛风胜湿、止痒功效；苦参清热燥湿，祛风杀虫，止痒利水；艾叶温经散寒；白鲜皮清热解毒，祛风除湿止痒；浮萍祛风发汗，解表行水。以上诸药合用，共奏发汗透表、疏散风热之效。其药性轻浮上升，善达肌表，可将皮里膜外之风透发肌表而止痒。而熏洗之法，更易使风邪随汗疏散，透邪外出。《内经》认为"其有邪者，渍形以为汗；其在皮者，汗而发之"，此"渍"即熏蒸治疗，认为通过熏蒸发汗使邪外出，邪出则疾病不生。《外科精义》提出："塌渍疮肿之法，宣通行表，发散邪气，使疮内消也。"认为熏蒸可发散行表，使邪外散。《外科大成》提出："使气血疏通以舒其毒，则易于溃散而无瘀滞也。"又说："流通气血，解毒止痛，去痕脱腐。"认为熏蒸可疏通气血而达到活血祛瘀、解毒止痛的功效。说明古代医家已经意识到人体气血输布流通的重要性，而熏蒸能催动人体血气的流通，可解表祛邪，除湿消肿，化瘀止痛，排泄体内有毒有害物质，使机体的各个组织保持正常功能。

此熏洗方法非系统治疗，而是单纯的洗浴，大多患者可接受，包括几个月大的婴儿也可使用，但剂量适当减少。有些慢性患者症状反复发作，则除了熏洗还需结合中药内服调理。根据患者的症状、病程长短进行辨证治疗，一般急性荨麻疹多属实证，治以祛风、清热、散寒、凉血、解毒或以清肠胃湿热积滞为主；慢性荨麻疹多属虚证，治以益气固表、养阴润燥、祛风止痒为主。

四、台州理森诊疗技术治疗银屑病

（一）发展过程

台州理森皮肤病诊疗技艺，由陈守芬于1933年开始根据多年采药经验总结，独创了由中草药配制治疗皮肤疾病的验方，晚年将验方传给儿子陈理森。陈理森于1954年由中国人民志愿军第二基地医院转业至地方基层医院工作，在基层医院工作期间，接诊大量的皮肤病患者，他开始大量查阅有关中草药治疗皮肤病的各种资料，结合自己的临床经验和平时在民间搜集的单方、验方，在1968年研制成数种以纯中药配制组成的皮肤膏（系列）。对治疗银屑病（牛皮癣），皮炎，湿疹，过敏性、病毒性、真菌性及各种瘙痒性皮肤病疗效显著，优点是治愈率高、复发率低、不良反应少，备受国内外皮肤病患者的欢迎。他的研究项目于1993年获联合国（TIPS）"发明创新科技之星奖"；1995年在"全国第三届人才交流展示大会"上获三项金奖；1998年在第四届"世界传统医学大会"上获金像三等奖，被大会组委会评为"当代世界传统医学杰出人物""中国百名医药之星""世界名中医"；1999年在"第十届国际名医药学术交流大会"上获金像奖。为此，引起国内外医学界及新闻媒体的高度关注，如新华社、《人民日报》等。他的事迹被国内外数十家大型刊物修编，如《走向世界的中华医药事业》。现该诊疗技艺已被列入区、市级、省级非物质文化遗产代表性项目名录。

（二）技术特色

银屑病中医俗称白疕，是一种常见并易复发的以红斑、鳞屑为主要表现的慢性炎症性皮肤病。其临床特点在红斑基础上覆以多层银白色鳞屑，刮去鳞屑有薄膜及点状出血。白疕病名，出自《外科证治全书·卷四·白疕》，古代文献记载有"蛇虱""白壳疮""银钱风""疕风""干癣"等病名，西医临床上称银屑病。

台州理森皮肤病诊疗技艺是治疗顽固性皮肤病的一种独特诊疗技艺，重视辨证论治，根据病种辨证选用各种类型的皮肤膏外涂、中草药外洗或熏蒸。同时配合中药内服，按照血热、血虚、血瘀、血燥型进行辨证，内外结合从而达到治疗目的。

外治中院内制剂理森皮肤膏（系列）是其特色，包括双黄银屑膏、银屑皮肤膏、银屑皮炎膏、复方土大黄银屑膏，皮肤膏系列主要由白鲜皮、南鹤虱、白茅根、黄芩、黄连、五匹风、花椒、白薇、凤尾草、土大黄、土荆皮等数十种中草药进行合理配伍而成。主要功用为清热凉血、祛风化瘀、解毒敛疮、去腐生新、润燥止痒。

在内外治结合的基础上，也重视预防调护：预防感染和外伤，在秋冬及冬春季节交替时，要特别注意预防感冒、扁桃体炎等；避免过度紧张劳累，劳逸结合，保持情绪稳定，增强自身免疫抵抗力；饮食调护忌食辛辣、酒等刺激性食物，大、小便要保持畅通，多食新鲜蔬菜和水果；不宜用刺激性强的药物，忌过热水洗浴。

其辨证分型及其治疗方法如下。

1. 血热型

皮疹发展迅速，皮肤鲜红，皮疹多呈点滴状，新生皮疹不断出现，瘙痒明显，常伴口干舌燥，心烦易怒，大便干结，小便黄。舌质红，苔黄或腻，脉弦滑或数。

治法：以清热解毒、凉血活血为主。

方药：清热凉血方加减。牡丹皮15g，槐花20g，白茅根30g，生地黄30g，紫草10g，赤芍15g，白花蛇舌草15g，鸡血藤30g，生甘草10g。如大便秘结者加大黄。

外治：白茅根、槐花、紫草、生地榆、牡丹皮、生侧柏各30g，煎煮熏蒸或泡浴，每晚1次。早上再涂双黄银屑膏，晚上涂银屑皮肤膏。

2. 血燥型

病程较久，皮疹色淡，鳞屑较多，舌质淡红，苔少，脉缓或沉细。

治法：以滋阴养血、解毒润燥为主。

方药：当归饮子加减。当归15g，生地黄30g，白芍15g，川芎12g，何首乌15g，荆芥10g，防风12g，白蒺藜15g，鸡血藤30g，天冬15g，麦冬15g，生甘草10g。

外治：鸡血藤、楮桃叶、透骨草、当归各30g，煎煮熏蒸或泡浴，每晚1次。早晚各1次涂银屑皮肤膏。

3. 血瘀型

皮损呈肥厚性斑块，颜色暗红，经久不退。舌质紫黯或呈瘀斑瘀点，脉涩或细缓。

治法：以养血活血、化瘀解毒为主。

方药：活血解毒汤加减。三棱15g，莪术15g，桃仁15g，红花15g，鸡血藤30g，鬼箭羽30g，白花蛇舌草15g，陈皮10g，牡蛎30g，生甘草10g。

外治：用莪术、当归、透骨草、白鲜皮、紫草、红花各30g，煎煮熏蒸或泡浴，每晚1次。早上涂双黄银屑膏，晚上涂银屑皮炎膏。

4. 血虚型

皮损薄，呈钱币状或地图状等斑片，泛发全身。色淡红或黯褐，覆以较多干燥银白色鳞屑，新疹较少伴有瘙痒，体倦乏力，头晕少眠，大便秘结，舌质淡红，苔薄白或净，脉弦细或沉细。

治法：以养血润燥、清热解毒为主。

方药：克银方加减。金银花20g，白鲜皮15g，大青叶15g，生地黄30g，玄参15g，土茯苓20g，连翘15g，麦冬15g，当归15g，丹参15g，僵蚕10g，甘草10g。大便秘结者加大黄。

外治：用槐米、紫草、鸡血藤、红花、当归、花椒、土茯苓各30g，煎煮熏蒸或泡浴，每晚1次。早上涂复方土大黄银屑膏，晚上涂银屑皮肤膏。

五、松阳县叶益丰"金疮疫"方治疗破伤风

（一）发展过程

叶益丰，男，1926 年出生于松阳县三都乡西田村，出身中医世家，至叶老时已传五代。幼时随父迁居松阳县古市镇徐郑村，初一下学期时，因日本人入侵辍学。日本人撤退后，即其 15 岁时开始跟随父亲学习中医。20 岁时已会给患者开处方。新中国成立后在古市联合诊所工作，1957 年受委派到浙江省中医进修学校学习中医 1 年，回来后在古市镇赤寿、新兴等地卫生院工作，1959 年于浙江省中医学院师资班学习 1 年，回松阳后在遂昌县第二人民医院（今松阳人民医院）工作，1961 年回古市医院工作。1966 年到温州市中药培训班学习半年（由温州市和丽水市共同组织），回松阳后在各区办中药学习班。有一次到玉岩区办中药培训班时，恰逢玉岩区卫生院有一位腹泻、发热的患者，已输液治疗 5 天，病情无好转，卫生院院长向其求助。叶医师嘱患者服小青草（即爵床）等 3 味中药，患者服药后不到 6 小时病情即明显好转。这连叶益丰医师本人也非常意外，但这也激发了他对中药的浓厚兴趣，并且收集了许多民间单方、验方。松阳县许多药剂科医生听过他的中药培训课，在其工作的古市区医院中药房有许多采自当地的中药。2016 年调研时他已 90 岁，但耳聪目明、思维清晰、步态稳健，他讲这得益于中药的养生理念。他儿子是他唯一的传人，目前在古市中医院中医科任科主任。叶益丰医师已于 2022 年病逝，享年 96 岁。

"金疮疫"方（破伤风方）是叶益丰医师在祖传的基础上，再经过他多年临床实践改进而成的。仅在 20 世纪六七十年代他诊治此病就有百余例，其中去世的 3 例给他印象非常深刻，这也提高了他对破伤风这一危重疾病的认识。第一例为患者自小产后起，发病多日，自服中药多天，后经人介绍夜间叶医生出诊。因路远要步行 10 余千米（以前交通不便），到其家已是后半夜，患者未开始服药已亡故。第二例为去医院经中医西医会诊后，配药 7 天，回家路上遇一中医，谓是白喉，而作此治疗，吃中药 4 天，病情恶化至极重，傍晚下班后又来叫叶医生出诊，那天下着大雨，叶医生衣服几乎都淋湿了，至其家中见患者呼吸急促，痰声漉漉，角弓反张，背不着席，抽搐不停，口噤不开，不能吞咽，很快便去世了。第三例是经叶医师诊治服药后逐渐好转，突起病情加重，去医院后一位西医生发现患者可能并发了肺炎，住医院进行中西医同用治疗，病情日渐好转。但后又突然发作加重，回家后死亡时发现足背（原创口处）露

出 1 条木刺。本案可能病菌在木刺中繁殖，因而病情反复，最后病情加重致患者死亡，所以叶医生认为创口处理很重要。本方还可以用于治疗猪、牛、羊等动物之破伤风。以前有个曹姓畜牧医常来请叶医生开中药治疗猪、牛等导致的破伤风，均见效验。

（二）技术特色

破伤风古称"金疮疫"，隋唐时代就对本病有详细记载，宋代《太平圣惠方》就已定名为"破伤风"。该病是由破伤风杆菌侵入人体伤口后，在厌氧环境下生长繁殖，产生嗜神经外毒素而引起全身肌肉强直性痉挛为特点的急性危重病。本病可防，创伤后注射破伤风抗毒素是最好的预防措施。但由于患者或医师的忽视，目前该病仍有一定的发生率，而一旦发生则西药治疗手段非常有限，以对症治疗为主，此时中药仍有比较好的治疗作用，优势明显，但中药治疗也是越早越好。本病创伤后，一般 7 天左右发病，故又称"七日风"。若提前发作，病多危急，延后发作，多病情较轻。此病宜及早诊治，预防在先为好。

1."金疮疫"方适应证

"金疮疫"方适用于破伤风的治疗，该病多有明确的外伤或生产史。潜伏期为 1～2 周，最长可达数月。早期症状为全身不适、肌肉酸痛等，咀嚼肌痉挛所致的张口困难是最早的典型症状。其他的特征性临床表现为持续性的全身肌张力增高和继后出现的阵发性强直性肌痉挛。症状出现牙关发紧、项颈强硬、项背强急、四肢抽搐、面容苦笑，甚则角弓反张、背不着席、痰涎涌盛、频作抽搐、呼吸不利等。

2."金疮疫"方使用方法

"金疮疫"方一般水煎服，上药一剂，水浸泡 30～60 分钟后，与黄酒200mL 同煎，沸后继续煎 20 分钟取汁，适温即服，水煎 2 次。不拘时多次频服。轻者可同研细末，日服 4 次，每次 5g。重者日服 1 剂。极重者，可日服 2 剂。儿童按照体重、病情等酌情减量。同时创口清洗后，可用防风、天南星、全蝎同研细末外敷。

3."金疮疫"方药组成

僵蚕、全蝎、白芷、防风、羌活、天麻、生天南星各 10g，生白附子 20g，蜈蚣 5 条。

六、松阳县叶远权穴位、经络、脏腑及物理促渗技术——以"穴灵疥药"为例

（一）发展过程

20世纪80年代，浙西南山区疥疮蔓延，学生患病尤甚，曾迫使有的中小学全班休课，故寻医问药治疗者接踵而至。然而古今治疗成方验药虽多，但疗效总不尽如人意，以内治言，某些治疗高效药物因碍于不良反应，不便内服而使疗效欠佳，以外治言，不论膏剂、霜剂……均需一日数次直接敷药于患处。而此次疥疮暴发，许多患者症状非常严重，遍身发病，药物需搽遍身，更时值冬寒衣厚之时或集体聚居患者，其治疗之不便可想而知。叶远权医生依据中医理论，结合"物理促渗技术"，厚积薄发，"穴灵疥药"应运而生。求医者，无论远近，来者不拒，很快平定了肆虐一时的疥疮。经临床上1000余例患者验证，无任何不良反应。

（二）技术特色

1."穴灵疥药"治疗方法

本法治疗，患处不必用药，患者只要每晚睡前一次，将3～5g"穴灵疥药"涂于手掌并用两手努力摩擦4～5分钟，使手掌发热，手掌残留药膏当夜勿洗（套手套过夜），如法连治3～5夜，遍体疥疮即潜然痒止疮愈。

2."穴灵疥药"方药组成

硫黄、大枫子、槟榔等制成药膏。

3.穴位、经络、脏腑及物理促渗技术诊疗经验

叶远权医生深厚的中医功底与其非常高的医学根基密不可分，临床中能活学活用，且有许多创新，"穴灵疥药"只是他运用"穴位、经络、脏腑及物理促渗技术"治疗疾病的一个方面，实际上他在临床诊疗运用中非常广泛。

比如治痿症，运用本方曾成功治愈3例久治不愈、瘫卧不起、周身大肉如雕形如"枯尸"的重症肌萎缩患者（其中一例进行性加重萎瘫7年）。他在给予常规治疗（内服中药）的同时，配合外治：嘱患者隔日一次用药液温浴四肢肘膝以下，每天半小时，并按摩指定穴位。然后将双下肢套上他所制"袜式药套"（内装干燥药粉），促使药力渗透吸收，改善血液循环，激活神经。实践证明这种"根外施肥"式的"治末养本"法与内治相结合，内外夹攻，本末同治，确有出乎所料之奇效。其中一例经治4个月，能扶拐行走，6个月能下地干农活，至今已20年余，健康如故；另一例（软瘫7年者），治疗5个月可扶

拐行走 0.5 公里山路来院复诊，第 11 个月即能用肩扛运木头 100 余斤，日往返于五华里山路 3 趟。至今，除劳累后足趾稍有酸楚，其他如常体力劳动。第三例患者系"多发性硬化症"所致的重度肌萎缩，曾经三甲医院治疗，家财耗尽，生命虽保，但告知下半身萎瘫康复希望甚微，患者故自动出院，求治于叶医生。运用上法治疗 1 周余，二便失控现象解除，肢体转温，呼吸、吞咽诸症转顺。又经 3 个月治疗，费用近 3000，除体力稍不支外，一切如常。

又如治中风，阳闭证取"至宝丹"加味，阴闭证取"苏合香丸"加味（均制成药糊），只要将药糊涂于百会、人中、膻中、内关、劳宫等穴并加相应的针刺、推拿；脱证用"参附汤"加味方，将药物研末，用好酒湿润炒热，敷于"神阙穴"并揉摩。半身不遂者，随症选药煎汤温浴四肢肘膝以下，并加按摩。实践证明，上述疗法对开闭固脱，改善中风症状，缩短病程确有良效。

再如治痹证（包括关节炎、骨质增生、腰椎间盘突出等），他针对此病"冰冻三尺"难望速愈之特点，研制了"通痹健骨包"（由当归、红花、生川乌、雷公藤、生南星、土鳖虫等十余味中药研末制成的干燥药包或药物护腰、护膝）。患者只要将药包固定于患处即可，半个月换药 1 剂，本法以"滴水穿石"之功，渐渗累积药力，以取温经通络、祛风化湿、逐瘀除痰之效，逐步达到"从量变到质变"的治疗效果。同时，本法方便、经济、无痛、不影响工作和生活，故更利于患者战胜这一缠绵反复之顽疾。

此外，他还以本法对厥症、癃闭、臌胀、目疾、齿痛、湿性脚气病等进行了随症制宜的治疗，每每收到十分满意的疗效。

叶医生认为中医应着眼治人，如荀子曰："凡人之患，蔽于一曲，而暗于大理。"人体是有机的整体，人体任何器官的生理活动、病理变化均与整体密切相关，疾病治疗（哪怕皮毛小疾）也不能视为独立、局部病变而忽视人的整体。而经络是人体的特殊结构，它内属脏腑，外联肢体，网络周身无处不到，且又密而不乱，有着高度的统一性，它不但可以"行气血、营阴阳、濡经脉、利关节"，还可以"决生死、处百病、调虚实"。故疾病的传变可沿经络由表入里或由里达表，疾病之治疗亦可赖经络之传输而内病外治或外病内治。同时，还可运用经穴的特殊功能，调动经穴本身"改善人体生理功能，增强抗病能力"的作用，而治愈疾病。

他强调每种疾病皆有其相应的机理，以前述之"疥疮"为例，就病理而言，气滞血瘀肉腐则发为疮疡。疥疮是发于皮肤之痒疮，故与心、肺、心包关系特别密切，根据"治外必本诸内"之原则，选择治疥高效药物并加合理配制，将之用于心、心包及肺 3 经共同循行部位——手掌，并摩擦发热，使之兼容药物、经穴、按摩诸疗法之效应于一体，"集中兵力，多管齐下"，同时赖经络的传输作用为"向导"，沿预定"奇道"，直达脏腑，先调理脏腑气血功能，而后令行病所，则遍体疥疮自愈——这就是"奇兵疗法"多法协同、奇袭攻坚、治愈疾病之理。

本疗法经叶医生多年临床体验，主要有以下优点：一是简便、经济、无痛，患者乐于接受。二是高效、安全。如前所述，本疗法是"多法合一"的中医外治法，它能产生远远超过药物外敷、针灸、推拿等单一疗效的"集体效应"（诚然，这种"集体效应"看不见、摸不着，但毋庸置疑，它早已被临床实践所证实，也如自然界的许多谜，并不是以是否被人们破解而决定其客观存在）。同时，本法外治，临床使用有不良反应的药物，较内服而言，既可减其毒，又能取其效，所以相对安全而又高效。三是有广泛的适用性。由于本疗法是中医理论指导下的多种疗法的有机结合，故不同于偏方、验方，没有局限性。只要因证制宜的选择"治疗点"、配制药物制剂并如法治疗，即可广泛适用于各种疾病。

同时，叶医生也认为本疗法的一些技术难题未能解决，因而临症应用时尚存在不能如愿的问题，比如：本法治疗所赖的是前述之"集体效应"，但是治疗不同的疾病所需这种"效应"的量与速是各不相同的，如中风闭、脱证，只有在较短的时间内达到足量的效应才能开闭、固脱；痹证、痿证则不利速战，只有持久的"敌消我长"，才能最终获胜；臌胀，每因邪实正虚而需攻补兼施，而攻邪之药每多峻猛有毒，少之无效，过之有害……如何达到因证制宜按时适量输送这种"效应"，就成了叶医生多年探求的目标，亦即完善"奇兵疗法"之难题。对于叶医生这样既无科研条件又无相应资金的农村基层卫生技术人员而言，要解决这种现代高新监控技术难题，恐是可望而不可即的！他认为"物理促渗技术"定向、定量、定速度的程序化靶向给药电子监控技术，或许能解决上述难题。将"物理促渗技术"与"奇兵疗法"相结合，相互为用，互补互促，或许能给中医治疗的创新，探索一种以中医理论为依据，既灵活多变，又万变不离其宗，可广泛适用于治疗各种疾病的中医外治新方法，即使良药可不再苦口，更将成为研攻疑难病的一个"奇招"。

七、绍兴吴氏中医经脉挑治法

（一）发展过程

吴氏中医经脉挑治法于 1890 年由吴文中、鹤云公创立，发源于诸暨，目前活跃的区域为绍兴市诸暨、嵊州等地方，第一代传承人：吴文中、鹤云公；第二代传承人：吴长生；第三代传承人：吴培校；第四代传承人：吴伟良。主要代表人物为吴长生、吴培校、吴伟良。吴伟良在继承陈德远医学的基础上，又综合诸位名医所授，对"吴氏中医经脉挑治法"进行不断研究完善改进，广泛用于治疗痔疮、甲状腺结节、乳腺结节、蛇盘疮的临床应用上。

（二）技术特色

1. 吴氏医德

唐代名医孙思邈在《大医精诚论》中说"凡大医治病……先发大慈恻隐之心，誓愿普救含灵之苦……不得问其贵贱贫富……亦不得瞻前顾后，自虑吉凶护惜身命"。这是我国中医学历来倡导的救死扶伤、道济天下的医德。"吴氏中医经脉挑治法"是根据中医经络理论，历经百年传承实践，总结得出的宝贵医学经验。

2. 学术思想

其主要疗法是针对不同病症，用针挑人体经脉结点，同时因人而异，配服调和气血为主的中药方剂，内服外治，使患者血脉和畅而自然健愈，且不易复发，医疗成本低，适用范围广，具有极高的医学推广和科研价值。

八、宁波徐祖青内外兼治蛇伤

（一）发展过程

徐祖青为浙东著名蛇医，师从宁波林义荣、福建魏长生，与江苏季德胜、福建黄守林、广东何晓生齐名，弟子整理其经验撰有《徐祖青治疗蛇伤经验集》，介绍蛇伤临床表现和中毒特点，对中毒程度和危重情况评估分析，总结常用方药，提出洗刮、擦敷、挑刺、吹鼻通关、结扎扩创等外治法。

（二）技术特色

治疗毒蛇咬伤的基本原则是排出蛇毒，保存生机。做到排毒与扶正、局部与整体、外治与内治相结合。对于每个具体的蛇伤患者来说，症状虽异而其本则一，皆因毒蛇所伤，愈病必求于本，治疗上以解毒泄毒排毒为总则，对不同的中毒症状辨证施治。

1. 外治

早期外治方法包括洗刮、擦敷、挑刺。蛇伤中毒严重者，用吹鼻通关法急救有一定治疗意义。结扎只是临时措施，强调注意结扎部位及松紧程度。伤口牙痕处一般不做扩创处理。局部感染、坏死、溃疡的外治方法不同。肢体功能障碍的后遗症，可用中药煎汁浸洗和草鞋童便灸治疗。

（1）洗刮：蛇咬伤后，用清火消毒液（野菊花、夏枯草、生大黄、食盐各30g，水1000mL煎至500mL冷却备用）反复冲洗伤口，有清火消毒之作用。亦可根据条件，立即用清水、溪水、河水、井水、冷开水、肥皂水等反复冲洗伤口，同时用一滑竹片轻刮伤口及周围皮肤（注意勿擦破皮肤），目的是清除伤口周围残余蛇毒及污染，以尽量减少毒液的吸收。

（2）擦敷：蛇伤早期，采用鲜草药擦敷局部肢体，以达到清解蛇毒、消退肿胀、缓和疼痛之目的，且有清凉舒适之感。外用鲜草药，种类较多。徐氏对鲜续随子草，尤为赞崇。毒蛇咬伤后，迅即用鲜茎叶，捣敷患处，伤口若不见风，可保无虞。经数十年实践使用，其解蛇毒，消肿胀之功效，确实颇为显著，为蛇伤外用急救要药。蛇伤外敷常用的中药有天南星、半夏、马齿苋、墨旱莲、龙葵、灯笼草、乌蔹莓、鬼针草、羊蹄、白英、菊叶、三七、陆英、野苎麻、九头狮子草、臭梧桐、千里光、黄药子、凤仙花，以及景天科所属植物鼠牙半支（又名佛甲草）、狗牙半支（又名垂盆草）、马牙半支（又名凹叶景天）等。一般每次选用三四种，加入少许食盐，在石臼内共同捣烂。将捣烂的鲜草药厚薄均匀地敷于伤口周围，并且每日数次擦肿胀肢体。食盐有防草药腐烂变质和增加消肿消毒的作用。若局部皮肤破损溃烂，则不宜加食盐，以免产生局部刺痛。为了便于临床使用，徐氏从治疗实践中筛选出中药，研制成"五毒灵"药粉，用于毒蛇咬伤外敷，具有解毒消肿定痛功能，经千余例蛇伤患者使用，疗效颇著。有的蛇伤患者，伤口周围有血疱出现，黑血疱及红血疱多为局部组织坏死溃烂的先兆。用灯笼草果仁，或用蓖麻籽仁，研敷在血疱上，使黑疱转红、红疱转白，有拔毒迫脓外出之功，以减少或避免组织坏死。水疱小者，能自行吸收，脱皮而愈，水疱较大的，用针穿刺，使其流出水液，盖敷料保护创面。

（3）挑刺：蛇伤后，肢体肿胀的发展是由远端向近端，其消退顺序则相反。肢体肿胀的挑刺手法：局部常规消毒，用中医外科手术刀（又称眉刀、苗刀、冷刀）由下向上挑破皮下3～4分，然后用消毒油膏涂挑刺部位，使黄白色毒水涌溢外泄，以引流排毒，消肿减压，有助于肿胀消退，疼痛解除。挑破创口不宜太小，否则创口易于闭塞，毒水不易外泄；也不宜过于深广，以免损伤组织。一般取穴部位：八邪、八风和水沟穴（上肢前臂、下肢胫前两侧上、中、下各3穴，徐氏通称水沟穴）。正所谓"以开其门，如利其户……精气不伤，邪气乃下，外门不闭，以出其疾"的治法。"菀陈则除之者，去血脉也"，对不同的临床表现，配合穴位点刺出血的辨证施治，以去菀陈茧，疏经通络，推陈致新，能协同提高疗效。

（4）吹鼻通关：凡蛇伤中毒严重，头痛头晕、恶心、胸闷气滞、呼吸困难、瞳仁呆滞、牙关紧闭、口流涎沫，或腹痛、呵欠、神疲昏睡等症，用"通关散"（成药）少许，吹鼻取嚏，通关醒神，护心开窍。如无喷嚏反应，每隔3～5分钟继续用"通关散"吹鼻，直到有喷嚏反应，并用内服药及挑刺手法治疗。如经吹鼻10余次，仍无喷嚏反应的，说明关窍不通，多为预后不良。

（5）关于结扎与扩创：蛇伤病员，常用绳带结扎伤口上端肢体，以阻滞蛇毒迅速吸收，延缓肿势发展，作为初步急救。但结扎部位间隔一个大关节为宜，如伤口在腕（踝）部以下，结扎在肘（膝）部上方。结扎要松紧适度，以不妨碍动脉血流为妥。凡是已经接受有效治疗的，便可去除结扎绳带。

（6）局部感染、坏死、溃疡的治疗：在局部治疗中，往往因处理不当，造成合并感染以致局部溃烂，或由于蛇毒破坏血管壁，引起出血及组织损害，甚至导致大片的深部组织坏死溃疡。对此，在内治同时，必须配合切排引流，手术清创，根据溃疡具体情况，分别采用去腐提毒、生肌长肉、收口敛皮药物外敷治疗。对于朽骨形成或肢体指（趾）节坏死的蛇伤病员，应尽量减少肢体伤残，一般不轻易做截除手术，以尽可能保全日后参加生产劳动的功能。

（7）肢体功能障碍的治疗：毒蛇咬伤后，局部肢体肿胀的蔓延，使气血运行不畅，经络阻滞，筋脉受损。在蛇伤早期，要求病员以平卧位置安放肿胀的肢体。待全身中毒症状稍减，肿胀消退之时，可在床上或室内作适量的功能锻炼。但不可勉强支撑，这样有利于患肢肿胀情况的消退和功能活动的恢复。若肿胀肢体的位置安放不妥，上肢屈肘悬挂，下肢屈膝坐卧，在肿胀消退后，则容易引起伤肢关节屈曲而难伸展、筋骸牵制疼痛，或浮肿不退、功能障碍。如咬伤在下肢且伤势较重的患者，在趋于恢复之时，一般不宜参加体力劳动和远路步行，否则易产生患肢足背踝部浮肿难退的情况，以午后或劳动后更为明显。一旦出现，可用舒筋活络、消退浮肿的中药煎汁浸洗：野线麻（梗连根）1株，水芹菜2株，芝麻梗2株，乌桕树枝1尺长5枝，每日2次，煎汁趁温热浸洗患处。以促进肢体局部气血循环，使新陈代谢旺盛、功能改善，从而达到治愈目的。

2. 内治

毒蛇之所以能伤人，是由于毒蛇的毒液通过毒牙，侵入肌肤，侵袭营血，内传脏腑，使人体脏腑阴阳气血失调，而引起一系列病理变化。

蛇伤辨证，虽以实证居多，但因病员年龄体质、伤口部位、毒蛇种类、毒性强度、毒液侵入量，以及求诊时间等不同，临床表现常错综复杂。所以在治疗上，须根据正邪偏胜，阴阳消长的病情变化，从复杂的病变中，抓住疾病之本质，辨清证候，合理治疗，这是徐氏治疗蛇伤一贯的指导思想。一般内服五毒蛇药粉（徐氏验方）以清解蛇毒，消退肿胀。同时，必须根据不同的临床表现，进行灵活的辨证施治。毒蛇咬伤，毒留体内，按照"留者攻之"的治则，早期投以通利二便方剂，虽症状不十分明显，亦应及早服用。下者攻也，攻其毒也，抓住时机，以通为用，毒素得以排泄，使证随之减弱。这是徐氏所谓"治蛇不泄，蛇毒内结"之实践经验，是治疗蛇伤重要的一环。在蛇伤早期，凡及时求诊或大便秘结者，先用鲜童子乌桕树嫩梢，约5寸长，12～18根捣烂，兑入一杯冷开水，绞取汁内服。或用生大黄10～15g，水煮沸，冲玄明粉10～15g内服，以奏通腑挑毒、荡涤蛇毒之效。童子乌桕树嫩梢，即选用未结果实之幼树嫩梢，其功能为活血祛风，泻下解毒，有防止蛇毒攻心的作用；大黄有清热止血，祛瘀活血，通腑泄浊之功，配伍玄明粉，使泻火导下、荡涤毒素作用更加显著，又能防止肠麻痹等变证发生。药后当得大便畅通，小便通利为效。

若年老体虚及孕妇蛇伤者，治宜补虚润下，内服蜂蜜15g兑入汤剂中，并可配合外导法，达到以泻为补的目的。

兼气机阻滞者，热偏胜的，佐以青木香，寒偏胜的，佐以红木香，通利气机。治疗蛇伤保养腑气通畅的同时，也须防止攻逐太过伤正气。

在毒蛇咬伤早期，可出现头晕，眼花，发绀，食欲减退，全身不适，肢体局部肿胀疼痛等中毒症状。一般常予以祛风清火、解毒消肿作用的中药内服。常用方药如下：野菊花，香白芷，野苎麻根，石豆兰，大蓟根，细辛，天花粉，夏枯草。

随症加减：

（1）头晕目眩、眼睑下垂、目睛斜视、复视，加千里光、田皂角以疏风泻火、平肝明目。

（2）头项强痛、张口困难、全身肌痛者，加野荞麦、虎杖以祛风止痛、舒筋和血。

（3）恶心呕吐配生姜、半夏以和胃止呕，兼大便秘结不通者配大黄、甘草以通腑泻火降逆止呕。

（4）咽喉肿痛、吞咽困难者配野荞麦、土牛膝根、一枝黄花以清火利咽、消肿止痛。

（5）发热发冷者配大蓟根、一年蓬以和营凉血退热。

（6）口燥咽干、伤津者配天花粉、玄参、墨旱莲、石斛，或饮西瓜汁以降火生津、清热养阴。

（7）腹鸣腹痛者配红藤、红木香以理气止痛。

（8）呃逆者加丁香、柿蒂以降逆止呃。

（9）凡妇女被毒蛇咬伤，适值月经来潮者，重用天花粉 60～90g，入汤剂内服使其停经，以利于蛇伤治疗。否则，会出现局部皮肤泛红疼痛，全身发热，甚至神昏谵语，使中毒症状转重的"冲黄"现象。对于毒蛇咬伤后，出现子宫出血的患者，用大剂量天花粉内服治疗，其作用同样非常显著。蛇伤治愈以后，月经周期便能恢复正常，屡经观察未见后遗症发生。至于其机理有待于进一步研究。

（10）血行脉中，周流全身。阳络伤则血外溢，阴络伤则血内溢。蛇伤侵袭营血，迫血妄行。血离经脉，出于诸窍，则见出血；离经之血，未出体外，阻于络道，而成瘀血留滞。若出现咳血、咯血、鼻衄、齿衄、尿血、便血、子宫出血、皮肤黏膜瘀斑、舌质瘀斑等全身广泛出血者，治疗法则为清营凉血，止血化瘀。鼻衄、齿衄用墨旱莲、紫珠草、大蓟根；咳血、咯血用仙鹤草、蛇根草、九头狮子草；尿血、便血用西河柳、石苇、野麻根、羊蹄、大黄、凤尾草、车前草、刘寄奴；皮肤黏膜瘀斑用虎杖、菊叶三七、大蓟根、茜草、黄药子、陆英、赤车使者。

（11）局部合并感染、坏死、溃烂选用野菊花、蒲公英、紫花地丁、土栾儿、山海螺、野荞麦、千里光、天花粉等清热解毒药内服。

（12）毒蛇咬伤后，肢体局部疼痛难忍者，用热开水送服"九一粉"，赤车使者9份，土细辛1份，研粉备用。赤车使者，荨麻科楼梯草属；土细辛，又称杜衡，两者合用有祛风止痛、活血解毒之功效。

（13）"膀胱者，州都之官，津液藏焉，气化则能出焉"。倘毒传入脏腑，膀胱气化失司，膀胱与肾为表里，腑病及脑，肾气虚衰，功能损害，则出现尿赤、尿少或尿闭的情况，药用车前草、鸭跖草、石苇、野苎麻根、垂盆草、凤尾草、白茅根，以利尿泄毒，保护肾脏之功能。

（14）倘毒势炽盛，肺气不利，患者出现鼻翼扇动、胸闷气急、呼吸不畅等症状，药用独叶一枝花、三叶青、牛筋草、紫苏全草，祛风化痰、理气活血。

（15）若蛇毒侵犯内脏，出现气血循环不畅，阴不附阳，心阳气虚欲脱的症状，如心悸气短、冷汗淋漓、肢冷脉伏等，用鲜高粱根（蜀黍）、牛筋草、独叶一枝花，敛阴和阳、护心解毒、益气活血。

（16）蛇伤后期，全身症状消失，肿胀消退以后，伤肢筋骸牵掣疼痛者，可用舒筋活血、通络止痛方，内服中药有马鞭草、野麻根、带果壳芝麻梗、土牛膝根、瑞香花根、路路通、虎杖。

如局部浮肿迟迟难退，或劳累后浮肿以午后为甚，可用舒筋活血、消退肿方，内服中药有薏苡仁根、野麻根、车前草、路路通、石豆兰、乌桕树枝。同时可配合草鞋童便灸和中草药浸洗外治，以收全功。

第二节　内治药物

一、复方仙灵脾消癥颗粒

（一）发展过程

复方仙灵脾消癥颗粒，由浙江省中医院省国医名师楼丽华创制。楼丽华经 40 余年临床诊治乳癖的实践和总结认为乳癖患者往往为肝气郁滞、冲任不调、脾虚痰凝 3 种病因症状同时兼具，因此治疗上也应当兼顾周全，提出了"三机并调消乳癖"的学术理论，在逍遥散结合二仙汤的基础上创制了"复方仙灵脾消癥颗粒"。本方完成了全面的药效学和毒理学实验，经过大量的循证医学检验，2006 年从协定方被批准为院内制剂，制剂批准文号为：浙药制字 Z20100012，围绕本方的研究项目"乳腺增生病中医辨证规范与疗效评价的研究"获得 2012 年省科技进步奖二等奖。作为院内制剂投入临床近 20 年，仅浙江省中医院自 2010 年至今已使用 6 万余包，省内各医联体单位也广泛使用，疗效显著，获得了良好的社会效益。

（二）功效组成

1. 成分

淫羊藿（又称仙灵脾）、仙茅、柴胡、陈皮、茯苓、白术、白芍等。

2. 功能主治

疏肝理气、调摄冲任、化瘀散结。广泛用于治疗由肝气郁滞、冲任失调、痰凝血瘀引起的乳腺增生、结节、乳房胀痛等疾病。

3. 方解

方中淫羊藿为君药，其味辛甘，性温，入肝、肾二经，功擅补肾阳、强筋骨、祛风湿，与仙茅同用温润和阳，补益肝肾，调摄冲任，柴胡、白芍疏肝敛阴，柔肝止痛，加陈皮、白术、茯苓理气健脾，燥湿化痰，此方先后天并调，意在互相生资，燮理阴阳，使肝肾得以补益，脾胃得以健运，冲任得以调理，气血流畅，痰浊消解，乳络通畅，则乳房疼痛缓解，痞块自可消除。

（三）用法用量

开水冲服。一次 10g，每日 2 次；或遵医嘱。孕妇、产妇禁用。饭后半小时内服用。

（四）规格

10g×14 袋 / 包。

（五）典型案例

陈某，女，41 岁，文职。

初诊（2020 年 11 月 21 日）：自述检查发现双乳多发结节 1 月余，近两个月双乳时有胀痛，经前尤甚，时有腰酸，小腹两侧有酸胀感。B 超示（2020 年 10 月 3 日）：双乳增生，双乳多发结节，BI-RADS 2～3 类。于我处求进一步诊疗。纳食尚可，小便利，大便调。查体：双乳外形对称，腺体丰富，双乳外上象限可及团块状增生增厚腺体，质中，界清，压痛（＋）；双乳头无内陷及溢液，橘皮征（－），酒窝征（－），双腋下及锁骨区未扪及明显淋巴结肿大。舌红苔薄白，脉弦。中医诊断为乳癖，证属肝郁气滞、冲任失调、痰凝血瘀。治法当疏肝解郁、调摄冲任、化痰散结并举。处方：复方仙灵脾消癖颗粒 1 包，每次 10g，每日 2 次，予 7 日。

复诊（2020 年 12 月 4 日）：双乳胀痛症状有所缓解，尚未全消，继续服中药治疗。处方：守方 7 日，再诊时已无明显胀痛，嘱定期复查随诊。

二、活血生发胶囊

（一）发展过程

活血生发胶囊，原名生发Ⅰ号，是浙江省中医院皮肤科何慧英教授基于先辈的"血瘀"理论，认为"脱发从瘀论治"，在"四物汤"基础上加减自制研发而成，用于临床近 30 年，广泛应用于临床治疗脂溢性脱发、斑秃等各种脱发性疾病，疗效佳且安全。并在动物体内进行作用机制探索，发现活血生发胶囊可以改善血液流变学，且具有免疫调节作用。

（二）功效组成

1.成分

当归、川芎、生地黄、白芍、红花、丹参、桑椹、生山楂等。

2. 功能主治

活血祛瘀，养血生发。主要用于斑秃、全秃、普秃、雄激素性脱发、产后脱发及症状性脱发等脱发疾病。

3. 方解

活血生发胶囊方中以当归、丹参为君药，取其活血化瘀、去瘀生新功效。以红花、生地黄为臣药，加强丹参去瘀行血的功效，并起到活血而不伤血，养血而不留瘀的作用。生山楂消瘀导滞，桑椹、白芍滋阴养血，益肾黑发，共为佐药。川芎有活血化瘀、行气止痛，为血中之气药，其性辛温，一来可制约丹参之苦寒，二来可载药上行。诸药合用，则瘀血自去，新血自生，气血调达，新发自长。

（三）用法用量

口服，每日 3 次，每次 5 粒。孕妇忌用。

（四）规格

每粒 0.35g，每瓶 40 粒。

（五）典型案例

孙某，男，26 岁。

初诊（2009 年 12 月 5 日）：半年余前无明显诱因下出现一钱币大小圆形脱发区，当时未予重视，随后范围增大，不断出现新发脱发区，脱发区可见断发，伴有眉毛稀疏情况。外院诊治，具体不详，脱发控制欠佳。平素情绪低落，头皮有刺痛感，偶感胸部胀痛，伴夜多噩梦，二便正常，舌质黯红，有瘀点、瘀斑，苔薄，脉沉细。专科检查：头皮十余处拇指甲盖至钱币大小椭圆形脱发区，约占全头皮面积 2/5，脱发区皮肤光滑无萎缩，散在断发，未见明显毳毛，边缘拉发试验（＋），伴眉毛稀疏。中医诊断为油风，辨证为气滞血瘀证，治以行气活血，去瘀生发。予活血生发胶囊 1.75g，每日 3 次，口服；同时配合头皮糖皮质激素于皮损处局封，每周 1 次治疗。

患者规律复诊，治疗 3 个月后，脱发区毛发基本生长，眉毛密度较前增加。头皮无刺痛，夜寐改善，舌淡红，苔薄，脉沉。

三、清热止痒颗粒

（一）发展过程

清热止痒颗粒，原名抗炎 I 号、皮炎消净饮 I 号，是浙江省中医院皮肤科余土根教授基于自身临床经验总结出的院内制剂，用于临床近 30 年。湿疹、特应性皮炎急性期以红斑、丘疹、丘疱疹，并伴有渗出糜烂，颜色呈鲜红色，发病急为其表现特点，应注重湿热辨证，治疗以清热利湿为主。清热止痒颗粒具有清热化湿之功效，临床主要用于湿疹、特应性皮炎湿热证型，见湿疹、特应性皮炎急性期、亚急性期表现。实验研究发现清热止痒颗粒具有调节 Th1/Th2 失衡的作用。

（二）功效组成

1. 成分

黄芩 12g，柴胡 12g，白花蛇舌草 15g，牡丹皮 12g，汉防己 9g 等。

2. 功能主治

清热化湿，祛风止痒。用于治疗特应性皮炎、湿疹、药疹。

3. 方解

方中黄芩、柴胡、白花蛇舌草重清热兼化湿，配牡丹皮凉血清热，加汉防己重化湿而清热。全方共奏清热化湿、祛风止痒之功效。

（三）用法用量

开水冲服，每次 1 袋，每日 3 次。孕妇忌用，肝功能不全者慎用。

（四）规格

10g×10 袋 / 包。

（五）典型案例

吴某，男，65 岁。

初诊（2023 年 2 月 5 日）：全身红斑丘疹伴瘙痒 2 月余。查体见躯干、四肢多发红斑、丘疹，糜烂渗出明显，大小不一，形态欠规则，边界欠轻，对称分布，舌红，苔黄腻，脉弦滑。中医诊断为湿疮，辨证为湿热蕴结证，治以清热化湿，祛风止痒。予清热止痒颗粒口服，每次 1 袋，每日 3 次；同时配合呋喃西林溶液湿敷皮损处，每日 1 次，糠酸莫米松软膏和夫西地酸软膏混合外用，每日 2 次。

患者规律复诊，治疗 2 周后，皮损未见新发，原皮疹颜色转黯，渗出明显减少，瘙痒缓解，继用原治疗方案 2 周。

四、健脾止痒颗粒

（一）发展过程

健脾止痒颗粒，原名抗炎Ⅱ号、皮炎消净饮Ⅱ号，是浙江省中医院皮肤科余土根教授基于自身临床经验总结出的院内制剂，用于临床近 30 年。慢性湿疹、特应性皮炎以皮疹肥厚、苔藓化、颜色黯淡为表现特点，辨证血虚风燥证，治宜养血润燥，疏风止痒。健脾止痒颗粒具有健脾养血之功效，临床主要用于湿疹、特应性皮炎脾虚血燥型，见湿疹、特应性皮炎慢性期表现。临床及动物研究表明健脾止痒颗粒具有抗炎及免疫调节作用。

（二）功效组成

1. 成分

苍术、当归、汉防己、黄芩、柴胡等。

2. 功能主治

健脾养血，祛风止痒，兼除湿热。

3. 方解

苍术健脾燥湿，祛风，疏肝解郁；当归养血活血润燥；黄芩重泻实火，除湿热；柴胡则透表疏肝解郁；防己祛风止痒。苍术配柴胡加强疏肝解郁理脾，配黄芩、防己，重在除湿热。柴胡与当归合用，达气机调畅行气活血之效，与黄芩配伍意在透表里膜外之邪。以上诸药合用，既健脾化湿，又养血活血，既补脾虚血燥之本，又祛湿热瘀风之标，起到标本兼治，脾健湿自化，血行风自灭的作用。

（三）用法用量

开水冲服，每次 1 袋，每日 3 次。孕妇忌用，肝功能不全者慎用。

（四）规格

10g×10 袋 / 包。

（五）典型案例

黄某，男，10 岁。

初诊（2023 年 3 月 5 日）：反复全身红斑丘疹伴瘙痒 9 年，加重 3 个月。查体见躯干、双手背、腘窝、肘窝处片状黯红斑、斑块，部分苔藓样，皮损边界欠清，对称分布，全身皮肤干燥脱屑。舌体质淡，舌尖稍红，苔白，脉细数。中医诊断为四弯风，辨证为脾虚血燥证，治以健脾养血，祛风止痒。予健脾止痒颗粒口服，每次 1 袋，每日 2 次；同时配合吡美莫司软膏外用，每日 2 次，外用皮肤保湿剂，加强皮肤保湿。

患者规律复诊，治疗 2 周后，皮损未见新发，原皮疹颜色转黯变平，瘙痒明显缓解，继用原治疗方案 2 周。

第三节 外治药物

一、足疗 1 号

（一）发展过程

足疗 1 号来源于浙江省名中医曹毅教授的临床经验总结，应用于临床已有 20 余年。足疗 1 号由马齿苋洗剂合香木洗剂加减化裁而成，突出了足病"注重外治"的特色。中药浴足，是中医传统外治法之一，借助药力和热力的作用，直达病所，既实现了中药的作用，又融合了温热疗法，临床广泛应用于跖疣、胼胝、鸡眼、足癣等足部疾病，安全性佳，使用方便。

（二）功效组成

1. 成分

木贼草、板蓝根、大青叶、马齿苋、皂角刺各 10g，苦参、莪术、桃仁、红花各 9g，土茯苓 15g。

2. 功能主治

软坚散结，活血化瘀，清热解毒。用于治疗跖疣、胼胝、鸡眼、足癣、皲裂、冻疮等。

3. 方解

曹教授认为，大多跖疣、鸡眼、胼胝等足部疾病，多以血燥肌肤失养为本，故以桃仁、红花活血化瘀，以治其本，为方中君药；莪术加强活血化瘀散结，木贼草入足厥阴肝经，疏散风热，板蓝根、马齿苋、大青叶清热解毒凉血以治其标，为方中臣药；佐以苦参、土茯苓清热燥湿；皂角刺化痰湿，更发挥其辛透祛邪之功，为全方使药；诸药共奏软坚散结，活血化瘀，清热解毒之功。

（三）用法用量

外用。每次 1 袋，开水冲泡，待温后浸泡患处。每日 1 次，每次 30 分钟。

（四）规格

101g/ 袋。

（五）典型案例

胡某，男，27 岁。

初诊（2022 年 11 月 9 日）：双足底多发角化性丘疹 2 年余。查体见双足底散在 7 枚针帽至黄豆大小的黄色角化性丘疹，表面可见针尖大小黑色出血点，伴挤压痛。诊断为多发性跖疣。治疗上予足疗 1 号浴足，每日 2 次，每次 1 袋，每次 30 分钟。外洗治疗 3 个月后，皮疹全部消退。

二、三黄消肿软膏

（一）发展过程

三黄消肿软膏是宁波市中医院严氏外科传人刘中柱主任医师经验方，在本院使用达数十年之久，应用病例愈万人。该方具有清热解毒、活血消肿功效，专治各部位浅表疔、疖、痈、疽。既可清在表之热，又可化在里之湿，疗效确切，且无不良反应。

处方制备工艺：大黄 100g，黄芩 100g，黄柏 100g。清水洗净，于 80 ～ 90℃烘干。将以上药材粉碎成细粉，过 6 号筛，备用。另取黄凡士林 700g，经150 ～ 200℃ 1 小时干热灭菌，过滤，放冷至 100℃，投入粉碎好的药粉，混匀，不断搅拌至凝固。分装成每盒 30g。

（二）功效组成

1. 成分

大黄、黄芩、黄柏。

2. 功能主治

清热解毒、活血消肿、托毒排脓。用于治疗各部位浅表疔、疖、痈、疽等。

3. 方解

三黄消肿软膏本品处方中以大黄为君药，取其活血行瘀治瘀阻作痛；黄柏、黄芩合用，清热除湿，抗菌消炎，治热毒疮疡。三药合用，具清热解毒、活血消肿、托毒排脓之功，体外抗菌试验对绿脓杆菌、葡萄球菌、皮肤真菌等有抑制作用，对体表感染表现为阳证者疗效显著。本方外敷剂型，透皮吸收，药效直达病处，使疔、疖、痈、疽快速缓解。

（三）用法用量

外用。一次 10g，涂纱布贴于患处。本品须在医生指导下使用。使用时先涂布于纱布或桑皮纸上，敷于患处，每日 1 次，7 日为 1 个疗程。

（四）规格

30g/ 盒。

（五）典型案例

李某，男，38 岁，宁波鄞州人，司机。

初诊（2006 年 3 月 17 日）：因久坐致臀部疖肿反复发作。局部呈红色硬性结节，肿胀明显，高出皮面，约 3cm×3cm 大小，伴疼痛明显，无破溃，皮温高，患者因反复发作，痛苦不堪，既往体健，诊断为"疖肿"。予三黄消肿软膏外用 7 日，皮肤基底颜色转暗，皮温不高，红肿减退，皮损中间溃脓，予每日消毒，3 日后疖肿遗留灰黑色沉，余未诉明显不适。

三、陈氏祛腐长皮膏

（一）发展过程

该油膏来自祖传之方，起源于 20 世纪初期三门陈氏家属祖母俞氏（1906—1976）。俞氏善用当地草药治疗妇科崩漏、堕胎，同时她结合民间草药知识和自身医疗实践，始创"祛腐长皮膏"，专门用于治疗肛门痔疮、外伤疮面溃疡、疮面不收、红肿热等疾病。随着年龄的增长，奶奶俞氏把妇科及外科绝活传承到"陈氏"陈基海父亲（1931—2006）的手中，陈氏考虑到自身男性等原因逐渐放弃妇科，转而专心钻研外伤、皮肤缺损、溃疡、创面不收等疾病的治疗，善用中药煎熬成油膏，在祖传验方的基础上，从配方、制作方法、用法等方面不断调整优化，逐渐趋于稳定，使配方更加合理，疗效更加确切。之后传承于其子陈基海。

陈氏祛腐长皮膏历经三代传承，前后收集了 2000 多例病例照片，其中有诊治前后对照的实图和相关完整资料的病例 300 余例，保存有煎药工具、特殊捣药工具、机械中草药粉碎机等制药器具。

台州市中医药学会在 2011 年 12 月 16 日授予陈基海为"台州传统医药民间特色郎中"。2013 年 9 月 5 日，《中国中医药报》头版"新闻纵深"栏目，题为"让民间技术走向大平台"文中对"台州三门地区陈氏油膏治疗外伤术"进行报道，认为其"疗效独特，方法简便"。2016 年 12 月，由浙江古籍出版社出版的王晓鸣主编的《寻访浙江民间郎中》一书中，以"土制祛腐长皮膏，专治外伤肿痛消"为题，对该诊疗技艺进行了描述。2017年4月14日，浙江日报以"寻访民间郎中留住独门绝技"为题，对该诊疗技艺及其传承人陈基海等人进行了报道。

陈氏祛腐长皮膏治疗皮肤溃疡技术目前开设诊所于台州三门县，其影响波及三门、临海、天台、宁海等地，吸引了众多患者前来就诊。

（二）功效组成

1. 成分

主料：白及、白蔹、广东紫珠、地榆、虎杖、紫草、墨旱莲、杠板归（犁头草）。辅料：白蜡、麻油。

2. 功能主治

止血生肌、活血化瘀、去腐排脓、清热解毒，用于四肢外伤（重物压伤、车祸伤、切割伤、撕裂伤、横断伤等）所致皮肤缺损，以及由甲沟炎（化脓性指头炎）、无名肿毒、水火烫伤、皮肤电击伤、术后感染等导致的伤口不愈、慢性溃疡等。

3. 方解

白及性微寒，味苦、甘、涩，有收敛止血、消肿生肌之功效。墨旱莲能凉血、止血、消肿、强壮。杠板归性寒，味酸，有清热解毒、利尿消肿之功效。广东紫珠凉血收敛止血，散瘀解毒消肿。白蔹清热解毒，散结止痛，生肌敛疮。虎杖祛风除湿，破血通经，消炎止痛。地榆凉血止血，解毒敛疮。紫草凉血，活血，透疹，解毒疗疮。以上诸药合用，共奏止血生肌、活血化瘀、去腐排脓、清热解毒之功效。

（三）用法用量

将疮面充分清洁消毒后，取"陈氏祛腐长皮膏"适量，涂于纱布，敷于疮面或穴位，根据疮面情况，1～3天换药1次。

（四）典型案例

1. 右手食指皮肤扯裂伤：吴某，女，44岁，吴岙村人，于2007年12月9日被机械压伤，在医院治疗20余天后来本诊所就诊，见右食指皮肤大部缺损，部分坏死组织附着，施于外敷祛腐长皮膏40余天，伤口痊愈。

2. 右下肢碾压伤：芦某，男，40岁。2007年4月10日上海某医院截肢术后伤口感染20天，又在某医院治疗1个月后，来本门诊治疗。处理：①消毒、祛腐。②外敷祛腐长皮膏，每日1次。最终伤口痊愈。

四、红膏药

（一）发展过程

改革开放前义乌经济落后，卫生条件较差，患疮疖、痈疽、无名肿毒患者比较多，特别是儿童。而且当时医疗条件较差，医院抗生素短缺，义乌市中医院中药房药师们在古方红膏药的基础上进行优化，配制了自己医院的制剂，售价1角1个，效果显著，受众良多。

（二）功效组成

1. 成分

松香500g，樟脑400g，银朱300g（附注：如银朱缺货，可用水飞朱砂代替）。

2. 功能主治

消肿止痛，提脓拔毒。主治暑天热疖未溃、已溃；疗疮、疽毒初起。

3. 方解

松香可祛瘀止痛、敛疮生肌、燥湿杀虫；樟脑可杀虫止痒、消肿止痛；银朱具有攻毒、杀虫、燥湿、祛痰之功效；本方3味药共奏消肿止痛、提脓拔毒之功效。

（三）用法用量

将膏药置烈日下曝晒，或隔汤文火烫烊，或加沸水于其中，将其徐徐溶化（不可直接将容器放火上加热溶化，以免老化），根据疮疖大小需要，将膏摊于油纸上备用。临用时膏药贴疮头上，每日换1次。注意本品具有一定毒性，尽量在医师当面指导下使用。

（四）典型案例

患儿，男，5岁，患头部、前额多发暑天热疖，热疖大小为1～2cm，局部红肿，未溃，予本院制剂红膏药外用，次日复诊见前额部已破溃出脓，其余几个红肿退去大半，连用3天基本治愈。本院红膏药具有无脓消肿止痛，有脓提脓拔毒之功效，效果非常显著。

五、活血膏

（一）发展过程

活血膏为绍兴"陈氏伤科"传承人陈吉生老先生治疗筋伤骨折的经验方所制。陈吉生老先生曾任绍兴市中医院骨伤科主任，他在骨折保守治疗的"手法整复"方面造诣颇深，且陈吉生老先生可根据病患骨伤情况自制竹板固定。陈氏活血膏、接骨止痛膏及活络除痹膏无论在绍兴市中医院还是在民间，深得百姓认可。

（二）功效组成

1. 成分

当归、川芎、肉桂、桑白皮、地黄、秦艽、大黄、丁香等。

2. 功能主治

活血化瘀、消肿止痛。用于治疗跌打损伤，伤筋骨折，局部肿痛等。

3. 方解

活血膏方中以当归、川芎为君药，取其活血化瘀、行气止痛功效。以肉桂、赤芍为臣药，加强君药活血、祛瘀、止痛的功效，桑白皮利水退肿、地黄凉血止血、秦艽祛风除湿止痹痛、大黄泻热凉血止血共为佐药。方中川芎活血化瘀、行气止痛，为血中之气药，其性辛温，一来可制约大黄、赤芍之苦寒，二来可载药渗入身体各患处。诸药合用，祛瘀、活血、行气，气血通畅，通则不痛。

（三）用法用量

外用，临用前将黑膏药烘烊，加入药粉，稍冷却后贴于患处，每次 1 贴，1 周更换。

（四）规格

35g×1 片 / 袋；70g×1 片 / 袋。孕妇忌用。

（五）典型案例

陶某，男，42 岁。

初诊（2023 年 2 月 5 日）：因"右踝扭伤致右踝肿痛 3 天"就诊。查体见右踝外侧肿胀、压痛明显，舌红，苔白，脉弦。中医诊断为损伤疼痛病，辨证为气滞血瘀证，治以活血化瘀、行气止痛。予 35g 规格活血膏外用，1 周后视患处肿胀情况更换；同时配合口服活血止痛胶囊，每次 0.75g，每日 2 次。

患者规律复诊，治疗 2 周后，患处肿痛消失，嘱患者 3 个月内避免剧烈活动。

六、活络除痹膏

（一）发展过程

活络除痹膏为绍兴"陈氏伤科"传承人陈吉生老先生治疗筋伤骨折的经验

方所制。陈吉生老先生曾任绍兴市中医院骨伤科主任，他在骨折保守治疗"手法整复"及根据病患骨伤情况不同自制竹板固定方面造诣颇深，陈氏活络除痹膏经过数十年的使用，无论在绍兴市中医院还是在民间，深得百姓认可。

（二）功效组成

1. 成分

当归、川芎、秦艽、人工麝香、桑白皮、地黄、大黄、赤芍、血竭等。

2. 功能主治

行气活血、舒筋通络。用于治疗骨折、脱臼、扭挫伤后期之酸、痛、麻及经络拘挛、关节活动障碍和陈伤风气等症。

3. 方解

活络除痹膏方中以当归、川芎为君药，取其活血化瘀、祛风止痛功效。以秦艽、麝香为臣药，祛风湿，止痹痛，活血通经，消肿止痛，加强君药活血、祛瘀、止痛的功效；桑白皮利水退肿，地黄凉血止血，大黄泻热凉血止血，赤芍清热凉血、散瘀止痛，血竭活血化瘀止痛共为佐药。诸药合用，活血、祛瘀、行气、除痹，则经络、关节活络。

（三）用法用量

外用，擦净患处皮肤，将膏药加热软化，加入渗药，贴于患处。孕妇忌用。

（四）规格

35g×1片/袋；70g×1片/袋。

（五）典型案例

王某，男，65岁，2022年12月22日因"右肩关节脱位2月余"就诊。患者自觉右肩关节活动受限，抬举后感疼痛明显，偶有右上肢麻木。查体见肩关节在位，轻度肿胀，可及压痛。舌红，苔白，脉弦。中医诊断为损伤疼痛病，辨证为气滞血瘀证，治以行气活血、除痹止痛。予70g规格活络除痹膏外用，1周更换；同时配合口服活血止痛胶囊，每次3粒，每日2次，同时进行右肩关节功能锻炼。患者规律复诊，治疗4周后，患者症状明显改善。

七、接骨止痛膏

（一）发展过程

接骨止痛膏为绍兴"陈氏伤科"传承人陈吉生老先生治疗筋伤骨折的经验方所制。因为疗效显著，深受好评。

（二）功效组成

1. 成分

当归、川芎、骨碎补、续断、秦艽、血竭、桑白皮、地黄、赤芍、人工麝香等。

2. 功能主治

行气止痛、接骨续筋。用于治疗跌打损伤、骨折及关节脱臼整复后等症。

3. 方解

接骨止痛膏方中以当归、川芎为君药，取其活血化瘀、行气止痛功效。骨碎补补肝肾，强筋骨，接骨续筋，破血行气，止血止痛；续断补肝肾，行气血，续筋骨，二者共为臣药，补肾强骨，续伤止痛。秦艽祛风除痹、行气止痛，桑白皮利水退肿，地黄凉血止血，大黄泄热凉血止血，赤芍清热凉血、散瘀止痛，血竭活血化瘀止痛，共为佐药。诸药合用，活血祛瘀、行气止痛的同时可续骨疗伤。

（三）用法用量

外用，擦净患处皮肤，将膏药加热软化，加入渗药，贴于患处。孕妇忌用。

（四）规格

35g×1 片 / 袋；70g×1 片 / 袋。

（五）典型案例

崔某，男，36 岁，2022 年 11 月 9 日因"车祸致右侧多发肋骨骨折 3 天"就诊。患者右侧胸肋部疼痛明显，活动时加重，查体见右侧胸壁软组织稍肿胀，胸廓挤压试验可及骨擦音，压痛明显。舌红，苔白，脉弦。中医诊断为骨折病，辨证为气滞血瘀证，治以行气止痛、接骨续筋。予 70g 规格接骨止痛膏外用，1 周更换；同时配合化瘀、止痛药治疗。治疗 4 周后复查肋骨 CT 可见骨痂形成，患者自觉疼痛等症状明显改善。

八、石丹散

（一）发展过程

潘氏外科总结潘氏先人经验，在此基础上研制出治疗疮疡类疾病的外用制剂。在 20 世纪 50 年代湖州市中医院创立后由潘春林贡献出潘氏外科所有外用制剂，成为湖州市中医院的经典外用制剂。主要用于治疗疔疽疮疡溃后脓腐已净时。因为疗效显著，至今仍深受好评。

（二）功效组成

1. 成分

煅石膏、广丹、冰片。

2. 功能主治

拔毒生肌，敛疮。用于治疗疔疽疮疡溃后脓腐已净时，用至痊愈。

3. 方解

石丹散（逢春散）由煅石膏、广丹、冰片组成，具有拔毒生肌、敛疮功效。其中煅石膏具有生肌、敛疮、止血、收湿作用；广丹外用具有解毒生肌作用；冰片具有止痛防腐、清热生肌作用。诸药合用共奏拔毒生肌、敛疮之功效。

（三）用法用量

每次适量（需根据疮面大小决定用量多少），薄撒于疮面，每日1次。

（四）规格

50g/袋。

（五）典型案例

周某，女，38岁。

初诊（2021年7月5日）：1周前于背部出现1个硬币大小肿块，稍有红肿痒痛，未予重视，随后颜色变深，于昨日破溃，流出脓液，舌质红，苔薄黄，脉滑数。中医诊断为疽毒，治以清热解毒、扶正脱毒、敛疮生肌。外用予石丹散撒于疮面，外敷疔疽软膏纱布，每日1次，患者治疗1周后，破溃疮面基本愈合。

九、青黄调

（一）发展过程

杨氏外科总结杨氏先人经验，在此基础上研制出治疗湿疹类疾病的外用制剂。在20世纪50年代湖州市中医院创立后由杨詠仙贡献出杨氏外科所有外用制剂，成为湖州市中医院的经典外用制剂。主要用于治疗湿毒、湿疹滋水，蔓延成片瘙痒者。因为疗效显著，至今仍深受好评。

（二）功效组成

1. 成分

炒大黄、煅石膏、青黛。

2. 功能主治

清火解毒，燥湿。主要用于治疗湿毒、湿疹滋水，蔓延成片瘙痒者。

3. 方解

青黄调由炒大黄、煅石膏、青黛组成。其中炒大黄清热泻火，解毒逐瘀，外用可治疗烫伤、热毒疮疡等；煅石膏具有清热泻火，敛疮生肌，收湿止血作用；青黛具有清热解毒，凉血消斑的作用。3 药合用，共奏清火解毒，燥湿之功。

（三）用法用量

青黄调需用菜油调至糊状，根据疮面大小涂抹于纱布上，外敷于疮面。每日更换 1 次至痊愈。

（四）规格

25g/ 袋。

（五）典型案例

李某，男，56 岁。

初诊（2022 年 8 月 17 日）：既往左下肢有大隐静脉曲张病史，左小腿色素沉着、瘙痒、渗液 2 月余。查体见左小腿色素沉着，糜烂渗液明显，蔓延成片，边界欠清，舌淡红，苔薄黄腻，脉滑数。中医诊断为湿疮，辨证为湿热下注证，治以清热解毒，利湿止痒。予外用青黄调用菜籽油调成糊状外敷皮损处，每日 2 次。患者治疗 1 周后，皮损逐渐干燥，皮损处颜色转红，瘙痒缓解，继续原治疗，10 多天后疮面愈合。

十、归黄紫草膏

（一）发展过程

潘氏外科总结潘氏先人经验，在此基础上研制出治疗烫伤、丹毒类疾病的外用制剂。在 20 世纪 50 年代湖州市中医院创立后由潘春林贡献出潘氏外科所有外用制剂，成为湖州市中医院的经典外用制剂。主要用于治疗皮肤燥裂，或有水疱，或津水游离，肿痛焮红者，如烫伤、丹毒等。因为疗效显著，至今仍深受好评。

（二）功效组成

1. 成分

紫草、大黄、当归。

2. 功能主治

清热凉血，消肿。主要用于治疗皮肤燥裂，或有水疱，或津水游离，肿痛焮红者，如烫伤、丹毒等。

3. 方解

归黄紫草膏由紫草、大黄、当归组成，其中紫草具有清热解毒、活血凉血透疹消斑作用；大黄具有清热泻火、解毒逐瘀作用，外用可治疗烫伤、热毒疮疡等；当归具有活血化瘀、温经散寒的作用，外用可促进皮肤新陈代谢和增加血液循环，从而起到消肿痛作用。3 药合用，具有清热凉血、消肿功效。

（三）用法用量

可直接涂抹于病变局部或涂抹于纱布上，敷于病变局部，每日 1 次。

（四）规格

30g/ 盒。

（五）典型案例

沈某，女。

初诊（2018 年 7 月 8 日）：1 天前患者在家做午饭时油锅打翻，右手前臂被油烫伤，右手及前臂疼痛明显。查体：右手及前臂皮色发红，皮温升高，遍布大小不一的水疱，色晶亮，舌质红，苔薄白，脉弦。中医诊断为水火烫伤，辨证为火胜伤阴型。予归黄紫草膏薄摊纱布上，敷贴患处，每日 1 次。

3 天后水疱基本被吸收，皮色稍深，皮温略高。继续治疗 1 周余痊愈。

十一、疔疽软膏

（一）发展过程

潘氏外科总结潘氏先人经验，在此基础上研制出治疗疮疡类疾病的外用制剂。在 20 世纪 50 年代湖州市中医院创立后由潘春林贡献出潘氏外科所有外用制剂，成为湖州市中医院的经典外用制剂。主要用于治疗疔疮、疽毒、暑疖等初起症状。因为疗效显著，至今仍深受好评。

（二）功效组成

1. 成分

雄黄、生石膏、硼砂、冰片。

2. 功能主治

清火拔毒。主要用于治疗疔疮、疽毒、暑疖等初起症状。

3. 方解

疔疽软膏由雄黄、生石膏、硼砂、冰片组成。其中雄黄具有解毒杀虫、燥湿祛痰、截疟等功效；生石膏具有清热泻火，敛疮收湿等作用；硼砂具有清热解毒，抗菌防腐作用；冰片具有止痛防腐，清热生肌作用。诸药共用可起到清火拔毒的功效。

（三）用法用量

将疔疽软膏涂抹于纱布上（与病变疮面差不多大小），外敷于疮面，每日更换 1～2 次。

（四）规格

30g/ 盒。

（五）典型案例

夏某，女，6 岁。

初诊（2018 年 9 月 2 日）：患儿 3 天前面部出现红肿、疼痛。查体见面部红肿灼热，有黄色脓头，压痛明显。舌红，苔薄黄，脉浮数。中医诊断为暑疖初起，辨证为暑热蕴结证，治以清暑解毒、活血消肿。予疔疽软膏涂抹纱布，外敷，每日 1 次。

患者治疗 1 日后出脓，红肿减轻，疼痛缓解，治疗 5 日后痊愈。

十二、红桂镇痛酊

（一）发展过程

潘氏外科总结潘氏先人经验，在此基础上研制出治疗风湿痹、冻疮、脱疽等疾病的外用制剂。在 20 世纪 50 年代湖州市中医院创立后由潘春林贡献出潘氏外科所有外用制剂，成为湖州市中医院的经典外用制剂。因为疗效显著，至今仍深受好评。

（二）功效组成

1. 成分

生当归、肉桂、干姜、红花、川椒、细辛、樟脑、95% 乙醇。

2. 功能主治

活血止痛，疏通筋络。用于治疗风湿痹、冻疮、脱疽等。

3. 方解

红桂镇痛酊由生当归、肉桂、干姜、红花、川椒、细辛、樟脑、95% 乙醇组成。其中当归具有活血化瘀，温经散寒的作用，外用可促进皮肤新陈代谢和增加血液循环，从而起到消肿痛作用；肉桂具有温阳镇痛，活血通经等作用；干姜具有祛风除湿，促进局部血液循环等作用；红花具有活血止痛，散瘀通经等作用；川椒具有温阳止痛等作用；细辛具有温阳散寒，祛风止痛作用；樟脑具有消肿止痛，通关窍作用；乙醇溶液主要是溶剂，同时也具有扩张血管，促进血液循环的作用。诸药合用，共奏活血止痛，疏通筋络之功。

（三）用法用量

用棉签蘸红桂镇痛酊直接涂抹于病变局部，每日 3 次。

（四）规格

100mL/ 瓶。

（五）典型案例

朱某，女，17 岁。

初诊（2020 年 1 月 17 日）：手足红肿痒痛 3 年余，每于冬季发作，未予重视。现手指、足趾红肿疼痛等，自述受热后局部疼痛。查体发现手指、足趾多处红肿，舌质淡嫩，苔薄白，脉缓。中医诊断为冻疮，辨证为寒阻瘀滞，治以温阳散寒，通经消肿，予药棉蘸取红桂镇痛酊涂搽患处，每日 3 次。

治疗 3 天后，手指、足趾红肿减轻，甚至基本消失，疼痛明显缓解，继续原治疗方案 1 周余。

十三、乌柏生发酊

（一）发展过程

潘氏外科总结潘氏先人经验，在此基础上研制出治疗脂溢性脱发、斑秃的外用制剂。在 20 世纪 50 年代湖州市中医院创立后由潘春林贡献出潘氏外科所有外用制剂，成为湖州市中医院的经典外用制剂。因为疗效显著，至今仍深受好评。

（二）功效组成

1. 成分

鲜侧柏叶、生首乌、地肤子、白鲜皮、毛姜、95% 乙醇。

2. 功能主治

养血生发，止痒。主要用于治疗脂溢性脱发、斑秃。

3. 方解

乌柏生发酊由鲜侧柏叶、生首乌、地肤子、白鲜皮、毛姜、95% 乙醇组成。其中侧柏叶具有生发乌发，凉血止血等作用；首乌具有延缓衰老，止血等功效；地肤子具有祛风止痒，清热利湿作用；白鲜皮具有清热燥湿，祛风止痒作用；毛姜具有滋补肾脏，强身健体，生发等作用；乙醇溶液主要是溶剂，同时也具有扩张血管，促进血液循环作用。诸药合用，共享养血生发，止痒之效。

（三）用法用量

用棉签蘸乌柏生发酊涂抹缺发处，每日 3 次。

（四）规格

100mL/ 瓶。

（五）典型案例

王某，男，25 岁。

初诊（2019 年 10 月 25 日）：半年余前无明显诱因下出现一个钱币大小的圆形脱发区，伴头皮发痒、头屑增多，当时未予重视，随后范围增大，不断出现新的脱发区，脱发区可见头皮色灰白，同时伴有头皮发痒和头屑增多。外院诊治，具体不详，脱发控制欠佳。头皮有瘙痒感，二便正常，舌质淡红，苔薄，脉细数。专科检查：头皮 10 余处拇指甲盖至钱币大小椭圆形脱发区，占全头皮面积约 2/5，脱发区皮肤灰白，边缘拉发试验（＋），伴头皮瘙痒，散在头屑多。中医诊断为油风，辨证为血热，治以活血生发。予乌柏生发酊用药棉沾搽患处，每日 3 ～ 4 次。

治疗 1 个月后，脱发区毛发基本生长。

十四、硝黄搽剂

（一）发展过程

杨氏外科总结杨氏先人经验，在此基础上研制出治疗暑毒、湿疹、皮肤瘙痒、无名肿毒、毒虫咬伤类疾病的外用制剂。在 20 世纪 50 年代湖州市中医院创立后由杨詠仙贡献出杨氏外科所有外用制剂，成为湖州市中医院的经典外用制剂。因为疗效显著，至今仍深受好评。

（二）功效组成

1. 成分

生大黄、生黄柏、生黄芩、玄明粉。

2. 功能主治

清热解毒。主要用于治疗暑毒、湿疹、皮肤瘙痒、无名肿毒、毒虫咬伤。

3. 方解

硝黄搽剂中有生大黄、生黄柏、生黄芩、玄明粉。其中大黄具有清热泻火，解毒逐瘀作用，外用可治疗烫伤、热毒疮疡等；黄柏具有清热燥湿，解毒疗疮等作用；黄芩具有清热燥湿，凉血等功效；玄明粉具有消肿解毒等作用。诸药合用，起到清热解毒之功。

（三）用法用量

用棉签蘸硝黄搽剂涂抹病变局部，每日 3～4 次。

（四）规格

100mL/ 瓶。

（五）典型案例

毕某，男，58 岁。

初诊（2019 年 6 月 29 日）：两小腿无明显诱因出现丘疱疹，后渗液瘙痒抓挠 4 日。查体见两小腿片状丘疱疹，周围轻度红肿，渗液，舌质红，苔薄黄腻，脉滑数。中医诊断为湿疹，辨证为湿热下注，治以清热利湿，止痒解毒。予药棉蘸取硝黄搽剂涂搽患处，每日 3 次。

治疗 3 天后，两小腿红肿减退，丘疱疹、渗液减轻，继续原治疗 11 天后愈合。

十五、寒冰散

（一）发展过程

潘氏外科总结潘氏先人经验，在此基础上研制出治疗类咽喉肿痛或牙龈肿痛等疾病的外用制剂。在 20 世纪 50 年代湖州市中医院创立后由潘春林贡献出潘氏外科所有外用制剂，成为湖州市中医院的经典外用制剂。因为疗效显著，至今仍深受好评。

（二）功效组成

1. 成分

寒水石、青黛、甘草、冰片。

2. 功能主治

清凉消肿。用于治疗咽喉肿痛或牙龈肿痛等。

3. 方解

此方主要由寒水石、青黛、甘草、冰片组成。其中寒水石具有清热降火，凉血散瘀作用；青黛具有清热解毒，凉血消斑，泻火等作用；冰片具有清热止痛，防腐生肌等作用；甘草具有清热解毒，调和诸药作用。诸药合用，共奏清凉消肿之功。

（三）用法用量

用吹管蘸寒冰散少些，吹至病变处，每日 3 次。

（四）规格

25g/ 袋。

（五）典型案例

沈某，男，29 岁。

初诊（2016 年 4 月 13 日）：1 周前无明显诱因出现咽喉肿痛，未予重视，自服药物（具体不详）未见缓解。患者偶有咳嗽，无痰。查体：咽部红肿明显，扁桃体Ⅱ度肿大。舌质红，苔薄黄，脉浮数。中医诊断为喉痹，辨证为外感风热，治以疏风清热，活血消肿。予寒冰散剂适量吹至咽喉红肿处，每隔 2～4 小时 1 次。

治疗 1 日后，咽喉红肿疼痛减轻，继续原治疗方案 3 日，完全康复。

十六、复方西瓜霜润喉散

（一）发展过程

潘氏外科总结潘氏先人经验，在此基础上研制出治疗口腔、下阴黏膜白斑等疾病的外用制剂。在 20 世纪 50 年代湖州市中医院创立后由潘春林贡献出潘氏外科所有外用制剂，成为湖州市中医院的经典外用制剂。因为疗效显著，至今仍深受好评。

（二）功效组成

1. 成分

硼砂、寒水石（飞）、芒硝、冰片。

2. 功能主治

软坚消肿，解毒。用于治疗口腔、下阴黏膜白斑。

3. 方解

复方西瓜霜润喉散中有硼砂、寒水石（飞）、芒硝、冰片。其中硼砂具有清热解毒的作用；寒水石具有清热降火，凉血散瘀的作用；芒硝具有清火消肿，软坚润燥的作用；冰片具有清热止痛，防腐生肌等作用。诸药合用，可以起到软坚消肿，解毒的作用。

（三）用法用量

直接用棉签蘸复方西瓜霜润喉散涂抹于病变局部（或用吹管取少些复方西瓜霜润喉散吹至病变处），每日 3 次。

（四）规格

25g/袋。

（五）典型案例

周某，女，64岁。

初诊（2014年5月24日）：患者无明显诱因出现阴部瘙痒2月余，未予重视，现局部瘙痒加剧前来就诊。患者以会阴部夜间瘙痒加剧，抓挠后疼痛灼热感明显。查体：大阴唇至会阴部红肿，少有破溃，有白色斑块。舌偏红，苔薄白腻，脉细数。中医诊断为阴痒，辨证为阴虚风燥。治以滋阴软坚，消肿解毒。治疗予复方西瓜霜润喉散掺入凡士林后外敷下阴红肿白斑处，每日2次，辅以中药补益肝肾。

治疗2周后白斑基本消失，阴部皮肤恢复弹性，红肿消退。继续原治疗方案1个月后痊愈。

十七、黄连解毒软膏

（一）发展过程

潘氏外科总结潘氏先人经验，在此基础上研制出治疗疔疮类疾病的外用制剂。在20世纪50年代湖州市中医院创立后由潘春林贡献出潘氏外科所有外用制剂，成为湖州市中医院的经典外用制剂。主要用于治疗疽毒、疔疮肿势未退，尚有红晕或微腐时，也用于治疗烫伤及丹毒。因为疗效显著，至今仍深受好评。

（二）功效组成

1. 成分

生地黄、生大黄、牡丹皮、当归、赤芍、川黄柏、黄连、菜籽油、凡士林、黄蜡。

2. 功能主治

清热凉血，消肿。主要用于治疗疽毒、疔疮肿势未退，尚有红晕或微腐时，也用于治疗烫伤及丹毒。

3. 方解

黄连解毒软膏由生地黄、生大黄、牡丹皮、当归、赤芍、川黄柏、黄连组成。其中生地黄具有清热生津、凉血止血作用；大黄具有泻热解毒、凉血止血作用；牡丹皮具有清热凉血、活血化瘀作用；当归具有活血止痛等作用；赤芍具有清热凉血、化瘀作用；黄柏具有清热解毒，燥湿泻火作用；黄连具有清热燥湿，解毒泻火作用；诸药合用共奏清热凉血、消肿之功。

（三）用法用量

薄摊纱布上，敷贴患处，每日 1 次。

（四）规格

30g/ 盒。

（五）典型案例

沈某，男，64 岁。

初诊（2015 年 3 月 7 日）：患者 2 日前无明显诱因出现左下肢片状红肿，伴灼热疼痛，口干口苦，胃纳欠佳，大便偏紧。查体：左下肢片状红肿，表面灼热，舌质红，苔黄腻，脉滑数。中医诊断为丹毒，辨证为湿火。治以泻火利湿，予黄连解毒软膏薄摊纱布上，敷贴患处，每日 1 次，另加中药内服。

治疗 3 天后左下肢红肿有所消退，表面疼痛减轻，继续治疗 5 天后痊愈。

十八、清热凉血软膏

（一）发展过程

清热凉血软膏，又名清凉膏，是浙江省中医院已故名老中医潘午印先生的祖传的秘方，在创立浙江省中医院时献出，由浙江省中医院药房配制供应外科临床应用有 80 年的历史。清凉膏应用范围较广，无不良反应，无过敏反应，无激素，使用简便，疗效显著，是外科必不可少的治疗药。同时，由于药物具有安全性高、疗效好、价格低廉等优势，不仅在省内患者中广泛应用，安徽、江苏、江西等周边省份的患者也常慕名而来就医。目前的清热凉血软膏用量每年约 4 万盒。

（二）功效组成

1. 成分

当归、大黄、紫草、麻油、黄蜡等。

2. 功能主治

清热、凉血、润肤。有清火解毒、凉血散瘀、止痛消肿的作用。可用于治疗急性痛风性关节炎，还可以治疗各种皮肤软组织感染、乳腺炎、静脉炎、烫伤等疾病。

3. 方解

清凉膏由当归、大黄、紫草、麻油、黄蜡等组成。其中大黄性寒、味苦，外敷有清火解毒消肿的功能；当归性温、味甘辛，有补血、活血的作用；紫草性寒、味苦，有清热凉血、化瘀解毒之功效。寒能够减轻或消除热证，苦具有泻火存阴的作用，温能通行除热，辛能散毒。因此，清热凉血软膏具有清火解毒、凉血散瘀、止痛消肿之功效，适用于治疗痈、疽、疔、疖、流注、丹毒、缠腰、火丹、水火烫伤等火毒之患。此药因用麻油作赋形剂，不但气味芳香，而且无结块发硬之弊端，一般的表浅疮疡，轻度的水火烫伤，毋须服药打针，外敷清凉膏即可治愈。

（三）用法用量

外用。局部涂搽患处，每日 1～2 次。

（四）规格

20g/盒。密封，置干燥处。

（五）典型案例

马某，女，24 岁。

初诊（2023 年 3 月 15 日）：患者产后哺乳期 54 天，患者 54 天前在外院足月顺产 1 子，产后当天开始哺乳，乳汁质稠，乳汁排出欠通畅，12 天前患者无明显诱因下出现左乳外下皮肤灼热伴结块，约鸡蛋大小肿块，质硬，伴有乳腺疼痛，刺痛为主，自行热敷按摩后未见好转，5 天前患者出现发热，体温最高 38.5℃，伴恶寒，至当地医院就诊，查血常规：白细胞计数 15.7×10⁹/L，中性粒细胞计数 12.02×10⁹/L（78.9%），CRP：70mg/L。乳腺 B 超提示：哺乳期乳房，乳腺炎可能。精神疲惫，食欲欠佳，夜寐欠佳，二便调。体格检查：双乳呈哺乳期改变，双乳对称，右乳外中部可及 7cm×8cm 肿块，红肿硬结，触痛明显，波动感（＋），边界不清，伴皮肤潮红、发热，无明显波动，皮肤无破溃，双乳头有乳汁分泌，右乳未触及明显肿块。双腋下及锁骨上未及肿大淋巴结。舌淡，苔薄白，脉沉涩。西医诊断：急性乳腺炎，中医诊断为乳痈，辨证为标阳本阴证。治以温阳通络，予清热凉血软膏薄摊纱布上，敷贴患处，每日 1 次，另加中药内服。

治疗 3 天后右乳外中部红肿有所消退，表面疼痛减轻，继续治疗 2 天后痊愈。

参考文献

[1] 朱德明.浙江医药史 [M].北京：人民军医出版社，1999.

[2] 朱建平.浙派中医对中医药学术进步的贡献 [J].浙江中医杂志，2018，53（10）：703-705.

[3] 吴徐来.浙北历代医家贡献初探 [J].浙江中医学院学报，1980（6）：52-54.

[4] 胡滨，竹剑平.浙江中医外科源流述略 [J].浙江中医学院学报，1988（6）：32-33.

[5] 崔为，王姝琛.姚僧垣与《集验方》[J].长春中医药大学学报，2006（3）：3-4.

[6] 刘时觉.浙江医人考 [M].北京：人民卫生出版社，2014.

[7] 胡冬裴，李小茜.魏晋南北朝时期中医外治法特点研究 [J].北京中医药，2010，29（2）：104-108，138.

[8] 朱德明.浙江医药通史 [M].杭州：浙江人民出版社，2013.

[9] 朱德明.自古迄北宋时期浙江医药史 [M].北京：中医古籍出版社，2013.

[10] 张光霁，朱德明，朱爱松，等.浙江医学史 [M].北京：科学出版社，2022.

[11] 谢红莉，孙丹，黄萍，等.浙江医学史 [M].北京：人民卫生出版社，2016.

[12] 鲁晏武，崔云，孟庆海，等.甬派中医外科发展概述 [J].浙江中医杂志，2023，58（1）：55-56.

[13] 李成文，李东阳.青囊文丛两宋金元中医药文化研究 [M].北京：中国

医药科学技术出版社，2021.

[14] 朱德明 . 南宋时期浙江医药的发展 [M]. 北京：中医古籍出版社，2005.

[15] 朱德明 . 元明清时期浙江医药的变迁 [M]. 北京：中医古籍出版社，
2007.

[16] 朱德明 . 浙江医药曲折历程（1840—1949）[M]. 北京：中国社会科学
出版社，2012.

[17] 朱德明 . 民国时期浙江医药史 [M]. 北京：中国社会科学出版社，2009.

[18] 窦材 . 扁鹊心书 [M]. 北京：中国古籍出版社，1992.

[19] 胡滨，潘向虹，王蕾 . 浙江中医世家的前世今生 [J]. 中医药文化，
2014，9（2）：23-26.

[20] 刘时觉 . 浙江医籍考 [M]. 北京：人民卫生出版社，2008.

[21] 和中浚，王丽 . 民国时期中医外科、皮肤科发展概况 [J]. 中华医史杂
志，2015，45（3）：167-171.

[22] 焦阳 . 浙江民国时期中医药期刊出版述略 [J]. 中医药管理杂志，2021，
29（8）：8-12，26.

[23] 姜兆俊 . 中医外科发展梗概 [J]. 山东中医学院学报，1983（2）：53-57.

[24] 陈红风 . 中医外科学 [M].4 版 . 北京：中国中医药出版社，2016.

[25] 雷永仲 . 中医药治疗的近况（续）[J]. 黑龙江中医药，1966（5）：22-
27.

[26] 黎杏群 . 神经科病名家医案·妙方解析 [M]. 北京：人民军医出版社，
2007.

[27] 刘时觉，林乾良，杨观虎 . 丹溪学研究 [M]. 北京：中医古籍出版社，
2004.

[28] 方广 . 丹溪心法附余 [M]. 北京：中国中医药出版社，2015.

[29] 俞欣伟，周庚生 . 浙江中医药名家之路 [M]. 北京：中国中医药出版
社，2008.

[30] 裴元正 . 浙派中医 [M]. 天津：天津科学技术出版社，2019.

[31] 孙洁，李秋芬 . 察势观风话创新——也谈中医的继承与创新 [J]. 浙江
中医药大学学报，2013，37（12）：1377-1381.

[32] 杨美霞，张君，郑红斌 . 浙派中医对《黄帝内经》学术传承的贡献 [J].
中医杂志，2018，59（6）：455-458.

[33] 和中浚 . 古代医家热衷外病内治诸因素研究 [J]. 中华中医药学刊，

2013, 31（11）: 2343-2345.

[34] 丁嫦英, 赵虹. 楼丽华教授治疗乳痈经验 [J]. 内蒙古中医药, 2010, 29（23）: 46-47.

[35] 顾锡冬, 楼丽华. 楼丽华教授"阳和布气"抗乳癌学术思想研究 [J]. 浙江中医药大学学报, 2019, 43（10）: 1105-1107.

[36] 吴骏, 冯奕, 郑武, 等. 崔云教授从气辨治心理性勃起功能障碍经验 [J]. 浙江中医药大学学报, 2020, 44（8）: 726-728, 733.

[37] 陶方泽, 崔云, 周小敏, 等. 崔云教授治疗附睾炎临证经验 [J]. 中华全科医学, 2017, 15（10）: 1773-1775, 1790.

[38] 任国庆, 崔云, 陶方泽. 崔云从肝肾论治血精经验探析 [J]. 浙江中医杂志, 2018, 53（2）: 79-81.

[39] 郑军状, 陶方泽, 杜宝昕, 等. 崔云教授运用"症（精）-病-体-证"模式辨治男性不育症思路探析 [J]. 中华中医药学刊, 2019, 37（10）: 2324-2327.

[40] 谢作钢. 二丹二藤颗粒治疗慢性非细菌性前列腺炎 60 例 [J]. 浙江中西医结合杂志, 2005（3）: 45.

[41] 曹毅, 王友力, 陶茂灿, 等. 加味桃红四物汤治疗慢性湿疹临床研究 [J]. 中华中医药杂志, 2011, 26（2）: 253-255.

[42] 张启盈, 曹毅. 曹毅从寒薄为皶郁乃痤辨治酒渣鼻经验介绍 [J]. 新中医, 2020, 52（7）: 197-198.

[43] 滕茜, 曹毅. 曹毅从少阴有余论治慢性荨麻疹的经验介绍 [J]. 中国乡村医药, 2021, 28（7）: 19-20.

[44] 曹毅, 吴妍静. 古代中医美容渊源发展史述 [J]. 中华中医药杂志, 2019, 34（11）: 5044-5047.

[45] 李娟娟, 刘明英, 赵虹. 楼丽华教授治疗晚期乳腺癌经验 [J]. 浙江中西医结合杂志, 2011, 21（2）: 72-73.

[46] 谢作钢, 陈盛镱, 徐潘, 等. 桂枝汤类方男科运用方证研究 [J]. 中国中医药现代远程教育, 2017, 15（7）: 124-126.

[47] 谢作钢, 陈盛镱, 徐潘, 等. 基于医案整理的柴胡汤类方男科运用方证研究 [C]. 中国中西医结合学会男科专业委员会, 2017: 222.

[48] 谢作钢, 陈盛镱, 徐潘, 等. 基于医案整理的五苓散男科运用方证概况 [J]. 浙江中医杂志, 2017, 52（1）: 74-75.

[49] 陈盛镱，徐潘. 谢作钢治疗男科疑难病验案 [J]. 山东中医杂志，2012，31（12）：906–907.

[50] 王焱，谢作钢. 谢作钢辨治男性不育症经验介绍 [J]. 新中医，2022，54（2）：207–210.

[51] 吕心朋，崔云，江大为，等. 崔云教授应用小柴胡汤治疗男科病经验采撷 [J]. 新中医，2016，48（3）：205–206.

[52] 李培轮，崔云，陶方泽，等. 崔云教授辨治血精症临证经验探析 [J]. 浙江中医药大学学报，2020，44（9）：873–875，880.

[53] 吴骏，崔云. 崔云教授运用经方治疗男科疾病验案举隅 [J]. 甘肃中医药大学学报，2016，33（6）：22–25.

[54] 徐新宇，吴静，应志康，等. 重视情志引导，博施柴胡类方——崔云教授身心同调法治疗男性郁证经验探赜 [J]. 成都中医药大学学报，2021，44（3）：15–19.

[55] 刘庆华，崔云，方腾铎，等. 崔云运用当归芍药散治疗男性不育症经验撷菁 [J]. 浙江中医杂志，2020，55（5）：327–328.

[56] 金定国. 张仲景方在痔科中的应用 [J]. 温州医学院学报，1987（2）：221–222.

[57] 史华洁，蒋越，赵东瑞，等. 基于数据挖掘分析曹毅教授治疗慢性荨麻疹的用药规律 [J]. 浙江中医药大学学报，2022，46（12）：1367–1373.

[58] 崔云，茅永斌. 凉血清热解毒治疗疔疮走黄 35 例 [J]. 浙江中医学院学报，1996（4）：21.

[59] 李慕期. 潘春林外科学术思想简介 [J]. 浙江中医学院学报，1993（1）：27–30.

[60] 朱文政，陈志伟，陈信春，等. 陈志伟运用疏肝补肾清热利湿法治疗痤疮经验 [J]. 浙江中西医结合杂志，2020，30（6）：442–443.

[61] 刘冰，崔云，郑军状，等. 崔云教授从"六郁"论治慢性前列腺炎学术思想初探 [J]. 浙江中医药大学学报，2019，43（3）：232–235.

[62] 王伶改，刘东洋，黄利兴，等. 中医人才培养文献研究结果分析与思考 [J]. 光明中医，2021，36（12）：2076–2079.

[63] 鲁贤昌. 外证内治切忌过用寒凉克伐——余步卿学术经验点滴 [J]. 浙江中医学院学报，1982（1）：35–36.

[64] 娄银飞，张辰. 马丽俐教授中西医结合治疗脾虚肝郁型慢性荨麻疹 [J].

陕西中医学院学报，2014，37（3）：27-28.

[65] 楼丽华. 乳腺病诊治漫谈 [J]. 江苏中医药，2011，43（12）：28-29.

[66] 徐新宇，顾哲源，应志康，等. 崔云治疗前列腺癌根治术后尿失禁经验介绍 [J]. 新中医，2022，54（8）：236-239.

[67] 徐新宇，张蔚苓，钱文君，等. 崔云从脾胃论治男科疾病经验撷英 [J]. 上海中医药杂志，2023，57（1）：58-61.

[68] 陆文彬. 老中医杭芝轩医疗经验简介 [J]. 陕西中医，1984（11）：11-12.

[69] 丁彩飞. 鲍严钟临证经验撷要 [J]. 浙江中西医结合杂志，2009，19（3）：136-141.

[70] 徐新宇，管鹏飞，应志康，等. 崔云从肝肾辨治精室疾病经验 [J]. 浙江中西医结合杂志，2021，31（10）：889-891.

[71] 沈泽铖，徐新宇，崔云，等. 崔云基于"肝肾同源"理论辨治男性更年期综合征经验 [J]. 浙江中医杂志，2021，56（9）：635-636.

[72] 徐新宇，费辰宇，徐谦，等. 崔云教授从肝肾论治睾丸鞘膜积液临证经验探析 [J]. 湖北民族大学学报（医学版），2021，38（3）：66-68，72.

[73] 江大为，崔云. 崔云从"肝肾同源"论治少弱精子症经验 [J]. 浙江中医杂志，2016，51（8）：553-554.

[74] 程祖耀. 补益肝肾法治疗肩周炎 [J]. 中国民间疗法，1998（1）：8-9.

[75] 程祖耀. 补益肝肾法治疗老年退行性膝关节炎的经验 [J]. 中国社区医师（医学专业），2012，14（18）：246.

[76] 罗维丹，寇霄. 邬成霖中西医结合治疗顽固性痤疮经验 [J]. 浙江中医杂志，2007（5）：251-252.

[77] 梁黎慧，曹毅. 曹毅从肝肾阴虚论治痤疮经验 [J]. 浙江中医杂志，2015，50（5）：319.

[78] 陈志伟，汪洋，周翘楚，等. 消斑美肤汤对黄褐斑患者血清一氧化氮及丙二醛的影响 [J]. 中国医学文摘（皮肤科学），2015，32（5）：529.

[79] 庞艳阳，曹毅. 曹毅从肺论治脂溢性脱发 [J]. 浙江中医杂志，2018，53（9）：675-677.

[80] 马丽俐，余土根，庄亦仁，等. 荨麻疹患者肺功能变化与中医"肺主皮毛"的关系 [J]. 浙江中医学院学报，2000（4）：8-9.

[81] 马丽俐，王效娅，余土根，等. 荨麻疹患者治疗前后的肺功能变化 [J]. 中国麻风皮肤病杂志，2005（3）：180.

[82] 刘嘉豪，应志康，崔云，等．崔云教授从肺论治前列腺疾病验案探析 [J]．浙江中医药大学学报，2021，45（10）：1067-1071.

[83] 詹耀辉，吴骏，崔云．崔云教授运用"提壶揭盖法"治疗男科病经验 [J]．中国男科学杂志，2014，28（11）：52-53.

[84] 娄海波．楼丽华治疗化脓性乳腺炎经验 [J]．浙江中医杂志，2010，45（2）：94-95.

[85] 周丹，赵虹．楼丽华治疗粉刺性乳痈经验 [J]．江西中医药，2009，40（5）：25-26.

[86] 楼丽华．温阳散结法治疗浆细胞性乳腺炎 [J]．浙江中医学院学报，1996（5）：24.

[87] 赵虹，杨孟妮，沃立科，等．浅析楼丽华治疗肉芽肿性乳腺炎经验 [J]．天津中医药大学学报，2019，38（1）：12-14.

[88] 楼丽华，张勤，赵虹，等．中药配合穿刺治疗急性脓肿期乳腺炎 31 例 [C]．中华中医药学会乳腺病防治协作工作委员会，2009：363-364.

[89] 邬成霖，罗维丹，寇霄，等．中药复方除湿汤治疗慢性湿疹的实验研究 [J]．中国中西医结合皮肤性病学杂志，2004（4）：220-222.

[90] 郜都，崔云．崔云论治慢性前列腺炎学术思想初探 [J]．江西中医药，2013，44（1）：9-10.

[91] 谢作钢．鲍严钟治疗慢性前列腺炎经验 [J]．天津中医药，2014，31（10）：611-612.

[92] 崔云．男科瘀证学术源流与临床应用 [C]．浙江省中医药学会男性病专业委员会，2009：28-32.

[93] 方跃坤，崔云，郑军状，等．崔云运用疏肝通络强精法治疗精索静脉曲张不育症经验撷菁 [J]．上海中医药杂志，2017，51（1）：29-31.

[94] 张宇静，俞纪伟，崔云．崔云从瘀论治男科病经验述要 [J]．浙江中医杂志，2010，45（8）：554-555.

[95] 丰素娟．清凉膏的配制及临床应用 [J]．中国中药杂志，1996（3）：184-185.

[96] 程祖耀，张晨，陆方方，等．复方冻疮散熏洗治疗手部冻疮 62 例疗效观察 [J]．浙江中医杂志，2014，49（7）：521.

[97] 程祖耀．杨氏青黄调治疗糜烂型皮肤病举隅 [J]．江西中医药，2004（3）：34.

[98] 程祖耀 . 寻常疣洗方治疗多发性掌跖疣 52 例疗效观察 [J]. 浙江中医杂志，2013，48（2）：114.

[99] 邬成霖，罗维丹，寇霄，等 . 除湿汤合复方苦参洗液治疗豚鼠慢性湿疹 [J]. 浙江中西医结合杂志，2006（4）：216-218.

[100] 吕政仪，楼丽华，沃立科，等 . 楼丽华教授外治法治疗哺乳期乳腺炎经验介绍 [J]. 浙江中医药大学学报，2019，43（8）：772-775.

[101] 戴璐忆，马丽俐 . 马丽俐治疗寻常型银屑病经验介绍 [J]. 新中医，2021，53（18）：204-207.

[102] 张亚男，陈志伟 . 陈志伟治疗激素依赖性皮炎经验介绍 [J]. 新中医，2021，53（4）：214-216.

[103] 娄海波 . 楼丽华治疗乳房囊肿经验 [J]. 实用中医药杂志，2008（10）：665.

[104] 沃立科，赵虹，顾锡冬，等 . 楼丽华学术经验述要 [J]. 浙江中医杂志，2023，58（7）：469-471，466.

[105] 大医精诚妙手回春——温州医科大学附属第二医院肛肠病诊疗中心主任金定国 [J]. 辽宁中医药大学学报，2016，18（6）：2.

[106] 王鸿谟 . 经络分野规律研究 [J]. 中国针灸，2006（1）：29-32.

[107] 崔云，郑军状，江大为 . 从经络、气血论肝肾同源主男性不育症理论构建 [J]. 辽宁中医药大学学报，2016，18（1）：5-7.

[108] 干祖望 . 干祖望医书三种 [M].2 版 . 济南：山东科学技术出版社，2008.

[109] 吴伟，王创畅，邓铁涛 ."五诊十纲"中医临床新思维探讨 [J]. 中医杂志，2014，55（6）：455-457.

[110] 范曾，鲍严钟 . 鲍严钟治疗特发性少弱精子症经验总结 [J]. 陕西中医学院学报，2013，36（1）：25-26.

[111] 干祖望 . 干祖望医话 [M]. 北京：人民卫生出版社，2012.

[112] 蔡丽银，楼丽华 . 楼丽华"三机调增"思想治疗乳痛症经验撷要 [J]. 江苏中医药，2019，51（2）：34-35.

[113] 娄海波 . 情志干预法治疗乳腺增生病 42 例 [J]. 浙江中医药大学学报，2010，34（3）：323：324.

[114] 连松 . 陶节庵伤寒学术思想研究 [D]. 湖北中医药大学，2017.

[115] 邢淑丽，秦玉龙 . 陶华《伤寒六书》及其学术思想探讨 [J]. 浙江中医

杂志，2005（4）：3-5.

[116] 胡滨，鲍晓东.浙江中医药古籍联合目录 [M].北京：中医古籍出版社，2009.09.

[117] 王绪鳌.略述朱丹溪对疮疡证治的经验 [J].浙江中医学院学报,1984（1）：36-38.

[118] 李经纬.中医大词典 [M].2 版.北京：人民卫生出版社，2004.

[119] 李鸿涛.新编中国中医古籍总目 [M].北京：中医古籍出版社，2023.12.

[120] 相鲁闽.祁坤及其《外科大成》[J].河南中医，2015，35（8）：2005.

[121] 庞钊.祁坤对中医外科的贡献 [J].中华中医药学刊，2010，28（12）：2657-2658.

[122] 汪爱平，何姣姣，权娜娜，等.《外科大成》论治肛痈的特点 [J].亚太传统医药，2017，13（14）：48-49.

[123] 李正欢，张晓云.陈实功方药运用规律浅析 [J].福建中医药，2018，49（6）：40-42.

[124] 王夏，张静云，何春红.何春红外用生肌玉红膏治疗糖尿病足坏疽经验 [J].北京中医药，2019，38（11）：1098-1100.

[125]（清）陈士铎.陈士铎医学全书 [M].北京：中国医药科技出版社，1999.

[126]（清）陈士铎.洞天奥旨 [M].北京：中国中医药出版社，1991.

[127] 李伟，左政，袁恺，等.《痈疽神秘灸经》与《洞天奥旨》学术思想比较探析 [J].中国中医基础医学杂志，2020，26（5）：585-587.

[128] 解广东，白克运，王本军，等.《洞天奥旨》疮疡治疗思想概述 [J].江苏中医药，2018，50（3）：69-71.

[129]（清）吴尚先.理瀹骈文 [M].北京：中国中医药出版社，1995.

[130] 王岩岩.《理瀹骈文》内病外治思想探析 [J].长春中医药大学学报，2010，26（2）：167-168.

[131] 林良才.《理瀹骈文》对中医外治法发展的贡献之分析与研究 [J].中医外治杂志，2005（4）：6-7.

[132] 金丽.《理瀹骈文》应用膏药的理法 [J].福建中医学院学报,2001（1）：55-56.

[133] 朱德明.张山雷与兰溪 [M].杭州：浙江人民出版社，2018.

[134] 李古松 . 张山雷《疡科纲要》探赜 [J]. 福建中医药，1991（2）：61-62.

[135] 高尚社 . 近代名医张山雷治疗疡证精粹偶拾 [J]. 吉林中医药，1990（2）：38-40.

[136] 李彪 . 张山雷《疡科纲要》的学术成就 [J]. 湖南中医学院学报，1986（2）：38-39.

[137] 魏治平 . 试论张山雷先生的疡科学术经验——重温《疡科纲要》[J]. 湖北中医杂志，1980（5）：37-39,41.

[138] 魏治平，谢恬 . 医林翰墨 [M]. 上海：上海科学技术出版社，2016.

[139] 张民庆 . 肿瘤良方大全 [M]. 合肥：安徽科学技术出版社，1994.